Praxis der Zahnheilkunde
Band 9

Praxis der Zahnheilkunde

Begründet von
D. Haunfelder, L. Hupfauf, W. Ketterl und G. Schmuth

Herausgegeben von
P. Diedrich, Aachen, D. Heidemann, Frankfurt,
H.-H. Horch, München, und
B. Koeck, Bonn

3. Auflage
Urban & Schwarzenberg · München–Wien–Baltimore

Zahnärztliche Chirurgie

Herausgegeben von H.-H. Horch

Mit Beiträgen von
H. Deppe, A. Eskici, M. Herzog, H.-H. Horch, W. Kirch,
G. Krekeler, J. Lentrodt, C. Löst, E. Machtens, P. A. Reichart,
N. Schwenzer, M. Straßburg und W. Wagner

Mit 110 Zeichnungen
und
313 Fotos

1995
Urban & Schwarzenberg · München–Wien–Baltimore

Anschriften der Herausgeber des Gesamtwerkes

PROF. DR. DR. P. DIEDRICH
Klinik für Kieferorthopädie der RWTH Aachen
Pauwelsstraße, 52074 Aachen

PROF. DR. D. HEIDEMANN
Zentrum für Zahn-, Mund- und Kieferheilkunde
Theodor-Stern-Kai 7, 60596 Frankfurt

PROF. DR. DR. DR. h.c. H.-H. HORCH
Klinik und Poliklinik für Mund-Kiefer-Gesichtschirurgie
der Technischen Universität München
Klinikum rechts der Isar
Ismaninger Straße 22, 81675 München

PROF. DR. B. KOECK
Zentrum für Zahn-, Mund- und Kieferheilkunde
Welschnonnenstraße 17, 53111 Bonn

Die Deutsche Bibliothek – CIP-Einheitsaufnahme

Praxis der Zahnheilkunde / begr. von D. Haunfelder ... Hrsg.
von P. Diedrich ... – [Geb. Ausg.]. – München ; Wien ;
Baltimore : Urban & Schwarzenberg.
  Teilw. hrsg. von H.-H. Horch ...
  NE: Haunfelder, David [Begr.]; Diedrich, Peter [Hrsg.]; Horch,
  Hans-Henning [Hrsg.]
  Bd. 9. Zahnärztliche Chirurgie / hrsg. von H.-H. Horch.
  Mit Beitr. von H. Deppe ... – 3. Aufl. – München ; Wien ;
  Baltimore : Urban und Schwarzenberg, 1995
  ISBN 3-541-15291-5
  NE: Deppe, H. [Mitverf.]; Horch, Hans-Henning [Hrsg.]

Lektorat: Ursula Illig, München
Redaktion: Cornelia Steininger, München
Herstellung: Peter Sutterlitte, München
Zeichnungen: Henriette Rintelen, Velbert
Einbandgestaltung: Dieter Vollendorf, München

Reproduktionen: Reprotechnik, Kempten. Satz: Layout & Grafik 1000 GmbH, München
Druck: Kastner & Callwey, Forstinning
Printed in Germany · © Urban & Schwarzenberg 1995

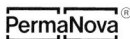

ISBN 3-541-15291-5

Geleitwort

Die Zahn-, Mund- und Kieferheilkunde ist ein Teilgebiet der Medizin. Sie wird definiert als die Lehre von der Anatomie, der Physiologie, der Pathologie des Kauorgans und der umgebenden Gewebe, praktisch ausgeübt als Prävention, Diagnostik, Prognose und Therapie. Der Zahnarzt ist aufgrund seiner Ausbildung befähigt und berechtigt, die auf wissenschaftlichen und klinischen Erkenntnissen beruhende Feststellung und Behandlung von Zahn-, Mund- und Kieferkrankheiten auszuüben (Gesetz vom 31.3.1952).

Basierend auf den vier Eckpfeilern Kieferorthopädie, Zahnerhaltung, Prothetik und Kieferchirurgie läßt sich heute die Zahn-, Mund- und Kieferheilkunde in eine ganze Reihe von Spezialgebieten aufteilen, die alle engstens miteinander verbunden sind. Der in der Praxis tätige Zahnarzt – und für ihn ist die „Praxis der Zahnheilkunde" vorwiegend konzipiert – ist für die gesamte Palette des Faches verantwortlich. Die Zahn-, Mund- und Kieferheilkunde stellt sich ihm als eine Einheit dar, auch wenn der einzelne sich diesem oder jenem Gebiet mit besonderer Intensität widmet.

Die Besonderheit der Zahn-, Mund- und Kieferheilkunde besteht in folgenden Tatsachen:

- Eine Heilung vieler Krankheiten des Kauorgans im Sinne einer Restitutio ad integrum ist derzeit nicht möglich; im Rahmen der restaurativen und rehabilitierenden Tätigkeit des Zahnarztes müssen künstliche Materialien an die Stelle natürlicher Gewebe treten. Daraus darf für den Gesamtorganismus kein Schaden resultieren.
- Während der zahnärztlich-therapeutischen Maßnahmen kann es notwendig werden, einzelne oder auch alle natürlichen Zähne zu entfernen respektive zu ersetzen. Dies ist für den Patienten mit manchmal erheblichen Adaptations- und Inkorporationsproblemen verbunden; der Gesamtorganismus erleidet hierdurch im allgemeinen keinen Schaden.
- Die Mundhöhle ist für den Gesamtorganismus in diagnostischer Hinsicht von großer Bedeutung; so kann es durchaus in den Aufgabenbereich des Zahnarztes fallen, die Frühdiagnose von Erkrankungen quoad vitam zu stellen.
- Die Zahn-, Mund- und Kieferheilkunde hat heutzutage nicht nur kurative, sondern in verstärktem Maße auch präventive Aufgaben zu leisten. Die Ergebnisse der Prophylaxe zeigen, daß orale Erkrankungen nicht mehr schicksalhaft hingenommen werden müssen. Damit kommt dem Zahnarzt auch im Rahmen der Gesundheitsvorsorge eine wesentliche Aufgabe zu.

Seit über 25 Jahren und inzwischen in der dritten Auflage hilft die „Praxis der Zahnheilkunde" den deutschen – in Übersetzung auch den italienischen, spanischen und polnischen – Zahnärzten, die Patienten nach dem neuesten Stand unserer Erkenntnisse zu behandeln. Ihre Aufgabe ist es:

- eine Standortbestimmung unseres Faches vorzunehmen,
- praktische Nutznießung und kritische Betrachtung bewährter alter sowie neuer Erkenntnisse aufzuzeigen und
- aktuelle Informationen über die gesamte Zahn-, Mund- und Kieferheilkunde als unerläßliche Basis für die Tätigkeit in den verschiedenen Bereichen dieses Berufes zu geben.

Unter diesen Gesichtspunkten erscheint es zweckmäßig, dem Zahnarzt ein Hilfsmittel an die Hand zu geben, aus dem er das für seine tägliche Arbeit erforderliche Wissen in Verbindung mit reichhaltigem Bildmaterial rasch und zuverlässig schöpfen kann. Gemäß diesen Gedankengängen wird bewußt auf die Darstellung elementarer Grundlagen sowie auf die Diskussion spezieller wissenschaftlicher Fragen verzichtet. Auch wenn sich Grundlegendes kaum geändert hat, werden die wichtigsten Fundamente, die unverrückbar Leitsätze unseres Handelns bleiben müssen, nicht vernachlässigt. Die Entwicklung neuer diagnostischer und therapeutischer Methoden wird aufgezeigt und dargestellt. Wir sind dem Grundsatz treu geblieben, daß Zahn-, Mund- und Kieferheilkunde eine Wissenschaft ist, die in erster Linie der klinischen Anwendung dient.

In dem genannten Bestreben wird der Therapie besonderes Gewicht beigemessen; ihre Erörterung gewinnt noch dadurch an Wert, daß die Autoren frei von doktrinärer Einstellung allgemeine Richtlinien aufzeigen, im besonderen aber konkrete Vorschläge aus ihrer eigenen Erfahrung beisteuern.

Der Umfang des zu bewältigenden Stoffes mit seinen vielen, nachgerade in unserem Fachgebiet eigenen technischen Details erfordert die Aufteilung der einzelnen Sachgebiete auf eine große Anzahl von Autoren. So sind Mitarbeiter der meisten deutschsprachigen Universitäten am Zustandekommen der neuen „Praxis der Zahnheilkunde" wie auch Zahnärzte aus der freien Praxis beteiligt; neben älteren, erfahrenen Lehrern unseres Faches kommen auch jüngere Kollegen zu Wort.

Moderne Techniken und intensive Verlagsarbeit, die Wiedergabe vieler farbiger Abbildungen und die einheitliche graphische Gestaltung lassen trotz der

zahlreichen Mitarbeiter die Bände der neuen „Praxis der Zahnheilkunde" als ein in sich geschlossenes Werk erscheinen. Für das Verständnis, das die einzelnen Autoren im Interesse des Gesamtwerkes der Aufgabe der Herausgeber entgegengebracht haben, möchten wir allen danken.

Unser ganz besonderer Dank gebührt dem Verlag Urban & Schwarzenberg, hier insbesondere Frau U. Illig und ihren Mitarbeitern, die stets aufgeschlossen unseren Wünschen Rechnung getragen und keine Mühe gescheut haben, das bereits traditionelle Werk in einer Form zu gestalten, die heutigen Ansprüchen gerecht wird.

Prof. Dr. Dr. P. Diedrich
Prof. Dr. D. Heidemann
Prof. Dr. Dr. Dr. h.c. H.-H. Horch
Prof. Dr. B. Koeck

Vorwort

Unter Beibehaltung des bewährten didaktischen Konzeptes wurde der Band 9 der „Praxis der Zahnheilkunde" in der dritten Auflage dem aktuellen Stand der zahnärztlichen Chirurgie angepaßt. Sämtliche Kapitel wurden redigiert und in Einklang mit den neuesten wissenschaftlichen Erkenntnissen gebracht. Hierfür waren zahlreiche Ergänzungen und Streichungen notwendig. Die Kapitel über die „Lokalanästhesie", „Allgemeine Infektionslehre", „Zahnextraktion und ihre Komplikationen" sowie die „Blutgerinnungsstörungen" wurden von neuen Autoren geschrieben, die die heterogenen und komplizierten Themenkomplexe mit gleichbleibend hoher Kompetenz bearbeiteten. Der Beitrag über das „Frontzahntrauma aus chirurgischer Sicht" wurde von Band 3, Zahnerhaltung II der 2. Auflage, übernommen und aufgrund der Entwicklungen der letzten Jahre überarbeitet und erweitert.

Entscheidend für die Auswahl und Gewichtung war die klinische Relevanz, wobei die inhaltliche Aktualisierung aller Kapitel auch die Ergänzung bzw. Erneuerung des Bildmaterials mit sich brachte. Auf diese Weise konnten neue Behandlungskonzepte und Operationsverfahren dargestellt werden, so daß dem Leser in Verbindung mit der zweiten Auflage ein umfassender Überblick über die moderne zahnärztliche Chirurgie für die tägliche Praxis zur Abrundung des Gesamtstoffes vermittelt wird.

Als Ausgangspunkt für wissenschaftliche Arbeit sollten sich die vorliegenden Texte ebenfalls eignen, indem sie die Grenzen des derzeitigen Wissensstandes aufzeigen, zu Fragen stimulieren und in den Literaturverzeichnissen jeweils Schlüsselarbeiten zu den einzelnen Fragenkomplexen anbieten.

Für die Bereitschaft, in diesem Sinne zum Gelingen des neuen Bandes beizutragen, möchte ich den alten und neuen Autoren, die alle zum Entstehen und Gelingen der Neuauflage wesentlich mit Rat und Tat beigetragen haben, meinen besonderen Dank ausdrücken.

Gleichermaßen hoffe ich, mit dem vorliegenden Band nicht nur dem praktisch tätigen Zahnarzt, sondern auch den Studenten sowie den in den Kliniken arbeitenden Kollegen und den in der Weiterbildung befindlichen Ärzten und Zahnärzten ein aktuelles und verläßliches Nachschlagewerk für ihre tägliche Arbeit an Hand geben zu können.

München, im Sommer 1995   H.-H. Horch

Inhalt

Autorenverzeichnis

Dr. H. Deppe
Klinik und Poliklinik für
Mund-Kiefer-Gesichtschirurgie der
Technischen Universität München
Klinikum rechts der Isar
Ismaninger Str. 22
81675 München

Prof. Dr. Dr. A. Eskici
Universitätsklinik für Zahn-,
Mund- und Kieferheilkunde
Landeskrankenhaus Graz
Auenbruggerplatz 12
A-8036 Graz

Prof. Dr. Dr. M. Herzog
Klinik und Poliklinik für
Mund-Kiefer-Gesichtschirurgie der
Technischen Universität München
Klinikum rechts der Isar
Ismaninger Str. 22
81675 München

Prof. Dr. Dr. Dr. h.c. H.-H. Horch
Klinik und Poliklinik für
Mund-Kiefer-Gesichtschirurgie der
Technischen Universität München
Klinikum rechts der Isar
Ismaninger Str. 22
81675 München

Prof. Dr. Dr. W. Kirch
Klinische Pharmakologie und
Therapie der Medizinischen Kliniken
der Technischen Universität Dresden
Fiedlerstr. 27
01307 Dresden

Prof. Dr. Dr. G. Krekeler
Zentrum für Zahn-, Mund-
und Kieferheilkunde
der Universität Freiburg
Hugstetter Str. 55
79106 Freiburg

Prof. Dr. Dr. J. Lentrodt
Westdeutsche Kieferklinik
Klinik für Kiefer- und Plastische
Gesichtschirurgie
der Universität Düsseldorf
Moorenstr. 5
40225 Düsseldorf

Prof. Dr. C. Löst
Zentrum für Zahn-, Mund-
und Kieferheilkunde
der Universität Tübingen
Osianderstr. 2–8
72076 Tübingen

Prof. Dr. Dr. E. Machtens
Klinik für Mund-, Kiefer-
und Gesichtschirurgie
der Ruhr-Universität Bochum
Knappschaftskrankenhaus
In der Schornau 23–25
44892 Bochum

Prof. Dr. P. A. Reichart
Universitätsklinikum Charité
der Humboldt-Universität Berlin
Zentrum für Zahnmedizin
Föhrer Str. 15
13353 Berlin

Prof. Dr. Dr. N. Schwenzer
Klinik für Kiefer- und Gesichts-
chirurgie
der Universität Tübingen
Osianderstr. 2–8
72076 Tübingen

Prof. Dr. M. Strassburg
Westdeutsche Kieferklinik
Zentrum für Zahn-, Mund- und
Kieferheilkunde
Poliklinik für Zahnärztliche Chirurgie
der Universität Düsseldorf
Moorenstr. 5
40225 Düsseldorf

Prof. Dr. Dr. W. Wagner
Klinik und Poliklinik für
Mund-, Kiefer- und Gesichtschirurgie
der Universität Mainz
Langenbeckstr. 1
55131 Mainz

Lokalanästhesie

von Peter A. Reichart

Inhaltsübersicht

Einleitung

Die Entwicklung der „örtlichen Betäubung", also der Lokalanästhesie, hatte für die Zahn-, Mund- und Kieferheilkunde eine ähnliche Bedeutung wie die Entwicklung der „allgemeinen Betäubung", also der Intubationsnarkose für die Medizin, insbesondere die Chirurgie. Die Lokalanästhesie ist eine überaus häufige Maßnahme, die diagnostische und therapeutische Eingriffe durch Unterbrechung der zentripetalen Fortleitung eines Reizes am Nerv durch Einlagerung bestimmter chemischer Gruppen des Lokalanästhetikums in die Nervenmembran ermöglicht.

Obwohl die Lokalanästhesie in der Zahn-, Mund- und Kieferheilkunde eine Routinemaßnahme darstellt, bedarf es immer wieder sorgfältiger Indikationsstellung. Physiologische Grundlagen sowie Kenntnisse der Pharmakokinetik der Lokalanästhetika und der entsprechenden Zusätze sind Grundvoraussetzung für eine sichere Anwendung dieses Verfahrens. Die zunehmende Betreuung von Risikopatienten und solchen, die aufgrund ihres hohen Alters unterschiedliche geriatrische Erkrankungen aufweisen und damit auch unterschiedliche Medikamente einnehmen, erfordert die sorgfältige Auswahl des Lokalanästhetikums, die Beherrschung der Technik der Lokalanästhesie sowie die Kenntnisse der möglichen Nebenwirkungen des Verfahrens. Die Prävention eines möglichen Zwischenfalls durch sorgfältige Erhebung der Anamnese, durch Monitoring oder durch Beherrschung einer möglichen Komplikation ist auch aus forensischer Sicht Grundvoraussetzung für die Anwendung der lokalen Schmerzausschaltung.

Historische Aspekte

Für die Entwicklung der Lokalanästhesie waren drei wesentliche Schritte notwendig:

- Entwicklung einer Injektionsspritze
- Entdeckung und Weiterentwicklung örtlich betäubender Substanzen
- synthetische Darstellung von Vasokonstringenzien

Erste subkutane Injektionen mit dem Ziel einer lokalen Betäubung sind wohl schon 1845 von dem irischen Arzt RYND und 1853 von WOOD mit einer von FERGUSON (London) entwickelten Spritze ausgeführt worden. Beide Ärzte infiltrierten Morphinlösungen zur Behandlung neuralgischer Schmerzen. 1860 isolierte NIEMANN, Göttingen, aus Blättern des südamerikanischen Kokastrauches das Hauptalkaloid, das als Kokain bezeichnet wurde. Namen wie MORENO Y MAIZ (1868) und VON ANREP (1880) sind mit experimentellen Untersuchungen von Kokainlösungen verbunden. Der Wiener Ophthalmologe C. KOLLER führte, nachdem ihn der befreundete S. FREUD auf das Kokain hingewiesen hatte, 1883 die erste schmerzfreie Operation am Auge durch, unter Verwendung einer 2%igen Kokainlösung, die in den Konjunktivalsack eingeträufelt wurde.

Von Bedeutung wurde 1903 der Vorschlag des Leipziger Chirurgen BRAUN, der Kokainlösung das blutgefäßverengende Hormon Adrenalin hinzuzufügen. 1904 gelang dem Chemiker STOLZ die synthetische Darstellung des Adrenalins, welches unter dem Warenzeichen Suprarenin angeboten wurde.

EINHORN, ein Münchener Chemiker, synthetisierte 1905 das Procain, welches ähnliche anästhesierende Wirkung wie das Kokain zeigte, aber weniger toxisch war. Das Procain wurde unter dem Handelsnamen Novocain vertrieben und 1905 durch H. BRAUN unter anderem auch für Zahnextraktionen empfohlen. Das Novocain wurde als Tablette angeboten, aus der sich durch Erhitzen mit 0,6–0,9%iger Kochsalzlösung und Zugabe von Suprarenin eine sterile Anästhesielösung herstellen ließ.

G. FISCHER, Professor für Zahnheilkunde an den Universitäten Greifswald, Marburg und Hamburg, führte das Anästhetikum Novocain in den zahnärztlichen Berufsstand ein. 1911 erschien ein Buch von FISCHER mit dem Titel „Die örtliche Betäubung in der Zahnheilkunde", welches den Grundstein für die Lokalanästhesie in der Zahnheilkunde legte.

Eine weitere wichtige Entwicklung war die der Zylinderampulle (Cartridge), die von H. S. COOK 1917 entwickelt wurde. 1946/48 stellte LÖFGREN (Schweden) die Lidocainpräparate dar. Eines der heute wichtigsten Lokalanästhetika wurde 1976 in den Forschungslaboratorien Deutschlands mit dem Articain entwickelt [4].

Neurophysiologische Grundlagen

Die Änderung des elektrophysiologischen Zustandes der Nervenmembran bestimmt die Erregungsleitung eines Nervs. Dabei liegt das Ruhepotential bei -50 bis -70 mV, das zwischen dem Zellinneren und der Oberfläche der Zellmembran besteht. Grundlage für die Ausbildung des Membranpotentials ist ein Ungleichgewicht der Ionen zwischen intra- und extrazellulärem Raum, da durch eine weitgehende Undurchlässigkeit der Membran für Natriumionen bei freier Diffusion der Kaliumionen sowie dem aktiven Prozeß der Natrium-Kalium-Pumpe aufrechterhalten wird. Bei Reizfortleitung kommt es zu einer Depolarisation, wobei diese durch Umkehr des Membranpotentials gekennzeichnet ist. Das Maximum eines Aktionspotentials erreicht intrazelluläre positive Ladungen von $+30$ bis $+40$ mV.

Bei Erregung strömen extrazelluläre Natriumionen in das Zellinnere ein, und zwar über die sogenannten Natriumkanäle, die sich in Zellmembranen befinden. Dort ist auch der Wirkungsort lokalanästhetischer Substanzen. In der Repolarisationsphase wird das Ruhepotential durch eine vermehrte Permeabilität für Kaliumionen wieder hergestellt. Die Natriumionen werden durch die sogenannte Natriumpumpe aus dem Inneren der Zelle entfernt. Abbau von Adenosintriphosphat liefert die dafür notwendige Energie.

Für die Fortleitung einer Erregung ist eine Serie von Depolarisationen notwendig. Bei markhaltigen Nervenfasern ist die Potentialänderung weitgehend auf die Ranvier-Schnürringe beschränkt. Die Erregung wird hier saltatorisch weitergeleitet. Bei nicht myelinisierten Nervenfasern wird die Erregung vom Ort der ursprünglichen Depolarisation kontinuierlich zum nächsten Nervensegment weitergeleitet. Myelinisierte Axone leiten die Erregung bis zu 50mal schneller fort als die schnellsten nicht myelinisierten Fasern.

Chemisch-physikalische Aspekte

Die Lokalanästhetika werden aufgrund ihrer chemischen Struktur in solche vom Ester- bzw. Säureamidtyp eingeteilt. Die Strukturformel der Moleküle wird in drei charakteristische Abschnitte eingeteilt, die für die physikalisch-chemischen

Tabelle 1　Strukturformeln einiger lokalanästhetischer Substanzen (nach [5]).

Eigenschaften und damit für die Wirkungsintensität, Wirkungsdauer, Pharmakokinetik und Toxizität von Bedeutung sind:

- Der *aromatische Rest* (Benzol-/Anilid-/Thiophenring) des Moleküls bestimmt vorwiegend die lipophilen Eigenschaften. Dabei korreliert die Lipophilie mit der anästhetischen Potenz, wobei die Lipophilie der Substanz deren Konzentration in der Membran bestimmt.
- Die *substituierte Aminogruppe,* die das hydrophile Ende der Verbindung darstellt und deren Protonierbarkeit den kationischen und basischen Anteil ausmacht. Die Protonierbarkeit des substituierten Amins ist für die Geschwindigkeit des Eintritts der Nervenblockade verantwortlich und hängt vom jeweiligen pH-Wert des Gewebes ab.
- Das dritte Strukturelement der Lokalanästhetika, die *Alkylkette,* die den hydrophoben mit dem hydrophilen Teil des Moleküls verbindet, beeinflußt Wirkungsintensität, Lipidlöslichkeit und Proteinbindungsfähigkeit (Tab. 1). Die Wirksamkeit von Lokalanästhetika, aber auch die toxischen Wirkungen nehmen mit erhöhter Lipidlöslichkeit zu. Mit der Struktur der Lokalanästhetika stehen weiterhin der Abbauort (Mikrosomen der Leber beim Säureamidtyp; Esterasen beim

Estertyp), die Abbaurate, die auftretenden Metabolite und damit die systemische Toxizität und Allergisierbarkeit in engem Zusammenhang. Die unterschiedliche Bindung der aromatischen Gruppe (Ester- bzw. Säureamidtyp) bestimmt die Eliminationskinetik und die Inzidenz allergischer Nebenwirkungen. Aufgrund der ungünstigen Relation zwischen Wirkung und Toxizität haben die Lokalanästhetika vom Estertyp seit Einführung der Lokalanästhetika vom Säureamidtyp für die Zahn-, Mund- und Kieferheilkunde keine Bedeutung mehr.

Der *pH-Wert* der Lokalanästhetika liegt zwischen 3,5 und 6,8. Nur die basische Form der Lokalanästhetika diffundiert an den Wirkungsort, was nur durch vorherige Neutralisation durch Puffersysteme des Gewebes ermöglicht wird. Der Anteil des Lokalanästhetikums, der bei einem pH-Wert des Gewebes von ca. 7,4 als Base vorliegt, wird durch den pKa-Wert bestimmt (7,5–9). Bei niedrigem pH, wie im entzündlichen Gewebe (pH-Wert bis ca. 6), sinkt der Basenanteil, wodurch die Wirkung des Lokalanästhetikums wegen reduzierter Diffusionsfähigkeit abgeschwächt wird. Die Tabelle 2 zeigt einige physikochemische Beziehungen zu lokalanästhetischen Wirkungen in vivo.

Tabelle 2 Lokalanästhetische Wirkungen – einige physiochemische Wechselbeziehungen (nach [5]).

Lokalanästhetische Substanz	Procain	Lidocain	Mepivacain	Prilocain	Articain	Tetracain
Lipid-Puffer VK[1]	2	46,4	19,3	20,5	17,0	123,3
Anästh. Potenz	1	4	4	4	4	10
Toxizität	1	2	2	1,5	1,5	10
Pb%	5,8[2]	77[3]	78[3]	55[3]	94[3]	75,6[3]
Wirkungsdauer	kurz	mittel	mittel	mittel	mittel	lang
pK$_a$-Wert	8,9	7,7	7,6	7,7	7,8	8,5
Wirkungseintritt	langsam	schnell	schnell	schnell	schnell	langsam

[1] Octanol/Puffer pH 7,4
[2] Bindung an Nerven-Homogenat
[3] Bindung an Plasmaeiweiß (2 g/ml)

Tabelle 3 Faktoren, die die Wirkungen lokalanästhetischer Substanzen beeinflussen.

physikalisch-chemische Eigenschaften der lokalanästhetischen Substanz
Galenik der Spezialitäten
Dosis
Gewebe-pH
Struktur und Aktivitätszustand der Nervenfaser
Größe der Diffusionsstrecke zwischen Applikations- und Wirkungsort
lokale Vaskularisations- und Durchblutungsrate
Applikationstechnik

Einige Faktoren, die die lokale Wirkung lokalanästhetischer Substanzen bestimmen, sind in Tabelle 3 zusammengefaßt. Dabei sind folgende Aspekte für die Wirkung maßgebend:

- Die lipophile Eigenschaft einer lokalanästhetischen Substanz bestimmt die *anästhetische Potenz*.
- Die *Dauer der Anästhesie* wird durch die Rezeptorbindungsaffinität und Bindungsdauer der verschiedenen lokalanästhetischen Substanzen bestimmt.
- Die *Geschwindigkeit des Eintritts* der Anästhesie wird durch den pKa-Wert beeinflußt.

Wirkungsmechanismus

Lokalanästhetika hemmen dosisabhängig Bildung und Weiterleitung nervaler Aktionspotentiale. Dabei kommt es zu einer reversiblen Blockade des Natriumeinstroms in die Nervenzelle. Durch Besetzung eines spezifischen Rezeptors mit dem Lokalanästhetikum kommt es zur Inaktivierung des Natriumkanals, bzw. es wird eine Stabilisierung des nicht natriumleitfähigen Konformationszustandes des Natriumionophorkanals bewirkt. Daneben spielen andere Mechanismen wie unspezifische Membranwirkungen im Sinne der Membranexpansion oder Einlagerung einiger Lokalanästhetika in die Nervenmembran eine Rolle [5, 7].

Pharmakokinetik

Physikalisch-chemische Eigenschaften der Lokalanästhetika und der hohe Vaskularisationsgrad oraler Weichteilstrukturen führen dazu, daß vom Ort der Applikation die lokalanästhetischen Substanzen schnell systemisch verfügbar sind. Die systemische Sicherheit der Lokalanästhetika wird damit von der Größe des Verteilungsvolumens und der sogenannten Clearancerate bestimmt.

Proteinbindung

Vom Ort der jeweiligen Applikation werden Lokalanästhetika durch Perfusion in die Zirkulation absorbiert. Im Blut erfolgt eine Bindung an Glykoproteine (α_1-saure Glykoproteine). Die Konzentration dieser Glykoproteine schwankt interindividuell. Ebenso spielen Fremdstoffe wie Ovulationshemmer, Hydantoine sowie verschiedene Erkrankungen eine Rolle.

Verteilungsvolumen

Der nicht plasmaproteingebundene Dosisanteil wird von Geweben über Perfusion aufgenommen. Sowohl durch die Verteilung des Lokalanästhetikums sowie die Gewebebindung sinkt die Blutkonzentration und damit die systemische Toxizität. Die unterschiedlichen lokalanästhetischen Substanzen unterscheiden sich in der Größe ihres Verteilungsvolumens [5, 7].

Clearance

Der Abbau der Lokalanästhetika vom Amidtyp erfolgt in der Leber. Die Ausscheidung über die Niere ist von nachgeordneter Bedeutung. Die Eliminierung der Substanz aus dem Körper (totale Clearance) unterscheidet sich bei verschiedenen lokalanästhetischen Substanzen (Mepivacain, Lidocain, Articain, Prilocain). Auch extrahepatischer Abbau (Prilocain und Articain) ist möglich. Prilocain und Articain werden darüber hinaus primär hydrolysiert.

Bei der Metabolisierung von Lidocain entstehen lokalanästhetisch wirksame Metabolite. Die kürzlich diskutierte Bildung von karzinogenen Substanzen während der Metabolisierung spielen keine Rolle. Bei der Metabolisierung des Prilocains entstehen methämoglobininduzierende Metabolite, was z. B. bei der Dosisanpassung für Patienten mit schweren Anämien eine Rolle spielt [5, 7].

Toxizität

Die Toxizität verschiedener lokalanästhetischer Substanzen wird in Relation zur Toxizität von Procain gesetzt, wobei diesem der Wert 1 zugeordnet wird (s. Tab. 2). Gleichermaßen wird auch die analgetische Potenz des Lokalanästhetikums auf Procain bezogen (s. Tab. 2). Die für die lokalanästhetischen Substanzen individuellen pharmakologischen Daten, wie Wirkungsintensität, Toxizität, Wirkungseintritt oder Wirkungsdauer, müssen als Annäherungswerte angesehen werden, die aus unterschiedlichen experimentellen Untersuchungen gewonnen wurden. Entscheidend für die Toxizität sind die jeweiligen Maximaldosen, die ebenfalls aufgrund unterschiedlicher aktueller venöser Blutspiegel individuell variieren.

Die für Lokalanästhetika angegebenen *Grenzdosen* stellen eine gewisse Sicherheit bei der Applikation des jeweiligen Präparates dar und entsprechen damit gemittelten Erfahrungswerten. Die Abschätzung einer Grenzdosis wird nach folgender Formel berechnet [9]:

$$\text{Grenzdosis [mg/kg KG]} = \text{toxischer Blutspiegel [mg/l]} \times \text{Verteilungsvolumen [l/kg KG]}$$

Dabei ist allerdings zum einen zu beachten, daß Injektionen in der Zahn-, Mund- und Kieferheilkunde in ein stark vaskularisiertes Gebiet erfolgen, wobei versehentliche intravenöse Injektionen durchaus vorkommen. Zum anderen beeinflussen die individuelle Konstitution des Patienten, mögliche Vorerkrankungen sowie Medikamenteneinnahme die spezifische Toxizität.

Darüber hinaus beeinflussen folgende Faktoren die systemische Toxizität:

- *Pulmonale First-pass-Extraktion,* die bei einer versehentlichen intravenösen Applikation nach Passage des Blutes durch die Lunge zu einer Reduktion der Konzentration lokalanästhetischer Substanzen im Blut führt.
- *Serumproteinbindungsaffinität* der Substanzen, wobei nur der freie, nicht-proteingebundene Anteil des Lokalanästhetikums das ZNS oder Myokard erreicht.
- *Säure-Basen-Status* des Patienten, wodurch bei erhöhtem CO_2-Druck die Plasmaeiweißbindung abnimmt sowie der zerebrale Blutzufluß zunimmt und damit eine größere lokalanästhetische Substanzmenge an das ZNS transportiert wird.

Eine ausreichende Oxygenierung des Blutes ist die beste Prophylaxe und Therapie einer Intoxikation [5].

Wirkungsdauer und Wirkungseintritt

Tabelle 2 zeigt für die wichtigsten Lokalanästhetika Wirkungsdauer und Wirkungseintritt. Sowohl die Latenzzeit als auch die Dauer der Anästhesie werden von verschiedenen Faktoren beeinflußt, wie:

- örtliche Gewebeverhältnisse
- resorptionsverzögernde Zusätze (Vasokonstringenzien)
- Clearance-Aspekte

Die Mittelwerte für den Wirkungseintritt betragen etwa 2–10 Minuten, wobei insbesondere das Procain und Tetracain einen langsamen Wirkungseintritt aufweisen. Die Wirkungsdauer ist abhängig davon, ob eine Beurteilung der Dauer mit oder ohne Vasokonstriktorzusatz erfolgt. Grundsätzlich reduziert der Vasokonstriktorzusatz den Abtransport der Lokalanästhetika von dem Applikationsort, was gleichzeitig eine Verlängerung der Wirkungsdauer bedeutet. Darüber hinaus führt die Vasokonstriktorwirkung zur Reduktion der Abdiffusion des Lokalanästhetikums in die örtlichen Gefäße und damit zur Minimierung des Risikos der Intoxikation.

Präparate zur Lokalanästhesie

Tabelle 1 (s. S. 4) zeigt Strukturformeln einiger lokalanästhetischer Substanzen, die für die Zahn-, Mund- und Kieferheilkunde von Bedeutung sind.

Tabelle 4 stellt eine Liste üblicher Lokalanästhetika in der Zahn-, Mund- und Kieferheilkunde dar [2].

Zur Infiltrations- oder Leitungsanästhesie wie auch zur intraligamentären Anästhesie werden in der zahnärztlichen Praxis heute vornehmlich die Anilidderivate Lidocain, Mepivacain, Prilocain sowie das Thiophenderivat Articain in einer 2–4%igen Lösung verwendet. Dabei sind die Unterschiede in der Wirksamkeit der einzelnen Substanzen relativ gering und werden durch die unterschiedlichen Lösungskonzentrationen weitgehend ausgeglichen. Es läßt sich eine für die meisten Zwecke ausreichende Wirkung erzielen, und man kann die Gefahr resorptiver Allgemeinwirkungen in Grenzen halten. Bei der Applikation von Lokalanästhetika ist es wichtig, die Verfallsdaten zu beachten.

Als Grundregel gilt, daß bei enoralen Injektionen eine Beschränkung der Applikationsmenge auf 180–200 mg für den gesunden Erwachsenen anzustreben ist. Das bedeutet, daß von einer 3%igen Lösung 6 ml, von einer 4%igen Lösung 5 ml injiziert werden dürfen. Bei Überschreiten dieser Menge sollten besondere Vorsichtsmaßnahmen getroffen werden [9].

Im folgenden erfolgt eine Kurzcharakterisierung der oben angeführten wesentlichen Anilid- und Thiophenderivate.

Tabelle 4   Gebräuchliche Lokalanästhetika (aus [2]).

Handelsname (Hersteller)	Wirkstoff Menge in g/ml Lösung		Vasokonstringens-zusatz in mg/ml*)		weitere Zusätze	Handelsform
Anaesthol® (Merz & Co.)	Lidocain-HCl	0,02	Epinephrin Norepinephrin	0,02 0,02	Natriumsulfit	Zylinder-Amp. mit 1,8 ml
Meaverin® 3% ohne gefäßverengenden Zusatz	Mepivacain-HCl	0,03	–		–	Ampullen mit 2,0 ml Zylinder-Amp. mit 1,8 ml
Meaverin® „A" 2% mit Adrenalin	Mepivacain-HCl	0,02	Epinephrin	0,015	Natriumdisulfit + Methyl-hydroxy-benzoat	Ampullen mit 2,0 ml Zylinder-Amp. mit 1,8 ml Flaschen mit 50 ml
Meaverin® „N3" 2% mit Noradrenalin	Mepivacain-HCl	0,02	Norepinephrin	0,04	Natriumdisulfit + Methyl-hydroxy-benzoat	Ampullen Zylinder-Amp. mit 1,8 ml Flaschen mit 50 ml
Meaverin® „N3" 3% mit Noradrenalin (Rorer)	Mepivacain-HCl	0,03	Norepinephrin	0,025	Natriumdisulfit + Methyl-hydroxy-benzoat	Ampullen mit 2,0 ml Zylinder-Amp. mit 1,8 ml Flaschen mit 50 ml
Mepivastesin®	Mepivacain-HCl	0,03	–		–	Zylinder-Amp. mit 1,7 ml
Mepivastesin® forte (Espe)	Mepivacain-HCl	0,03	Epinephrin	0,01	Natriumsulfit	Zylinder-Amp. mit 1,7 ml
Nor-Anaesthol® (Merz & Co.)	Lidocain-HCl	0,02	Norepinephrin	0,04	Natriumsulfit	Zylinder-Amp. mit 1,8 ml
Scandicain® 3% (Astra Chemicals)	Mepivacain-HCl	0,03	–		–	Ampullen mit 2,0 ml Zylinder-Amp. mit 1,8 ml
Ubistesin®	Articain-HCl	0,04	Epinephrin	0,005	Natriumsulfit	Zylinder-Amp. mit 1,7 ml
Ubistesin® forte	Articain-HCl	0,04	Epinephrin	0,01	Natriumsulfit	Zylinder-Amp. mit 1,7 ml
Ultracain® D-S	Articain-HCl	0,04	Epinephrin	0,005	Natriumdisulfit + Methyl-hydroxy-benzoat	Ampullen mit 2,0 ml Zylinder-Amp. mit 1,7 ml Flaschen mit 50 ml
Ultracain® D-S forte (Hoechst)	Articain-HCl	0,04	Epinephrin	0,01	Natriumdisulfit + Methyl-hydroxy-benzoat	Ampullen mit 2,0 ml Zylinder-Amp. mit 1,7 ml Flaschen mit 50 ml
Xylestesin®	Lidocain-HCl	0,02	Norepinephrin	0,04	Natriumsulfit	Zylinder-Amp. mit 1,8 ml
Xylestesin®-A	Lidocain-HCl	0,02	Epinephrin	0,015	Natriumsulfit	Zylinder-Amp. mit 1,7 ml
Xylestesin® cento	Lidocain-HCl	0,02	Epinephrin	0,01	Natriumsulfit	Zylinder-Amp. mit 1,7 ml
Xylestesin®-F forte	Lidocain-HCl	0,03	Norepinephrin	0,04	Natriumsulfit	Zylinder-Amp. mit 1,8 ml
Xylestesin®-S „special" (Espe)	Lidocain-HCl	0,02	Epinephrin Norepinephrin	0,02 0,02	Natriumsulfit	Zylinder-Amp. mit 1,8 ml
Xylocain® 2% SPEZIAL (Astra-Chemicals)	Lidocain-HCl	0,02	Epinephrin	0,02	Natriumsulfit + Methyl-hydroxy-benzoat	Ampullen mit 2,0 ml Zylinder-Amp. mit 1,8 ml Flaschen mit 50 ml
Xylocitin® 2%	Lidocain-HCl	0,02	–		–	Ampullen mit 2,0 ml
Xylocitin® 2% mit Epinephrin 1:200 000	Lidocain-HCl	0,02	Epinephrin	0,005	Natriumpyrosulfit	Ampullen mit 2,0 ml
Xylocitin® 2% mit Epinephrin 1:100 000	Lidocain-HCl	0,02	Epinephrin	0,01	Natriumpyrosulfit	Ampullen mit 2,0 ml
Xylocitin® 2% mit Norepinephrin 1:100 000 (Jenapharm)	Lidocain-HCl	0,02	Norepinephrin	0,01	Natriumpyrosulfit	Ampullen mit 2,0 ml
Xylonest® 3% mit Octapressin (Astra Chemicals)	Prilocain-HCl		Felypressin	0,03 I.E.	–	Ampullen mit 2,0 ml Zylinder-Amp. mit 1,8 ml

*) Epinephrin und Norepinephrin sind verschreibungspflichtig

Lidocain (Präparate s. Tab. 4). Das Lidocain ist das klassische Lokalanästhetikum des Amidtyps. Die analgetische Potenz, bezogen auf Procain, ist 2–4; die Toxizität 2, der Wirkungseintritt erfolgt nach 2–3 Minuten. Die Grenzdosis beträgt 500 mg mit Vasokonstriktor sowie 300 mg ohne Vasokonstriktor.

Lidocain wird meist als 2%ige Lösung mit einem Adrenalin- bzw. einem Noradrenalinzusatz angeboten (s. Tab. 4). Lidocain ist weltweit verbreitet und verdrängt das Procain als Referenzsubstanz. Lidocain hat auch gute oberflächenanästhetische Wirkung. Bekannt ist auch der Einsatz als Antiarrhythmikum bei ventrikulären Extrasystolen.

Mepivacain (Präparate s. Tab. 4). Das Mepivacain ist ebenfalls ein Lokalanästhetikum vom Amidtyp. Die analgetische Potenz, bezogen auf Procain, beträgt 4, die Toxizität 2, der Wirkungseintritt erfolgt nach zwei Minuten. Damit ist das Mepivacain in vieler Hinsicht mit dem Lidocain vergleichbar. Die Wirkungsdauer bei Weichteilanästhesie wird mit 45–90 Minuten ohne Vasokonstriktor und 120–140 Minuten mit Vasokonstriktor angegeben. Die Grenzdosis beträgt 300 mg (ohne Vasokonstriktor) und 500 mg (mit Vasokonstriktor). Das Mepivacain weist eigene vasokonstriktorische Wirkung auf. Es wird besonders empfohlen für Patienten, bei denen Vasokonstriktorzusätze kontraindiziert sind sowie für Patienten mit allergischen Diathesen und Asthmatiker.

Prilocain (Präparatenamen s. Tab. 4). Auch das Prilocain ist ein Lokalanästhetikum des Amidtyps. Die analgetische Potenz bezogen auf Procain ist 4, die Toxizität 1,8, der Wirkungseintritt beträgt 2–4 Minuten. Die Anästhesiedauer beträgt ohne Vasokonstriktor bei Weichteilanästhesien 30–90 Minuten, mit Vasokonstriktor 120–240 Minuten. Die Grenzdosis liegt bei 400 mg (ohne Vasokonstriktor) und 600 mg (mit Vasokonstriktor). Zu beachten ist, daß das Prilocain Methämoglobin bildet. Damit ergeben sich Kontraindikationen für Prilocain wie: Methämoglobinämien, Anämien sowie der Glukose-6-Phosphatdehydrogenasemangel.

Articain (Präparatenamen s. Tab. 4). Das Präparat, ein Thiophenderivat, wurde 1976 eingeführt. Die analgetische Potenz bezogen auf Procain beträgt 5, die Toxizität 1,5. Der Wirkungseintritt ist nach 2–4 Minuten zu erwarten. Die Wirkungsdauer bei einer Weichteilanästhesie ohne Vasokonstriktor beträgt 60 Minuten, mit Vasokonstriktor 180–240 Minuten. Die Grenzdosis ohne Vasokonstriktor beträgt 300 mg, mit Vasokonstriktor 500 mg.

Das Articain weist einen kardiodepressorischen Effekt auf, der bei versehentlicher intravasaler Injektion zu entsprechenden Problemen führen kann. Besonders hervorzuheben ist die gute Knochenpenetration des Articains, wodurch es sich auch als Infiltrationsanästhesie im Unterkiefer bei Kindern eignet. Es liegt eine hohe Plasmaproteinbindung vor, so daß Articain während der Schwangerschaft eingesetzt werden kann. Clearancewerte liegen über denen anderer Lokalanästhetika. Die Eigenschaften anderer lokalanästhetischer Substanzen, wie dem Bupivacain, Butanilicain oder Etidocain, sind der Literatur zu entnehmen [1, 9].

Procain (Novocain®). Procain spielt in der Zahn-, Mund- und Kieferheilkunde keine Rolle mehr, da die Wirkungsdauer kurz ist sowie allergische Reaktionen gehäuft beobachtet werden. Dabei ist zu bemerken, daß allergische Reaktionen auf para-Aminobenzoesäure auch bei Patienten auftreten, die nie mit Procain Kontakt hatten, jedoch eine Paragruppen-Allergie aufweisen.

Tetracain. Obwohl das Tetracain kein injizierbares Lokalanästhetikum ist, soll es hier kurz abgehandelt werden. Tetracain kommt lediglich als Oberflächenanästhetikum zum Einsatz. Tetracain wurde aus Procain synthetisiert. Die Grenzdosis ohne Vasokonstriktor beträgt 0,29 mg/kg KG, maximal 50 mg, mit Vasokonstriktor 1,5 mg/kg KG, maximal 100 mg. Die Toxizität und analgetische Potenz im Vergleich zu Procain liegen zehnfach höher. Tetracain muß ebenso wie das Bupivacain als relativ toxisches Lokalanästhetikum angesehen werden.

Zusätze der Lokalanästhetika

Fast alle in der Zahn-, Mund- und Kieferheilkunde eingesetzten lokalanästhetischen Substanzen verursachen eine Vasodilatation mit entsprechend schneller Abdiffusion des Präparates. Die daraus folgende kurze Wirkungsdauer mit hoher systemischer Toxizität wird durch den Zusatz von Vasokonstriktoren vermieden. Der Katecholaminzusatz als Adrenalin (Epinephrin) oder Noradrenalin (Norepinephrin) bewirkt eine lokale passagere relative Blutarmut, welche insbesondere für operative Eingriffe von Vorteil ist. Neben den Katecholaminen sind noch Derivate des Vasopressins, besonders das Felypressin, von Bedeutung.

> Zusammengefaßt ergeben sich folgende *Vorteile eines Vasokonstriktorzusatzes:*
> - Zunahme der Dauer und Tiefe der Anästhesie
> - Beeinflussung lokaler Hämostasereaktionen
> - Reduktion der Maximalkonzentration lokalanästhetischer Substanzen im Serum

Potentielle Wirkungen vasokonstriktorischer Substanzen werden beeinflußt durch die Dosis, die physikalisch-chemischen und pharmakokinetischen Eigenschaften des Lokalanästhetikums sowie durch die Vaskularisation des jeweiligen Gewebes.

Wirkungsmechanismus vasoaktiver Zusätze

Lokalanästhetika, die in der Zahn-, Mund- und Kieferheilkunde Verwendung finden, enthalten als vasoaktive Zusätze entweder *Katecholamine,* wie das Epinephrin oder Norepinephrin, isoliert oder kombiniert verwendet, oder ein Vasopressinanalogon, das *Felypressin.* Die vasokonstriktorische Wirkung dieser Substanzen resultiert aus einer rezeptorvermittelten Erhöhung der zytoplasmatischen Kalziumkonzentration als Voraussetzung des Kontraktionsvorganges. Durch die Interaktion der Katecholamine oder des Felypressins mit α_1-Adreno- bzw. Vasopressinrezeptoren der Gefäßmuskelmembran kommt es zur Stimulation bestimmter Substanzen, wonach es schließlich zur Freisetzung von Kalziumionen aus intrazellulären Speichern kommt. Das zytoplasmatische Kalzium wird an Calmodulin gebunden, welches sich an die regulatorische Untereinheit einer Myosin-light-chain-Kinase bindet. Die dadurch ausgelöste Aktivierung dieser Kinase führt zur Phosphorylierung der 20-KDa-Kette des Myosins, die darauf mit Aktin reagiert.

Katecholamine wirken auf prä- und postkapilläre Gefäße kontrahierend, während Felypressin vor allem auf den postkapillären Anteil wirkt. Von besonderer Bedeutung ist, daß die Affinität des Norepinephrins zu den Adrenozeptoren der Gefäße geringer ist als die des Epinephrins. Dieses ist damit wirksamer und kann niedriger dosiert werden. Da niedrigere Katecholaminkonzentrationen unerwünschte systemische Wirkungen mindern, besteht die Empfehlung, vor allem Epinephrin als vasokonstriktorischen Zusatz in lokalanästhetischen Lösungen einzusetzen.

Grundsätzliches Ziel, wie bei jeder Medikation, ist es, soviel wie nötig, aber sowenig wie möglich an vasokonstriktorischen Substanzen zu verabreichen. Ein Optimum wird bei einer Epinephrinkonzentration 1:100 000 erreicht.

Höhere Konzentrationen an Epinephrinzusätzen werden mit Zurückhaltung betrachtet [5, 6, 8]. Von besonderer Bedeutung ist die *Stabilität* des Katecholaminzusatzes, wobei auf eine konstante Temperatur nicht über 20 °C, Schutz vor Lichteinwirkung und das Haltbarkeitsdatum geachtet werden muß.

Natriumhydrogensulfit

Als Oxidationsschutz für die Katecholamine wird den Lösungen Natriumhydrogensulfit zugesetzt. Nach Verbrauch des Oxidationsstabilisators kommt es zur Autooxidation des Epinephrins. Natriumhydrogensulfit kann bei sulfitsensitiven Patienten, vor allem Asthmatikern, entsprechende Anfälle auslösen, wobei geschätzt wird, daß 5% aller Asthmatiker sulfitsensitiv sind [9].

Methylparaben

Lokalanästhetische Lösungen können Konservierungsmittel enthalten, die antimikrobiell speziell auf grampositive Bakterien, aber auch Pilze wirken. Das Methyl-4-Hydroxybenzoat kann aufgrund der sogenannten Paragruppen anaphylaktoide Reaktionen auslösen. Paragruppen sind in verschiedenen Medikamenten, wie Sulfonamiden, oralen Antidiabetika oder Tuberkulostatika, enthalten. Es wird empfohlen, methylparabenfreie Präparate zu verwenden.

An anderen Zusätzen wurde früher die Hyaluronidase eingesetzt, die aufgrund gravierender Probleme (Infektionsausbreitung, erhöhte Resorptionsrate) heute nicht mehr verwendet wird.

Indikationen und Kontraindikationen der Lokalanästhesie

Indikationen

In der Zahn-, Mund- und Kieferheilkunde besteht eine Vielzahl von Indikationen zum Einsatz der Lokalanästhesie, vor allem im Rahmen konservativ-prothetischer Maßnahmen sowie von chirurgischen

Eingriffen. Die sogenannte Heilanästhesie spielt eine untergeordnete Rolle. Daneben kann die Lokalanästhesie im diagnostischen Bereich eingesetzt werden, vor allem bei der Abklärung von neuralgiformen Schmerzen oder Neuralgien im Trigeminusbereich.

Kontraindikationen

Sowohl Dauer und Art des geplanten Eingriffs, wie vor allem Erkrankungen, auf die der Einsatz einer Lokalanästhesie Einfluß haben könnte, sind von Bedeutung.

Absolute Kontraindikationen bestehen bei:

– nachgewiesenen Allergien gegen Lokalanästhetika
– hämorrhagischen Diathesen, speziell bei Leitungsanästhesie
– kardialer Dekompensation
– Injektion in entzündetes Gebiet
– Ablehnung einer Lokalanästhesie durch den Patienten

Relative Kontraindikationen können dagegen bestehen bei:

– kardialen Überleitungsstörungen
– AV-Blockbildung
– Gravidität
– schweren geistigen Behinderungen [9]

Weitere wichtige *Kontraindikationen für lokalanästhetische Lösungen mit Epinephrinzusatz* sind:

– das unbehandelte oder unzureichend behandelte Engwinkelglaukom
– Sulfitsensibilität
– Therapie mit Antidepressiva

Einsatz von Lokalanästhetika bei Risikopatienten

Von besonderer Wichtigkeit ist die Frage des Einsatzes von lokalanästhetischen Lösungen mit *Katecholaminzusätzen* bei Risikopatienten. Hier sind an Kontraindikationen zu nennen:

– Herzinsuffizienz
– Herzrhythmusstörungen
– Lungenerkrankungen, speziell das allergische Asthma
– die schon erwähnten Allergien
– Diabetes mellitus
– Leberinsuffizienz
– Hypoproteinämie
– Pseudocholinesterasemangel

– Schwangerschaft
– in gewissem Umfang Angst vor der Lokalanästhesie

Grundsätzlich gilt, daß bei Risikopatienten auf den vasokonstriktorischen Zusatz nicht verzichtet werden soll. Wichtig ist auch, die Schmerzfreiheit zu garantieren, um endogene Katecholaminausschüttung zu vermeiden.

Folgende Faktoren sind beim Einsatz der Lokalanästhesie bei Risikopatienten zu beachten:

– adäquate Prämedikation
– Einsatz eines Amidlokalanästhetikums mit Epinephrinzusatz (1:100 000)
– kontrollierte Aspiration
– langsame Injektion (eine Minute)
– kurze Behandlungsphasen
– Vermeidung einer Mehrfachapplikation

Weitere Aspekte, die bei der Vermeidung von möglichen Zwischenfällen berücksichtigt werden müssen, sind:

– Erhebung der Krankheits-, Arzneimittel- und Allergieanamnese
– Vermeidung von Methylparaben oder Natriumhydrogensulfit bei entsprechender Anamnese
– Applikation am liegenden Patienten
– Kontrolle des Patienten nach der Anästhesie

Obwohl die Nachinjektion, wenn möglich, unterbleiben sollte, sind bei *Mehrfachapplikation* folgende Aspekte zu berücksichtigen:

• Grenzdosen von Lokalanästhetika und vasokonstriktorischem Zusatz beachten. Dabei wird bei einem Katecholaminzusatz von über 1:100 000 für die Grenzdosis die Katecholaminkomponente bestimmend.
• Grenzdosen individuell ermitteln unter Berücksichtigung von Gewicht, möglichen Vorerkrankungen und Zusatzmedikationen (siehe auch Nebenwirkungen der lokalanästhetischen Substanzen sowie der vasokonstriktorischen Zusätze) [6].

Ausrüstung

Für die lokale Injektion (Infiltrationsanästhesie, Leitungsanästhesie, intraligamentäre Anästhesie) werden entsprechende *Spritzensysteme* und Kanülen benötigt. Sowohl Zylinderampullensysteme wie

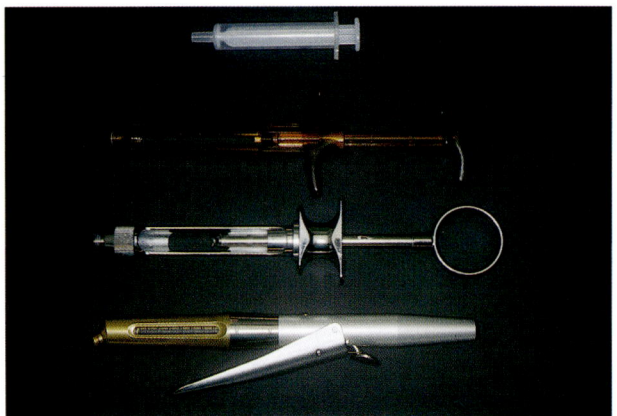

Abb. 1 Darstellung gebräuchlicher Spritzensysteme für die Mund-, Zahn- und Kieferheilkunde.
Von oben nach unten: Einmalspritze aus Kunststoff zur Aufnahme von 2 ml Injektionslösung, Karpulenspritze (Applimatic® mit Aspirationsmöglichkeit), klassische Karpulenspritze und Karpulenspritze für die intraligamentäre Injektion.

auch Kunststoffeinmalspritzen sind grundsätzlich geeignet. Beispiele für Spritzensysteme zeigt Abbildung 1. Für die Praxis besonders geeignet sind Zylinderampullensysteme und entsprechende Spritzen in Kombination mit dem Einmalartikel Zylinderampulle und Injektionskanüle. Bei der Griffgestaltung dieser Spritzensysteme wird die Aspirationsprobe durch einen Dornring besonders erleichtert und ist sicher durchzuführen. Die Verwendung von Kunststoffeinmalspritzen empfiehlt sich vor allem, wenn pro Tag relativ viel Anästhetikum benötigt wird und damit auf das Flaschensystem ausgewichen werden kann.

Kanülen sollten zumindest in zwei Längen verfügbar sein: 21–25 mm und 30–34 mm für die Leitungsanästhesie. Der Durchmesser der Kanüle beträgt zwischen 0,4–0,5 mm und ist für die intraligamentäre Anästhesie mit 0,3 mm etwas dünner. Da heute ausschließlich Einmalkanülen verwendet werden, sind die Probleme der Sterilisation oder des früher so gefürchteten Kanülenbruchs nicht mehr relevant.

Besonders muß die entsprechende *Entsorgung von Kanülen* beachtet werden, wofür Behälter für spitze Abfälle vorgehalten werden müssen. Für den Behandler selbst ist von Wichtigkeit, daß die Schutzkappe nicht im Sinne des sogenannten „Recapping" während der Behandlung auf die Kanüle wieder aufgesetzt wird. Ist das Wiederaufsetzen der Kappe nötig, so ist das Verfahren des „Auffädelns", also das berührungslose Aufbringen der Schutzkappe, anzuwenden. Stichverletzungen können Infektionen wie die Hepatitis-B- oder die HIV-Infektion verursachen.

Technik der Lokalanästhesie

In der Zahn-, Mund- und Kieferheilkunde müssen grundsätzlich *vier Anästhesieverfahren* unterschieden werden:

– Oberflächenanästhesie
– Infiltrationsanästhesie
– Leitungsanästhesie
– intraligamentäre Anästhesie

Oberflächenanästhesie

> Die Oberflächenanästhesie, die Anästhesie der Schleimhautoberfläche, ist eine häufige Maßnahme zur Reduktion des Einstichschmerzes der eigentlichen Infiltrations- oder Leitungsanästhesie. Für die Oberflächenanästhesie steht das Tetracain, das Polidocanol, aber auch das Lidocain zur Verfügung.

Infolge der hohen Toxizität, die 10–12mal höher als bei Procain ist, ist die Anwendung des *Tetracains* auf Oberflächen aufgrund der nicht vorhersehbaren Resorptionsmenge und Geschwindigkeit mit Vorsicht durchzuführen. Das früher häufig empfohlene Besprühen der Schleimhautoberfläche sollte unter-

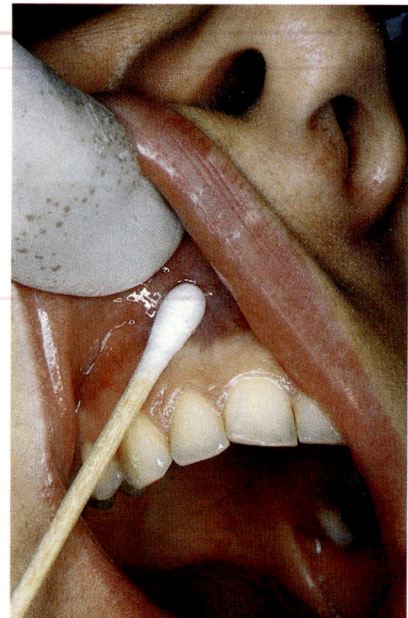

Abb. 2 Das Oberflächenanästhetikum wird auf einen Watteträger aufgespritzt und dieser an den Ort der späteren Applikation der Infiltrations- oder Leitungsanästhesie plaziert. Der Kontakt des Watteträgers mit der Mundschleimhaut sollte mindestens eine Minute betragen.

bleiben, vielmehr empfiehlt sich die lokalisierte Aufbringung des Oberflächenanästhetikums an dem Ort, wo auch die spätere Injektion durchgeführt werden soll (Abb. 2). Darüber hinaus ist von Interesse, daß das Tetracain ein relativ hohes Sensibilisierungsvermögen hat, so daß auch hier die aufgebrachte Menge soweit wie möglich in Grenzen gehalten werden sollte.

Das *Polidocanol* eignet sich ausschließlich zur Oberflächenanästhesie und weist eine gute, langanhaltende Wirkung ohne begleitende Toxizität auf. Allergisierende Nebenwirkungen oder Kreuzallergien mit anderen Lokalanästhetika sind bisher nicht bekannt.

Als weiteres Präparat zur Oberflächenanästhesie eignet sich *Lidocain* in einer 4%igen Lösung [2].

Infiltrations- und Leitungsanästhesie

Grundsätzliche Aspekte

Einige grundsätzliche organisatorische Aspekte, vorbereitende Maßnahmen und Voraussetzungen sind zu erfüllen:

- Zur Vermeidung möglicher Zwischenfälle ist die *Anamnese* hinsichtlich von Allgemeinerkrankungen (Herz-Kreislauf-, Lungen-, Stoffwechsel- und Infektionskrankheiten, Gerinnungsstörungen und Allergien) zu erheben und ist nach Erfahrungen mit früheren Lokalanästhesien zu fragen. Insbesondere Anästhesieversager sind in diesem Zusammenhang von Wichtigkeit.
- Der Patient muß kurz über die möglichen systemischen und lokalen Risiken bzw. Probleme der Lokalanästhesie *aufgeklärt* werden. Besonders bei der Leitungsanästhesie sollten häufigere Vorkommnisse Erwähnung finden, wie z. B. die ungewollte Berührung eines Nervs mit der Injektionskanüle und entsprechenden nachfolgenden Reizleitungsstörungen oder die versehentliche intravenöse Applikation eines Lokalanästhetikums mit deren Folgen. Ebenso sollte auf mögliche Verletzungen, z. B. im Sinne einer Bißverletzung der Unterlippe nach Injektion, hingewiesen werden. Die mögliche eingeschränkte Verkehrstauglichkeit sollte erwähnt werden.
- Sowohl Spritzensystem als auch Lokalanästhetikum sollte für den individuellen Patienten vorbereitet werden. Dazu gehört noch die Bereitstellung der Kanüle, eines Mundspiegels, einer Pinzette sowie von Tupfern. Da die Verantwortung für injiziertes Lokalanästhetikum beim

Zahnarzt liegt, muß sich dieser vor Applikation des Lokalanästhetikums noch einmal vergewissern, daß ihm das gewünschte Präparat tatsächlich in die Hand gegeben wurde.
- Vor Injektion erfolgt routinemäßig die *Inspektion* und *Palpation* des Bereiches, in den injiziert werden soll. Insbesondere die Palpation ist zum Ausschluß von pathologischen Veränderungen von Wichtigkeit, darüber hinaus kann mit ihr der anatomische Situs individuell untersucht werden.
- Die Injektion erfolgt heute regelmäßig am *liegenden Patienten*, so daß die früher häufig beobachteten Kreislauffehlregulationen seltener zu beobachten sind. Um mögliche unerwünschte Reaktionen sofort feststellen zu können, ist der Patient vor allem nach der Injektion besonders sorgfältig zu beaufsichtigen.
- Die *Desinfektion der Schleimhautoberfläche* ist eine umstrittene Maßnahme. Eine Keimreduktion läßt sich jedoch mit Jodpräparaten (Polyvidon) erzielen.

Der Behandler trägt nach Kurzdesinfektion der Hände für die Injektionsapplikation Handschuhe, vor allem auch zum eigenen Infektionsschutz. Das Wiederaufsetzen der Schutzkappe der Kanüle mit eigenen Händen sollte aus gleichem Grunde grundsätzlich unterbleiben.

Die Injektionen wie auch die zahnärztliche Behandlung erfolgen in der Regel aus sitzender Position des Behandlers. Dieser sollte, wie bei jeder Behandlung, aufrecht sitzen und den Patienten in die geeignete Position für die jeweilige Injektion bringen. Sowohl die entspannte Haltung des Behandlers als auch des Patienten sind für eine optimale Injektionstechnik von Vorteil. In der Regel ist die rechte Hand des Behandlers injektionsführend. Das ist für den gesamten Oberkiefer unproblematisch. Lediglich die Leitungsanästhesie im linken Unterkiefer kann mit der rechten Hand Schwierigkeiten bereiten, vor allem, wenn die linke Hand mit dem linken Zeigefinger für die Palpation des Unterkieferastes verwendet werden sollte. Hier empfiehlt es sich, unter Umständen die Injektion mit der linken Hand nach entsprechender Übung durchzuführen.

Allgemeine Empfehlungen zur Applikation einer Infiltrations- oder Leitungsanästhesie

Die Applikation eines Lokalanästhetikums umfaßt Punktion, Aspiration und Injektion.

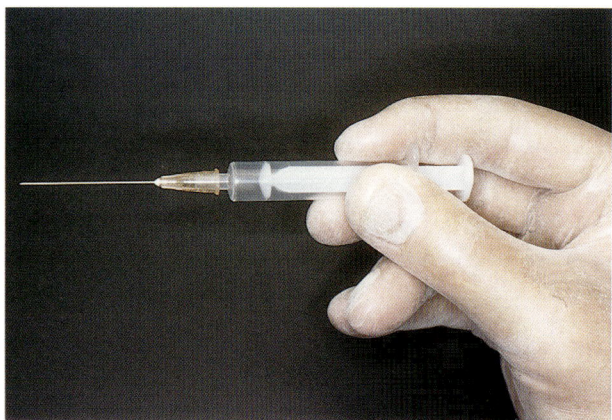

Abb. 3 Typische Schreibfederhaltung der Einmalspritze, wobei die Punktion der Schleimhautoberfläche mit dieser Handhaltung durchgeführt wird.

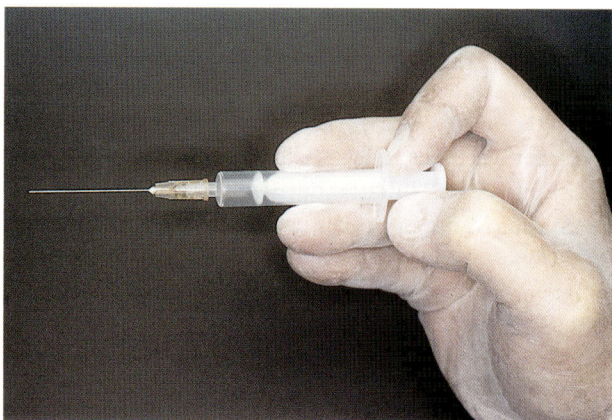

Abb. 4 Für die durchzuführende Aspiration erfolgt ein Umgreifen in der Weise, daß mit dem Daumen und dem Zeigefinger der rechten Hand der Stempel gefaßt wird, um ihn zu aspirieren.

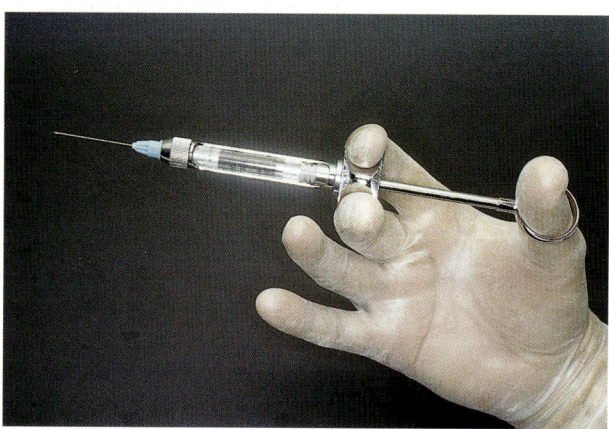

Abb. 5 Typische Handhaltung der Karpulenspritze mit einer für die Leitungsanästhesie geeigneten Nadel.

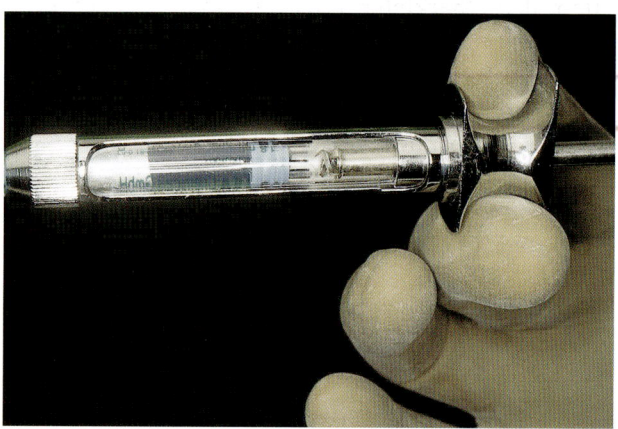

Abb. 6 Es ist wesentlich, daß die Arretierungsvorrichtung für den Gummistopfen diesen festhält, damit die entsprechende Aspiration sicher durchgeführt werden kann.

Grundsätzlich muß die Hand, mit welcher die Injektion durchgeführt wird, mit der Spritze während der Punktion, Aspiration und Injektion abgestützt werden. Für die enorale Injektion wird die Einmalspritze normalerweise in *Schreibfederhaltung* gehalten (Abb. 3); durch entsprechendes Umgreifen ist die Aspiration möglich (Abb. 4). Abbildung 5 zeigt die Handhaltung für die Injektion mit dem Karpulensystem. Hierbei ist besonders darauf zu achten, daß sich die Vorrichtung zur Fixierung des Gummistopfens auch in diesen eingebohrt hat, so daß eine saubere und kontrollierte Aspiration möglich wird (Abb. 6).

Die *Punktion* der Schleimhautoberfläche, meist nach Oberflächenanästhesie, gelingt am besten bei *gespannter Schleimhaut*. Die Kanüle wird je nach Injektionsart langsam vorgeschoben, wobei es sich empfiehlt, während des Vorschubs bereits Lokalanästhetikum abzugeben, um das Problem der versehentlichen intravenösen Applikation zu reduzieren.

Die *Aspiration* ist in mehreren Ebenen durchzuführen. Wird Blut aspiriert, so ist die Injektion abzubrechen. Mit neuer Spritze und neuem Lokalanästhetikum ist der Injektionsversuch zu wiederholen. Trotz mehrfacher Aspirationskontrolle besteht die Gefahr der möglichen intravasalen Lage der Injektionskanüle. Dieses geschieht vor allem bei teilweiser Penetration der Gefäßwand, wobei sich diese bei Aspiration vor die Kanüle legt, bei Injektion aber Lokalanästhetikum in das Gefäß gespritzt werden kann. Intravasale Lage der Nadel wird bei Anästhesien im Tuberbereich bzw. retromaxillär sowie bei Unterkieferleitungsanästhesien am häufigsten beobachtet.

Zusammenfassend sind folgende Schritte bei jeder Applikation von Lokalanästhetikum zu beachten:
• Nach der Punktion erfolgt die Aspiration in min-

destens zwei Ebenen. In etwa 20% der Fälle mit negativem Aspirationstest liegt die Kanüle intravasal!

- Setzen eines kleinen Depots zur zuverlässigen Anästhesie des Applikationsortes.
- Injektion des Lokalanästhetikums unter Abgabe kleiner Mengen bis zum eigentlichen Injektionsort.
- Abwarten des Anästhesieeffektes (drei Minuten).

Infiltrationsanästhesie

Die Infiltrationsanästhesie oder *terminale Anästhesie* wird durch Ausschaltung terminaler Nervenendigungen erreicht und in der Regel in Bereichen spongiösen Knochens durchgeführt. Dies betrifft vor allem den Oberkiefer, teilweise auch die Unterkieferfront. Darüber hinaus ist der harte und weiche Gaumen ein weiterer anatomischer Bereich, wo die Infiltrationsanästhesie zur Anwendung kommt. Eine subperiostale Applikation ist bei dieser Form der Lokalanästhesie wie auch der Leitungsanästhesie grundsätzlich zu vermeiden.

Die sensible Versorgung des Oberkiefers erfolgt ausschließlich durch den zweiten Ast des Nervus trigeminus (Abb. 7 bis 9). Die Rami alveolares

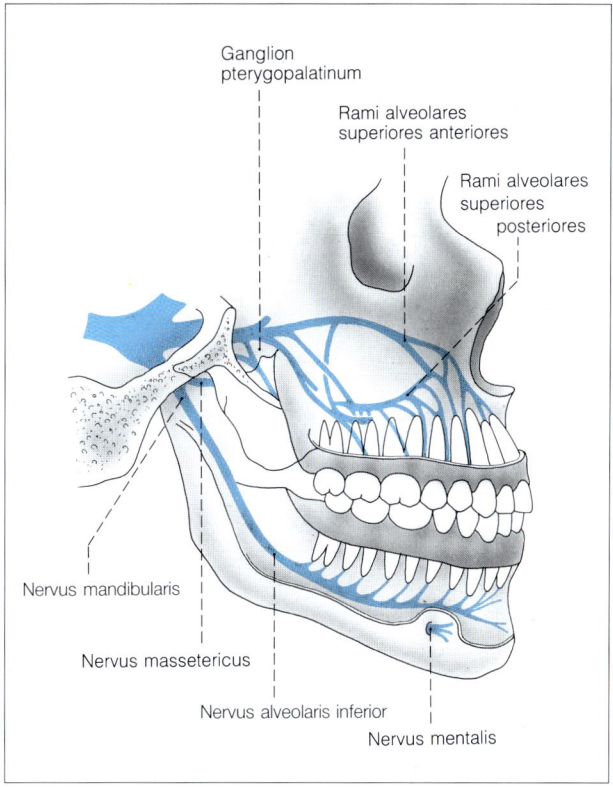

Abb. 8 Schematische Darstellung der Versorgung des Oberkiefers mit den Ästen des Nervus maxillaris sowie des Unterkiefers durch den Nervus alveolaris inferior.

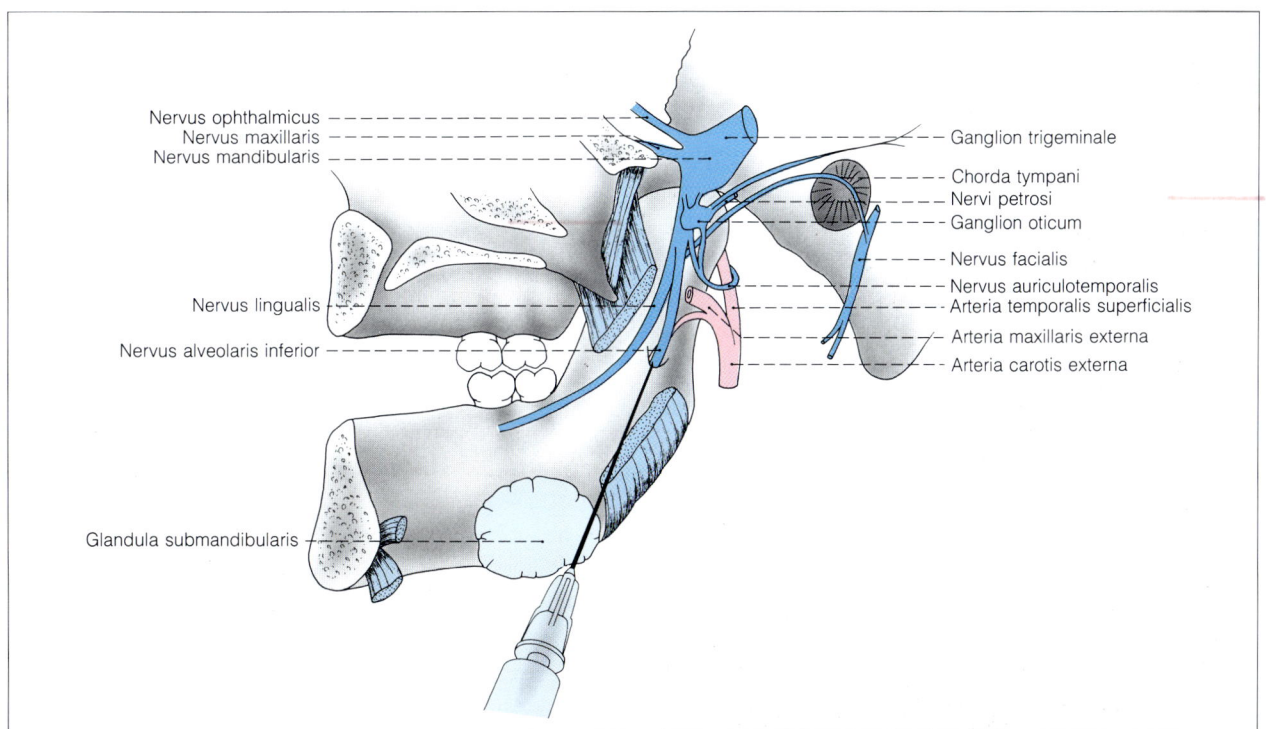

Abb. 7 Der zweite und dritte Ast des Nervus trigeminus übernimmt die Versorgung des Oberkiefers bzw. die des Unterkiefers. Der Nervus alveolaris inferior tritt in den kompakten Unterkiefer am Foramen mandibulae ein und verläßt diesen am Foramen mentale. Aufgrund der dichten Knochenstruktur des Unterkiefers ist die Infiltrationsanästhesie nicht möglich, sondern die Ausschaltung des Nervs im Sinne der Leitungsanästhesie am Foramen mandibulae ist notwendig.

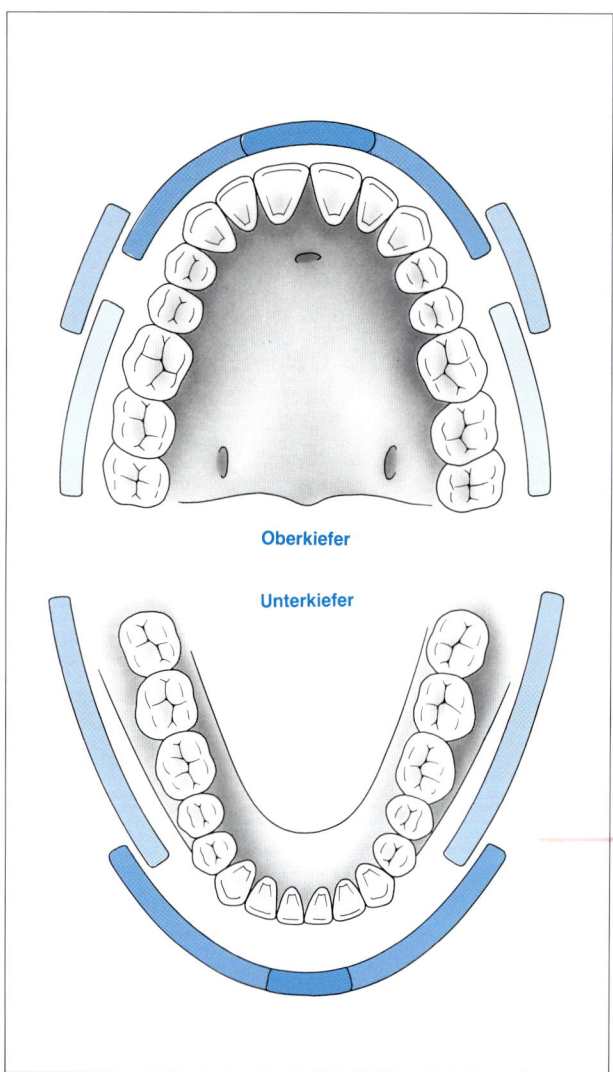

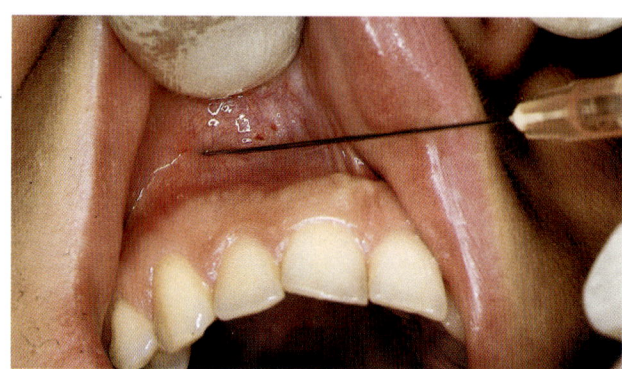

Abb. 11   Ansatz der Nadel für die fortlaufende Injektionstechnik, wobei mehrere Zähne oder Zahngruppen von einem Einstich aus anästhesiert werden können.

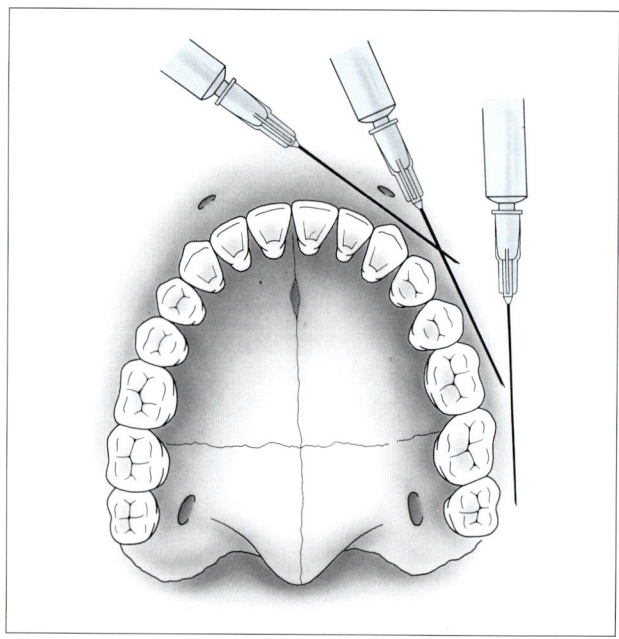

Abb. 9   Sowohl im Oberkiefer als auch im Unterkiefer kommt es in den unterschiedlichen Versorgungsbereichen zu Überlappungen der Innervation, die bei der lokalen Anästhesie Berücksichtigung finden müssen.

Abb. 12   Schematische Darstellung der fortlaufenden Anästhesie. Durch Vorschub und Schwenken der Nadel lassen sich größere Bereiche des Oberkiefers anästhesieren.

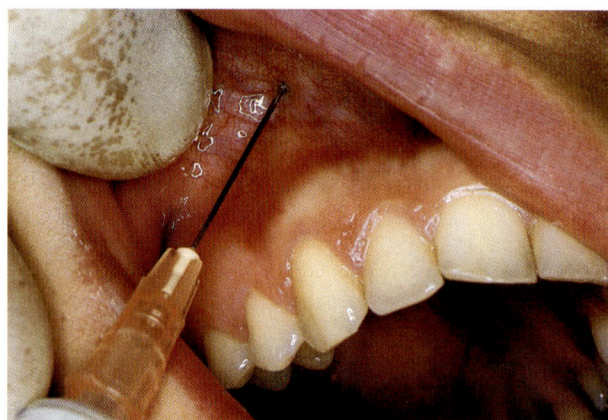

Abb. 10   Infiltrationsanästhesie im Bereich der Wurzelspitze des rechten oberen Eckzahnes. Die Schleimhaut wird gespannt und kann so punktiert werden. Nach Aspiration erfolgt die langsame Infiltration von 1,5 – 2 ml Lokalanästhetikum.

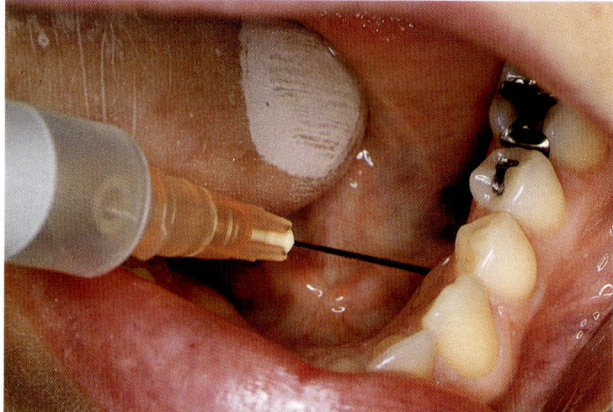

Abb. 13   Die linguale Schleimhaut wird durch Infiltrationsanästhesie im Mundbodenbereich betäubt.

superiores anteriores, medii und posteriores versorgen das Vestibulum und die Zähne. Der Nervus nasopalatinus versorgt den vorderen und der Nervus palatinus major den seitlichen und dorsalen Gaumenabschnitt.

Abbildung 10 zeigt die Infiltrationsanästhesie im Bereich der Wurzelspitze des rechten oberen Eckzahnes. Abbildung 11 stellt die Injektionsrichtung bei fortlaufender Anästhesie dar, die das Prinzip in Abbildung 12 schematisch wiedergibt. Die linguale Infiltrationsanästhesie führt zur Ausschaltung der lingualen Schleimhaut (Abb. 13). Wird nicht am Foramen palatinus major injiziert, was einer Leitungsanästhesie entspräche, muß von einer Infiltrationsanästhesie gesprochen werden, wie sie Abbildung 14 darstellt. Palatinal ist in der Regel lediglich eine Injektionsmenge von 0,2 ml möglich. Palatinale Injektionen sind aufgrund der unverschieblichen Schleimhaut relativ schmerzhaft. Im Vestibulum werden 1,5–2 ml Lokalanästhetikum appliziert.

Die Lokalanästhesie durch Infiltration im Unterkiefer-Frontbereich erfolgt durch Injektion in das labiale Vestibulum. Während beim Erwachsenen alle übrigen anatomischen Bereiche eher durch Leitungsanästhesie ausgeschaltet werden, ist es im Kindesalter gelegentlich möglich, im Unterkiefer-Seitenzahnbereich auch durch Infiltrationsanästhesie ausreichende Anästhesietiefe zu erreichen.

Leitungsanästhesie

Mit einer Leitungsanästhesie wird das gesamte Ausbreitungsgebiet eines Nervs durch gezielte Blockierung im Bereich eines Nervenstammes bzw. eines Nervenastes vorgenommen. Leitungsanästhesien werden fast ausschließlich von enoral vorgenommen, obwohl extraorale Applikationswege möglich sind. Diese Verfahren wurden früher häufiger dann angewendet, wenn z. B. durch extremen Trismus eine intraorale Applikation der Lokalanästhesie nicht möglich war. Am bekanntesten und auch am einfachsten durchzuführen ist die von extraoral applizierte Leitungsanästhesie am Foramen infraorbitale, die perkutan direkt durch die Weichteile des Gesichtes auf das Foramen infraorbitale zugeht.

Schwieriger sind extraorale Injektionsverfahren für die Ausschaltung des Nervus alveolaris inferior, wobei verschiedene Zugangswege von dem Unterrand des Unterkiefers oder von retromandibulär beschrieben worden sind. Aufgrund der verbesserten Möglichkeiten der Intubationsnarkose, aber auch der lokalen Anästhesie, sind diese Zugangswege heute nur noch selten erforderlich.

Grundsätzlich erfolgt die perineurale Umspritzung ohne Touchierung des Nervs, um mögliche Komplikationen zu vermeiden.

Leitungsanästhesie im Oberkiefer. Sie ist notwendig für die Ausschaltung folgender Nerven:

– Nervus infraorbitalis
– Nervus nasopalatinus
– Nervi alveolares maxillares posteriores

Die typische transorale Leitungsanästhesie des *Nervus infraorbitalis* zeigt Abbildung 15. Dabei wird

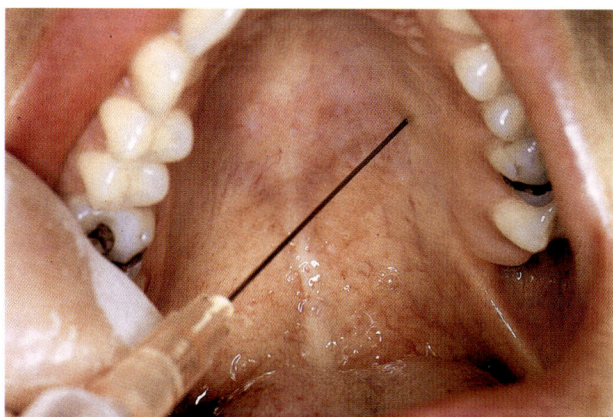

Abb. 14 Infiltrationsanästhesie palatinal, also nicht am Foramen palatinus major, sondern weiter ventral im Bereich des ersten und zweiten Prämolaren. Wichtig ist die Aspiration, um eine i. v.-Injektion in die Arteria oder Vena palatina zu vermeiden.

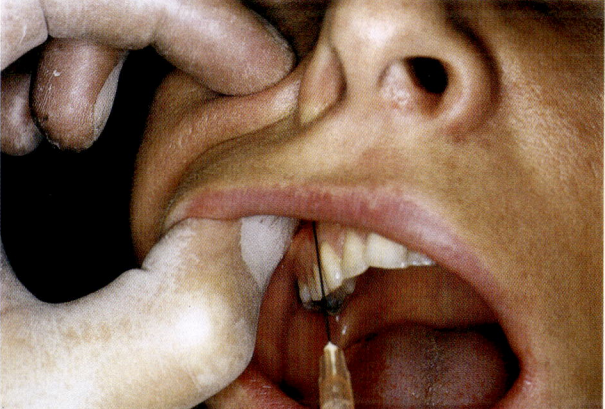

Abb. 15 Darstellung der Leitungsanästhesie am Nervus infraorbitalis. Mit dem Zeigefinger der linken Hand wird das Foramen infraorbitale markiert, der Daumen stellt das Vestibulum dar. Die Injektionsrichtung erfolgt auf die Pupille des Auges zu und geht vom Bereich zwischen dem seitlichen Schneidezahn und Eckzahn aus.

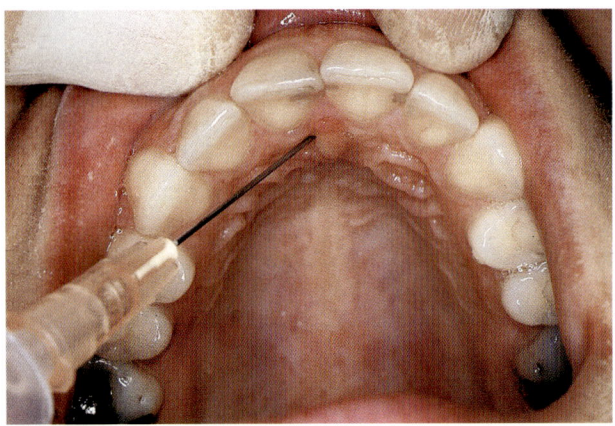

Abb. 16 Infiltrationsanästhesie am Foramen incisivum zur Ausschaltung des Nervus incisivus bzw. nasopalatinus. Diese Injektion ist schmerzhaft und erfordert besonders vorsichtiges Vorgehen.

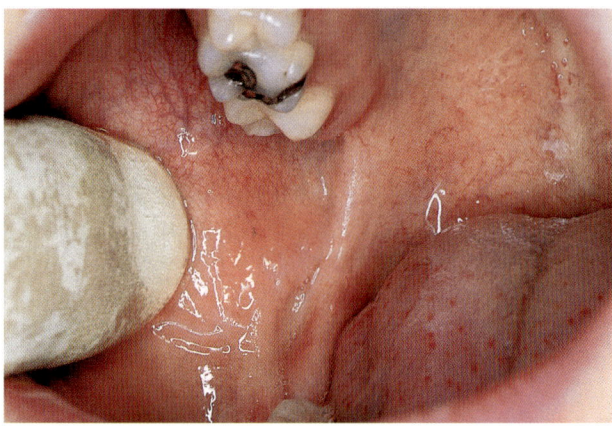

Abb. 17 Mit dem Zeigefinger der linken Hand wird der Vorderrand des Unterkieferastes palpiert. Der Mund ist weit geöffnet. Die Plica pterygomandibularis ist deutlich erkennbar.

mit dem Zeigefinger das Foramen infraorbitale markiert und vom Vestibulum aus die Nadel zwischen dem Eckzahn und seitlichen Schneidezahn auf das Foramen zugeführt. Der *Nervus nasopalatinus* wird am Foramen incisivum ausgeschaltet (Abb. 16), wobei die Injektion sehr vorsichtig und ohne Druck durchgeführt werden muß. Der Nervus palatinus major wird am Austrittspunkt umspritzt, wobei auf mögliche intravasale Lage der Nadel geachtet werden muß. Die *Nervi alveolares maxillares posteriores* werden an der posterioren Fläche des Oberkiefers am Tuber ausgeschaltet.

Leitungsanästhesie am Unterkiefer. Folgende Nerven werden durch Leitungsanästhesie ausgeschaltet:

– Nervus mandibularis
– Nervus buccalis
– Nervus mentalis

Die Ausschaltung des *Nervus mandibularis* kann als klassische Leitungsanästhesie der Zahn-, Mund- und Kieferheilkunde angesehen werden. Sowohl die direkte als auch die indirekte Technik der Leitungsanästhesie sind bekannt.

Die *direkte Technik* ist einfacher und erfolgt bei weit geöffnetem Mund. Bei der Leitungsanästhesie im rechten Unterkiefer wird der Vorderrand des Unterkieferastes mit dem Zeigefinger der linken Hand markiert (Abb. 17). Die Kanüle wird von der Gegenseite aus der Prämolarenregion in Höhe des Zeigefingers parallel zur Okklusionsebene und etwa 1 cm oberhalb dieser lateral der Plica pterygomandibularis eingeführt (Abb. 18 bis 22) [3]. Die Nadel wird an der medialen Seite des Ramus mandibulae

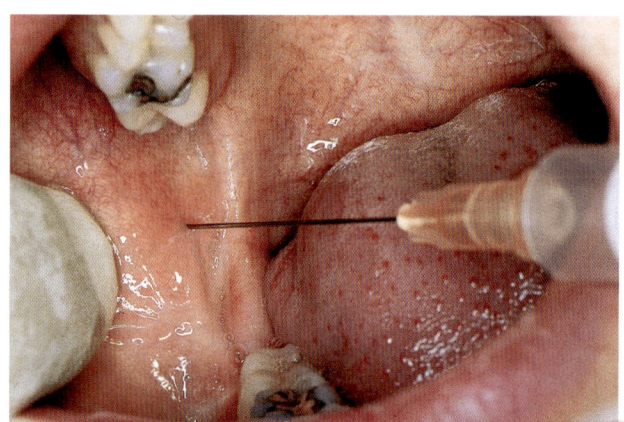

Abb. 18 Von der Gegenseite in Höhe des ersten und zweiten Prämolaren kommend erfolgt die Leitungsanästhesie im Sinne der direkten Injektionstechnik. Hierbei wird versucht, ohne Schwenkvorgang in die Nähe des Foramen mandibulae vorzudringen.

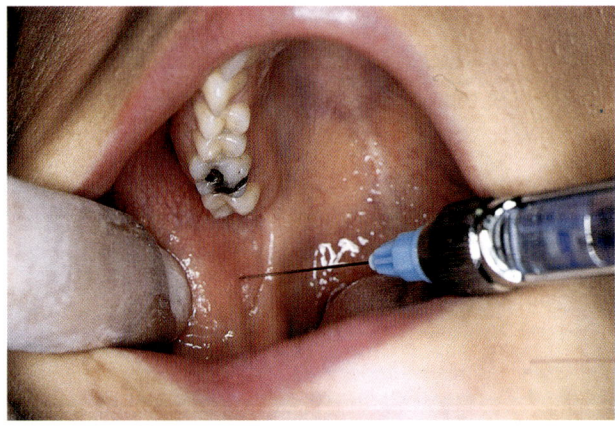

Abb. 19 Übersicht zur Darstellung der Leitungsanästhesie des Nervus alveolaris inferior mit einer Karpulenspritze.

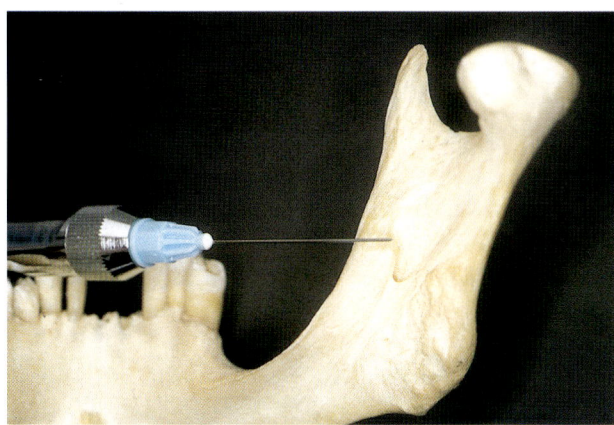

<u>*Abb. 20*</u> Darstellung der Lage der Kanüle am mazerierten Unterkiefer, wobei die Nadel parallel zur Okklusionsebene liegt. Die Nadelspitze muß nicht in die unmittelbare Nähe des Foramen mandibulae vordringen.

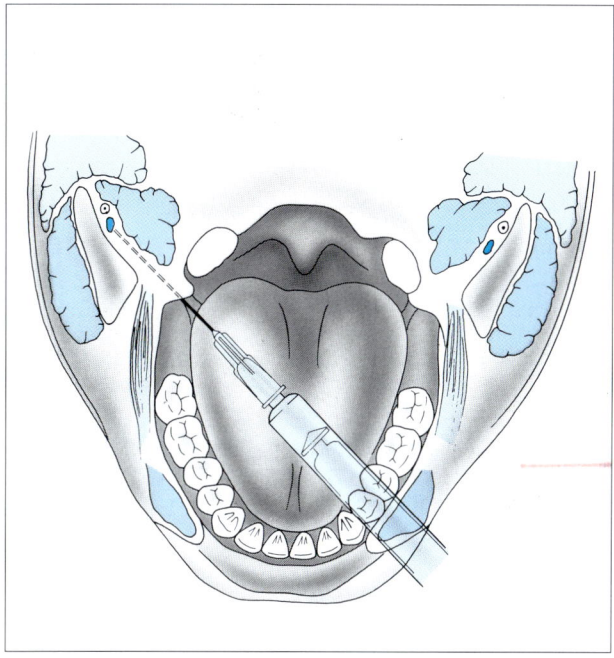

<u>*Abb. 21*</u> Schematische Darstellung der Lage der Injektionsspritze und Kanüle in bezug auf den Unterkieferast und das Foramen mandibulae.

1,5 – 2 cm nach dorsal vorgeschoben, wenn möglich, unter ständiger Abgabe kleiner Depotmengen zur Vermeidung einer möglichen intravenösen Injektion. Nach Knochenkontakt und möglicher schmerzhafter Periostberührung wird die Spritze 1–2 mm zurückgezogen, wonach die sorgfältige Aspiration in mindestens zwei Ebenen und dann langsame Injektion von 1,5 – 2 ml Lokalanästhetikum erfolgt. Aufgrund der Nachbarschaft des Nervus alveolaris inferior und des Nervus lingualis ist es möglich, durch Retraktion der Nadel um etwa 5 mm den Nervus lingualis gleichzeitig mit zu anästhesieren.

Erfolgt die Leitungsanästhesie auf der linken Seite des Unterkiefers, so ergeben sich für Rechtshänder unter Umständen Sicht- und Haltungsprobleme, vor allem, wenn mit dem Zeigefinger der linken Hand die Darstellung des Vorderrandes des Unterkieferastes erfolgt. Sinnvoller und einfacher wäre hier die Gabe der Lokalanästhesie mit der linken Hand, die durch entsprechende Übung durchaus problemlos durchgeführt werden kann. Gelegentlich kommt es auch bei der direkten Technik schon frühzeitig zu Knochenkontakt, wobei in der Regel die Lage der Kanülenspitze zu weit ventral ist. Dies erfordert eine Korrektur, wobei ein Schwenkvorgang parallel zum Unterkieferast erfolgen muß, um die Nadel entsprechend tiefer in Richtung Foramen mandibulae zu schieben. Die *indirekte Technik,* auch als 1-2-3-Technik beschrieben, erfolgt durch Schwenkvorgänge, die die Nadelspitze in den Bereich des Foramen mandibulae bringen (Abb. 22). Die Schwenkvorgänge sind für den Patienten gelegent-

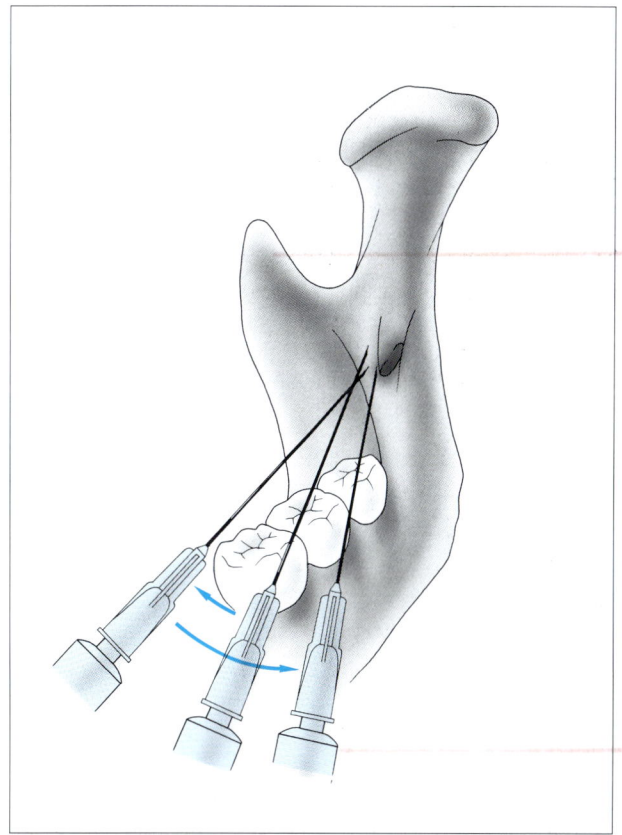

<u>*Abb. 22*</u> Unterschiedliche Lage der Nadeln in bezug auf das Foramen mandibulae und auf die Einstichrichtung. Das Korrigieren durch Schwenken kann bei der direkten Methode gelegentlich notwendig werden.

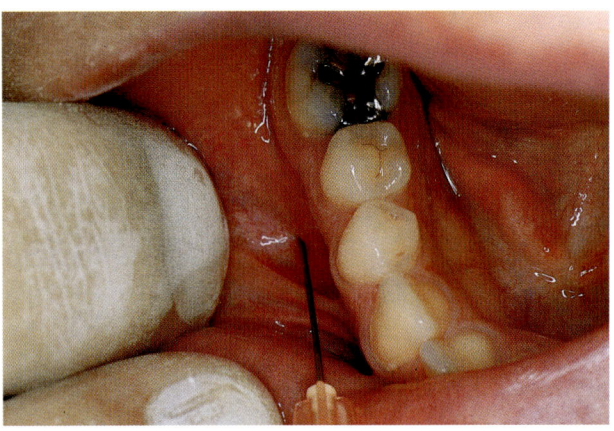

Abb. 23 Darstellung einer Infiltrationsanästhesie am Foramen mentale, welches normalerweise zwischen der Wurzelspitze des ersten und zweiten Prämolaren zu suchen ist.

lich unangenehm, so daß grundsätzlich die direkte Technik vorzuziehen ist.

Der *Nervus buccalis* wird ebenfalls am Unterkieferast, aber weiter lateral, ausgeschaltet. Die Kombination der Leitungsanästhesie am Nervus alveolaris inferior und die Ausschaltung des Nervus buccalis sind für die Osteotomie unterer Weisheitszähne Standard.

Der *Nervus mentalis* wird über der Austrittsstelle des Nervs aus dem Canalis mentalis zwischen dem ersten und zweiten Prämolaren ausgeschaltet (Abb. 23).

Intraligamentäre Anästhesie

Für die intraligamentäre Anästhesie sind spezielle Spritzensysteme (s. Abb. 1) notwendig. Bei der intraligamentären Injektion wird die 0,3 mm starke Kanüle 2–4 mm tief in den Sulcus gingivae eingeführt. Jeweils ein Depot von 0,2 ml Anästhetikum mesial und distal der Wurzel ist notwendig. Aufgrund der sehr lokalen Schmerzausschaltung bestehen verschiedene Vorteile der intraligamentären Anästhesie, wobei allerdings auch einige Nachteile (Bakteriämie, Anästhesieversager, zu kurze Anästhesiedauer) möglich sind.

Anästhesieversager

Die meisten Anästhesieversager sind auf anatomische Varianten zurückzuführen. Ein Versagen der Lokalanästhesie ist auch möglich bei intravasalen oder intramuskulären Injektionen sowie aufgrund möglicher individueller Reaktionsmechanismen.

Injektionen in entzündliche Bereiche wirken ebenfalls mangelhaft.

Bei der Leitungsanästhesie des Nervus mandibularis sind folgende Fehler denkbar:

– Lage der Kanüle zu weit medial
– Lage der Kanüle zu weit distal bzw. dorsal (mögliche Fazialisparese)
– Lage der Injektionskanüle zu weit kranial oder kaudal

Nebenwirkungen und Komplikationen der Lokalanästhesie

Lokale Komplikationen

An lokalen Komplikationen sind möglich:

- *Nervverletzung.* Diese wird speziell bei der Leitungsanästhesie beobachtet. Anästhesie, Hypästhesie oder Parästhesie oder auch neuralgische Beschwerden können nach Touchierung des Nervs mit der Kanüle oder durch direkte endoneurale Injektion entstehen.
- *Gefäßverletzungen.* Diese sind insbesondere möglich bei der Tuberanästhesie bzw. Leitungsanästhesie des Nervus alveolaris inferior. Typische Folge der Gefäßverletzung ist die Hämatombildung.
- *Trismus.* Dieser tritt bei intramuskulärer Injektion in den Musculus pterygoideus medialis auf.
- *Schleimhautnekrosen.* Insbesondere bei zu hohen Injektionsdrücken im Bereich palatinaler Schleimhaut kann es in seltenen Fällen zu lokalen Nekrosen kommen.
- *Lokale Ischämie.* Gelegentlich werden lokale typische Hautreaktionen im Sinne der Ischämie beobachtet. Diese sind reversibel.
- *Fazialisparese.* Diese tritt selten durch versehentliche retromandibuläre Anästhesie auf und ist nach Abklingen der Anästhesie rückgängig.
- *Stichkanalinfektionen.* Sie treten selten auf, können aber bei Injektion durch infiziertes Gebiet auftreten.
- *Technische Probleme.* Kanülenfrakturen oder Aspiration bzw. Verschlucken der Kanüle sind seltene Komplikationen. Die sofortige Hinzuziehung entsprechender Experten für diese Komplikationen ist unumgänglich.

Die genannten Komplikationen sind in der Regel durch umsichtiges gut geplantes Vorgehen zu vermeiden.

Systemische Komplikationen

Die Lokalanästhesie kann zu folgenden systemischen Komplikationen beitragen:

- Lokalanästhesieintoxikationen
- Komplikationen durch vasokonstriktorische Zusätze
- anaphylaktoide Reaktionen

Unabhängig von der jeweiligen Diagnose werden folgende *Basismaßnahmen* bei eingetretener Komplikation empfohlen [9]:

- Behandlung oder Injektion abbrechen
- Fremdkörper aus der Mundhöhle entfernen (Tupfer, Matrizen, Streifen etc.)
- Patienten in Flach- bzw. Schocklage bringen
- Kontrolle der Vitalfunktionen (Puls, Blutdruck, Atmung, Pupillen)
- Notfallausrüstung und Medikamente vorbereiten
- Beobachtung des Patienten nach dem Zwischenfall bzw. Einweisung in ein Krankenhaus
- bei nicht beherrschbarer Komplikation Notarzt rufen

Lokalanästhesieintoxikation

Ursachen für die Lokalanästhesieintoxikation ist die absolute oder relative Überdosierung, wobei die letztere durch versehentliche schnelle intravenöse Applikation von mehr als 25% der Grenzdosis oder durch Eliminations- und/oder Verteilungsstörungen sowie durch mögliche Zusatzmedikationen entsteht. In der zahnmedizinischen Literatur wird die versehentliche intravasale Injektion in bis zu 19% der Fälle beschrieben. Grundsätzlich hängt die systemische Toxizität von der anästhetischen Potenz der Substanzen ab. Im zentralen Nervensystem kommt es über langsame Konzentrationsanstiege initial zur Hemmung inhibitorischer Neurone mit entsprechenden Erregungserscheinungen, die dosisabhängig in eine allgemeine Depression nervaler Funktionen übergehen kann. Das kardiovaskuläre System ist gegenüber den lokalanästhetischen Wirkungen weniger anfällig als das ZNS. Tabelle 5 zeigt die wichtigen Symptome der Lokalanästhesieintoxikation.

Da die klinischen Zeichen einer versehentlichen intravasalen Injektion vieldeutig sind und die Verwechslung mit psychogenen Reaktionen möglich ist, muß eine sorgfältige Registrierung der Zeichen erfolgen. Dieses ist vor allem durch verbales Monitoring möglich. Durch die Unterhaltung mit dem

Tabelle 5   Symptome zentralnervöser Intoxikation.

Leichte Intoxikation	Übelkeit Schwindel Angst Unruhe vermehrter Rededrang metallischer Geschmack Kribbeln, Frösteln Seh- und Hörstörungen Muskelzucken erhöhter Blutdruck erhöhte Herzfrequenz
Mittelschwere Intoxikation	tonisch-klonische Krämpfe Bewußtlosigkeit
Schwere Intoxikation	Bewußtlosigkeit Koma Puls- und Blutdruckabfall bis Herz- und Kreislaufstillstand ebenso Atemstillstand

Patienten lassen sich subjektive Zeichen früh feststellen. Auch die objektiven Symptome sind ohne technische Hilfsmittel leicht zu registrieren. Sind Prodrome erkennbar, sollte die Injektion beendet werden und Sauerstoff (4 l/min) über Maske oder Nasensonde gegeben werden. Die Anlage und die Bereitstellung des Notfallkoffers ist bei Fortschreiten der Symptome angezeigt. Ein sicherer intravenöser Zugang ist zu legen und spätestens bei Bewußtseinseintrübung der Notarzt zu rufen. Valium intravenös 5–15 mg ist in der Prodromal- und frühen Erregungsphase angezeigt. In der sogenannten Depressionsphase sind Wiederbelebungsmaßnahmen in klassischer Weise durchzuführen [9].

Komplikationen durch vasokonstriktorische Zusätze

Ebenso wie die Lokalanästhesieintoxikation ist auch die Intoxikation durch Katecholamine vor allem durch die versehentliche intravenöse Injektion verursacht. Wichtig ist dabei, daß wesentliche Unterschiede hinsichtlich der Symptome der Norepinephrin- bzw. Epinephrinintoxikation bestehen. Die Symptome der *Epinephrinintoxikation* sind:

- allgemeine Zeichen: Blässe, kalter Schweiß, Unruhe, Angst, Pupillenerweiterung
- spezielle Zeichen: Tachykardie, Blutdruckanstieg
- Dekompensationszeichen: Benommenheit, Bewußtlosigkeit, Tachyarrhythmie, Dyspnoe, akutes Herzversagen, Herzstillstand [6, 10]

Dagegen sind die Symptome der *Norepinephrin-intoxikation* unspezifisch: Blässe, kalter Schweiß, Kopfschmerz, Blutdruckanstieg, Bradykardie, reflektorisch akutes Herzversagen, Herzstillstand [10].

> Aufgrund der Häufigkeit von lebensgefährdenden Zwischenfällen wird von der Anwendung von Norepinephrin abgeraten. Therapeutische Maßnahmen bei Komplikationen durch vasokonstriktorische Zusätze beinhalten die Sauerstoffgabe, das Legen eines intravenösen Zuganges, die Sedierung, eventuell die Anwendung des Nitrosprays bei pektanginösen Beschwerden und die Hinzuziehung des Notarztes [9].

Anaphylaktoide Reaktionen

Lokalanästhetische Substanzen können Sensibilisierungsreaktionen auslösen, wobei solche durch Lokalanästhetika vom Amidtyp als extrem selten anzusehen sind. Eine sogenannte Paragruppenallergie, verursacht durch den Konservierungsstoff Methylparaben, ist möglich. Klinische Symptome anaphylaktoider Reaktionen lassen sich in vier Schweregrade einteilen, wobei diese von lokalen Reaktionen wie Hautrötung, Juckreiz, Urtikaria und Unruhe (Schweregrad I) bis zum Herz-Kreislaufstillstand und Atemstillstand (Schweregrad IV, Anaphylaxie) reichen.

Bei Verdacht auf mögliche Allergisierung sind sorgfältige Allergietests durchzuführen, um sichere Lokalanästhetika zum Einsatz zu bringen. Den Weg der Risikominderung zu gehen, bedeutet auch, Grenzdosen zu beachten.

Monitoring

In den letzten Jahren hat sich zunehmend das sogenannte Monitoring bewährt, welches insbesondere bei der Behandlung von Risikopatienten eingesetzt wird. Insbesondere Patienten mit kardiovaskulären Risiken (Hochdruck, Arrhythmien, Patienten prä- oder posttransplantationem, insbesondere des Herzens und andere) sollten sowohl ihre lokale Anästhesie als auch die gesamte zahnärztliche Behandlung unter Monitoring erhalten. Das Monitoring beinhaltet den Einsatz von Blutdruckmonitoren, eines Elektrokardiogramms und der Pulsoxymetrie, die als Möglichkeit zur Kontrolle des Sauerstoffgehaltes des Blutes empfohlen wird. Die Pulsoxymetrie ist eine sensible Methode, Veränderungen des Sauerstoffgehaltes des Blutes festzustellen und gibt dem Behandler neben den anderen Parametern des Blutdruckes und der Herzfrequenz einen Einblick in die jeweilige kardiovaskuläre Situation, insbesondere nach Applikation eines Lokalanästhetikums.

Literatur

[1] Borchard, U.: Pharmakologische Aspekte der zahnärztlichen Lokalanästhesie. In: Aktuelles Wissen Hoechst, Aktuelle Aspekte der zahnärztlichen Lokalanästhesie. Hoechst, Frankfurt am Main 1985, S. 19.

[2] Bundeszahnärztekammer, Kassenzahnärztliche Bundesvereinigung: Information über zahnärztliche Arzneimittel. Bundeszahnärztekammer, Köln 1994.

[3] Evers, H., Haegerstam, G.: Zahnärztliche Lokalanästhesie. Deutscher Ärzte-Verlag, Köln 1991.

[4] Hoffmann-Axthelm, W.: Ein Jahrhundert Lokalanästhesie. In: Aktuelles Wissen Hoechst, Aktuelle Aspekte der zahnärztlichen Lokalanästhesie, S. 7. Hoechst, Frankfurt am Main 1985.

[5] Knoll-Köhler, E.: Sicherheit bei der Lokalanästhesie. I: Pharmakologie lokalanästhetischer Substanzen. Phillip J. 1 (1988), 33.

[6] Knoll-Köhler, E.: Sicherheit bei der Lokalanästhesie. II: Pharmakologie vasokonstriktorischer Zusätze. Phillip J. 2 (1988), 79.

[7] Knoll-Köhler, E.: Lokalanästhesie in der Zahnheilkunde. Zahnärztl. Mitt. 23 (1991), 2370.

[8] Knoll-Köhler, E., Knöller, M., Brandt, K., Becker, J.: Cardiohemodynamic and serum catecholamine response to surgical removal of impacted mandibular third molars under local anaesthesia. A randomized double-blind parallel group and cross-over study. Int. J. oral maxillofac. Surg. 49 (1991), 957.

[9] Lipp, M. D. W.: Die Lokalanästhesie in der Zahn-, Mund- und Kieferheilkunde. Quintessenz, Berlin–Tokio 1992.

[10] Niesel, H. C., Kaiser, H.: Kann durch die Auswahl von Medikamenten und Adjuvantien das Komplikationsrisiko von Lokalanästhesien gesenkt werden? ZWR 3 (1991), 174.

Medikamentöse Unterstützung chirurgischer Eingriffe

von Norbert Schwenzer

Inhaltsübersicht

Einleitung

Im Rahmen der verschiedenen zahnärztlichen, kiefer- und gesichtschirurgischen Eingriffe kann man auch bei sachgemäßer Planung und Durchführung in vielen Fällen auf eine zusätzliche medikamentöse Hilfe nicht verzichten. Art und Ausdehnung des Eingriffs, lokale und allgemeine Reaktionslage des Patienten sind nur einige der Faktoren, die eine gezielte medikamentöse Unterstützung erfordern können, um sein Befinden *vor, während* und *nach der Operation* günstig zu beeinflussen und den Heilungsverlauf komplikationslos zu gestalten.

Betrachtet man die Skala der verschiedenen chirurgischen Eingriffe, so ist es einleuchtend, daß die dabei entstehenden, mehr oder weniger großen, meistens Knochen und Weichteile betreffenden Wunden in der an Nerven und Gefäßen reichen Kiefer- und Gesichtsregion Reaktionen hervorrufen können, die mitunter den lokalen Bereich überschreiten und eine Beeinträchtigung des Gesamtorganismus zur Folge haben. Dies zeigt sich z. B. besonders eindrucksvoll bei infektiösen Prozessen.

Andererseits ziehen auch lokale Reaktionen im Mund- und Kieferbereich mitunter erhebliche funktionelle Störungen, z. B. des Kau- und Schluckvorganges, nach sich. Abgesehen von den rein operativ bedingten Beeinträchtigungen muß noch der Persönlichkeit des Patienten, seinem psychischen Verhalten und etwaigen vorhandenen oder durchgemachten Erkrankungen Rechnung getragen werden. Dabei ergibt die Anamnese, die vor chirurgischen Eingriffen besonders sorgfältig erhoben werden muß, oft wertvolle Hinweise. Jegliche Medikation muß davon abhängig gemacht werden. Hervorzuheben ist in diesem Zusammenhang auch die Tatsache, daß viele pharmakologische Substanzen unerwünschte Nebenwirkungen besitzen, die bei allen Medikationen in Betracht zu ziehen sind [3, 9, 29].

Es sind im wesentlichen immer wieder die gleichen Symptomenkomplexe, mit denen der Operateur konfrontiert werden kann: Angst, Schmerz, Schwellung, Infektion, Blutung. Wir wissen, daß einzelne Gruppen in gewisser Abhängigkeit zueinander stehen und z. T. eine gemeinsame Ursache haben können. Daher muß es zunächst unser Bestreben sein, durch eine entsprechende Prophylaxe Komplikationen von vornherein zu vermeiden. Ist eine medikamentöse Unterstützung während oder nach dem Eingriff notwendig, sollte einer Kausaltherapie immer der Vorzug gegeben werden. Erst dann kann eine symptomatische Behandlung erfolgen. Vor allem sollte eine medikamentöse Behandlung niemals einen notwendigen chirurgischen Eingriff ersetzen. Weiterhin muß der Patient darauf hingewiesen werden, im Falle einer Unverträglichkeit sofort den behandelnden Arzt oder Zahnarzt aufzusuchen.

Dieser Beitrag soll das Prinzipielle einer bewährten medikamentös unterstützenden Prophylaxe und Therapie herausstellen. Auf die Wiedergabe sämtlicher auf dem Markt befindlichen Pharmaka wird dabei bewußt verzichtet. Sie soll den einschlägigen Werken vorbehalten bleiben. Im übrigen werden Empfehlungen zur medikamentösen Behandlung vorwiegend aufgrund persönlicher Erfahrungen gegeben.

Präoperative medikamentöse Unterstützung

Prämedikation vor chirurgischen Eingriffen

Die Prämedikation in der zahnärztlichen Chirurgie soll dazu beitragen, die Anästhesie und den eigentlichen Eingriff störungsfrei zu gestalten und die postoperative Phase günstig zu beeinflussen. Sie stellt eine medikamentöse Prophylaxe dar, die im einzelnen folgende Ziele hat [7, 64]:

– Dämpfung des Bewußtseins
– Beseitigung von Angst-, Erregungs- und Spannungszuständen sowie von Schmerzüberempfindlichkeit
– Stabilisierung der vegetativen Funktionen, insbesondere des Kreislaufs
– Vermeidung postoperativer Schmerz- und Schwellungszustände

Hierzu stehen zwar zahlreiche Mittel zur Verfügung, die sich jedoch nur zum Teil und mit gewissen Einschränkungen für ambulant durchzuführende Eingriffe eignen, weil Nebenwirkungen, insbesondere die Beeinträchtigung der Verkehrstüchtigkeit, für den Patienten zu einer Gefahr werden können. Mit Recht wird daher gefordert, bei der Prämedikation zu berücksichtigen, ob der Patient mit oder ohne Begleitung nach Hause geht, oder ob er selbst Auto fährt [61].

Da es kein Medikament gibt, mit dem alle zuvor erwähnten Wirkungen erzielt werden können, ist eine individuelle, auf den einzelnen Patienten abgestimmte Medikation erforderlich. Da in der zahnärztlichen Praxis eine Allgemeinuntersuchung kaum möglich ist, stützt sich die Anzeige der Begleitmedikation weitgehend auf die Anamnese. Weiterhin ist zu betonen, daß eine Prämedikation in der täglichen Praxis nicht bei allen Eingriffen notwendig ist. Wird sie aber durchgeführt, so ist eine entsprechende Planung unter Berücksichtigung des Wirkungseintrittes – gegebenenfalls unter Hinzuziehung eines Konsiliarius – erforderlich. Bei stationären Patienten, die in Allgemeinanästhesie operiert werden, erfolgt die Prämedikation meist durch den Anästhesisten.

Psychosedative Medikation

Die psychosedative Medikation soll eine Dämpfung des Bewußtseins herbeiführen, Angst- und Erregungszustände beseitigen und eine Entspannung des Patienten bewirken. Dadurch wird in gewisser Weise auch die Reflexerregbarkeit herabgesetzt, so daß hierdurch indirekt auch dem Ohnmacht-Schock-Syndrom vorgebeugt werden kann.

Eine *Indikation* zur Psychosedierung besteht sowohl bei organisch (z. B. Morbus Basedow, Hyperthyreose) als auch bei psychisch dekompensierten (depressiven, überängstlichen) und vegetativ stigmatisierten Patienten sowie bei sonst nicht zu behandelnden Kindern.

Aus der Reihe der Sedativa, die sich für eine ambulante Medikation (Patient kommt ohne Begleitperson) eignen, sind die *Baldrian-Präparate* zu nennen, die eine leichte Dämpfung kortikaler Erregungszustände bedingen. Ihre Wirkung ist jedoch begrenzt und vor allem durch eine einmalige Gabe nicht immer optimal.

An Stelle der früher häufig benutzten Barbiturate sind heute die *Tranquillanzien* (Anxiolytika) getreten, die aufgrund ihrer zuverlässigen anxiolytischen Wirkung einen festen Platz in der Prämedikation einnehmen. Zur Beseitigung von Angst- und Spannungszuständen eignen sich *Benzodiazepin-Präparate*, die auch als Schlafmittel eingesetzt werden, wobei dem Midazolam, wegen seiner kurzen Halbwertszeit, der Vorzug zu geben ist.

- Midazolam:
- Dormicum® (Lacktabletten à 7,5 mg)
- Diazepam:
  Valium® (Ampullen mit 10 mg/2 ml, Tabletten à 2, 5 und 10 mg, Suppositorien à 5 und 10 mg, Sirup mit 2 mg/5 ml)
  Tranquo-Tablinen® (Tabletten à 5 und 10 mg)

- Lormetazepam:
  Noctamid® (Tabletten à 0,5, 1 und 2 mg)
- Oxazepam:
  Adumbran® (Tabletten à 10 und 50 mg)
- Lorazepam:
  Tavor® (Tabletten à 0,5, 1 und 2,5 mg)
- Dikaliumclorazepat:
  Tranxilium® (Kapseln à 5, 10 und 20 mg)
- Nitrazepam:
  Mogadan® (Tabletten à 5 mg, Tropfen mit 5 mg/ml)
- Flurazepam:
  Dalmadorm® (Lacktabletten à 30 mg)

Als Alternative zu den Benzodiazepinen ist *Chloralhydrat* zu nennen:

- Chloralhydrat (Dosierung 1 – 2 g/Tag, bei Kleinkindern 0,6 – 1,2 g/Tag, bei Säuglingen 0,3 – 0,6 g/Tag):
  Chloraldurat® (Kapseln à 250 und 500 mg)
  Chloralhydrat-Rectiole® (Miniaturklistier à 0,6 g)

Eine wirksame Prämedikation kann bei geplanten Eingriffen dadurch erreicht werden, daß bereits am Vorabend mediziert wird. Die Medikation muß jedoch mindestens zwei Stunden vor dem Eingriff erfolgen.

Dabei muß beachtet werden, daß alle Psychopharmaka die Wirkung von Alkohol, Barbituraten und Piperidin-Präparaten potenzieren. Ebenso wirken auch mehrere Psychopharmaka potenzierend. Eine sorgfältige Erhebung der Anamnese, vor allem im Hinblick auf Medikamenteneinnahme, ist vor jeder Verordnung unerläßlich. Weiterhin muß bedacht werden, daß derart prämedizierte Patienten *nicht verkehrstüchtig* sind und daß bei Kindern und alten Menschen eine paradoxe Wirkung eintreten kann.

Folgendes Prämedikationsschema ergibt eine wirksame Psychosedierung:

am Vorabend:

– Erwachsene über 50 kg Körpergewicht:
  Adumbran-Tabletten 10 mg oder Noctamid® 1 – 2 mg p. o.
– bei Patienten über 60 Jahre sollte wegen einer möglichen Atemdepression die Dosierung von 3,75 mg nicht überschritten werden

am Operationstag eine Stunde vor Operationsbeginn:

– Kinder bis 30 kg Körpergewicht: Valium®-Saft, 0,4–0,5 mg/kg Körpergewicht (oral, ergänzt durch Geschmackskorrigens, z. B. Sirup) bis maximal 10 mg Gesamtmenge
– Jugendliche von 30–50 kg Körpergewicht: Dormicum® 1/2 Tablette = 3,75 mg
– Erwachsene über 50 kg Körpergewicht: 7,5 mg Dormicum® p. o.

Alle Tablettenformen können mit einem Schluck Wasser auch bei bestehendem Nüchternheitsgebot verabreicht werden.

Analgosedierung

Die sedierende Wirkung des Diazepam, insbesondere dessen amnestischen Effekt, kann man durch die zusätzliche Gabe eines starkwirkenden Analgetikums, Alfentanil (Rapifen®), zur Analgosedierung erweitern. Sie erzeugt bei erhaltener Spontanatmung eine motorische und sensorische Dämpfung bei gleichzeitiger Ansprechbarkeit und Kooperativität [71]. Dadurch können auch ausgedehnte oder schmerzhafte Eingriffe, die früher eine Allgemeinanästhesie erforderlich machten, in Lokalanästhesie vorgenommen werden. Zu diesem Zweck werden 2,0 bis maximal 5,0 mg Dormicum® und 0,1 bis maximal 0,25 mg Rapifen® langsam (!) intravenös verabreicht. Da es bei der Analgosedierung zu einem Abfall des pO_2-Wertes und zu einer Erhöhung des pCO_2-Wertes kommen kann, müssen alle Voraussetzungen für eine Beatmung einschließlich Intubation gegeben sein. Außerdem muß der Patient nach der Analgosedierung mindestens noch vier Stunden unter ärztlicher Kontrolle bleiben; er darf anschließend nur in Begleitung nach Hause gehen und 24 Stunden nicht mehr aktiv am Straßenverkehr teilnehmen.

Aus den vorgenannten Gründen bleibt die Analgosedierung in der Regel der Klinik oder einer entsprechend ausgerüsteten Praxis mit Monitoring und geschultem Personal vorbehalten.

Dämpfung der vegetativen Funktionen

Zur Verhütung überschießender parasympathischer Reaktionen hat sich seit langem die präoperative Gabe von Atropin etwa eine halbe Stunde vor Nar-

kosebeginn bewährt. Auch vor einer Analgosedierung oder einem länger dauernden zahnärztlich-chirurgischen Eingriff in Lokalanästhesie ist eine Atropin-Medikation vorteilhaft [8]. Neben der vegetativen Reflexdämpfung wird auch die Hypersalivation unterbunden. Die Dosierung beträgt ab dem fünften Lebensjahr 0,5 mg Atropinum sulfuricum (intramuskulär, subkutan oder intravenös kurz vor der Narkose). Anstelle der Injektion können auch 1–2 Compretten à 0,5 mg oral gegeben werden. Bei Vorliegen eines Glaukoms ist Atropin kontraindiziert.

- Atropinsulfat:
  Atropinum sulfuricum Amphiolen®
  (5 Ampullen à 0,5 mg)
  Atropinum sulfuricum Compretten®
  (20 Compretten à 0,5 mg)

Kreislaufstabilisierung

Bereits durch eine psychosedative Prämedikation können Entgleisungen der Vasomotorik, die durch Angst- und Erregungszustände bedingt sind, weitgehend verhindert werden. Als Prämedikation wird bei bekannter Anamnese Dehydroergotamin empfohlen [21]. Zusätzlich empfiehlt es sich, Lokalanästhesie und Operation am liegenden Patienten vorzunehmen.

Medikamentöse kreislaufstabilisierende Maßnahmen sind nur dann angezeigt, wenn durch Tieferlagerung des Kopfes und Hochlagerung der Beine eine Normalisierung der Kreislaufverhältnisse nicht zu erreichen ist und ein niedriger systolischer Wert um 100 mmHg mit kleiner Amplitude besteht. In derartigen Fällen empfiehlt sich die intramuskuläre Injektion von 2 ml Akrinor®, einer zentral und peripher angreifenden Substanz (Katecholamin-Theophyllin-Komplex). Als oral zu verabreichendes Medikament eignet sich Etilefrin (Effortil®, 30–40 Tropfen; 10 Tropfen ≙ 5 mg).

Analgetische Medikation

Die Verordnung von analgetischen Substanzen erfolgt in der Mehrzahl der Fälle zur symptomatischen Behandlung post operationem auftretender Schmerzzustände. Jedoch erscheint die Gabe von Schmerzmitteln im Sinne einer Prämedikation vor dem Eingriff bzw. sofort danach in manchen Fällen durchaus sinnvoll.

Wenn auch durch eine präoperative Gabe von Schmerzmitteln eine potenzierende Wirkung auf die Lokalanästhesie kaum möglich ist und künftige

Schmerzen auch nicht verhindert werden können, so besteht doch die Möglichkeit, den postoperativen Wundschmerz abzuschwächen und abzukürzen, so daß die Phase nach Abklingen der Anästhesie erträglich gestaltet werden kann.

Eine analgetische prophylaktische Medikation ist darüber hinaus sowohl bei Schmerzzuständen angezeigt, die schon vor dem Eingriff vorhanden sind und die ein chirurgisches Vorgehen erfordern (entzündliche Prozesse wie Wurzelhautentzündungen, Infiltrate, Abszesse usw.), als auch vor Eingriffen, in deren Folge mit starken Schmerzen zu rechnen ist.

Die verschiedenen hierfür in Frage kommenden Medikamente werden weiter unten abgehandelt (s. S. 37 ff).

Antiphlogistische Medikation

Medikamente mit antiphlogistischer Wirkung sollen in erster Linie postoperative Schwellungen, die vorwiegend auf Ödeme zurückzuführen sind, verhindern helfen bzw. ein rascheres Abklingen dieser Erscheinungen bewirken [23, 24, 47, 70]. Es sind nicht nur psychologische Gesichtspunkte (Entstellung), die eine derartige Medikation rechtfertigen, sondern vor allem die durch die Schwellung hervorgerufenen Störungen der Heilung und Funktion und die damit verbundenen Schmerzen. Wenn auch zu einem großen Teil durch schonendes operatives Vorgehen grob mechanisch bedingte Schädigungen vermieden werden können, gibt es doch verschiedene, für die Schwellungsentstehung verantwortliche, teils bekannte, teils unbekannte Faktoren, denen wir Rechnung tragen müssen. Die Erfahrung hat gezeigt, daß durch eine geeignete Prophylaxe, die vor allen jenen Eingriffen erfolgen sollte, bei denen mit einer stärkeren Schwellung zu rechnen ist, postoperative Ödeme wirksam bekämpft werden können [65]. Hierfür stehen verschiedene Medikamentengruppen zur Verfügung, wobei zwischen *nicht-steroidalen Antiphlogistika* und *Glukokortikoiden* unterschieden werden kann. Bei den nicht-steroidalen Antiphlogistika handelt es sich meist um Substanzen, die zur Rheumatherapie eingesetzt werden, aufgrund ihres antiphlogistischen Effektes jedoch auch zur Beeinflussung postoperativer Schwellungszustände in Betracht kommen.

Grundsätzlich sollte die Therapie post operationem 3–4 Tage fortgesetzt werden. Man sollte sich jedoch grundsätzlich die Frage stellen, inwieweit auch physikalische Maßnahmen (z. B. feuchtkalte Umschläge) zur Anwendung gelangen können [48].

Acetylsalicylsäure. Sie kann wegen ihrer antiphlogistischen Wirkung auch zur Bekämpfung postoperativer Schwellungszustände eingesetzt werden.

Kontraindikation besteht bei hämorrhagischen Diathesen, bei Magen- und Darmulzera, bei Salicylat-Überempfindlichkeit, in höheren Dosen bei Antikoagulanzien-Therapie. Nicht in den letzten 12 Schwangerschaftswochen und bei Kindern mit viralen Infekten (cave Reye-Syndrom) verordnen! Unerwünschte *Nebenwirkungen* sind Übelkeit und Erbrechen bei hohen Dosen sowie okkulte Magen-Darm-Blutungen. Ohrenklingen und Tinnitus sind Frühsymptome der Überdosierung. Wechselwirkung mit oralen Antidiabetika beachten!

- Acetylsalicylsäure:
  Aspirin® (Tabletten à 500 mg)
  Aspirin® junior (Tabletten à 100 mg)

Arylessigsäure-Derivate. Zu den am meisten verordneten Vertretern dieser Gruppe, die das günstigste Nebenwirkungsprofil aufweisen, gehören die Substanzen Indometacin, Diclofenac und Lonazolac. *Kontraindikation* besteht bei Magen-Darm-Ulzera, Schwangerschaft und Stillzeit sowie für Kinder unter 14 Jahren. Nebenwirkungen sind gastroduodenale und zentralnervöse Beschwerden (Kopfschmerz und Schwindel) sowie allergische Reaktionen.

- Indometacin (Dosierung: 150 mg/Tag):
  Amuno® (Kapseln à 25 und 50 mg)
  Indorektal® (Suppositorien à 100 mg)
- Diclofenac (Dosierung: 150–250 mg/Tag):
  Voltaren® (Dragées à 20 und 25 mg, Suppositorien à 12,5, 25, 50 und 100 mg)
  Diclo-Rectal® (Suppositorien à 100 mg)
- Lonazolac (Dosierung: 400 mg/Tag):
  Argun L® (Filmtabletten à 200 mg, Suppositorien à 400 mg)

Arylpropionsäure-Derivate. Aus dieser gut antiphlogistisch wirkenden Gruppe, die ein ähnlich günstiges Nebenwirkungsprofil wie die vorangehende aufweist, sind die Substanzen Ibuprofen, Ketoprofen und Naproxen zu nennen. Auch hier können *Nebenwirkungen* wie Exantheme und Magenunverträglichkeit, selten Blutbildveränderungen auftreten.

- Ibuprofen (Dosierung: 2,5 g/Tag):
  Ibuprofen Riker® (Filmtabletten à 200 und 400 mg)
- Ketoprofen (Dosierung: bis 200 mg/Tag):
  Orudis® (Kapseln à 50 und 100 mg)

- Naproxen (Dosierung: bis 500 mg/Tag):
  Apranax® (Lacktabletten à 550 mg)

Zur Schwellungsprophylaxe und Therapie werden auch Roßkastanienextrakte (Reparil®), Cumarin-Rutin (Reparil®) und Benzydamin (Tantum®) empfohlen. Ihre Wirkung ist allerdings begrenzt.

Glukokortikoide. Sie haben zweifellos den besten und schnellsten antiphlogistischen Effekt, sind aber aufgrund der systemischen Nebenwirkungen nur bei stationären Patienten zur Bekämpfung bedrohlicher Schwellungen (z. B. Glottisödem) oder bei zu befürchtender starker postoperativer Schwellung indiziert. Sie sollen im Hinblick auf mögliche Heilungsstörungen nur einmal prä-, intra- oder direkt postoperativ gegeben werden.

- Prednisolon (Dosierung: 500 mg intravenös):
  Solu-Decortin®-H (Ampullen à 250 mg)
- Methylprednisolon (Dosierung: 500 mg intravenös):
  Urbason® solubile forte (Ampullen à 250 mg)

Kombinierte Prämedikation

Der bisherige Begriff der Prämedikation, der sich zunächst auf die Dämpfung von Angst-, Spannungs- und auch Schmerzzuständen beschränkte, kann insofern erweitert werden als auch die Infektionsprophylaxe miteinbezogen wird. Die günstigsten Voraussetzungen für eine wirkungsvolle „präoperative Therapie" bestehen bei Ausschöpfung aller Prämedikationsmöglichkeiten. Sicherlich wäre es übertrieben, alle Patienten und vor allen Eingriffen zu prämedizieren. Jedoch sollte vor größeren operativen ambulanten Eingriffen, die in der Regel geplant werden, bei denen also zeitlich die Möglichkeit zur Prämedikation besteht, von dieser auch Gebrauch gemacht werden.

Dabei ist folgendes zu berücksichtigen: Ist eine Dämpfung bei überängstlichen Patienten erforderlich, so empfiehlt sich in jedem Fall die Verordnung eines Sedativums (am Vorabend und kurz vor dem Eingriff). Getrennt davon kann zusätzlich noch ein Analgetikum aus der Gruppe der Acetylsalicylsäure-Präparate, Paracetamol, Ibuprofen, Metamizol oder Diclofenac gegeben werden. Im Rahmen dieser geplanten medikamentösen Unterstützung hat der Zahnarzt die Pflicht, den Patienten auf etwaige Beeinträchtigungen der Verkehrstüchtigkeit hinzuweisen, die eine wirkungsvolle Sedierung zwangsläufig mit sich bringt. Ist eine stärkere Sedierung

nicht erforderlich, so dürfte ein Analgetikum ausreichen. Es ist zu beachten, daß Paracetamol keine und Metamizol nur eine schwache antiphlogistische Wirkung besitzt.

Verschiedene Möglichkeiten einer kombinierten Prämedikation werden im folgenden aufgezeigt:

Prämedikation mit Sedierung im Vordergrund

Am Vorabend:

1 Tablette Noctamid® à 1 mg oder
1 Tablette Adumbran® à 10 mg

Am Operationstag:

etwa 1 Stunde vor Operationsbeginn:
1 Tablette Dormicum® à 7,5 mg
2 Dragées Tantum® à 150 mg

Prämedikation mit Chemoprophylaxe im Vordergrund:

Am Vorabend:

1 Kapsel Ben-u-ron® à 500 mg

2 Kapseln Sobelin® à 300 mg oder

2 Tabletten Vibramycin-Tabs® à 100 mg
(folgende Tage 1 Tablette)

Am Operationstag:
etwa eine Stunde vor Operationsbeginn:

1 Tablette Dormicum® à 7,5 mg

2 Dragées Tantum® à 50 mg
1 Kapsel Ben-u-ron® à 500 mg

2 Kapseln Sobelin® à 300 mg oder
1 Tablette Vibramycin-Tabs® à 100 mg

Prämedikation bei nicht geplantem Eingriff

Am Operationstag:
etwa eine Stunde vor Operationsbeginn:

1 Kapsel Chloraldurat® à 500 mg oder
10 mg Valium® intravenös oder
2 Tabletten Valium® à 10 mg
(starke Psychosedierung) plus
1 Tablette eines Analgetikums
(Dolviran®, Fortalidon®)

oder

2 Tabletten eines Analgetikums
(Dolviran®, Fortalidon®) (schwache Sedierung) oder
1–2 Tabletten Valium® à 5 mg

oder

2 Tabletten eines Analgetikums
Ben-u-ron®
(keine Sedierung)

Die analgetische und antibakterielle Medikation wird post operationem fortgesetzt.

Antibakterielle Therapie

> Präoperative antibakterielle Maßnahmen sollen pathogene Keime auf der Haut und Schleimhaut oder im Organismus des Patienten abtöten bzw. in ihrer Entwicklung hemmen, so daß der Gefahr einer Wund- bzw. einer Allgemeininfektion begegnet werden kann.

Hierzu werden verschiedene bakterienschädigende Substanzen mit unterschiedlicher Wirkungsweise eingesetzt, die einerseits der Lokal-, andererseits der Allgemeinbehandlung dienen. Wird ein Krankheitserreger abgetötet, spricht man von einer *bakteriziden* oder *desinfizierenden Wirkung*, wird die Entwicklung von Bakterien nur gehemmt, wird hierfür der Begriff *Bakteriostase* bzw. *Antisepsis* verwendet.

Intraorale Maßnahmen

Chirurgische Eingriffe müssen in einem möglichst entzündungsfreien Operationsfeld durchgeführt werden, weil dies die erste Voraussetzung für einen ungestörten Heilungsverlauf darstellt. Daher ist es zunächst erforderlich, die pathogene Keime enthaltenden Schlupfwinkel auszuschalten. Hierzu gehören die mechanische Säuberung, die Entfernung harter und weicher Zahnbeläge, die Füllung kariöser Defekte und die Reinigung bestehender Zahnfleischtaschen [22]. Erst dann ist eine medikamentöse Behandlung angezeigt. Sie besteht in der Applikation von Stoffen, die eine desinfizierende oder auch adstringierende Wirkung auf die Mundschleimhaut besitzen [15]. Sie sollten zu keiner Schädigung führen, vor allem aber das physiologische Gleichgewicht der Mundflora nicht stören.

In einer relativ entzündungsfreien Mundhöhle beschränken wir uns auf die mechanische Reinigung kurz vor dem Eingriff mittels eines Sprays, wobei der Sprayflüssigkeit *ätherische Öle* (Menthol, Thymol) zugesetzt werden, denen neben einer desodorierenden auch eine antibakterielle Wirkung zugesprochen wird. Sie sind in fertigen Sprayzusätzen im Handel (z. B. Blend-a-med-Fluid®).

Neben den ätherischen Ölen finden auch Extrakte der *Kamille,* deren entzündungshemmende Wirkung bekannt ist, Anwendung.

- Kamillenextrakte:
  Kamillosan®
  Perkamillon®
  Cha-mill®

Darüber hinaus ist noch eine Reihe von Kombinationspräparaten unter Zusatz von Salbei, ätherischen Ölen und Adstringenzien im Handel. Hier ist das Salviathymol® zu nennen, das bakterizid, fungizid, antiphlogistisch, adstringierend und desodorierend wirkt.

- Salviathymol® (Lösung, 1 g enthält: Ol. Salviae 2 mg, Ol. Eucalypti 2 mg, Ol. Menthae pip. 23 mg, Ol. Cinnamomi 2 mg, Ol. Caryophylli 5 mg, Ol. Foeniculi 10 mg, Ol. Anisi 5 mg, Tinct. Myrrhae 10 mg, Tinct. Ratanhiae 4 mg, Tinct. Alchemillae 20 mg, Menthol 20 mg, Thymol 1 mg, Phenyl. salicylic. 6 mg, Guaj-Azulen 0,4 mg; enthält 31 Volumenprozent Alkohol)

Zur Vorbereitung der Mundhöhle eignet sich auch *Wasserstoffperoxid* in 3%iger Lösung, dessen leicht desinfizierende Wirkung auf der Abspaltung von Sauerstoff beruht. Aufgrund der desinfizierenden, adstringierenden und desodorierenden Eigenschaften kann auch eine 0,01–0,02%ige *Kaliumpermanganat-Lösung* benutzt werden (Spülung oder Mundbad).

Bei *Gingivitiden* und *Stomatitiden* sowie in den Fällen, in denen dem Eingriff entzündliche Erscheinungen vorausgegangen sind (Abszeßeröffnungen, Dentitio difficilis usw.), muß das Operationsfeld durch mehrfache präoperative Behandlung entsprechend vorbereitet werden. Eine nur einmalige präoperative Anwendung desinfizierender Substanzen dürfte in solchen Fällen keine ins Gewicht fallende Keimarmut und auch keine bessere Heilungstendenz des entzündlichen Gewebes bewirken [4, 60].

Zur Therapie unspezifischer Schleimhautaffektionen werden seit langem verschiedene synthetische Farbstoffe mit desinfizierender und adstringierender Wirkung eingesetzt. Hier sind zunächst die *Acridin-Farbstoffe* zu nennen, die besonders gegen eitererregende Kokken, aber auch gegen fusiforme Bakterien und Spirillen wirksam sind. Eine bakteriostatische bzw. bakterizide Wirkung auf grampositive und gramnegative Keime besitzen auch die *Furanderivate.* Ebenso eignen sich *Gentianaviolett* oder *Methylenblau;* Methylenblau besitzt eine zuverlässige entzündungshemmende und festigende Wirkung bei entzündlichen Zahnfleischveränderungen, bei Gentianaviolett ist auch die fungizide Wirkung hervorzuheben.

- Acridin-Farbstoffe:
  Rivanol® (0,05–0,1%ige Lösung)
  Trypaflavin® (0,05–0,1%ige Lösung)
- Nitrofurazon:
  Furacin®-Sol (0,2%iges Sol)

Als ebenfalls lokales Mittel zur Behandlung von Entzündungs- und Schwellungszuständen wurde *Benzydaminhydrochlorid* in die Therapie eingeführt. Ein Taubheitsgefühl nach Applikation kann als therapeutischer Nebeneffekt bei schmerzhaften Entzündungsprozessen der Mundhöhle als positiv bewertet werden.

- Benzydaminhydrochlorid (Dosierung: 2–5mal/Tag Spülung mit 15 ml [1 Eßlöffel]):
  Tantum® Verde (Lösung mit 150 mg/100 ml, auch mit Sprühkopf erhältlich)

Zur Entzündungsbehandlung und Keimverminderung in der Mundhöhle sind zusätzlich zu den bisher genannten Präparaten noch folgende zu empfehlen:

- Chlorhexidindigluconat:
  Chlorhexamed® (Lösung mit 0,1 mg/100 mg, Spray mit 0,3 mg/100 mg, Dental-Gel mit 1 mg/100 mg)
- Hexetidin:
  Hexetidin-ratiopharm®
  (Gurgellösung mit 100 mg/100 ml)
  Hexoral® (Lösung mit 100 mg/100 ml)
- Polyvinylpyrrolidon-Jod-Komplex (PVP-Jod):
  Betaisodona® Mund-Antiseptikum (Lösung mit 7,5 g/100 ml)
- Kombinationspräparate:
  Cional-Kreussler® (Lösung, 100 mg enthalten: Flor. Chamomillae 2,176 g, Fol. Salviae 1,572 g, Flor. Arnicae 0,786 g, Aluminium-Formiat 9,09 g)
  Kamistad®-Gel (Gel, 1 g enthält: Benzalkoniumchlorid 1 mg, Lidocainhydrochlorid 20 mg, Thymol 1 mg, Kamillenblüten-Auszug spir. [1:5] 200 mg)
  Pyralvex® (Lösung, 100 ml enthalten: Extr. Rad. Rhei 5,23 g, Salicylsäure 1,08 g, Äthanol 30 g)
  Recessan-Kreussler® (Salbe, 100 g enthalten: Tyrothricin 0,3 g, Polidocanol 3 g, p-Hydroxybenzoesäuremethylester 0,14 g, p-Hydroxybenzoesäurepropylester 0,06 g, kolloidale Kieselsäure 2 g, Thymol 0,1 g, Pancratin 0,2 g)

Die *Kombination von Prednisolon und Neomycin* in Salbenform (Dontisolon®) hat sich zur Lokalbehandlung von entzündlichen Schleimhauterkrankungen und Wundheilungsstörungen bewährt.

- Dontisolon®M Mundheilpaste (Paste, 1 g enthält: Prednisolon-21-acetat 5,58 mg, Neomycinhydrochlorid 4,37 mg, Aminoquinuriddihydrochlorid 3,0 mg, Zimt- und Kamillenöl als Geschmackskorrigenzien)
- Dontisolon®M Zylinderampullen (Salbe, 1 g enthält: Prednisolon 5 mg, Neomycinhydrochlorid 2 mg, Aminoquinuriddihydrochlorid 3 mg)

Die Applikation all dieser Medikamente auf die trockene Mundschleimhaut fördert die Haftfähigkeit und somit die Wirksamkeit dieser Substanzen. Nach neueren Untersuchungen besitzen unter den zur Zeit zur Verfügung stehenden Antiseptika *Chlorhexidindigluconat* und *Polyvinylpyrrolidon-(PVP-)Jod* die stärkste und die am längsten anhaltende Wirkung [19].

Extraorale Maßnahmen

Die Desinfektion der Haut ist vor operativen Eingriffen sowie vor Punktionen und Injektionen erforderlich, da diese mit obligat oder potentiell pathogenen und apathogenen Mikroorganismen besiedelt ist. Die Desinfektion soll eine Keimreduktion bewirken. Eine völlige Entkeimung ist nicht möglich.

Als Desinfektionsmittel der ersten Wahl gelten *Alkohole* (Äthanol, Isopropanol, n-Propanol) und Substanzen auf Alkoholbasis. Sie reduzieren die Hautflora innerhalb einer halben Minute um ca. 99% [6]; mit 70%igem Isopropanol soll bereits nach 15 Sekunden eine maximale Reduktion der Hautkeime stattfinden [12]. Zur Verbesserung der Remanenz werden zusätzliche Wirkstoffe wie Phenolderivate, quaternäre Tenside oder Jodophoren dem Alkohol beigefügt.

Desinfektionsmittel müssen mindestens eine halbe Minute einwirken und wischend aufgetragen werden. Sprayen genügt nicht!

Folgende Präparate kommen zur Hautdesinfektion vor Eingriffen in Betracht [14]:

- Polyvinylpyrrolidon-Jod-Komplex (PVP-Jod):
  Betaisodona® (Lösung mit 1 g/10 ml)
  Braunol® 2000 (Lösung mit 7,5 g/100 mg)
  Braunoderm® (Lösung mit 1 g/100 mg, enthält
  Propanol 50 g/100 mg)
- Kombinationspräparate:
  Cutasept® (Lösung farblos, gefärbt, 100 mg ent-
  halten 2-Propanol 60 g, Benzalkoniumchlorid
  0,25 g)
  Kodan® (Tinktur, farblos, gefärbt, 100 mg enthal-
  ten 2-Propanol 45 g, 1-Propanol 10 g, 2-Biphenyl-
  lol 0,2 g)
  Neo Kodan® (Lösung, farblos, 100 g enthalten
  2-Propanol 70 g, Ethanol 10 g)

Perioperative Maßnahmen

Die prophylaktische Applikation von Chemotherapeutika hat neben ihrer therapeutischen Anwendung auch in der Zahn-, Mund- und Kieferheilkunde
an Bedeutung gewonnen. Der dafür geprägte Begriff
der *Chemoprophylaxe* umfaßt die prä- oder postoperative Gabe von Antibiotika und Sulfonamiden
mit dem Ziel, einer Infektion vorzubeugen. Dies
ergibt sich im Mund- und Kiefer-Gesichtsbereich
vor allem aus der Tatsache, daß Mundhöhle und
Nasen-Rachenraum sowohl als Ort zahlreicher
Infekte als auch als Eintrittspforte für Erreger in
Betracht kommen [31, 50, 54]. Indessen sei schon
an dieser Stelle vor einer kritiklosen Routinepro-
phylaxe gewarnt. Nach wie vor gelten die bekannten und bewährten Regeln chirurgischen Handelns,
wie richtige Indikation, schonendes Operieren und
Beachtung der Asepsis, die keineswegs vernachlässigt werden dürfen.

Wenn auch bei der Mehrzahl der *zahnärztlich-
chirurgischen Eingriffe* ein antibiotischer Schutz
nicht notwendig ist, gibt es einige berechtigte *Indikationen zur Chemoprophylaxe.* Sie kann in
folgenden Fällen empfohlen werden [25, 29, 38, 45,
64]:

- Eingriffe bei Patienten in reduziertem Allgemeinzustand infolge eines bestehenden Leidens und
  mit schlechter körpereigener Abwehrlage, z.B.
  Kortikosteroidtherapie, Radiatio, Immunsuppres-
  siva, Diabetes, Agranulozytose
- Sanierung des Gebisses bei Verdacht auf ein odontogenes Herdgeschehen
- Extraktionen oder operative Eingriffe bei Patienten mit Herzklappenfehlern bzw. angeborenen
  Vitien

- Knochen-Weichteilverletzungen mit Zähnen im
  Bruchspalt
- Risikooperationen wie Replantation oder Trans-
  plantation von Zähnen, plastische Deckung von
  frischen Kieferhöhlenperforationen
- Ausschälung großer Zysten (Zystektomie)
- Entfernung von Weisheitszähnen, bei denen wie-
  derholte entzündliche Prozesse bestanden haben
- Extraktion von Zähnen im entzündlichen Gebiet,
  soweit diese vertretbar ist

Eine absolute Indikation für eine Antibiotikaprophylaxe besteht bei Endokarditis nach
rheumatischem Fieber, bei Herzvitien und bei
rezidivierendem Erysipel.

Bei *mund-kiefer-gesichtschirurgischen Eingriffen*
ergibt sich die *Indikation* für einen perioperativen
Einsatz von Antibiotika häufiger:

- operative Behandlung maxillofazialer Traumen
- orthopädisch-chirurgische Eingriffe
- kraniofaziale Operationen
- tumorchirurgische Eingriffe
- freie und gestielte Transplantationen (Knochen,
  Weichteile)

Kritische Indikationsstellung, Beachtung pati-
enteneigener Faktoren, Wahl des geeigneten
Mittels, entsprechende Dosierung und zeit-
liche Begrenzung der Prophylaxe bilden die
Voraussetzung für einen optimalen Effekt der
Chemoprophylaxe.

Die *Wahl des Medikamentes* muß sich nach den erfahrungsgemäß zu erwartenden pathogenen Keimen
richten, weil eine Resistenzbestimmung nicht möglich ist. Im Mund-, Kiefer- und Gesichtsbereich
müssen wir hauptsächlich mit folgenden Keimarten
rechnen [18, 45, 56, 57, 68]:

- nicht-hämolysierende Streptokokken
- Staphylokokken
- Enterobacteriaceae

Auf die Häufigkeit und die Bedeutung aerob-anae-
rober Mischinfektionen und einen Synergismus
zwischen den Keimarten wurde in letzter Zeit
mehrfach hingewiesen. Anaerobier müssen daher
berücksichtigt werden! Die Wahl des Präparates
richtet sich nach den zu erwartenden Keimen. Sie
lassen sich am besten durch regelmäßige Überprüfung der Art und Bestimmung der Resistenzen
ermitteln.

Die Dosis sollte so hoch sein, daß ein optimaler Effekt erzielt und die Entstehung resistenter Stämme durch unterschwellige Gaben vermieden wird. Ein ausreichend hoher Gewebe- und Blutspiegel wird am besten durch Einleiten der Medikation vor dem Eingriff erreicht. Dadurch kann auch einer Bakteriämie unter dem Eingriff, die besonders bei mutmaßlichen Herderkrankungen eine Rolle spielt, wirksam begegnet werden. Die Prophylaxe soll so kurz wie möglich sein [13]. In der allgemeinen Chirurgie wird eine Prophylaxe über mehr als 36 Stunden als zwecklos angesehen. Inwieweit dies auch auf die besonderen Verhältnisse unseres Fachgebietes übertragen werden kann, ist noch nicht endgültig geklärt. Es besteht jedoch auch hier die Empfehlung, eine Zeitdauer von 48 Stunden nicht zu überschreiten [36].

> Als allgemeine Regel hat zu gelten, daß keine Substanz eingesetzt werden sollte, die bei schweren Infektionen benötigt wird. Vielmehr muß ein Antibiotikum in Reserve bleiben, das gegebenenfalls zum Einsatz kommen kann, wenn trotz Prophylaxe eine Infektion eintritt.

Wir haben seit Jahren Clindamycin, gegebenenfalls in Kombination mit Gentamicin, erfolgreich eingesetzt. Auch Amoxicillin und Clavulansäure sowie Cefuroxim kommen zur Endokarditisprophylaxe in Betracht [2]. Vor dentoalveolären Eingriffen wird Penicillin V (je 1 Mio. E 1 Stunde vor und 6 Stunden nach dem Eingriff) gegeben. Bei Penicillinallergie kommt ein Makrolid, z. B. Clarithromycin (Klacid®) in Betracht [67].

Die zur Prophylaxe geeigneten Medikamente und ihre Dosierung sind im Abschnitt „Chemotherapie" im Zusammenhang abgehandelt (s. S. 40 ff.).

Prophylaktische Maßnahmen beim Blutungsübel

Bei einem Blutungsübel sind die medikamentös prophylaktischen Maßnahmen von größter Bedeutung, weil durch ihre gezielte und rechtzeitige Anwendung in vielen Fällen eine Nachblutung vermieden werden kann. Obwohl eine präoperative Therapie nur in Zusammenarbeit mit einem Hämatologen durchzuführen ist und bei Vorliegen einer hämorrhagischen Diathese nur stationär erfolgen sollte, muß jeder Operateur mit den Grundzügen der Blutungsprophylaxe vertraut sein, um bei entsprechenden anamnestischen Angaben des Patienten die notwendigen Schritte einleiten zu können (s. S. 358 ff.).

Voraussetzung jeglicher Medikation ist die genaue Analysierung des Blutungsübels (Blutstatus durch Gerinnungslabor), die über die Bestimmung von Blutungs- und Gerinnungszeit (die nur einen Hinweis auf gröbere Störungen gibt) hinausgeht.

Anhand des Gerinnungsstatus läßt sich feststellen, ob eine plasmatische (Hämophilie A und B, von-Willebrand-Jürgens-Syndrom), eine vaskuläre (Morbus Osler) oder eine zellulär bedingte (z. B. Thrombozytopenie) Störung vorliegt. Hiernach richten sich die prophylaktischen, vor der Operation bereits einsetzenden bzw. die therapeutischen Maßnahmen.

In diesem Zusammenhang sei besonders auf die temporären, durch Antikoagulanzien (Marcumar®, Sintrom®) hervorgerufenen Gerinnungsstörungen hingewiesen, bei denen sich Eingriffe verbieten, wenn der Prothrombin-Index (Quick-Wert) unter 30 liegt. Ob rein lokale Maßnahmen ausreichen oder eine Substitution erfolgen muß, hängt von der Schwere der Störung und der Art und Ausdehnung des Eingriffes ab. Vielfach ist z. B. die Extraktion eines Zahnes bei leichten Formen der Hämophilie A mit lokalen Maßnahmen möglich.

Im übrigen ist es die Aufgabe des Zahnarztes, entsprechende Medikamente zur lokalen Versorgung der Operationswunde bereitzustellen (Fibrinkleber, Kollagenschaum, Gelatine, Thrombin) und eine Verbandplatte zum Schutz der Wunde und zur Fixierung von Tamponmaterialien anzufertigen.

Intraoperative medikamentöse Unterstützung

Medikamentöse Maßnahmen zur intraoperativen Blutstillung

Intraoperative Blutungen können den Eingriff erschweren, weil sie das Operationsfeld unübersichtlich machen. Vor allem bei subtilen Verrichtungen, z. B. Wurzelspitzenresektion oder Suche nach einem Wurzelrest, wirken sie sich störend aus. Neben den bekannten chirurgischen Maßnahmen – Unterbindung oder Umstechung blutender Gefäße und Bolzung oder Applikation von Knochenwachs bei Gefäßblutungen aus dem Knochen – kann in vielen Fällen auf medikamentöse Maßnahmen, besonders bei parenchymatösen Blutungen infolge entzündlicher Veränderungen der Schleimhaut und des Knochens (apikale Ostitis), nicht verzichtet werden. Unter den

Medikamenten wird zwischen lokal vasokonstriktorisch wirkenden und lokal applizierbaren, gerinnungsfördernden Präparaten unterschieden.

Als *Vasokonstringens* kann eine *Suprarenin®-Lösung* 1:1000 verwendet werden. Die Lösung wird mit einem kleinen Tupfer für einige Zeit in die Wunde eingebracht (nicht mehr als 0,25 mg = 5 Tropfen einer Stammlösung 1:1000). Die Wirkung ist jedoch nur kurz. Durch die anschließend auftretende Hyperämie kann die Blutung verstärkt, mitunter auch eine Nachblutung provoziert werden. Ein vasokonstriktorischer Effekt läßt sich auch durch Injektion eines Suprarenin enthaltenden Lokalanästhetikums erzielen. Auch durch lokale Applikation von Naphazolin (Privin®) mit Hilfe eines Streifens oder Tupfers kann eine vorübergehende Blutstillung erfolgen. Es handelt sich hier um ein Sympathikomimetikum, das der Schleimhautabschwellung dient.

Die lokale Gabe von *gerinnungsfördernden Mitteln* hat den Vorteil, daß der blutstillende Effekt längere Zeit anhält und daß vor allem die Gefahren einer Suprarenin®-Überdosierung und die damit verbundenen Nebenerscheinungen vermieden werden. Hier sind Fibrin- oder Kollagenschaum (Tachotop®), der in Platten in oder auf die Wunde gelegt und dort für einige Minuten mit Hilfe eines Tupfers oder einer Mullplatte unter leichtem Druck gehalten wird, und der Gelatineschwamm Marbagelan® zu nennen. Auch das Thrombin-Präparat Thrombo-Tuffon® als Pulver eignet sich zur lokalen Blutstillung.

Fibrinkleber wird zur intraoperativen Blutstillung, zum Verschluß von Extraktions- und Operationswunden speziell bei Patienten mit hämorrhagischen Diathesen (auch bei Antikoagulanzientherapie) und zusammen mit Fibrin- oder Kollagenschaum zur Füllung großer Knochenhöhlen empfohlen [17]. Die einzelnen Komponenten des Fibrinklebers sind bei den auf dem Markt befindlichen Präparaten in einem Applikations-Set enthalten. Eine Aprotinin-Kalziumchlorid-Thrombin-Lösung dient dabei der Umwandlung des Fibrinklebers in Fibrin.

- Fibrinkleber:
  Beriplast® HS Fibrinkleber-Set Behring
  Tissucol® Fibrinkleber tiefgefroren
  + Applikations-Set
  Tissucol®-Kit

Lokale medikamentöse Maßnahmen bei intraoperativen Schmerzzuständen

Schmerzen während des Eingriffes können trotz sachgemäßer Leitungs- und Terminalanästhesie auftreten, da es nicht immer gelingt, entzündlich veränderte Knochenbezirke vollständig auszuschalten. Hier sind vor allem die apikalen ostitischen Herde zu nennen, deren Ausräumung – z. B. bei einer Wurzelspitzenresektion – sehr schmerzhaft sein kann. In einem solchen Fall ist die Verwendung eines Oberflächenanästhetikums, das mit Hilfe eines Gazestreifens für ca. fünf Minuten in die Wunde eingebracht wird, indiziert. In Frage kommt eine 0,5%ige *Pantocain®*- (Maximaldosis 20 mg) oder eine 4%ige *Xylocain®-Lösung*. Bei der Verwendung von Pantocain® empfiehlt sich der Zusatz eines gefäßkontrahierenden Mittels, z. B. Suprarenin® (1–2 Tropfen einer Lösung 1:1000), zur Resorptionsverzögerung. Auf die unterschiedliche Toxizität von Lokalanästhetika in Abhängigkeit vom Applikationsort und von der Resorptionsgeschwindigkeit, die bekanntlich im entzündlichen Gebiet erhöht ist, muß in diesem Zusammenhang besonders hingewiesen werden [58].

Medikamentöse Maßnahmen bei Eröffnung der Kieferhöhle

Bekanntlich wird die Kieferhöhle im Verlauf einer Extraktion oder einer operativen Entfernung oberer Prämolaren und Molaren mitunter eröffnet. Dies wird, abgesehen von anatomischen Gegebenheiten (dünne trennende Knochenschicht zwischen Zahnwurzeln und Kieferhöhle), durch apikal entzündliche Knochenprozesse begünstigt. Man wird in jedem Fall einen Verschluß der Mund-Antrum-Verbindung anstreben, sei es konservativ in Form eines supra-alveolären Schutzverbandes aus Salbengaze und Kunststoff, sei es operativ durch eine plastische Deckung, vorausgesetzt die Kieferhöhle ist frei von Entzündungen [59, 66]. Liegt eine Infektion der Kieferhöhle vor, darf der Verschluß, kombiniert mit einer Operation der Kieferhöhle, erst nach Abklingen akuter Entzündungserscheinungen erfolgen. Nach operativem Verschluß der gesunden Kieferhöhle (Abklärung des Zustandes der Kieferhöhle durch Röntgenkontrolle!) empfehlen sich abschwellende Maßnahmen mit dem Ziel der Förderung der Belüftung und des Sekretabflusses und prophylaktische Antibiotikaverabreichung.

Als Medikamente mit *abschwellender Wirkung* auf die Nasen- und Kieferhöhlenschleimhaut kommen *Fenoxazolin, Naphazolin, Tetryzolin* oder *Xylometazolin* in Betracht. Diese chemisch dem Adrenalin ähnlichen Mittel dürfen wegen der Gefahr einer adrenergen Wirkung nicht überdosiert werden. Eine zu lange Anwendung kann zur Austrocknung der Schleimhäute führen. Die Anwendungsvorschriften müssen streng beachtet werden.

- Fenoxazolin (Dosierung: 3mal/Tag über 3–5 Tage 2–3 Tropfen in jedes Nasenloch): Snup® (Spray mit 10 mg/10 ml, Tropfen 0,1% und 0,05%)
- Naphazolin (Dosierung: 3mal/Tag über 3–5 Tage 2–3 Tropfen in jedes Nasenloch): Privin® (Lösung mit 1 mg/ml, Spray mit 0,5 mg/ml)
- Tetryzolin (Dosierung: 3mal/Tag über 3–5 Tage 2–3 Tropfen in jedes Nasenloch): Tyzine® (Tropfen mit 1 mg/ml)
- Xylometazolin (Dosierung: 3mal/Tag über 3–5 Tage 2–3 Tropfen in jedes Nasenloch): Otriven® (Lösung 0,1%)

Als *Antibiotika* kommen für 3–4 Tage in Betracht:

- Amoxicillin + Clavulansäure Augmentan® (Filmtabletten 500 und 125 mg oder Tabs 3mal/Tag)
- Clindamycin (Dosierung: 3 × 300 mg/Tag): Sobelin® (Kapseln à 75 und 150 mg)
- Tetracyclin (Dosierung: 2 × 100 mg/Tag): Doxycyclin (Kapseln à 100 und 200 mg)

Bei Eröffnung einer *infizierten Kieferhöhle* (Sekretabfluß, Schleimhautschwellung) sind ebenfalls abschwellende Medikamente und Antibiotika, die auch gegen Anaerobier (fauliger Geruch) wirksam sind (Clindamycin), angezeigt [66]. Auf jeden Fall Abstrich nehmen!

Medikamentöse Versorgung der Operationswunde

Die sachgemäße Versorgung der Operationswunde ist für den postoperativen Heilungsverlauf ausschlaggebend. Neben dem primären Wundverschluß (z. B. bei der Wurzelspitzenresektion) umfaßt dies bekanntlich die Versorgung mit Tamponmaterialien zur Drainage, zur Tamponade sowie feste Wundverbände und Verbandplatten. Die Art der Versorgung hängt von der Form, Größe, Lokalisation und dem Zustand der Wunde (nicht infiziert, infektionsgefährdet, infiziert) ab und muß von Fall zu Fall entschieden werden [10, 11].

Zur Tamponade von Alveolen, Zysten der Kieferhöhle und der Nasenhöhle, zur Wundabdeckung usw. eignen sich neutrale Salben besonders. Ihr Vorteil besteht in einem weitgehenden Schutz vor Zersetzung. Außerdem wird ein Ansaugen von Mundhöhleninhalt in die Wunde durch Diffusionsvorgänge vermieden [11]. Die Salbe darf allerdings bei Mundhöhlentemperatur nicht zerfließen (Rp. Ol. oliv. 2,0, Vaselin. alb. 1,5, Cora alb. 2,5, Lanolin. anhydr. 4,0) [11]. Dieser neutralen, vielseitig anwendbaren Salbengrundlage können, falls erforderlich, anästhesierende, desinfizierende (z. B. Chlorphenol-Kampfer-Menthol [27]), granulationsanregende oder bei Infektionen oder Infektionsgefahr auch lokalantibiotische Substanzen zugesetzt werden. Wir bevorzugen einen vorgefertigten Vaselinstreifen, der alle genannten Vorteile aufweist. Die routinemäßige Anwendung von Antibiotika-haltigen Salben nur zur Verhinderung einer Zersetzung des Streifens ist keinesfalls gerechtfertigt. Ein Jodoform- oder Vioform®-Streifen ist dann noch eher geeignet. Antibiotika-haltige Salben, die nicht ausdrücklich als Lokalantibiotika deklariert sind, sollten nur in Verbindung mit einer antibiotischen Allgemeintherapie verwendet werden. Eine gute keimabtötende Wirkung haben vor allem *PVP-Jod-Lösungen oder -Salben* (Betaisodona®, Braunovidon®, Traumasept®, s. S. 39 ff.). Für kurz dauernde Drainagen sind Gummilaschen am besten geeignet.

Zur Versorgung von größeren Knochendefekten, über denen die Schleimhaut geschlossen wird (Zystektomie), aber auch zur Implantation in zur Mundhöhle hin offene Knochenwunden werden vielfach denaturierte *Gelatine-Schwämme* und *Fibrin- und Kollagenschaum* empfohlen (s. S. 242 ff.) [30, 32, 35, 63]. Das Merkmal solcher Schwämme (Marbagelan®, Gelita-Tampon®, Gelastypt®, Fibrospum®, Tachotop®) besteht darin, daß sie sich mit Blut vollsaugen, die Retraktion des Koagulums hemmen, es stabilisieren und zusammen mit diesem organisiert werden. Sie können auch mit blutstillenden Zusätzen, gegebenenfalls auch mit Fibrinkleber versehen werden (s. S. 244 ff.). Bei großen Defekten ist ein systemischer Antibiotikaschutz angezeigt.

Zur Abdeckung von Schleimhautwunden, z. B. nach Gingivektomien oder Verletzungen, sind die *Zahnfleischverbände* zu nennen. Sie sind auf Zinkoxid-Eugenol-Basis aufgebaut und können etwa 10 Tage getragen werden. Daneben ist noch der Zinkoxid-Bergamottöl-Verband zu nennen. Fertigverbände auf Zinkoxid-Eugenol-Basis stehen als Vulnocoll®, auf Kunststoffbasis als Peripac®, Perio-Pak® und Coe-Pak® zur Verfügung. Der Coe-Pak-Verband ist aufgrund seiner glatten Oberfläche, seiner guten Haftfähigkeit und Haltbarkeit besonders zu erwähnen [43].

Postoperative medikamentöse Unterstützung

Medikamentöse Maßnahmen bei postoperativen Schwellungszuständen

Schwellungen nach operativen Eingriffen werden meist durch Ödeme, Hämatome und durch die Kombination Ödem – Hämatom hervorgerufen.

Das _Ödem_ kann sowohl Symptom einer posttraumatischen (Operationstrauma) als auch einer bakteriellen Entzündung (Wundinfektion) sein. Die Medikation muß sich daher nach der Art des Ödems richten. Das _posttraumatische Ödem_ läßt sich am besten durch entzündungshemmende Pharmaka beeinflussen. Handelt es sich um einen _infektiösen Prozeß_, so ist neben dem meist erforderlichen chirurgischen Vorgehen mitunter eine Antibiotikatherapie angezeigt (s. S. 105 ff.), die dann zusätzlich mit einer antiphlogistischen Medikation kombiniert werden kann. Es hat sich gezeigt, daß durch diese Kombination die Functio laesa schneller zu beseitigen ist [52]. Hier kommen Acetylsalicylsäure- und Arylessigsäure-Derivate in Betracht. Sie haben den Vorteil, auch schmerzlindernd zu wirken. In der Regel reichen jedoch physikalische Maßnahmen, feuchtkalte Verbände in Verbindung mit Analgetika aus. In bedrohlichen Fällen (Schwellungen im Mundboden mit Asphyxiegefahr) müssen steroidale Antiphlogistika eingesetzt werden.

Postoperative Hämatome lassen sich durch Antiphlogistika nicht beeinflussen, sie sollten jedoch zur Bekämpfung etwaiger Begleitödeme mediziert werden. Neben einem antibiotischen Schutz zur Vermeidung einer Sekundärinfektion haben sich Heparin- und Hirudin-haltige Salben (Hirudoid®, Lasonil®, Thrombophob®) bewährt, die die Resorption günstig beeinflussen; sie werden mehrmals täglich auf die äußere Haut über dem Hämatom aufgetragen.

Medikamentöse Maßnahmen bei postoperativen Schmerzzuständen

Für das komplexe Geschehen beim postoperativen Schmerz sind verschiedene Faktoren verantwortlich, die bei einer gezielten Bekämpfung unbedingt berücksichtigt werden müssen. Wir können zunächst den sogenannten _Wundschmerz_, der von der Schleimhaut infolge Durchtrennung der feinen Nervenfasern vom Knochen und Periost verursacht wird [69] und der in direktem Zusammenhang mit der Traumatisation des Gewebes steht [61], von dem _infektionsbedingten Nachschmerz_ bei einer Wundheilungsstörung unterscheiden. Beide Schmerzzustände können ineinander übergehen. Jedoch ist der Wundschmerz weniger intensiv und zeitlich begrenzt, während der Schmerz bei der Wundinfektion, dem meistens eine Ostitis, Neuritis oder ein Abszeß zugrunde liegt, sowohl hinsichtlich seiner Dauer als auch seiner Stärke größere Ausmaße annimmt.

Für die Bekämpfung des Wundschmerzes bei ungestörter Heilung können vorwiegend Schmerzmittel verwandt werden. Bei infektionsbedingten Schmerzzuständen halten wir sowohl allgemeine als auch lokale Maßnahmen für angezeigt, wobei letztere die antibakterielle (s. S. 100 ff.) und kombiniert damit auch die anästhesierende Medikation umfassen. Bei schweren Infektionen wird man zusätzlich eine allgemeine Chemotherapie erwägen müssen, wodurch indirekt auch eine Beeinflussung des Schmerzes möglich ist. Im Vordergrund muß jedoch zunächst die Wunddrainage zur Sekretableitung und zur Beseitigung der Spannung stehen.

Lokale Schmerzbekämpfung

Lokal ist die Anwendung der Oberflächenanästhetika _Benzocain_ (Anaesthesin®) und _Lidocain_ möglich, die z. B. nach vorsichtiger Reinigung der Alveole bzw. der Knochenhöhle mit einer Wasserstoffperoxid-Lösung und nach Entfernung des Detritus mit einer Tamponade appliziert werden, die meistens gleichzeitig mit antibakteriellen Substanzen (z. B. Chlorphenolkampfer, PVP-Jod, Lokalantibiotika) beschickt wird.

- Benzocain:
  Anaesthesin® (Creme 10%, Salbe 5, 10 und 20%)
- Lidocain:
  Xylestesin® (Rp. Salbe 5%)
  Xylocain® (Rp. Salbe 5%)

Anaesthesin® kann als Pulver zum Vermischen mit Salben oder als fertige Salbe verwendet werden. Zur Applikation auf die Schleimhaut eignet sich auch ein Anaesthesin®-Glyzerinbrei (Rp. Anaesthesin® 1,0, Glyzerin ad 10,0). Aufgrund der Gefahr einer Methämoglobinbildung [49] ist eine Applikation über längere Zeit nicht zu empfehlen. Kindern sollte Anaesthesin® nicht verabreicht werden. Wir ziehen Lidocain vor, das den gleichen analgetischen Effekt zeigt und am besten mittels eines Tamponadestreifens in die Wunde eingebracht wird. Zur Betäubung schmerzhafter Schleimhautareale (Ulzera, Substanzdefekte) eignen sich neben den genannten Salben auch Dynexan®-Salbe, Meaverin®-Gel, Xylocain®-Gel und Anaesthesin®-Dragées. Da die Wirkung dieser Anästhetika begrenzt ist, müssen sie bei starken Schmerzen u. U. mehrmals, wenigstens zweimal täglich, erneuert werden.

Bei neuritischen Beschwerden und Neuritiden wird oftmals durch eine zusätzliche *Heilanästhesie* an den entsprechenden Nervenaustrittsstellen eine länger dauernde Schmerzlosigkeit erzielt. Die Wirkung einer derartigen Heilanästhesie soll in einer funktionellen Umstimmung des vegetativen Systems bestehen, wodurch der Circulus vitiosus: Schmerz – Muskelkontraktur – Stoffwechselstörung im Gewebe – erhöhter Schmerz durchbrochen wird [16].

Als Injektionsmittel kommen Lokalanästhetika ohne Vasokonstringens in Betracht, z. B. Meaverin® und Xylocain®. Zur länger dauernden Blockade hat sich Bupivacain® 0,5% bewährt. Weiterhin wird dem Hostacain® (3%) ohne Zusatz, dessen entzündungshemmende Wirkung klinisch und experimentell nachgewiesen werden konnte [51], bei Neuritis [72] und Neuralgien [41] ein heilender Effekt zugeschrieben. Bei postoperativen Neuritiden empfiehlt es sich, die Heilinjektion mehrmals zu wiederholen, bis völlige Schmerzfreiheit eintritt (2 – 4 ml einmal, in schweren Fällen zweimal/Tag).

Allgemeine Schmerzbekämpfung

Die Verordnung von Schmerzmitteln gehört zu den häufigsten medikamentösen Maßnahmen nach operativen Eingriffen. Sie stellt eine symptomatische Behandlung dar und sollte in jedem Fall erst nach genauer Klärung der Schmerzursache erfolgen. Bei dem infektionsbedingten Nachschmerz ist die allgemeine Schmerzbekämpfung immer mit lokalen Maßnahmen im Sinne einer Kausaltherapie zu kombinieren.

Zur Hemmung der Schmerzempfindung stehen neben den stark zentral wirkenden Schmerzmitteln, den *Opioiden und Opiaten* (die für die ambulante Praxis nicht in Frage kommen sollten) die seit langem in die Therapie eingeführten *Salicylsäure-* und *Aminophenol-Derivate* mit vorwiegend peripherer Wirkung zur Verfügung. Außerdem kommen zur Schmerzbehandlung noch *Ibuprofen* und *Metami-*

zol in Betracht. Sie zeichnen sich durch ihre analgetische, antipyretische und antirheumatische Wirkung aus und besitzen in therapeutischen Dosen keine narkotischen, euphorisierenden und suchterzeugenden Nebenwirkungen. Ihre Wirkung beruht auf der Hemmung der Prostaglandinsynthese. Prostaglandine werden durch verschiedene Krankheitsmechanismen freigesetzt und sensibilisieren die peripheren Schmerzrezeptoren. Im Temperaturzentrum durch Pyrogene freigesetzte Prostaglandine, die das Fieber verursachen, werden ebenfalls beeinflußt.

Salicylsäure-Derivate. Sie werden als Analgetika in Form der *Acetylsalicylsäure* verabreicht. Unerwünschte *Nebenwirkung* ist die mögliche Reizung der Magenschleimhaut bis hin zur Blutung, weswegen sie im Wasser aufgelöst eingenommen werden sollten. *Kontraindikationen* sind hämorrhagische Diathesen, Antikoagulanzientherapie, Ulcus ventriculi, Allergien (besonders bei Asthmatikern) sowie der letzte Schwangerschaftsmonat.

- Acetylsalicylsäure-Präparate
  (Dosierung: 3 × 500 mg/Tag):
  Acetylin® (Tabletten à 500 mg)
  Alka-Seltzer (Brausetabletten à 324 mg)
  Aspirin® (Tabletten à 500 mg)
  Aspro® (Tabletten à 320 mg, Brausetabletten
  à 500 mg)
  Contradol® (Fondantpastillen à 130 mg)
  Godamed® (Tabletten à 500 mg)

Paracetamol (Synonym: Acetaminophen). Es ist das Mittel der Wahl für Patienten mit Antikoagulanzientherapie. Unerwünschte *Nebenwirkungen* sind in seltenen Fällen Überempfindlichkeitsreaktionen und Störung der Blutzellbildung. *Kontraindikationen* sind schwere Nierenfunktionsstörungen und Glukose-6-phosphat-Dehydrogenase-Mangel. Vorsicht ist bei Leberschäden geboten.

- Paracetamol-Präparate
  (Dosierung: mehrmals/Tag 0,5 – 1 g):
  ben-u-ron® (Tabletten à 500 mg, Kapseln à
  500 mg, Kindersuppositorien à 125, 250, 500
  und 1000 mg)
  Enelfa® (Tabletten à 500 mg)
  Schmerzex® (Tabletten à 500 mg)

Bei leichten bis mittelschweren Schmerzen sind die beiden Substanzen Acetylsalicylsäure und Paracetamol aufgrund der vorhandenen großen Risikoerfahrungen am besten geeignet und daher allgemein zu empfehlen. Bei entzündlichen Ursachen ist Acetylsalicylsäure vorzuziehen, da es im Gegensatz zu Paracetamol auch einen antiphlogistischen Effekt hat.

Beide Substanzen schädigen die Nieren nicht. Man nimmt an, daß die sogenannten Analgetika-Nephropathien durch Mischpräparate verursacht werden. Der Therapie mit einem Monopräparat ist unbedingt der Vorzug zu geben!

Ibuprofen. Als Isobutylpropionsäureverbindung stellt diese Substanz eine echte Alternative zur Acetylsalicylsäure dar. Unerwünschte Wirkungen sind äußerst gering [29].

- Ibuprofenpräparate (Dosierung maximal 2,4 g/Tag):
  Contraneural® (200 mg Filmtabletten)
  Tabalon® (400 mg Filmtabletten)

Metamizol. Aufgrund des Risikos seltener, jedoch schwerer *Nebenwirkungen* wie Schock, Leukopenien und Agranulozytose ist die Indikation dieser auch injizierbaren Substanz, die analgetisch, antipyretisch und schwach antiphlogistisch wirkt, genau zu beachten.

Kontraindikationen sind Glukose-6-phosphat-Dehydrogenase-Mangel, Säuglinge bis drei Monate, die ersten drei bzw. die letzten zwei Schwangerschaftsmonate sowie Blutdruck unter 100 mmHg.

Die Indikation für Metamizol ist nur bei starken akuten postoperativen Schmerzen, Koliken, Tumorschmerzen sowie Fieber, das auf andere Substanzen nicht anspricht, gegeben.

- Metamizol-Präparate (Dosierung: 1–5 g/Tag):
  Baralgin® (Ampullen mit 2,5 g/5 ml, Tabletten à 500 mg, Tropfen mit 500 mg/ml, Suppositorien à 300 und 1000 mg)
  Novalgin® (Filmtabletten à 500 mg, Ampullen mit 500 mg/ml, Tropfen mit 500 mg/ml, Suppositorien à 300 und 1000 mg, Sirup mit 50 mg/ml)

Analgetische Mischpräparate. Neben der Kombination mehrerer analgetischer Substanzen sind insbesondere Kombinationen mit Hypnotika, Coffein und Codein gebräuchlich.

Eine ausreichende Schmerztherapie ist im allgemeinen mit *einem* Wirkstoff zu erreichen. Die Kombination mehrerer Analgetika bietet keine Vorteile. Barbiturate erhöhen die analgetische Wirkung nicht, jedoch die Gefahr des Mißbrauches.

Der Zusatz von *Coffein* hingegen ermöglicht neben einer Wirkungsverstärkung, deren Ursache noch nicht restlos geklärt ist [39], eine analgetische Medikation ohne Ermüdungserscheinungen und ist daher charakteristisch für die „Tagesanalgetika".

Auch das in Mischpräparaten häufig enthaltene *Codein* verstärkt die analgetische Wirkung, da möglicherweise durch Demethylierung im Organismus kleine Mengen von Morphin entstehen. Es kann jedoch zu Mißbrauch führen.

- anti OPT® (Tabletten à 250 mg Salicylamid, 250 mg Paracetamol und 10 mg Codein)
- Contraneural® N (Tabletten à 250 mg Acetylsalicylsäure, 250 mg Paracetamol und 0,6 mg Codein)
- dolomo® TN (Tabletten à 250 mg Acetylsalicylsäure, 250 mg Paracetamol und 50 mg Coffein [Tag] bzw. 30 mg Codein [Nacht])
- Dolviran® N (Tabletten à 500 mg Acetylsalicylsäure, 30 mg Codein)
- Gelonida® NA (Tabletten à 250 mg Acetylsalicylsäure, 250 mg Paracetamol und 10 mg Codein)
- Prontonpyrin® plus (Tabletten à 400 mg Paracetamol und 50 mg Coffein)
- Thomapyrin® (Tabletten à 250 mg Acetylsalicylsäure, 200 mg Paracetamol und 50 mg Coffein)
- Treupel® comp. (Tabletten à 300 mg Paracetamol und 9,85 mg Codein)

Zentral wirkende Analgetika. Die Wirkstoffe der als *Opioide* und *Opiate* zu bezeichnenden Substanzen wirken zentral analgetisch. Sie rufen eine zentral dämpfende Wirkung in den aufsteigenden Bahnen des Rückenmarkes hervor. Das Schmerzerleben wird abgeschwächt.

Als Opioide bezeichnet man synthetisierte Stoffe, die den Opiaten in ihrer Wirksamkeit ähnlich sind. Opiate sind natürlich vorkommende Wirkstoffe aus dem Saft der Mohnkapsel.

Opioide bzw. Opiate sind nur bei starken und stärksten Schmerzzuständen angezeigt (z. B. bei Tumorschmerzen). Die Medikation sollte der Klinik vorbehalten bleiben. Bei allen diesen Substanzen besteht absolute Verkehrsuntüchtigkeit.

Tabelle 1   Wirkstoffe, die der Betäubungsmittel-Verschreibungsordnung unterliegen.

Freiname	Handelsname	Darreichungsform
Buprenorphin	Temgesic®	Ampullen mit 300 mg Sublingualtabletten à 200 mg
Hydromorphon	Dilaudid®	Ampullen mit 2 mg/ml
Levomethadon	L-Polamidon® C Hoechst	Tabletten à 2,5 mg Tropfen mit 5 mg/ml
Morphin	Morphin Merck® 10/20 Amp.	Amphiolen à 1 ml mit 10 und 20 mg
	MST Mundipharma®	Retardtabletten à 10, 30, 60 und 100 mg
Pentazocin	Fortral®	Tabletten à 25 mg Kapseln à 50 mg Ampullen à 30 mg Suppositorien à 50 mg
Pethidin	Dolantin®	Ampullen mit 50 mg/ml Tropfen mit 50 mg/ml Suppositorien à 100 mg
Piritramid	Dipidolor®	Ampullen mit 7,5 mg/ml

Die Mehrzahl dieser Stoffe weist ein starkes Abhängigkeitspotential auf und unterliegt daher dem Betäubungsmittelgesetz. Dem Betäubungsmittelgesetz nicht unterstellt sind Codein (Codeinum phosphoricum®) und Dextropropoxyphen (Develin® retard), das Opioid Tillidin® in Kombination mit Naloxon (Valoron® N) sowie Tramadol (Tramal®). Wirkstoffe, die der Betäubungsmittel-Verschreibungsordnung unterliegen, sind in Tabelle 1 aufgeführt.

Medikamentöse Maßnahmen bei postoperativen Infektionen

Neben dem bekannten chirurgischen Vorgehen bei postoperativen Infektionen, wie Wundreinigung und Drainage, Entleerung von Hämatomen, Tamponade, feuchtkalten Verbänden usw., kann die medikamentöse Unterstützung lokal, allgemein oder beides sein. Man wird zunächst auf jeden Fall eine Lokalbehandlung durchführen und dadurch gleichzeitig eine Kausaltherapie einleiten [30]. Die Indikation einer allgemeinen Chemotherapie hängt weitgehend von der Lokalisation und Ausbreitungstendenz des Prozesses sowie vom Allgemeinbefinden des Patienten ab.

Lokale Wundbehandlung

Intraorale, primär heilende Wunden bedürfen keiner besonderen Maßnahmen. Hier steht die mecha-

nische Reinigung der Mundhöhle (Zahnreinigung, Spülung mit einer Wasserstoffperoxid-Lösung) im Vordergrund. Zusätzliche antiseptische Maßnahmen können in Form von Spülungen mit Chlorhexamed® und Touchierung mit Methylenblau oder Gentianaviolett erfolgen.

Extraorale, primär heilende Wunden bedürfen in der Regel ebenfalls keiner besonderen medikamentösen Behandlung. Vor und nach der Fadenentfernung ist die Touchierung mit einem Lokalantiseptikum (Kodan®, Cutasept®, Merfen®, Mercurochrom®) angezeigt. Eine medikamentöse Unterstützung ist bei sekundär heilenden Wunden (Abszeßinzision) und Wundinfektionen erforderlich.

Die zur Wundbehandlung geeigneten Medikamente umfassen zum einen *lokal antiseptisch wirkende Substanzen,* zum anderen spezielle *Antibiotika zur lokalen Anwendung.* In jedem Fall hat der lokalen Applikation von Medikamenten eine mechanische Reinigung der meist kombinierten intraoralen Knochen-Weichteilwunde mit Wasserstoffperoxid-Lösung oder einem Antiseptikum vorauszugehen.

Lokal antiseptisch wirkende Substanzen. Bewährt und auch heute noch weit verbreitet sind die *Chlumsky-Lösung* (Rp. Phenol. liquefact. 30,0, Camphor. trit. 60,0, Alcohol. absolut. ad 100,0) und *Chlorphenol-Kampfer-Menthol* (Rp. Menthol 1,0, Isopropanol. 9,0, p-Monochlorphenol 30,0, Camphor. ad 100,0) zu nennen. Sie haben neben ihrer desinfizierenden auch eine desodorierende und schmerzstillende Wirkung und werden mittels eines Gazestreifens in die infizierte Wunde eingebracht [42]. Ihre Wirkungsdauer ist allerdings begrenzt, daher ist eine tägliche Erneuerung nötig. Ein sehr wirksames Mittel zur Behandlung intra- und extraoraler Wunden ist das Polyvidon-Jod als Lösung, Salbe (Betaisodona®-Salbe, Braunovidon®-Salbe) oder auch Gaze und Wundvlies.

Auch das geruchlose *Vioform®* (Jodchloroxychinolin) und Jodoform werden als Pulver, Paste oder Brei noch vielfach benutzt. Alle Substanzen sind auch als fertige Tamponadestreifen erhältlich.

Unter den antiseptischen Fertigtamponaden ist der *Marbadal®-Salbenstreifen* zu nennen. Gut geeignet zur Beschickung von Tamponaden erscheint uns auch das *Nitrofurazon* (Furacin®-Sol), da es eine bakteriostatische und bakterizide Wirkung aufweist.

Lokal wirksame Antibiotika. Zur ausschließlich antibiotischen Lokalbehandlung von Wundinfektionen dürfen nur spezielle Lokalantibiotika verwendet werden. Es besteht jedoch die Gefahr der Allergisierung. Bei Antibiotika aus der Aminoglykosid-Gruppe (Neomycin) sind Gruppensensibilisierung und Kreuzresistenz möglich. Ihr Vorteil besteht darin, daß ihr Einsatz nach Austestung gezielt möglich ist.

Lokalantibiotika werden als Lösung, Puder oder Salben für Tamponaden, die längere Zeit liegenbleiben müssen (Zystenhöhlen, Stütztamponaden, Sekundärheilung nach Tumoroperationen) angewendet. Vielfach werden bei schweren Heilungsstörungen zusätzlich systemisch Antibiotika gegeben. Bei flächenhaften äußeren Wunden kommen Lokalantibiotika auch zur Imprägnation von Gittertüll zur Anwendung.

- Bacitracin + Neomycin:
  Nebacetin® (Puder [1 g enthält 5 mg Neomycinsulfat und 250 IE Bacitracin], Trockensubstanz [0,1 g enthält 50 mg Neomycinsulfat und 2500 IE Bacitracin], Spray [1 Sprühdose enthält 50 bzw. 250 mg Neomycinsulfat und 2500 bzw. 12 500 IE Bacitracin], Sprühverband [1 Sprühdose enthält 50 bzw. 250 mg Neomycinsulfat und 2500 bzw. 12 500 IE Bacitracin], Wundgaze [100 cm² enthalten 22,5 mg Neomycinsulfat und 1125 IE Bacitracin])
- Chlortetracyclin:
  Aureomycin® (Salbe mit 30 mg/g)
- Framycetin:

Sofra-Tüll® (imprägnierter Gittertüll)
- Fusidinsäure:
  Fucidine® (Salbe mit 20 mg/g, Creme mit 20 mg/g, Gel mit 20 mg/g, Puder mit 20 mg/g)
- Tetracyclin:
  Achromycin® (Salbe mit 30 mg/g)
- Tyrothricin:
  Tyrosur® (Gel mit 5 g/20 g)

Wundabdeckung. Bei sezernierenden *äußeren Wunden* (Abszesse) oder Wunden, die durch Speichel, Nasensekret, Tränenflüssigkeit dauernd befeuchtet werden, empfiehlt es sich, Zinköl (Rp. Zinc. oxid. crud. 25,0, Talc. venet. 25,0, Ol. olivar. ad 100,0) täglich 1–2mal aufzutragen. Dies verhindert eine Mazeration und eine Pyodermie.

Zur Wundabdeckung stehen je nach Wundart verschiedene Substanzen zur Verfügung:

- Baumwollkompressen
- Epigard® (Polyurethan)
- Geliperm® (Gelfolien)
- Metalline® (Metallfolien)
- Silikonschaumstoff

Als *granulationsfördernde Präparate* sind Perubalsam, Lebertran, Actihaemyl® und Actovegin® zu nennen. Sie dürfen nur bei nicht infizierten Wunden benutzt werden.

Zur lokalen *Aktivierung der Phagozytose* wird neuerdings der Chloroxid-Sauerstoff-Komplex Oxoferin® angewandt.

Chemotherapie

Der Einsatz von Chemotherapeutika in der zahnärztlichen und Mund-Kiefer-Gesichtschirurgie ist dann angezeigt, wenn eine Infektion durch chirurgische und medikamentöse Lokalmaßnahmen nicht mehr zu beherrschen ist und eine Ausbreitung in die Nachbarschaft (Knochen, Nerven, Weichteile, Logen) oder eine pyogene Allgemeininfektion droht oder bereits eingetreten ist [20, 26, 34, 44, 50, 54, 57, 62, 67].

Diese Zustände können in der Folge einer Wundinfektion auftreten oder bereits zum Zeitpunkt des Eingriffes vorhanden sein, z. B. bei der Eröffnung von odontogenen Abszessen (s. S. 96ff.). Insbesondere sind hier *Infiltrate* und *Abszesse* in der Retromaxillar- und Infratemporalregion, in der Orbita, im Bereich der Wange, in der Submandibularregion und im Spatium pterygomandibulare und parapharyngicum zu nennen. *Phlegmonöse Prozesse* stellen eine absolute vitale Indikation dar. Auch *Logenabszesse* werden perioperativ vielfach antibiotisch behandelt. Oft sind sie schon anbehandelt.

Der Erfolg einer Chemotherapie hängt von bestimmten Voraussetzungen ab, wie genaue Diagnose, Erregernachweis und Resistenzbestimmung, Wahl des geeigneten Medikamentes, Höhe der Dosis und Therapiedauer.

Ungenügende Diagnostik und kritiklose Anwendung der Chemotherapie können das Krankheitsbild verschleiern, weil wichtige Symptome unterdrückt werden. Mitunter wird dadurch ein notwendiges chirurgisches Vorgehen unnötig verzögert. Ein noch schwerwiegenderer Nachteil einer falschen Therapie dürfte die Begünstigung von Resistenzentwicklungen sein, was zur Entwicklung immer neuer Substanzen zwingt.

Hinsichtlich des Patientengutes muß zwischen der ambulanten Praxis und der Klinik unterschieden werden. *Klinikpatienten* leiden vielfach unter schwerwiegenderen Erkrankungen (Tumoren) und/oder haben noch Allgemeinerkrankungen, die sie zu Risikopatienten machen (z. B. Diabetes, Stoffwechselerkrankungen). Außerdem darf nicht außer acht gelassen werden, daß bei Klinikpatienten vielfach auch die sogenannten *Hospitalkeime* (z. B. Proteus vulgaris, Escherichia coli, Klebsiellen, Pseudomonas aeruginosa) berücksichtigt werden müssen, die im Verlauf des Klinikaufenthaltes akquiriert werden.

Grundsätzlich scheint auch ein Unterschied zwischen der *Keimflora* bei odontogenen Abszessen und bei postoperativen Wundinfektionen zu bestehen [40, 46]. Bei odontogenen Infektionen ist eine Prävalenz der *Streptokokken* vorhanden, die auch in der physiologischen Mund- und Rachenflora dominieren. Bei Wundinfektionen herrschen die gramnegativen *Problemkeime* vor [56]. Als sogenannte Problemkeime gelten Staphylokokken, Escherichia coli und Klebsiellen. Es wurde ein Durchschnittsverhältnis von grampositiv zu gramnegativ wie 3,4 : 1 errechnet [53]. Auf die Zunahme von gramnegativen Erregern und die Rolle der aerob-anaeroben Mischflora haben wir früher bereits hingewiesen [56]. Monoinfektionen sind selten; auch hat kein Erregerwechsel stattgefunden.

Bei den chemotherapeutischen Erwägungen ist also folgendes zu berücksichtigen:

- Im Rahmen operativer Eingriffe ist die Chemotherapie als unterstützende Maßnahme einzuordnen. Dies gilt sowohl für die septische Chirurgie (Abszeßeröffnung) als auch für die postoperative Wundbehandlung.
- Die Wahl des Antibiotikums richtet sich nach dem Antibiogramm. Ein omnipotentes Antibiotikum für alle Fälle gibt es nicht.
- Nur bei dringender Indikation ist eine Blindtherapie angezeigt. Sie hat jedoch unter Umständen Therapielücken! Die Wahl des Mittels richtet sich hier nach dem bisher in einschlägigen Fällen ermittelten Keimspektrum. Nach Eingang des Antibiogramms muß gegebenenfalls das Antibiotikum umgesetzt werden. Innerhalb von 1–3 Tagen können vielfach bereits erste Ergebnisse vorliegen!
- Fehler bei der Probeentnahme und falsche Transportmedien können das Ergebnis der bakteriologischen Untersuchung verfälschen. Auch als empfindlich bezeichnete Substanzen müssen nicht immer klinisch wirksam sein.
- Wenn nach drei Tagen kein deutlicher Effekt eintritt, muß daran gedacht werden, daß ein ungeeignetes Mittel gewählt wurde, das Antibiogramm falsch war, keine bakterielle Infektion vorliegt, das Mittel den Infektionsort nicht erreicht hat oder noch andere Ursachen vorliegen.
- Nach Abklingen der entzündlichen Erscheinungen sollte das Antibiotikum noch 1–2 Tage verabreicht werden.
- Bei ambulanter Therapie werden in der Regel oral applizierbare Substanzen bevorzugt. Es besteht zudem kein Anlaß, altbewährte Substanzen ohne triftigen Grund aufzugeben.

Die Frage nach dem Verhalten bei indizierter, sofortiger *Blindtherapie* kann aufgrund neuerer klinischer Studien und eigener Erfahrungen wie folgt beantwortet werden:

- Bei odontogenen Prozessen kommt eine Therapie mit Aminopenicillinen und Metronidazol, Acylureidopenicillinen, Amoxicillin und Clavulansäure oder Clindamycin bzw. Cefoxitin in Betracht. Wir haben seit mehreren Jahren Clindamycin mit Erfolg in diesen Fällen angewandt, insbesondere im Hinblick auf beteiligte Anaerobier (Bacteroides).
- Durch zusätzliche Gabe des Aminoglykosids Gentamicin kann auch das gramnegative Erregerspektrum abgedeckt werden.
- Als Alternative zu den Penicillinen und Clindamycin kommt Erythromycin in Frage.

- Bei bekannter Unverträglichkeit ist eine Blindtherapie mit Tetracyclinen wie Doxycyclin und Hostacyclin® möglich.
- Bei schweren und schwersten lebensbedrohlichen Infekten ist eine Blindtherapie mit Chloramphenicol angezeigt (Nebenwirkungen sind besonders zu beachten!).
- Auf unerwünschte Wirkungen einer Chemotherapie muß geachtet werden.

Wirkstoffe

Antibiotika können folgende *Angriffspunkte* besitzen:

- Störung der Zellwandsynthese (Penicilline, Cephalosporine, Bacitracin, Vancomycin)
- Störung der Zytoplasmasynthese (Aminoglykoside, Chloramphenicol, Erythromycin, Tetracycline, Lincomycin)
- Störung der Nukleinsäuresynthese (Fusidinsäure, Rifampicin)
- Veränderung der Permeabilität der Zytoplasmamembran (Colistin, Polymyxin B)

Im Hinblick auf die im Rahmen von chirurgischen Eingriffen erforderliche Chemotherapie soll ein kurzer Überblick über die verschiedenen Wirkstoffe gegeben werden. Aufgrund der chemischen Beschaffenheit bietet sich die nachfolgende *Einteilung* an [5]:

- Sulfonamide
- Penicilline
- Cephalosporine
- Tetracycline
- Chemotherapeutika gegen grampositive Erreger
- Chemotherapeutika gegen gramnegative Erreger
- Chloramphenicol und Polymyxine
- Chemotherapeutika zur lokalen Therapie
- Antimykotika

Unter therapeutischen Gesichtspunkten unterscheidet man weiterhin zwischen *Schmalspektrum-* und *Breitspektrum-*Chemotherapeutika sowie zwischen *bakterizid* und *bakteriostatisch* wirkenden Mitteln (Tab. 2 und 3).

Sulfonamide. Die Behandlung mit bakteriostatischen Sulfonamiden ist zwar durch die Vielfalt an potenten Antibiotika etwas in den Hintergrund getreten, jedoch sind das Kurzzeitsulfonamid *Sulfadiazin,* das Langzeitsulfonamid *Sulfamethoxydiazin* und die Kombination von Trimethoprim mit

Tabelle 2   Schmalspektrum-Chemotherapeutika.

Bakteriostatische Wirkung	Bakterizide Wirkung
gegen grampositive Bakterien	
Clindamycin	Bacitracin
Erythromycin	Oleandomycin
Fusidinsäure	Penicillin G und V
Lincomycin	Spiramycin
	Staphylokokkenpenicillin
	Vancomycin
gegen gramnegative Bakterien	
Nalidixinsäure	Neomycin
Nitrofurane	Polymyxin B und E
	Streptomycin

Tabelle 3   Breitspektrum-Chemotherapeutika (gegen grampositive und -negative Bakterien).

Bakteriostatische Wirkung	Bakterizide Wirkung
Chloramphenicol	Amikacin
	Amoxicillin
Sulfamethoxazol	Ampicillin
Sulfonamide	Carbenicillin
Tetracycline	Cephalosporine
	Gentamicin
	Tobramycin

Sulfamethoxazol *(Co-trimoxazol)* nach wie vor im Handel.

Die sich gegenseitig verstärkenden Präparate sind wirksam gegen Infektionen mit:

- Staphylokokken
- Streptokokken
- Pneumokokken
- Meningokokken
- Escherichia coli
- Proteus spec.
- Klebsiellen
- Haemophilus spec.
- Ruhr-Erreger
- Typhus-Enteritis-Erreger

- Sulfadiazin (Dosierung: s. Beipackzettel): Sulfadiazin-Heyl® (Tabletten à 500 mg)
- Trimethoprim + Sulfamethoxazol (Dosierung: 2 × 800 mg Sulfamethoxazol/160 mg Trimethoprim/Tag): Co-trimoxazol (Filmtabletten à 400 bzw. 800 mg Sulfamethoxazol und 80 bzw. 160 mg Trimethoprim)

Bactrim® (Tabletten à 100, 400 bzw. 800 mg Sulfamethoxazol und 20, 80 bzw. 160 mg Trimethoprim, Sirup mit 200 bzw. 400 mg Sulfamethoxazol, 40 bzw. 80 mg Trimethoprim und 1250 mg Glukose/5 ml)

Co-trim-Tablinen® (Tabletten à 400 bzw. 800 mg Sulfamethoxazol und 80 bzw. 160 mg Trimethoprim)

Eusaprim® (Tabletten à 400 bzw. 800 mg Sulfamethoxazol und 80 bzw. 160 mg Trimethoprim, Suspension mit 200 bzw. 400 mg Sulfamethoxazol, 40 bzw. 80 mg Trimethoprim und 1250 mg Glukose/5 ml, Ampullen mit 400 bzw. 800 mg Sulfamethoxazol und 80 bzw. 160 mg Trimethoprim/5 ml)

Co-trimoxazol ist während der Schwangerschaft und im ersten Lebensmonat *kontraindiziert.* Es kann den Antikoagulanzieneffekt verstärken.

Penicilline. Die *Penicillinase-empfindlichen Penicilline* Penicillin G, Penicillin V (Oralpenicilline), Propicillin und das rascher resorbierbare Azidocillin sind gegen folgende Erreger wirksam:

- Streptokokken
- Pneumokokken
- Aktinomyzeten
- Milzbranderreger
- Meningokokken
- Gonokokken
- Clostridien
- Spirochäten

Die *Penicillinase-festen Isoxazolyl-Penicilline* Oxacillin, Dicloxacillin und Flucloxacillin sind gegen 99% der proliferierenden Bakterien bakterizid wirksam und vorwiegend gegen Penicillinase-negative Keime einzusetzen.

Die sogenannten *Breitspektrum-Penicilline* (Aminopenicilline) wie Ampicillin, Bacampicillin, Amoxicillin und die Kombination Amoxicillin/Clavulansäure wirken bei fast gleichem Spektrum wie Penicillin G auch gegen gramnegative Erreger. Das breiteste Wirkungsspektrum besitzen Mezlocillin und Piperacillin.

- Ampicillin (Dosierung: 3–4 g/Tag oral, 2–12 g intravenös): Amblosin® (Filmtabletten à 1000 mg) Binotal® (Tabletten à 500 und 1000 mg, Kapseln à 250 und 500 mg) Pen-Bristol® (Tabletten à 1180 mg)
- Amoxicillin (Dosierung: 3 × 0,5–1 g/Tag): Clamoxyl® (Kapseln à 500 mg, Tabletten à 750 und 1000 mg)

- Amoxicillin + Clavulansäure (Dosierung: 3 × 500 mg Amoxicillin und 125 mg Clavulansäure/Tag): Augmentan® (Filmtabletten à 500 mg Amoxicillin und 125 mg Clavulansäure, Tabs à 500 mg Amoxicillin und 125 mg Clavulansäure)
- Azidocillin (Dosierung: 2 × 750 mg/Tag): Syncillin® (Tabletten à 750 mg, Granulat mit 250 mg/7,5 g)
- Bacampicillin (Dosierung: 2–3 × 400 mg/Tag): Penglobe® (Filmtabletten à 400 und 800 mg)
- Dicloxacillin (Dosierung: 4 × 500 mg/Tag): Dichlor-Stapenor® (Kapseln à 250 mg)
- Flucloxacillin (Dosierung: 3 × 1 g/Tag): Staphylex® (Kapseln à 250 und 500 mg)
- Mezlocillin (Dosierung: 15–20 g/Tag intravenös): Baypen® (Trockensubstanz für Infektionsflasche mit 0,5, 1, 2, 3, 4, 5 und 10 g)
- Oxacillin (Dosierung: 4 × 750 mg/Tag): Stapenor® (Kapseln à 250 mg)
- Penicillin G (Dosierung: 4–20 Mio. IE/Tag intravenös): Penicillin „Grünenthal" (Trockensubstanz mit 1, 10 und 20 Mio. IE)
- Penicillin V (Dosierung: 1,6–3,2 Mio. IE/Tag): Isocillin® (Filmtabletten à 1,2 Mega IE, Saft mit 60 000 IE)
- Piperacillin (Dosierung: 100–300 mg/kg/KG/Tag intravenös): Pipril® (Trockensubstanz für Injektionsflasche mit 1, 2, 4 und 6 g) Propicillin (Dosierung: 1–3 Mio. IE/Tag): Baycillin® (Tabletten à 140, 280 und 700 mg)

Die Penicillin-Allergie ist die häufigste unerwünschte *Nebenwirkung* (0,5–4%). Sie äußert sich in anaphylaktischen Sofortreaktionen und in Spättyp-Reaktionen mit Urtikaria, Fieber und Exanthemen. Dies gilt praktisch für alle Wirkstoffe aus der Penicillinreihe. Eine Anamnese vor einer derartigen Medikation ist daher dringend erforderlich!

Cephalosporine. Fast das gleiche Spektrum wie die Penicilline haben die Cephalosporine, deren chemische Struktur und Wirkungsweise dem Penicillin ähnlich ist (Derivate der 7-Aminocephalosporansäure). Bei den grampositiven Erregern entsprechen sie dem Penicillin G und den Staphylokokken-Penicillinen, bei den gramnegativen Keimen dem Ampicillin, jedoch mit einer deutlich geringeren Wirkung gegen Haemophilus influenzae und Enterokokken.

Wir unterscheiden zwischen den *oral* applizierbaren Cephalosporinen Cefaclor, Cefadroxil, Cefalexin und Cefradin sowie den *parenteral* applizierbaren Wirkstoffen Cefalotin, Cefamandol, Cefazedon, Cefazolin, Cefoperazon, Cefmenoxim, Cefotaxim, Cefotetan, Cefotiam, Cefoxitin, Cefradin, Ceftazidim, Ceftizoxim, Ceftriaxon, Cefuroxim, Latamoxef. Parenteral sollten Cephalosporine aufgrund ihres Wirkungsspektrums nur bei bedrohlichen Zuständen verabreicht werden.

- Cefradin (Dosierung: 2–4[–6] g/Tag): Sefril® (Kapseln à 500 mg, Tabletten à 1000 mg, Suspension mit 50 mg/ml)
- Cefaclor (Dosierung 1,5–2[–4] g/Tag): Panoral® (Kapseln à 250 und 500 mg, Trockensaft mit 25 mg/ml und 50 mg/ml)
- Cefuroxim (Dosierung 3–4,5[–6] g/Tag intravenös): Zinacef® (Injektionsflasche mit 250 mg/5 ml, 750 mg/10 ml und 1500 mg/20 ml)
- Ceftriaxon (Dosierung 1× 1–2 g/Tag i. v.): Rocephin® i. v. 500 mg/1 g Trockensubstanz + Lösungsmittel
- Cefotiam (Dosierung 2–3× 1 g/Tag i. v.): Spizef® (Injektionsflasche mit 0,5 g und 1,0 g)

Nebenwirkung: Aufgrund der Ähnlichkeit der Cephalosporine mit Penicillin ist eine Kreuzallergie möglich. Allergische Reaktionen äußern sich meist in makulopapulären Exanthemen.

Tetracycline. Tetracycline wirken gegen grampositive und gramnegative Erreger. Resistenzen gegen Pneumokokken, Streptokokken, Staphylokokken, Aktinomyzeten, Leptospiren, Spirochäten sowie gegen Anaerobier sind nicht selten vorhanden.

- Doxycyclin (Dosierung: 0,1–0,2 g/Tag): Vibramycin® (Kapseln à 100 mg, Tabs à 100 und 200 mg, Saft mit 100 mg/10 ml) Vibravenös® SF (Ampullen mit 100 mg/5 ml)
- Minocyclin (Dosierung: 0,1–0,2 g/Tag): Klinomycin® (Filmtabletten à 50/100 mg, Sirup mit 50 mg/5 ml, Trockensubstanz 200 mg)
- Oxytetracyclin (Dosierung: 1 2 g/Tag): Macocyn® Kapseln à 250 und 500 mg
- Rolitetracyclin (Dosierung: 0,25–0,5 g/Tag): Reverin® (Ampullen mit 275 mg)
- Tetracyclin (Dosierung: 1–2 g/Tag): Achromycin® (Kapseln à 250 und Filmtabletten à 500 mg) Hostacyclin® (Kapseln à 250 und 500 mg)

Im 4.–9. Schwangerschaftsmonat und bei Kindern bis zum 5. Lebensjahr besteht *Kontraindikation* (Zahnverfärbung).

Chemotherapeutika, vorwiegend gegen grampositive Erreger wirksam. In diese Gruppe gehören die *Makrolidantibiotika.* Zu den bekanntesten Vertretern zählen Erythromycin, Clarithromycin, Roxithromycin, Spiramycin, Lincomycin und Fusidinsäure.

Clindamycin, ein halbsynthetisches Derivat des Lincomycins mit der fast vierfachen Wirksamkeit, ist gegen Staphylokokken-, Streptokokken- und Anaerobier-Infektionen einzusetzen, ebenso bei Penicillin-Allergie. Da bekanntlich aerob-anaerobe Mischinfektionen in unserem Fachgebiet von Bedeutung sind [1], bietet sich Clindamycin auch als Antibiotikum der ersten Wahl und zur Prophylaxe an. Nach unseren mehrjährigen Erfahrungen hat sich Clindamycin auch als sensibel gegen 95% der Streptokokken und 96% der Staphylokokken erwiesen [56]. Die vorhandene Wirkungslücke gegen gramnegative Stäbchenbakterien kann durch zusätzliche Gabe von Gentamicin geschlossen werden.

- Clindamycin (Dosierung: 0,6–1,2 g/Tag oral bzw. 1,2–2,4 g/Tag intravenös): Sobelin® (Kapseln à 75, 150 und 300 mg, Granulat, Ampullen mit 300, 600 und 900 mg)
- Erythromycin (Dosierung: 1–2 g/Tag): Erythrocin® (Filmtabletten mit 250 und 500 mg, i. v. Trockensubstanz Fl. 50 mg/ml)
- Fusidinsäure Fucidine® (Salbe und Gaze)
- Clarithromycin (Dosierung: oral 0,25–0,5 g 2× /Tag) Klacid®, Cyllind® (Tabletten à 250 mg, Suspension 25 mg/ml)

Nebenwirkungen sind gastrointestinale Störungen (5%), Glossitis, Stomatitis, Diarrhö und pseudomembranöse Kolitis.

Chemotherapeutika, vorwiegend gegen gramnegative Erreger wirksam. Hierzu gehören die *Aminoglykoside* Gentamicin, Tobramycin, Netilmicin, Amikacin, Spectinomycin und Streptomycin, außerdem Neomycin, das meist nur lokal angewandt wird und zusammen mit dem Polypeptid Bacitracin als Kombinationspräparat im Handel ist.

Aminoglykoside sind gegen Staphylokokken, Escherichia coli, Proteus species, Klebsiellen und

Pseudomonas aeruginosa wirksam. Sie werden in der Regel nur nach Antibiogramm gezielt eingesetzt. In der Mund-Kiefer-Gesichtschirurgie kommt bei vital bedrohlichen Infektionen Gentamicin zur Verbreiterung des Lincomycin-Spektrums in Betracht (s. oben).

- Amikacin
  (Dosierung: 15 mg/kg Körpergewicht/Tag):
  Biklin® (Injektionsflasche mit 100, 250, 350 und 500 mg)
- Gentamicin (Dosierung: 3× 40 mg/Tag und mehr, maximal bis zu 5 mg/kg Körpergewicht/Tag):
  Refobacin® (Ampullen mit 10 mg/2 ml, 40 mg/ml, 80 mg/2 ml und 120 mg/2 ml, Creme mit 1 mg/g, Puder mit 1 mg/g)
  Sulmycin® (Salbe mit 1 mg/g)
- Neomycin + Bacitracin (Dosierung: mehrmals/Tag auftragen):
  Nebacetin® (Salbe mit 5 mg Neomycin und 250 IE Bacitracin/g, Puder mit 5 mg Neomycin und 250 IE Bacitracin/g)

Nebenwirkungen: Aminoglykoside sind oto- und nephrotoxisch und können allergische und neurotoxische Reaktionen hervorrufen.

Chloramphenicol. Diese Substanz besitzt ein sehr breites Wirkungsspektrum gegen grampositive Aktinomyzeten, Rickettsien, Leptospiren und Anaerobier. Aufgrund der inzwischen weit verbreiteten Primärresistenz und der Gefahr einer Knochenmarkaplasie infolge der hohen Hämatotoxizität ist sie nur im Notfall anzuwenden, zumal andere Substanzen mit gleichem Spektrum vorhanden sind.

- Chloramphenicol (Dosierung: 1,5–2(–3) g/Tag):
  Chloramsaar® (Dragées à 250 mg, Kapseln à 500 mg)
  Paraxin® (Kapseln à 250 und 500 mg, Injektionsflasche mit 1000 mg)

Antimykotika. Antimykotika sind im wesentlichen gegen Faden- oder Sproßpilze bzw. gegen beide Gruppen wirksam. Die Behandlung sowohl mit *systemisch* (Amphotericin B, Flucytosin, Griseofulvin, Clotrimazol) als auch mit *topisch* anzuwendenden Antimykotika (Clotrimazol, Miconazol, Natamycin, Nystatin) ist im Rahmen einer postoperativen Medikation selten erforderlich. Zu erwähnen ist die Therapie der Soorinfektion der Mundhöhle mit *Nystatin,* das oral und lokal verabreicht wird.

- Nystatin:
  Moronal® (Puder mit 100 000 IE/g, Salbe mit 100 000 IE/g, Gel mit 100 000 IE/g, Suspension mit 100 000 IE/ml)

Medikamentöse Maßnahmen bei Nachblutungen

Nachblutungen nach chirurgischen Eingriffen gehören zu den häufigsten postoperativen Komplikationen und können sowohl durch lokale Prozesse (z. B. Infektion des Koagulums) oder durch eine Gefäßblutung als auch durch eine interne Ursache (temporäre oder dauernde Blutungsneigung) bedingt sein. In beiden Fällen sind die lokalen Maßnahmen – Wundrevision, Blutstillung und Versorgung der Wunde – die gleichen. Bei intraoralen Wunden wird vielfach noch von einer Verbandplatte Gebrauch gemacht. Medikamentöse Maßnahmen sind vorwiegend bei Patienten mit Blutungsneigung zusätzlich erforderlich.

Lokale Behandlung mit Hämostyptika

Neben der althergebrachten *Wundtamponade* mit einem Gazestreifen bei Blutungen aus der Alveole, die der mechanischen Blutstillung dient, kommen Tamponaden mit hämostyptischen Zusätzen sowie Fibrinkleber in Betracht [17]. Das auch lokal anwendbare blutstillende Clauden® (Partialthrombokinase aus tierischem Lungengewebe) wird zur Imprägnierung von Tamponadestreifen benutzt. Für zahnärztliche Zwecke ist auch Clauden®-Nasentamponade auf Salbengrundlage verwendbar.

Da auch den mit Hämostyptika beschickten Gazestreifen der Nachteil anhaftet, daß bei ihrer Entfernung eine erneute Blutung provoziert werden kann, sind die *Tamponmaterialien, die resorbiert bzw. organisiert werden*, vorzuziehen [63]. Erstere sind Oxyzellulosepräparate, wie Sorbazel® und Tabotamp®, die sich bei uns sehr bewährt haben, oder denaturierte Gelatine-Schwämme (Gelastypt® M/ $-^1/_2$, Marbagelan®). Unter den resorbierbaren Materialien ist noch das Kollagen (Tachotop® und Lyostypt®) zu erwähnen, das in Platten geliefert wird und sich daher auch zur Stillung flächenhafter parenchymatöser Blutungen eignet.

Einen wesentlichen Fortschritt in der Behandlung von Nachblutungen dürfte die Verwendung des *Fibrinklebers* darstellen, der einen großen Anwendungsbereich in der operativen Medizin besitzt und in der zahnärztlichen Chirurgie besonders bei hämorrhagischen Diathesen indiziert ist [17].

Eine systemische Gabe von gerinnungsfördernden Medikamenten kommt in der zahnärztlichen Chirurgie nicht in Betracht [33].

Literatur

[1] Aderhold, L., Knothe, H., Frenkel, G.: Die Beteiligung anaerober Bakterien an dentogenen pyogenen Infektionen. Dtsch. Z. Mund-Kiefer-Gesichtschir. 4 (1980), 179.

[2] Alfter, G.: Konzentrationsbestimmungen von Cefuroxim im Gewebe und Serum im Rahmen der perioperativen Antibiotikaprophylaxe bei mund-kiefer-gesichtschirurgischen Eingriffen. Med. Diss., Tübingen 1993.

[3] Arzneimittelkommission der Deutschen Ärzteschaft (Hrsg.): Arzneiverordnungen, 17. Aufl. Deutscher Ärzteverlag, Köln 1992.

[4] Axhausen, G.: Allgemeine Chirurgie in der Zahn-, Mund- und Kieferheilkunde. Lehmann, München 1949.

[5] Bartmann, K.: Antimikrobielle Chemotherapie. Springer, Berlin–Heidelberg–New York 1974.

[6] Bernau, A., Heeg, P.: Experimentelle Untersuchungen zu Fragen der Hautdesinfektion. Orthop. Praxis 21 (1985), 351.

[7] Bisig, M.: Prämedikation mit Psychopharmaka. Schweiz. Mschr. Zahnheilk. 72 (1962), 216.

[8] Brockmüller, K., Schwenzer, N.: Die Prämedikation in der zahnärztlichen Chirurgie. Zahnarzt 16 (1972), 61.

[9] Bucher, A.: Pharmakologische Gesichtspunkte. Schweiz. Mschr. Zahnheilk. 70 (1960), 948.

[10] Bürkle de la Camp, H.: Über die Behandlung der Gelegenheitswunde. Landarzt 29 (1953), 169.

[11] Brosch, F.: Die Wundlehre. In: Häupl, K., Meyer, W., Schuchardt, K. (Hrsg.): Die Zahn-, Mund- und Kieferheilkunde, Bd. III, 1. Teil, S. 1. Urban & Schwarzenberg, München–Berlin 1957.

[12] Christiansen, B., Höller, C., Gundermann, K.-O.: Vorschlag einer neuen quantitativen Methode zur Prüfung der Eignung von Präparaten zur prä- und postoperativen Hautdesinfektion. Hyg. Med. 9 (1984), 471.

[13] Daschner, F.: Antibiotika. In: Straube, D. (Hrsg.): Klinikkalender 1987, S. 242. Perimed, Nürnberg 1986.

[14] Daschner, F.: Praktische Krankenhaushygiene und Umweltschutz. Springer, Berlin–Heidelberg–New York–London–Paris–Tokyo–Hongkong–Barcelona–Budapest 1992.

[15] Dorner, G.: Experimentelle und klinische Anwendung mit Tyrothricin. Therapiewoche 2 (1952), 352.

[16] Dosch, P.: Lehrbuch der Neuraltherapie nach Huneke. Haug, Heidelberg 1966.

[17] Drommer, R. B., Hotz, G.: Fibrinklebung in der Mund-, Zahn- und Kieferheilkunde. Springer, Berlin–Heidelberg–New York–London–Paris–Tokyo–Hongkong–Barcelona–Budapest 1991.

[18] Eckstein, A.: Die unspezifischen Entzündungen der dem Kiefer benachbarten Weichteile. In: Häupl, K., Meyer, W., Schuchardt, K. (Hrsg.): Die Zahn-, Mund- und Kieferheilkunde, Bd. III, 2. Teil, S. 905. Urban & Schwarzenberg, München–Berlin 1959.

[19] Exner, M., Gregori, G.: Zur Prüfung von Schleimhautdesinfektionsverfahren im Mund-Rachenraum. 1. Mitteilung: Wirkung von Chlorhexidindigluconat und PVP-Jod auf alpha-hämolysierende Streptokokken. Zbl. Bakt. Hyg. I Abt. Orig. B 180 (1984), 38.

[20] Frenkel, G.: Probleme der Antibiotikatherapie in der ambulanten Praxis. Zahnärztl. Rdsch. 75 (1966), 32.

[21] Frenkel, G., Aderhold, L., Leilich, G., Raetzke, P.: Die ambulante Chirurgie des Zahnarztes. Hanser, München–Wien 1989.

[22] Fröhlich, E.: Die chirurgische Behandlung der marginalen Parodontitis. In: Häupl, K., Meyer, W., Schuchardt, K. (Hrsg.): Die Zahn-, Mund- und Kieferheilkunde, Bd. III, 1. Teil, S. 465. Urban & Schwarzenberg, München–Berlin 1957.

[23] Hahn, W., Lange, D., Overheu, M.: Die Vermeidung des postoperativen Ödems. Dtsch. Zahnärztebl. 20 (1966), 355.

[24] Halse, T., Braun, B.: Die Streptokokkeninvasine (Streptokinase – Streptodornase) und ihre Verwendung zur fermentativen Dekortikation. Dtsch. med. Wschr. 78 (1953), 846.

[25] Hammer, H., Schlegel, D.: Welche Möglichkeiten bietet eine unterstützende antibiotische Therapie in der operativen Behandlung von Zahn-, Mund- und Kieferkrankheiten? Dtsch. zahnärztl. Z. 15 (1960), 293.

[26] Harnisch, H.: Die Penicillinbehandlung im zahnärztlichen Fachgebiet. Zahnärztl. Welt 5 (1950), 270.

[27] Haym, J.: Die Wunde im Mund-, Kiefer- und Gesichtsbereich. In: Ketterl, W. (Hrsg.): Deutscher Zahnärzte-Kalender, S. 23. Hanser, München 1964.

[28] Heidsieck, C.: Tierexperimentelle Untersuchungen und klinische Erfahrungen in der Zahn-Mund-Kiefer-Heilkunde mit „Varidase" (Streptokinase, Streptodornase). Dtsch. zahnärztl. Z. 17 (1962), 75.

[29] Hellenbrecht, D.: Pharmakologie für Zahnmediziner. Schwer, Stuttgart 1988.

[30] Herget, H.: Die Wundtamponade in der Chirurgie der Mundhöhle. Zahnärztl. Prax. 10 (1959), 101.

[31] Hering, H.-J.: Eine neue Sulfonamidkombination in der zahnärztlichen und kieferchirurgischen Praxis. Dtsch. Zahnärztebl. 13 (1959), 1.

[32] Horváth, L.: Erfahrungen mit Gelastypt. Dtsch. Zahnärztebl. 20 (1966), 536.

[33] Kirschner, H.: Atlas der chirurgischen Zahnerhaltung. Hanser, München–Wien 1987.

[34] Knothe, H., Dette, G. A.: Antibiotika in der Klinik. Aesopus, Wiesbaden 1984.

[35] Köle, H.: Wundheilungsstörungen und deren Behandlung. Zahnärztl. Mitt. 54 (1964), 706.

[36] Kruger, E.: Lehrbuch der chirurgischen Zahn-, Mund- und Kieferheilkunde, Bd. 1, 7. Aufl. Quintessenz, Berlin–Chicago–London–São Paulo–Tokio 1993.

[37] Kuhn, R.: Klinische, psychologisch-psychiatrische Gesichtspunkte der Prämedikation mit Tranquilizern für die zahnärztliche Praxis. Schweiz. Mschr. Zahnheilk. 70 (1960), 949.

[38] Lehnert, S.: Kritische Betrachtungen zur Zahnextraktion bei akut entzündlichen odontogenen Prozessen. Dtsch. zahnärztl. Z. 22 (1967), 1001.

[39] Lendle, L., Weigmann, R.: Pharmakologie. In: Häupl, K., Meyer, W., Schuchardt, K. (Hrsg.): Die Zahn-, Mund- und Kieferheilkunde, Bd. II, S. 1. Urban & Schwarzenberg, München–Berlin 1955.

[40] Lentrodt, J., Naumann, P.: Gibt es in der septischen Mund-Kiefer-Gesichtschirurgie ein Universalantibiotikum? In: Pfeifer, G., Schwenzer, N. (Hrsg.): Fortschritte der Kiefer- und Gesichtschirurgie, S. 84. Thieme, Stuttgart–New York 1984.

[41] Liemer, H.-E.: Zur Infiltrationsbehandlung von Gesichtsneuralgien. Ärztl. Prax. 18 (1966), 3158.

[42] Lorenz, O.: Zur Vor- und Nachsorge bei zahnärztlichen Eingriffen. Zahnärztl. Welt 66 (1965), 97.

[43] Mutschelknauss, R.: Die konservative Therapie der Parodontopathien. Zahnärztl. Mitt. 57 (1967), 1153.

[44] Naumann, P.: Moderne Antibiotika – bakteriologische Grundlagen und Indikationen in der Zahn-, Mund- und Kieferheilkunde (Autoreferat). Dtsch. zahnärztl. Z. 22 (1967), 992.

[45] Ott, A.: Antibiotika in der Zahnheilkunde. Dtsch. zahnärztl. Z. 16 (1961), 809.

[46] Pape, H. D., Schaal, K. P., Braun, J.: Erreger- und Resistenzspektrum bei odontogenen Infektionen im Kiefer- und Gesichtsbereich. In: Pfeifer, G., Schwenzer, N. (Hrsg.): Fortschritte der Kiefer- und Gesichtschirurgie. S. 86. Thieme, Stuttgart–New York 1984.

[47] Pfeifer, H.: Über den Einfluß entzündungshemmender Substanzen nach Kieferoperationen. Schweiz. Mschr. Zahnheilk. 70 (1960), 10.

[48] Pothmann, C.: Wichtige Arzneimittel in der zahnärztlichen Praxis. In: Ketterl, W. (Hrsg.): Deutscher Zahnärztekalender 1988, S. 188. Hanser, München 1987.

[49] Rieders, F.: Noxious Gases and Vapors. In: Di Palma, J. R. (ed.): Drill's Pharmacology in Medicine. 3. ed. New York–Toronto–Sydney–London 1965.

[50] Riethe, P., Schmelzle, R., Schwenzer, N.: Arzneimitteltherapie in der Zahn-, Mund- und Kieferheilkunde. Thieme, Stuttgart–New York 1980.

[51] Rost, A., Muschaweck, R.: Tierexperimentelle Untersuchungen über die entzündungshemmende Wirkung von Hostacain und Oxyprocain forte. Dtsch. zahnärztl. Z. 22 (1967), 367.

[52] Sacco, S.: Klinische Beurteilung der Erfahrungen mit Antiphlogistika in der stomatologischen Therapie. In: Lindner, J., Wilhelmi, E. (Hrsg.): Die posttraumatische Entzündung. Huber, Bern 1967.

[53] Scharf, F., Schilli, W., Schmieg, A.: Kieferchirurgische Problemkeiminfektionen, ihre Erreger und Antibiotikaresistenz. In: Pfeifer, G., Schwenzer, N. (Hrsg.): Fortschritte der Kiefer- und Gesichtschirurgie, S. 88. Thieme, Stuttgart–New York 1984.

[54] Scheunemann, H.: Odontogene eitrige Infektionen. Dtsch. Ärztebl. 83 (1986), 3542.

[55] Schlegel, D.: Prophylaxe posttraumatischer Entzündungen nach kieferchirurgischen und zahnärztlichen Eingriffen. In: Lindner, J., Wilhelmi, E. (Hrsg.): Die posttraumatische Entzündung. Huber, Bern–Stuttgart 1967.

[56] Schmelzle, R., Schwenzer, N., Ullmann, U., Germey, M.: Erregerspektrum bei odontogenen Abszessen im Krankengut der Tübinger Abteilung für Kiefer- und Gesichtschirurgie. Dtsch. zahnärztl. Z. 33 (1978), 763.

[57] Schmelzle, R., Schwenzer, N., Ullmann, U., Mautsch, W.: Die Kontamination von Operationswunden im Mund-, Kiefer- und Gesichtsbereich mit Mikroorganismen. Dtsch. zahnärztl. Z. 33 (1978), 785.

[58] Schröder, F.: Die Abhängigkeit der Toxizität der Lokalanalgetika vom Ort der Applikation. In: Schuchardt, K. (Hrsg.): Fortschritte der Kiefer- und Gesichtschirurgie, Bd. V, S. 127. Thieme, Stuttgart 1959.

[59] Schröder, F., Schwenzer, N.: Komplikationen von seiten der Kieferhöhle bei der Entfernung oberer Molaren. Zahnärztl. Welt 68 (1967), 204.

[60] Schuchardt, K.: Grundzüge aus der allgemeinen Operationslehre für die zahnärztliche Praxis. In: Häupl, K., Meyer, W., Schuchardt, K. (Hrsg.): Fortschritte der Zahn-, Mund- und Kieferheilkunde, Bd. III, 1. Teil, S. 79. Urban & Schwarzenberg, München–Berlin 1957.

[61] Schuchardt, K., Schön F.: Schmerzausschaltung und Schmerzbekämpfung. In: Häupl, K., Meyer, W., Schuchardt, K. (Hrsg.): Die Zahn-, Mund- und Kieferheilkunde, Bd. III, S. 135. Urban & Schwarzenberg, München–Berlin 1957.

[62] Schüle, H.: Experimentelle und klinische Untersuchungen über die Wirksamkeit einiger neuerer Antibiotika bei pyogenen Infekten im Kieferbereich. Dtsch. zahnärztl. Z. 18 (1963), 1058.

[63] Schulte, W.: Resorbierbare Tamponmaterialien. Grundsätzliches zu ihrer Anwendung in der zahnärztlichen Chirurgie. Dtsch. Zahnärztebl. 17 (1963), 338.

[64] Schulz, P.: Indikation und Kontraindikation der Antibiotikabehandlung odontogener Abszesse. Dtsch. zahnärztl. Z. 22 (1967), 997.

[65] Schwenzer, N.: Zur Behandlung postoperativer Schwellungszustände im Kiefer-Gesichtsbereich. Dtsch. zahnärztl. Z. 22 (1967), 993.

[66] Schwenzer, N.: Odontogene Erkrankungen der Kieferhöhle. In: Schwenzer, N., Grimm, G. (Hrsg.): Zahn-Mund-Kieferheilkunde, Bd. 2, 2. Aufl. Thieme, Stuttgart–New York 1990.

[67] Simon, C., Stille, W.: Antibiotika-Therapie in Klinik und Praxis, 8. Aufl. Schattauer, Stuttgart–New York 1993.

[68] Sonntag, H. G.: Epidemiologie und Diagnostik von Infektionen bei zahn- und kieferchirurgischen Eingriffen. In: Adam, D., Linzenmaier, G., Struck, E., Schönfeld, H. (Hrsg.): Perioperative Antibiotikaanwendung, S. 99. Editiones Roche, Basel 1983.

[69] Trauner, R.: Die Schmerzbekämpfung während und nach zahnärztlich-chirurgischen Eingriffen. Zahnärztl. Prax. 6 (1955), 1.

[70] Varley, E.: The control of swelling, trismus and pain after the removal of impacted wisdom teeth. In: Lindner, J., Wilhelmi, E. (Hrsg.): Die posttraumatische Entzündung. Huber, Bern–Stuttgart 1967.

[71] Vontin, H.: Allgemeinanästhesie. In: Schwenzer, N., Grimm, G. (Hrsg.): Zahn-Mund-Kieferheilkunde, Bd. 1. 2. Aufl., Thieme, Stuttgart–New York 1988.

[72] Zwirner, H.-J.: Erfolgreiche Heilinjektion bei einem Fall schwerer Neuritis. Zahnärztl. Welt 67 (1965), 506.

Allgemeine Grundlagen enoraler Operationen

von Wilfried Wagner

Inhaltsübersicht

Einleitung

Enorale Operationen in der zahnärztlichen Praxis sind überwiegend kombinierte Knochen-Weichteileingriffe am Alveolarfortsatz und an den Weichteilen in der unmittelbaren Umgebung des Kiefers [39]. Die Chirurgie des Zahnarztes am Alveolarfortsatz ist vor allem eine Knochenchirurgie, und die Durchtrennung von Schleimhaut und Periost dient oft nur als Zugang zum Knochen [5, 6]. In der Mundhöhle sind die Voraussetzungen für die Wundheilung trotz der praktisch immer vorhandenen Kontamination der Wunde nicht zuletzt wegen der guten Durchblutung günstig, obwohl auch dort die Regeln der allgemeinen Chirurgie Gültigkeit besitzen [17].

> Eine möglichst geringe Traumatisierung der Gewebe, eine sorgfältige Blutstillung und ein exakter Wundverschluß sind bei entsprechender Berücksichtigung der Hygiene die Voraussetzung für eine problemlose Heilung.

Die enoralen Operationen unterscheiden sich von den übrigen Operationen neben den anatomischen Besonderheiten vor allem durch die reichhaltige bakterielle Besiedlung der Mundhöhle. Zusätzliche, nicht vermeidbare Belastungen entstehen durch den Speichel und die mechanischen Irritationen durch Bewegung (Schluckakt, Sprechen, Nahrungsaufnahme) (Tab. 1). Das Operationsgebiet befindet sich außerdem im Bereich der gemeinsamen Eingangspforte der Speise- und Luftwege, so daß wechselseitige Auswirkungen (Atemwegsverlegung, Aspirationsgefahr) stets berücksichtigt werden müssen.

Im Gegensatz zur äußeren Haut ist die Mundhöhle mit einem mehrschichtigen, nicht verhornenden Plattenepithel ausgekleidet, das eine sehr gefäßreiche subepitheliale Bindegewebeschicht bedeckt. Vor allem der Gefäßreichtum bedingt die relativ starke Blutungsneigung und die gute Infektabwehr.

Der Operationsablauf und die Erfolgsaussichten verbessern sich erheblich durch eine systematisierte gleichförmige Instrumentenfolge und ein metho-

disch standardisiertes Vorgehen. Man sollte vor allem zu Beginn seiner operativen Tätigkeit nicht leichtfertig von erprobten Methoden, Instrumenten und Materialien abweichen. Eigene Variationen sollten erst ausprobiert werden, wenn man sich methodisch auf gesichertem Boden befindet [5].

Anatomische Grundlagen

Eine der wichtigsten Voraussetzungen für alle Operationen sind fundierte topographisch-anatomische Kenntnisse. Im Rahmen dieser Übersicht muß die Anatomie des Mund- und Kieferbereiches entsprechenden Anatomiebüchern vorbehalten bleiben. Lediglich die für die oralen Operationen wichtigen Besonderheiten und Gefahrenpunkte sollen angesprochen und in Erinnerung gerufen werden.

Die Schnittführungen bei enoralen Operationen müssen vor allem die Nerven- und Gefäßstrukturen berücksichtigen. Die sicherlich am häufigsten verletzte Region stellt dabei die linguale Kieferwinkelregion mit Gefahr für den *Nervus lingualis* und den *Ausführungsgang der Glandula submandibularis* dar. Vor allem bei der Osteotomie des unteren Weisheitszahnes kann der Nervus lingualis bei enger Knochen-Nerv-Beziehung durch rotierende Instrumente verletzt werden [49]. Aber auch der *Nervus buccalis* des Nervus mandibularis kann bei extensiv bukkaler Entlastung durchtrennt werden. Die Folge davon sind unterschiedlich große Sensibilitätsausfälle im Bereich der Wange und auch am Mundwinkel.

Bei Abszeßinzisionen im Unterkiefervestibulum kann der *Nervus mentalis* leicht durchtrennt werden, da im Gegensatz zu anderen Operationen, wie z. B. Wurzelspitzenresektionen, eine Darstellung unterbleibt. Die relative Lagekonstanz des Canalis mandibulae im Unterkiefer führt bei zahnlosen Patienten mit Atrophie des alveolären Knochens zu einer relativen, scheinbaren Hochverlagerung des Foramen mentale (Abb. 1), das beim zahnlosen alten Menschen oft nahe oder auf dem oberen Unterkieferrand erscheint [58]. Bei tiefer Inzision nach bukkal können auch die *fazialen Gefäße* (Arteria und Vena facialis) eröffnet werden, die hier relativ oberflächlich in geringer Tiefe über den Unterkieferrand verlaufen. Die durchaus starken Blutungen können nur schwer über die meist kleine Inzisionsöffnung ligiert werden.

Verletzungen des *Nervus alveolaris inferior* treten bei Wurzelrestentfernungen oder Wurzelspitzenresektionen im Unterkiefer-Seitenzahngebiet auf.

Tabelle 1   Besonderheiten enoraler Operationen.

Schleimhaut
Speichel
mechanische Belastung
Keimbesiedelung

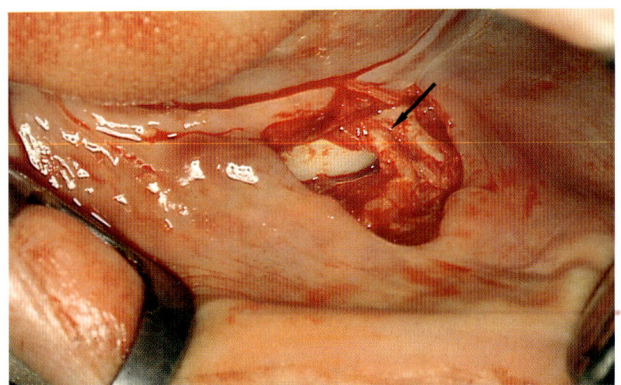

Abb. 1 Auf dem Alveolarkamm austretender Nervus mentalis bei starker Alveolarkammatrophie bei einer 24jährigen Patientin.

Hier verläuft das Gefäß-Nervenbündel oft in fast unmittelbarem Kontakt zur Wurzelspitze. KUBIK gibt einen mittleren Abstand von 1–2 mm im Bereich der Molaren und 2–3 mm im Bereich der Prämolaren an [35]. SCHMELZLE beschreibt vor allem im Bereich des dritten Molaren auch Nervenverläufe oberhalb der Wurzelspitze [49]. Interradikuläre Nervenverläufe wurden in Einzelfällen berichtet [60] und belegen die Variabilität des Kanalverlaufes [20, 46]. Orientierende Röntgenaufnahmen sind vor Operationen im Unterkieferknochen unbedingt notwendig.

Bei Verletzungen der beschriebenen Nervenstrukturen empfiehlt sich eine möglichst umgehende Überweisung in eine in der Mikronervenchirurgie erfahrene Klinik für Mund-Kiefer-Gesichtschirurgie, die eine Differentialindikation zwischen einer sofortigen operativen Revision und dem vorübergehenden Abwarten stellt [21, 49, 51].

Im *Oberkiefer* sind, abgesehen von Verletzungen der palatinalen Nerven und Gefäße mit teilweise erheblichen Blutungen, kaum Probleme zu erwarten. Bei der Periostschlitzung im distalen Oberkiefervestibulum oder im Rahmen der Tuberplastik muß auf kleine Gefäße subperiostal geachtet und eine Verletzung des venösen *Plexus pterygoideus* vermieden werden, da unangenehme, schwer stillbare postoperative Blutungen entstehen können. Die enge Beziehung der Wurzelspitzen zum *Sinus maxillaris* im Bereich der Molaren und Prämolaren macht eine sorgfältige Diagnostik einer iatrogenen Mund-Antrum-Verbindung auch bei einfachen Extraktionen (Nasenblasversuch und vorsichtige Sondierung) unerläßlich.

Räumliche Voraussetzungen

Operationen in den zahnärztlichen Praxen finden meist in den üblichen Behandlungsräumen statt. Lediglich in Facharztpraxen (Mund-Kiefer-Gesichtschirurgen) werden enorale, dentoalveoläre Operationen in speziellen Operationsräumen mit verbesserten logistischen und hygienischen Voraussetzungen durchgeführt. Bei häufigen Operationen kann ein speziell für operative Maßnahmen ausgerüsteter Behandlungsplatz (Eingriffsraum) sinnvoll sein.

Der Behandlungsstuhl sollte rasch die Einstellung der sogenannten *Schocklage,* d. h. Kopf-Tieflage, ermöglichen. Die Bereitstellung eines *Notfallkoffers* in diesem Raum und die Möglichkeit der *Sauerstoffzufuhr* sollten gesichert sein. Bei nur 50 % der befragten Zahnärzte waren eine Sauerstoffzufuhr möglich und bei nur 65 % die apparativen Voraussetzungen für eine Blutdruckmessung vorhanden [32]. Unabhängig von den Operationen sollten bei den vielfach durchgeführten Lokalanästhesien bei zunehmend älteren Patienten eine minimale Notfallausrüstung und eine entsprechende Ausbildung vorhanden sein. Für eine *kontinuierliche intraoperative Kreislaufkontrolle* haben sich Geräte bewährt, die eine ständige Blutdruck- und Pulsregistrierung ermöglichen. Gerade bei auftretenden Komplikationen sollte eine postoperative Beobachtung in einem Ruheraum möglich sein.

Instrumentelle Voraussetzungen

In der zahnärztlichen Praxis hat sich das Tray-System mit einem chirurgischen Grundinstrumentarium, das der jeweiligen Operation entsprechend ergänzt wird, allgemein durchgesetzt. Tray-Systeme erlauben die Aufarbeitung, Sterilisation und Aufbewahrung im gleichen Behälter [40]. Dabei können individuell durchaus unterschiedlich umfangreiche Grundinstrumentarien sinnvoll sein. Bei hoher Operationsfrequenz des gleichen Typs (z. B. Wurzelspitzenresektion, Osteotomie) kann die Bereitstellung mehrerer möglichst kompletter Operationssets für eine bestimmte Operation organisatorisch effektvoller sein als eine Vielzahl möglichst universeller Grundinstrumentarien. Daher kann man keine allgemeingültige Empfehlung für die Zusammenstellung eines idealen Grundinstrumentariums geben, zumal zusätzlich individuelle Instrumente bevorzugt werden (Abb. 2 und Tab. 2).

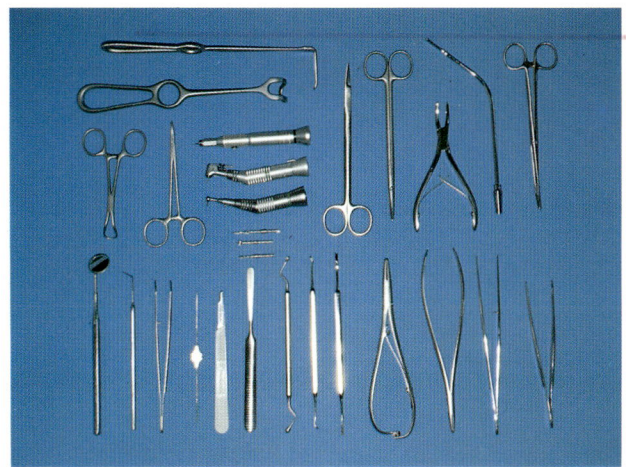

Abb. 2 Grundinstrumentarium bei enoralen Operationen.

Tabelle 2 Grundinstrumentarium bei enoralen Operationen.

Diagnostik	Wundverschluß
zahnärztlicher Spiegel	Nadelhalter
zahnärztliche Sonde	chirurgische Pinzetten
Kieferhöhlen-Sonde	anatomische Pinzetten
	zahnärztliche Pinzetten
Weichteilabtragung	Fadenschere
Skalpell	
Raspatorium	
Elevatorium*	*Hilfsinstrumente*
Scheren, spitz und stumpf	Langenbeck-Wundhaken
	Middeldorpf-Haken
Knochenbearbeitung	Zungenspatel*
	Mundsperrer*
Lindemann-Bohrer	Tamponadestopfer
Kugelbohrer	scharfe Löffel
Hohlmeißelzange nach Luer	Ahlen*
Knochenstanze nach	Klemmen
Hayeck*	Kornzange

* Instrumente nur als Zusatzinstrumente sinnvoll.

Sinnvolle *Einmalartikel* haben die in der Wiederaufbereitung problematischen Artikel wie Kanülen, Spritzen und Skalpelle trotz des allgemeinen Kostendruckes verdrängt. Einmalhandtücher werden relativ häufig benutzt, Einmalabdecktücher dagegen selten.

Instrumente zur Diagnostik

Eine exakte präoperative Diagnostik ist Grundvoraussetzung für jede Operation. Aber auch während des Operationsablaufes müssen jederzeit die üblichen Diagnosehilfsmittel, wie Spiegel und Sonden, zur Verfügung stehen. Zusätzlich darf eine doppelendige Knopfsonde mit dünnen, abgerundeten

Enden zur Überprüfung einer Mund-Antrum-Verbindung oder zur Sondierung von Fistelgängen nicht fehlen.

Instrumente zur Weichteilbearbeitung
(Abb. 3)

Zur Durchtrennung der bedeckenden Weichteile hat sich ein kleines Einmalskalpell mit abgerundeter Spitze (z. B. Fig. 15) bewährt. Da man Schleimhaut und Periost meist bis auf die Oberfläche des Knochens durchtrennt, werden die Messer schnell stumpf. Steril abgepackte Einmalmesser oder Klingen, die auf einen entsprechenden Messergriff aufgeschoben werden, haben sich durchgesetzt. Für parodontalchirurgische Eingriffe können modifizierte Klingenformen sinnvoll sein.

Die *elektrochirurgische Durchtrennung der Schleimhaut* [52] hat sich nicht durchgesetzt, da sie abgesehen von einer geringeren Wundrandblutung durch die thermischen Wundrandschäden eher Nachteile bewirkt. Auch CO_2-Laserinzisionen sind mit Wundheilungsstörungen behaftet. Lediglich zur Abtragung gingivaler Hyperplasien oder zur Freilegung von Implantaten wird die Elektrochirurgie im Sinne der Elektrotomie angewandt. Die *Elektrokoagulation* im Rahmen der Blutstillung hat sich auch bei enoralen Operationen bewährt. Spitze *Scheren* werden zur Korrektur freier Wundränder

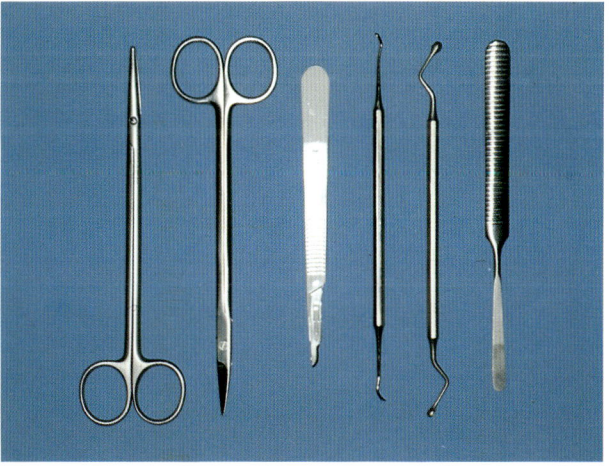

Abb. 3 Instrumente zur Weichteildurchtrennung.
Von links nach rechts:
stumpfe Präparationsschere
spitze Schere
Einmalskalpell (Fig. 15)
feine Küretten/Löffelchen
doppelendig gebogene, scharfe Löffel
Raspatorium

(Epithelkante) eingesetzt. Bei den eher seltenen Präparationen im Weichteillager (z. B. Mundboden) werden stumpfe Scheren als Zusatzinstrumente zur schichtweisen Präparation zu schonender Strukturen benutzt. Zum Abschieben der Weichteile von der Knochenunterlage eignet sich ein graziles *Raspatorium* nach WILLIGER. Elevatorien (z. B. nach FEER) oder doppelendige Raspatorien finden sich nicht in den Grundinstrumentarien.

Wichtig für das Herauslösen eines Zystenbalges oder von Granulationsgewebe sind doppelendig abgewinkelte, scharfe *Löffel*. Daneben eignen sich grazile *Küretten* zur Wurzelrestentfernung oder sorgfältigen Weichgewebsentfernung.

Instrumente zum Wundverschluß
(Abb. 4)

Enoral werden in den zahnärztlichen Praxen meist geschlossene *Nadelhalter* (z. B. nach MATHIEU) benutzt, da so die Sicherung der Nadel stets gewährleistet ist. Der meist noch grazilere, offene Nadelhalter (z. B. nach AXHAUSEN) bietet aber – bei ausreichender Übung – eine flexiblere Handhabung in schwer zugänglichen Regionen der Mundhöhle. Nadelhalter-Scheren-Kombinationen (z. B. nach GILLIES) haben sich nicht durchgesetzt.

Die Wundränder werden dabei mit langen, grazilen, scharfen, chirurgischen *Pinzetten* gefaßt. Stumpfe anatomische Pinzetten dienen nur zum Fassen von Tupfern und Drainagen.

Instrumente zur Knochenbearbeitung

Die Knochenbearbeitung erfolgt mit rotierenden Instrumenten. Meißel, Handfräse oder HAUPT-MEYER-Feile werden bei enoralen Operationen kaum noch angewandt. Lediglich umschriebene Knochenabtragungen werden mit der Hohlmeißelzange nach LUER oder mit der Knochenstanze nach HAYECK durchgeführt.

Die *Schonung der Weichteile* durch Schutz mit dem Raspatorium sowie eine sichere Abstützung am Nachbarzahn oder am Kieferabschnitt sind Voraussetzungen gegen versehentliche Weichteilverletzungen bei der Verwendung schnell rotierender Instrumente. Zur Schonung des Lagerknochens sind scharfe Instrumente und eine Kühlung der rotierenden Instrumente mit physiologischer Elektrolytlösung sowie eine möglichst geringe Umdrehungszahl zur Vermeidung thermischer Schäden unbedingt erforderlich. Temperaturen über 44 °C verursachen Gewebeschäden [12, 36, 59], die das Risiko der Wundheilungsstörung und Infektion deutlich erhöhen. Die Verwendung von Leitungswasser auch bei Keimfreiheit durch Sterilfiltration ist wegen der osmotischen Schädigung des Knochens nicht zu empfehlen.

Experimentell konnte eine optimale Kühlwirkung durch *Innenkühlsysteme* nachgewiesen werden [7, 28, 29, 59]. Die innengekühlten Systeme bedürfen einer sorgfältigen Reinigung von Blutrückständen und Gewebepartikeln, die leicht zum Verstopfen der Systeme führen. Da zusätzlich ein besonderes Hand- bzw. Winkelstück erforderlich ist, wird ein umständliches Wechseln während der Operation notwendig. Die Systeme mit externer Kühlung sind weniger anfällig und

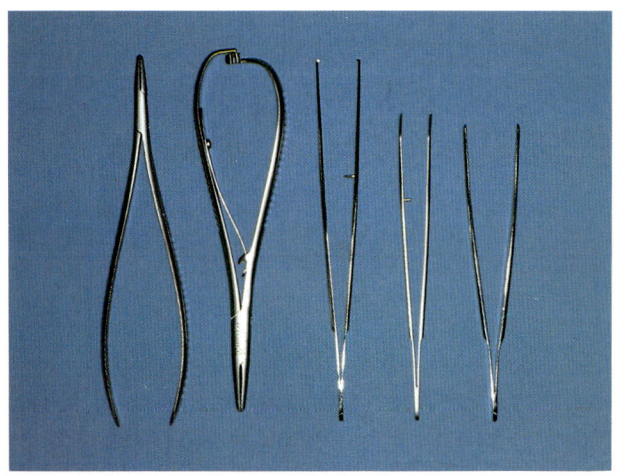

Abb. 4 Nadelhalter und Pinzetten.
Von links nach rechts:
Nadelhalter offen nach AXHAUSEN
Nadelhalter geschlossen nach MATHIEU
chirurgische Pinzette
zahnärztliche Pinzette
anatomische Pinzette

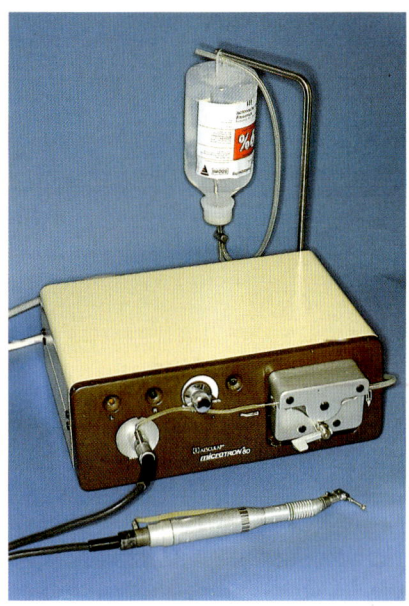

Abb. 5 Spezielle chirurgische Bohrmaschine mit automatischer Zufuhr steriler Kochsalzlösung über eine Pumpe.

erzielen auch eine ausreichende Kühlwirkung [22]. Bei in die Tiefe geführten Normbohrungen, wie sie z. B. bei enossalen Implantationen notwendig sind, ist wegen der unzureichenden externen Kühlmöglichkeit ein Kühlmittelaustritt an der Bohrerspitze wünschenswert.

Eine sinnvolle apparative Einrichtung ist die *automatische Zuführung physiologischer Kochsalzlösung* als Kühlmedium. Dabei werden spezielle Bohraggregate (Abb. 5) oder Zusatzpumpen für die üblichen zahnärztlichen Behandlungseinheiten angeboten. Für weniger häufige Anwendungen sind jedoch auch kontinuierliche Kühlungen mit ausreichend großen Einmalspritzen praktikabel, obwohl dabei eine zusätzliche Hand erforderlich ist, die dann aber zur Assistenz fehlt.

Hilfsmittel

Die wichtigsten Hilfsmittel stellen die *Halteinstrumente* für die Weichteile und Wundränder dar (Abb. 6). Der *gefensterte, stumpfe Haken* (nach MIDDELDORPF) dient zum Abhalten von Lippen oder Wangen und der mittelgroße *Wundhaken* (nach LANGENBECK) wird nach Ablösen des Mukoperiostlappens zum Abhalten des Wundrandes eingesetzt. Der zweizinkige stumpfe Wundhaken nach WASSMUND bietet auch bei der Wurzelspitzenresektion kaum Vorteile. Bei lingualen Operationen ist ein gerader oder abgewinkelter *Zungenspatel* hilfreich (Abb. 7). Unentbehrlich ist der *Tamponadestopfer* nach LUNIATSCHEK, der mit einem geraden und einem gebogenen Ende vor allem in graziler Form eine weitgehend schonende Einlage von Streifendrainagen ermöglicht.

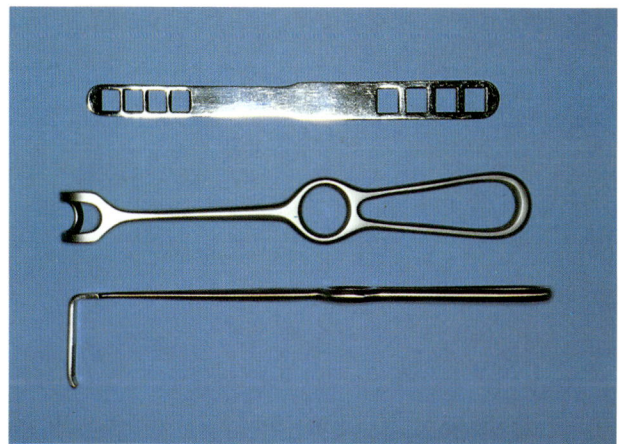

Abb. 6 Halteinstrumente. Von oben nach unten:
Zungenspatel (gerade)
Wundhaken nach MIDDELDORPF
Wundhaken nach LANGENBECK

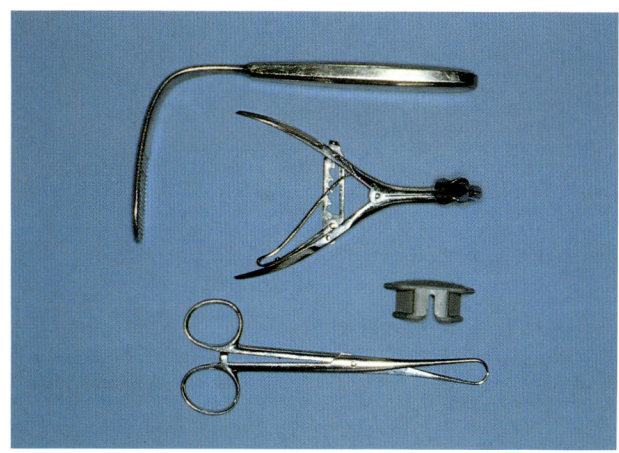

Abb. 7 Selten, meist nur bei Narkosen benötigte Hilfsmittel. Von oben nach unten:
abgewinkelter Zungenspatel
Mundsperrer nach ROSER-KÖNIG
Gummikeil
Zungenfaßzange nach MIKULICZ

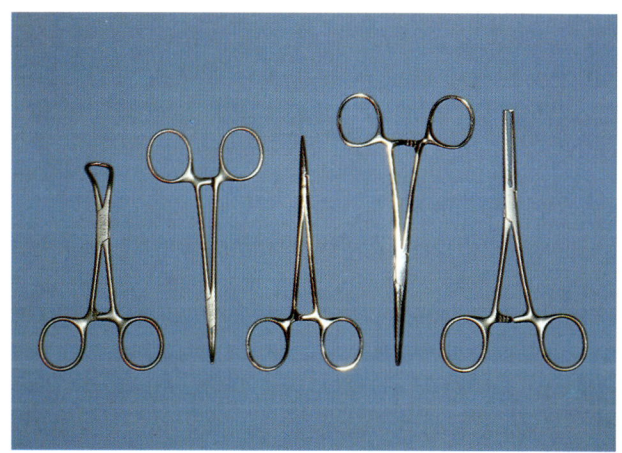

Abb. 8 Klemmen. Von links nach rechts:
Tuchklemmen nach BACKHAUS
kleine gebogene Gefäßklemme
kleine gerade Gefäßklemme (Moskitoklemme nach HALSTEAD)
große stumpfe Klemme
große scharfe Klemme

Zungenfaßzangen (nach COLLIN oder MIKULICZ) sind nur bei größeren mund-kiefer-gesichtschirurgischen Eingriffen, etwa im Rahmen der Tumorchirurgie notwendig (s. Abb. 7). Die *Mundsperrer* (nach HEISTER oder ROSER-KÖNIG) werden ebenso wie die Gummikeile (z. B. nach MCKESSON) nur bei Eingriffen in Narkose benötigt (s. Abb. 7).

Klemmen dienen zur Befestigung von Abdecktüchern (Tuchklemmen nach BACKHAUS) und zum Fassen kleiner Gefäße, wobei sich enoral nur die grazilen Moskitoklemmen (nach HALSTEAD) bewährt haben (Abb. 8). Die großen Klemmen nach KOCHER oder PEAN erscheinen zu grob. Die relativ

Name: .... Vorname: .... Geb.-Datum: ....

Name des Hauptversicherten: .... Geb.-Datum: ....

Arbeitgeber: .... Krankenkasse: ....

Straße: .... PLZ: .... Ort: ....

Tel. (priv.) .... Tel. (gesch.) ....

Überwiesen von: ....

Zur gezielten Behandlung ist die Kenntnis bereits bestehender Vorerkrankungen unbedingt erforderlich. Daher bitten wir Sie, die nachfolgenden Fragen möglichst vollständig zu beantworten:

1. Waren Sie in den letzten zwei Jahren in einem Krankenhaus oder in ärztlicher Behandlung, wenn ja, weshalb?   ja/nein

   ....

2. Nehmen Sie ständig Medikamente, wenn ja, welche?   ja/nein

   ....

3. Haben oder hatten Sie eine der nachstehend aufgeführten oder eine andere Erkrankung, wenn ja, welche?   ja/nein

   Herzkrankheit (Infarkt, Angina pectoris, Schrittmacher, Herzinnenhautentzündung, Herzklappenersatz)   ○

   Blutdruckveränderung (hoch, niedrig, Kollapsneigung)   ○

   Schlaganfall   ○

   Zuckerkrankheit (Diabetes)   ○

   Lebererkrankung (Gelbsucht, Hepatitis)   ○

   Schilddrüsenerkrankung (Überfunktion)   ○

   Anfallsleiden (Epilepsie o. ä.)   ○

   Augenerkrankungen (Glaukom, grüner Star)   ○

   Allergie gegen: ....   ○

   Nierenerkrankung (Dialyse)   ○

   Lungenerkrankung (Asthma)   ○

   Blutkrankheit (Blutarmut, Anämie, Leukämie)   ○

   Magen-, Darmerkrankung (Geschwür, Tumor)   ○

   Rheuma (chronisches Gelenkrheuma, rheumatisches Fieber)   ○

   Nervenerkrankung (Depression, Nervosität)   ○

   Infektionskrankheiten (Tbc, AIDS, Lues, Hepatitis oder Angehöriger einer Risikogruppe)   ○

   sonstige: ....   ○

4. Neigen Sie zu Nachblutungen oder blauen Flecken?   ja/nein

5. Für Frauen: besteht zur Zeit eine Schwangerschaft?   ja/nein

Datum: .... Unterschrift: ....

Abb. 9   Kombinierter Anmelde- und Anamnesebogen bei enoralen Operationen.

grobe *Kornzange* dient zur sterilen Entnahme oder Darreichung von zusätzlichen Materialien oder Instrumenten und hat sich bei den extraoralen Logeneiterungen zum Spreizen des Gewebes bewährt.

Als wichtige Hilfsmittel müssen *sterile Tupfer* (möglichst in zwei Größen) in ausreichender Menge vorrätig sein. Dabei dienen die kleinen, etwa haselnußgroßen Tupfer zur Blutentfernung beim Operieren, während die größeren, etwa walnußgroßen Tupfer als retromolare Tropfenfänger intraoperativ oder als Aufbißtupfer am Ende der Operation wertvoll sind. Ein eingewebter Röntgenkontrastfaden, der das Auffinden bzw. den Ausschluß eines Fremdkörpers postoperativ erleichtert, ist bei zahnärztlichen Operationen nicht nötig. Für Wurzelspitzenresektionen haben sich kleine sterile Wattepellets zur Blutstillung und Säuberung bewährt. Gazeplatten sind im Rahmen der enoralen Operationen nicht erforderlich. Sie sollten nur für besondere Situationen, z. B. als Aufbißbehelf bei zahnlosen Patienten, bereitgehalten werden. Sehr viel effektiver als Tupfen ist eine Absaugpumpe, die meistens in die zahnärztliche Einheit integriert ist, so daß für die Operationen lediglich ein steriler Saugansatz und eine sterile Hülle für den Schlauch erforderlich sind.

Forensische Grundlagen

Anamnese

Die Indikationsstellung, die perioperative Begleitmedikation, die Wahl des Lokalanästhetikums und die ambulante Durchführbarkeit des Eingriffes können entscheidend durch vorliegende Allgemeinerkrankungen des Patienten beeinflußt werden.

> Nur eine sorgfältige Anamnese ermöglicht die Erkennung zusätzlicher Risiken. Die Erkennung des Risikos durch eine sorgfältige Anamnese ist die wichtigste Voraussetzung für die Reduktion allgemeiner und lokaler Komplikationen.

Allerdings führt nach einer Befragung nur knapp die Hälfte (44 %) der Kollegen eine regelmäßige Anamneseerhebung durch [32]. Auch aus forensischen Gründen hat sich die schriftliche Dokumentation der Anamneseerhebung, des speziellen Befundes und der erfolgten Aufklärung allgemein durchgesetzt [2, 4, 8]. Die schriftliche Anamneseerhebung

erfolgt bei der ersten Behandlung, so daß bei jedem neuen Eingriff diese Dokumentation als Basis für eine notwendige mündliche Zwischenanamnese dienen kann. Dabei erscheint die Kombination eines Anmelde- und Anamnesebogens sinnvoll (Abb. 9) [2]. Zu den notwendigen Personendaten werden in unkomplizierten Fragen die wesentlichen Vorerkrankungen bzw. Risiken abgefragt. So wird eine Vollständigkeit der Angaben erreicht und gleichzeitig dokumentiert, welche Anamneseangaben vom Patienten präoperativ gemacht wurden.

Befunddokumentation

Die schriftliche Befundfixierung erleichtert den Praxisablauf vor allem bei mehreren Behandlern und verbessert die Sicherheit für die Patienten. Im Fall forensischer Auseinandersetzungen läßt die Vernachlässigung der Dokumentation leicht den Eindruck entstehen, die allgemeine präoperative Sorgfaltspflicht sei nicht eingehalten worden. Dokumentationsmängel können zu einer Beweislastverschiebung zu Lasten des Zahnarztes führen [19].

Aufklärungspflicht

Eine zunehmende forensische Bedeutung gewinnen die Aufklärungspflicht des Arztes und die ausreichende Dokumentation der erfolgten Aufklärung (s. Bd. 1) [18]. Auch wenn alle konfektionierten Aufklärungsvordrucke (z. B. Stufenaufklärung nach WEISSAUER) gewisse Probleme aufwerfen, sind sie eine wertvolle Hilfe bei der Aufklärung. In Kombination mit dem notwendigen und durch handschriftliche Notizen erkennbaren persönlichen Gespräch erleichtern sie eine juristisch genügende Aufklärungsdokumentation [43]. Sicherlich sollte das im Gespräch aufgebaute Vertrauen und nicht die perfekte Absicherung die Basis der Behandlung bilden [30], doch können nur den objektiven Maßstäben genügende Aufzeichnungen im Arzthaftungsprozeß weiterhelfen.

Notwendige Inhalte der Aufklärung sind:

- Erklärung des Krankheitsbildes
- Art, Umfang und Notwendigkeit des Eingriffes
- mögliche Komplikationen und Folgen
- alternative Behandlungsmöglichkeiten
- postoperative Verhaltensmaßnahmen

Die Forderung nach einer umfassenden Aufklärung über alle möglichen Komplikationen ist unangemessen. Nur für den jeweiligen Eingriff typische

Komplikationen, insbesondere bei Gefahr schwerwiegender Schäden (Osteotomien in enger räumlicher Nervenbeziehung), sollten unbedingt aufgeführt werden. Hinweise auf alternative Behandlungsmöglichkeiten (z. B. Implantat-Prothetik), postoperative Schwellung, Ernährung, Arbeitsunfähigkeit und eingeschränkte Verkehrstüchtigkeit gehören dazu.

Bei Wahleingriffen muß der Zeitpunkt der Aufklärung vor jeder Sedierung und Lokalanästhesie, am günstigsten 24 Stunden vor der Operation, liegen. Ausnahmen davon sind sicherlich bei Abszeßinzisionen oder auch bei Zahnextraktionen, z. B. wegen starker Schmerzen, anzunehmen. Die schriftliche Einwilligung zu notwendigen Operationen gilt vor allem bei minderjährigen Kindern, die zu operativen Eingriffen die Einverständniserklärung der Erziehungsberechtigten benötigen.

Methodische Grundlagen

Vorbereitung

Organisatorische Vorbereitung

Die wichtigste organisatorische Voraussetzung ist die Reservierung einer ausreichend langen Zeit für den chirurgischen Eingriff. Der Patient muß den Eindruck gewinnen, daß er ohne Termindruck im Mittelpunkt des Praxisablaufes steht. Telefonate und administrative Aufgaben müssen vom Behandlungsteam abgeschirmt werden. Vor allem in der Anfangsphase bei nicht sicher beurteilbarem Zeitaufwand für die einzelnen Operationen empfiehlt sich eine Organisationsform, die keinen Zeitdruck zuläßt (Operationstag, vor der Mittagspause oder am Ende der Sprechzeit).

Vorbereitung des Patienten

Die *Lagerung des Patienten* erfolgt meist durch die Helferinnen. Zur Kreislaufentlastung und als Prophylaxe gegen vagovasal bedingte Zwischenfälle hat sich die horizontale Lage in einer möglichst bequemen, entspannten Position bewährt. Beengende oder überwärmende Kleidungsstücke sollten abgelegt werden.

Die medikamentöse Vorbehandlung *(Prämedikation)* kann neben einer Analgesie und Sedierungsmaßnahmen eine Infektions- und eine Ödemprophylaxe vorsehen (s. S. 29f.). Obwohl nur 24% der zahnärztlichen Antibiotika-Verordnungen retrospektiv gerechtfertigt erschienen [33], sollen an dieser Stelle zwei Indikationen zu einer perioperativen Antibiotikaprophylaxe unterstrichen werden, die trotz ihrer erheblichen Bedeutung zu wenig Beachtung finden:

- hohes lokales Infektionsrisiko (Zustand nach Radiatio)
- hohes allgemeines Risiko (Endokarditis)

Die Gefahr der Endokarditis durch eine Bakteriämie, die auch bei einfachen zahnärztlichen Operationen wie Zahnextraktionen (89%) und Parodontalchirurgie auftritt [41, 44], erfordert eine Antibiotikaprophylaxe bei entsprechenden Risikopatienten, da sonst auch letale Verläufe nach enoralen Eingriffen möglich sind (s. Bd. 1) [50]. Nur bei 74% der Kinder mit entsprechendem Endokarditisrisiko wurde bei zahnärztlichen Eingriffen eine Antibiotikaprophylaxe durchgeführt [34].

Vielfach werden die lokalen Infektionsprobleme im *bestrahlten Kiefer* nach malignen Tumoren unterschätzt [23, 61, 63]. Nahezu bei allen Patienten mit einer infizierten Osteoradionekrose des Unterkiefers wurde unmittelbar davor eine Zahnextraktion durchgeführt [23, 61].

Da Streptokokken und Anaerobier die häufigsten Keime darstellen [1, 47, 60], erscheint *Penicillin* als präoperative Prophylaxe als Mittel der Wahl, das bei Penicillin-Allergie am günstigsten durch Lincomycin/Clindamycin ersetzt werden kann. Dies entspricht auch den letzten Empfehlungen der Kommission für Klinische Kardiologie der Deutschen Gesellschaft für Herz- und Kreislaufforschung [24]. Besonders orale Prophylaxeschemata versprechen durch ihre größere Akzeptanz im Rahmen der zahnärztlichen Praxis eine größere Effektivität als parenterale Empfehlungen. Dabei bewirkt eine orale Penicillin-Gabe vor dem Eingriff (maximal eine Stunde) ausreichend hohe Gewebespiegel, so daß eine Prophylaxe bereits 24 Stunden vor der Operation nicht sinnvoll erscheint [62].

Da die meisten zahnärztlich-chirurgischen Eingriffe Wahleingriffe darstellen, sollten vor der Operation grobe Beläge, Zahnstein und Konkremente entfernt und eine Motivierung zur *Mundhygiene* erfolgt sein. Eine Säuberung der Zahnfleischtaschen mit 3% Wasserstoffperoxid-Lösung [39] oder eine desinfizierende, besser keimvermindernde Spülung (z. B. Chlorhexidin, Polyvinylpyrrolidon-[PVP-]Jod-Lösungen u. ä.) erscheint als einmalige prophylaktische Antiseptik nicht routinemäßig erforderlich (s. S. 30ff.). Der Einfluß dieser Spülungen auf die Wundinfektionsrate wurde bisher nicht belegt, da nur eine geringe Keimreduktion erzielt wird [56]. Eine Oberflächendesinfektion der Mundschleimhaut, die bei extraoralen Eingriffen an der Haut unerläßlich ist, ist ohne Gewebeschädigung nicht möglich.

Lokalanästhesie mit Adrenalin bevorzugt. Dies erleichtert die Übersicht beim Operieren erheblich. Andererseits kommt es gelegentlich im Rahmen der reaktiven Hyperämie zu Nachblutungen, wenn die Adrenalinwirkung nachläßt. Die lokale Applikation adrenalinhaltiger Tupfer oder Tamponaden (mit unverdünnter Stammlösung) ist obsolet, da durch Resorption die Grenzdosis leicht überschritten wird. Bei Beachtung der Maximalkonzentration kann intraoperativ als zusätzliches Blutstillungsmittel gezielt ein entsprechendes Lokalanästhetikum mit Vasokonstringens injiziert werden.

Durch lokale Kompression, z. B. mit einem Tupfer für 5–10 Minuten, kommen praktisch alle „kapillären", sogenannten „parenchymatösen" Blutungen zum Stillstand. Eine sichere Möglichkeit zur Stillung kleiner Gefäßblutungen im Rahmen der enoralen Operationen bietet die *elektrische Koagulation*. Am schonendsten kann mit einer bipolaren Pinzette koaguliert werden, da die Diathermiewirkung streng auf den Bezirk zwischen den Elektroden begrenzt bleibt. Daher kann mit ihr auch in unmittelbarer Nachbarschaft von Nerven koaguliert werden. Bei den üblichen unipolaren Diathermiegeräten muß darauf geachtet werden, daß die spannungsführende Elektrode, z. B. die chirurgische Pinzette, nicht mit Nachbargewebe (Wundrand, Zunge, Mundwinkel) in Berührung kommt. Dies kann bei in der Tiefe der Mundhöhle auftretenden Blutungen, z. B. im Rahmen einer Weisheitszahnentfernung, schwierig sein.

Bei stärkeren, spritzenden Blutungen, die bei enoralen Operationen meist vermieden werden können, bietet die chirurgische *Unterbindung* oder *Gefäßligatur* mit einem resorbierbaren Faden (z. B. Catgut, Vicryl® oder Dexon®) größere Sicherheit. Nach zunächst *lokaler Kompression* mit Tupfern oder Gaze wird die Blutungsquelle lokalisiert, mit möglichst wenig umgebendem Gewebe in einer scharfen Klemme gefaßt und nach Evertieren der Klemmenspitze unterbunden (Abb. 14 a). Müssen breitere Gewebepartien zur Blutstillung gefaßt werden, ist zur Sicherung der Ligatur eine kreuzweise *Umstechung* und Ligatur der Gewebepartie erforderlich (Abb. 14 b). Im Knochen kann eine stärkere Blutung am besten durch lokale *Bolzung* oder sparsames Einpressen von Knochenwachs gestillt werden.

Die *Blutgerinnung fördernde, lokale Präparate* (Kollagen, Zellulose, Thrombin, Fibrinschwamm) sind meist unnötig. Fibrinkleber mit Kollagen sind prophylaktisch nur bei systemischen Störungen

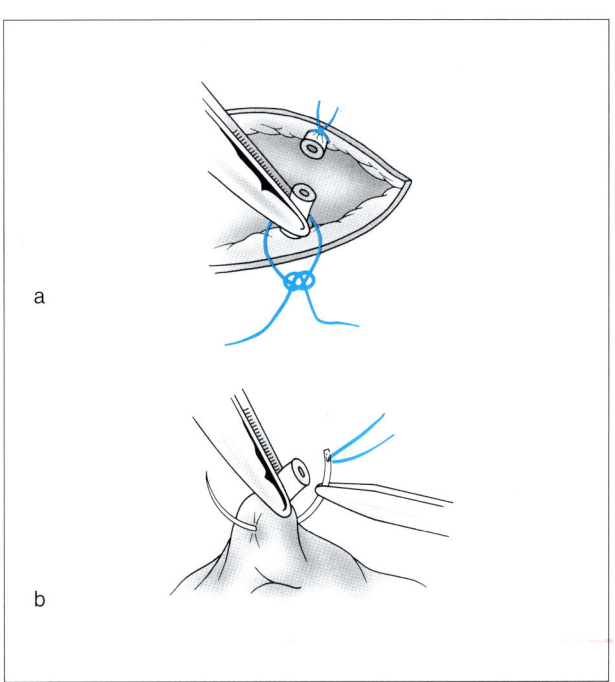

Abb. 14 a und b Schematische Darstellung einer Gefäßligatur (a) und Umstechung (b) zur Blutstillung.

der Blutgerinnung notwendig. Bei persistierender Sickerblutung als Nachblutungskomplikation kann die Einbringung einer *resorbierbaren Tamponade* mit zusätzlicher Übernähung angewandt werden. Die Wundkompression erfolgt temporär durch einen entsprechenden Aufbißtupfer oder längerfristig durch individuell hergestellte „*Bluterschienen*". Diese lassen sich mit Hilfe von Tiefziehfolien auch in der akuten Nachblutungssituation relativ rasch herstellen. Vorübergehend kann durch einen Quetschbiß aus hochviskösem Abdruckmaterial (Silikon) mit Fibrinschaum oder Kollagenvlies eine gleichmäßige lokale Kompression erfolgen.

Wundversorgung

Nach der eigentlichen Operation erfolgt im Anschluß an die Wundsäuberung (Spülung, Wasserstoffperoxid), Abtragung scharfer Knochenkanten (mit einer Kugelfräse, Knochenzange nach Luer) und Blutstillung die abschließende Wundversorgung. Dabei lassen sich drei verschiedene Prinzipien unterscheiden:

– offene Nachbehandlung
  Aufbißtupfer (stabiles Koagel)
  Tamponade
– halboffene Nachbehandlung
  Drainage

– geschlossene Nachbehandlung
  Defektfüllung
  primärer Wundverschluß

Es muß zwischen einer primär offenen oder primär geschlossenen Wundversorgung unterschieden werden. Obwohl praktisch alle enoralen Operationswunden durch den nicht vermeidbaren Kontakt mit keimbeladenem Speichel als kontaminiert angesehen werden müssen, kann dennoch durch dichten Wundverschluß meist eine primäre Wundheilung erreicht werden. Nach einfachen Zahnextraktionen genügt bei stabilem Blutkoagel die einfache bidigitale Adaptierung der Wundränder (manuelle Kompression der Alveolen) mit kurzfristiger Applikation von Aufbißtupfern (15 – 30 Minuten).

Offene Wundversorgung

Eine *Tamponade* wird zur Blutstillung oder zur Ausfüllung von Knochenhöhlen eingesetzt, die über freie Granulation ausheilen sollen. Die bewußte Aufrechterhaltung eines Zystendefektes erfolgt als präprothetische Maßnahme. Auch die nicht vollständige Entfernung eines Zystenbalges kann eine Tamponade erfordern. Ein in die Zyste geschlagener Mukoperiostlappen kann durch die Tamponade auf der Knochenunterlage fixiert werden. Vaselinisierte Gazestreifen lassen sich dabei am leichtesten den verschiedensten Defekten anpassen und werden oft mit einer Lokalantibiotika enthaltenden Salbe bestrichen. Die Salben verhindern das Verkleben der Tamponaden und eine allzu rasche Durchtränkung mit Speichel bzw. Nahrung. Die erste Tamponade sollte eine Woche bis zehn Tage für eine möglichst ungestörte Heilung belassen werden. Der wesentliche Nachteil der Tamponaden ist die lange Nachbehandlungsphase bis zur völligen Epithelisierung des Defektes, während entzündliche Probleme im Gegensatz zur geschlossenen Wundversorgung kaum auftreten.

Drainage

Primär infizierte Wundgebiete, z. B. nach Abszeßinzisionen, werden durch Streifeneinlage oder Gummilasche drainiert. Durch eine sekundäre Drainage bei Zeichen der Infektion nach primärem Wundverschluß können eine entzündliche Exazerbation verhindert und eine Abheilung erreicht werden. Voraussetzung dafür ist jedoch eine sorgfältige postoperative Nachkontrolle. Schwierig ist die Entscheidung, ob drainiert werden soll bei starker postoperativer Schwellung und fraglich entzündetem Operationsgebiet (z. B. Zustand nach Dentitio difficilis) oder nach der Versorgung größerer Knochendefekte.

Eine Streifeneinlage erfolgt locker als Drainage infizierter Wunden oder zum unmittelbaren postoperativen Sekretabfluß (für 24 – 48 Stunden). Bei Abszeßinzisionen werden am besten zunächst Gummidrainagen (Kofferdam-Laschen oder kleine Silikon-Röhrchen) durch Annaht am Wundrand fixiert. Beim späteren Wechsel werden gefettete oder mit Chlorphenol-Kampfer-Menthol bzw. ED88® getränkte 1-cm-Gazestreifen eingelegt, die auch ohne Annaht relativ sicher in der Wunde verbleiben. Dabei ist eine lockere Lage im Wundgebiet für eine optimale Dochtwirkung und Drainageleistung notwendig. Ein Wechsel der Drainage erfolgt in Abhängigkeit vom Wundödem und Schmerz meist alle 48 Stunden mit Tamponadestopfern nach LUNIATSCHEK.

Wundverschluß

Nahtmaterialien. Als Nahtmaterialien werden Fäden aus synthetischen Materialien (Polyester, Polyamide) und Naturprodukten (Seide, Catgut) in monofilen und polyfilen Modifikationen angeboten. Neben der weichen, polyfilen Seide haben beschichtete (pseudomonofile) Kunststofffäden klinisch eine breitere Verwendung als *nicht resorbierbare* Materialien gefunden. Der sichere Knotensitz und die geschmeidige Konsistenz haben zur breiten Anwendung der Seide in den Stärken 2 – 0 (metric 3, 0,30 – 0,34 mm) bzw. 3 – 0 (metric 2, 0,20 – 0,24 mm) beigetragen.

Als *resorbierbare* Materialien finden neben Catgut (teilweise siliconiert oder chromiert) auch die absorbierbaren Kunststoffe Polylactid und Polyglactin bei enoralen Operationen Anwendung. In tierexperimentellen Untersuchungen konnte die größere Knotenfestigkeit und günstigere Gewebereaktion (Abb. 15) der synthetischen Fäden gegenüber Catgut gezeigt werden. Die lange Verweildauer der synthetischen Fäden wirkt sich durch die Fibrin- und Speiserestbeladung im Mund ungünstig aus.

Nadelformen. Als Nadelform haben sich im Bereich der Mundhöhle unterschiedlich stark *gebogene Nadeln* durchgesetzt. Dabei muß der Krümmungsradius der Nadel kleiner sein als die Krümmung des darunterliegenden Knochens. Als Universal-Nadelform hat sich die SH oder SH1 mit Halbkreis-Rund-

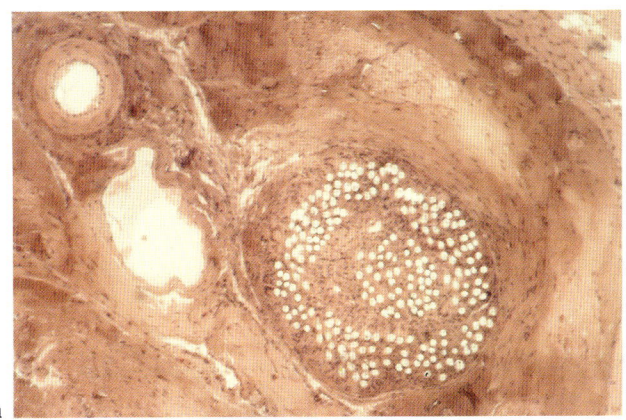
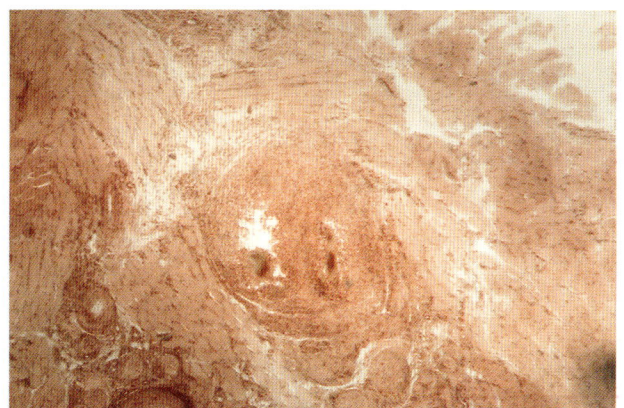

Abb. 15 a und b Gewebereaktion auf Vicryl (a) und Catgut (b) nach 21 Tagen in der Zunge der Ratte.

körper bewährt. Im derben Palatinalbereich jedoch bieten dreieckig scharfe Nadeln Vorteile. *Gerade Nadeln* werden in der Parodontalchirurgie häufiger angewandt.

Die Nadeln werden mit *Federöhr zum Einfädeln* bereitgehalten oder liegen fertig als *Nadel-Faden-Kombination* vor. Die atraumatischen Nadel-Faden-Kombinationen ermöglichen eine geringere Traumatisierung der Gewebe und haben bei geringer Operationsfrequenz hygienische und organisatorische Vorteile (kein Einfädeln). Der 3–4fach höhere Preis wird jedoch nicht für alle Anwendungen akzeptiert und erscheint bei Schleimhautnähten auch nicht unbedingt erforderlich. Trockenpackungen mit drei oder sechs einzufädelnden Fäden haben sich bewährt. Eine Bereitstellung von Abschneidefäden aus entsprechenden Vorratsflaschen erscheint in der zahnärztlichen Praxis nicht zeitgemäß und hygienisch bedenklich.

Nahttechnik. Der Nadelhalter faßt die Nadel am Übergang vom mittleren zum hinteren Drittel, ohne das Federöhr zu tangieren. Die Nadelspitze wird senkrecht in den mit der chirurgischen Pinzette gehaltenen Wundrand (im Abstand von 2–3 mm) eingestochen und durch ihn hindurchgeführt. Dabei muß der Nadelhalter in einem Kreisbogen bewegt werden (Abb. 16), der dem Krümmungsradius der verwendeten Nadelform entspricht, da die Nadel sonst zerbricht oder das Gewebe ausreißt. Daher empfiehlt es sich, in der oft schwer zugänglichen Mundhöhle beide Wundränder getrennt anzupacken und sie einzeln mit der Nadel zu durchstechen. Die Nadel wird dabei zunächst im beweglichen, dann im unbeweglichen Wundrand eingestochen. Im Mund ist aufgrund der Aspirationsgefahr die Sicherung der durchgeführten Nadel unerläßlich. Sie muß daher nach dem Durchführen durch das Gewebe vorübergehend mit der Pinzette gefaßt werden, während der Nadelhalter umgesetzt wird.

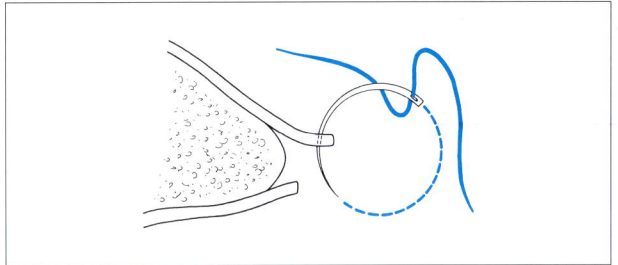

Abb. 16 Kreisbogen der Nadelführung zur Vermeidung von Nadelfrakturen bzw. Gewebezerreißungen.

Nahtform. Als Nahtform wird meist die *Einzelknopfnaht* im Abstand von 3–5 mm durchgeführt. Die *fortlaufende Naht* hat sich bei den relativ kleinen, nicht geradlinigen Wunden nicht bewährt. Lediglich in zahnlosen Kieferabschnitten mit oft geradlinigeren Wunden wird die fortlaufende Naht empfohlen [54], da sie geringere mechanische Reize verursacht. Der Vorteil der Einzelknopfnaht besteht jedoch in der Möglichkeit der Teilentfernung von Nähten zur kurzfristigen Drainageeinlage bei sich abzeichnenden Komplikationen. Enoral werden die Schleimhaut und das Periost gleichzeitig durchstochen und mit möglichst leicht evertierten Wundrändern verknüpft. Ein schichtweiser Wundverschluß mit tiefen resorbierbaren Nähten ist enoral selten erforderlich. Lediglich bei der Deckung einer Mund-Antrum-Verbindung kann eine tiefe Periostnaht sinnvoll sein, die bei vorzeitigem Verlust der Schleimhäute ein Fistelrezidiv verhindern kann. Zeigen die Wundränder die Tendenz, sich einzustülpen, dann sollten aufstellende vertikale oder flächig adaptierende horizontale *Rückstichnähte (Matratzennähte)* gelegt werden (Abb. 17). Das Ziel des Wundverschlusses ist eine möglichst exakte Adap-

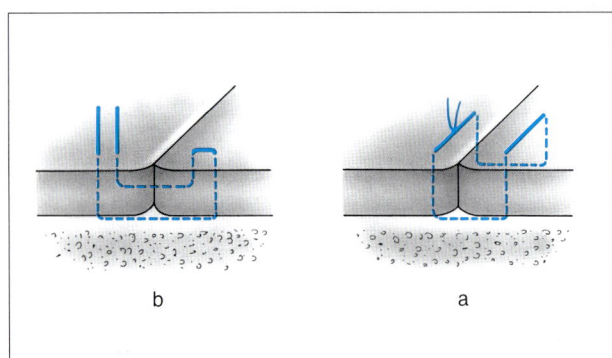

Abb. 17 a und b　Horizontale und vertikale Rückstichnähte zur Verbesserung der Wundrand-Adaptierung bei besonderen Nahtsituationen.

tierung der Wundkanten, so daß Epithel nicht flächig auf Epithel zu liegen kommt.

Knüpftechnik. Die Knoten können *instrumentell* oder *manuell* gelegt werden. Während die atraumatischen Faden-Nadel-Kombinationen nicht zuletzt wegen der Materialersparnis instrumentell geknotet werden, sind für die sehr genau zu plazierenden manuellen Knoten mit exakter Fadenführung Einzelfäden üblich. Bei guter Übung bietet sich die manuelle Knüpftechnik gerade für enorale Eingriffe an, da durch differenzierte Fadenführungen eine zusätzliche Wundrand-Adaptierung und Knotenpositionierung erfolgen kann. Bei weniger geübten Operateuren ist die etwas einfachere instrumentelle Technik mit materialsparenden Faden-Nadel-Kombinationen vorteilhaft. Zudem bietet diese Methode auch eine Sicherung der Nadel gegenüber Verschlucken und Aspiration im distalen Mundbereich.

Die Knüpftechnik läßt sich kaum durch eine Beschreibung lernen [3, 14, 31], sondern bedarf praktischer Übung am Phantom und später am Patienten. Dabei bestehen alle Knotenformen aus einem ersten, die Wundränder adaptierenden, einfachen Knoten (Grundknoten) und einem zweiten, fixierenden, meist entgegengesetzt geknoteten Belegknoten.

Gewebekleber bringen im Bereich der Mundhöhle zum Wundverschluß gegenüber der Naht keine Vorteile und haben sich nicht durchgesetzt.

Verbandplatten und Wundverband. *Zahnfleischverbände* aus Zinkoxid-Eugenol-Paste oder auf Kunstharzbasis (Peripac®, Nobotec®, Coe-pak®) finden fast ausschließlich im Rahmen der parodontalen Chirurgie Anwendung. Zur besseren Fixierung können Drahtligaturen an den Zähnen angebracht werden.

Verbandplatten haben sich vor allem bei der Nachblutungsprophylaxe bewährt. Dies gilt besonders für die palatinale Platte nach Osteotomie eines oberen Eckzahnes. Dabei werden heute meist im Tiefziehverfahren angefertigte Platten unmittelbar postoperativ eingegliedert oder gegebenenfalls mit Drahtligaturen im Bereich der Prämolaren einige Tage einligiert. Ein direkt im Mund hergestellter Draht-Gaze-Kunststoff-Verband wird nur als Notfallverband angewandt. Gelegentlich ist eine Langzeitfixierung der Verbandplatten gewünscht, z. B. bei alloplastischen Alveolarkammaufbauten oder Frakturen. Im Unterkiefer muß dann bei zahnlosen Patienten zur Fixierung ein circumferential wiring oder eine Schraubenfixierung durchgeführt werden, die im Oberkiefer mit zwei Minischrauben palatinal einfach gelingt.

Nachbehandlung

Die wichtigste Nachsorge nach Operationen ist die Aufklärung des Patienten bzw. der Angehörigen über die postoperativen Verhaltensmaßregeln und die üblichen Wundfolgen bzw. auch Komplikationsmöglichkeiten. Da die Informationen in der perioperativen Streßsituation oft nicht registriert oder verarbeitet werden, empfiehlt es sich, einen entsprechenden Handzettel mit den wichtigsten Informationen dem Patienten mit nach Hause zu geben. Er muß folgende Hinweise enthalten:

– Nahrung
– Kaffee- und Nikotinverbot
– physikalische Maßnahmen
– Medikamenteneinnahme
– Verhalten bei Nachblutungen
– Verkehrstüchtigkeit

Nahrung

Die allgemeinchirurgische Forderung nach Ruhigstellung einer Wunde gilt auch für die orale Chirurgie, obwohl dies praktisch nicht vollständig realisiert werden kann (Nahrungsaufnahme bzw. Schluckakt, Sprechen). Während stationär bei ausgedehnten enoralen Wunden die Nahrung vorübergehend über nasogastrale Sonden appliziert wird [9], kann bei ambulanten Eingriffen nur eine Empfehlung zu flüssig-breiiger Kost nach einer vorübergehenden Nahrungskarenz (Dauer der Anästhesie) erfolgen. *Kaffee* und *Tee* sollen zunächst gemieden und eine *Nikotinkarenz* für mindestens 3 – 4 Tage eingehalten werden.

Mund- bzw. Wundpflege

Während der ersten beiden Tage sollte jedes Spülen möglichst unterbleiben, um ein Verkleben der Wundränder oder die Stabilisierung der Koagel in den Alveolen zu ermöglichen. Mundspülungen erscheinen etwa vom dritten Tag ab zur Wundreinigung sinnvoll. Statt desinfizierender Lösungen (z. B. Hexetidin) genügt in den meisten Fällen eine Spülung mit Kamillelösung, die sehr einfach durch Teeaufgüsse hergestellt werden kann. Mundduschen und Wasserstrahlgeräte sollten bis zur Nahtentfernung nicht angewandt werden. Die Nahtentfernung erfolgt meist nach 8–10 Tagen. Die gezielte Wundsäuberung mit Wasserstoffperoxid oder die Pinselung mit 0,5%iger Gentianaviolett-Lösung sind im allgemeinen hilfreich. Für die Patienten wichtig ist auch der Hinweis, daß herausnehmbare Platten nach jeder Mahlzeit außerhalb des Mundes gereinigt und sofort wieder eingegliedert werden müssen.

Schwellungsprophylaxe

Die Aufklärung über die übliche Schwellung nach enoralen Operationen ist zur Beruhigung der Patienten dringend notwendig. Das traumatische Ödem erreicht zwischen 24 und 48 Stunden nach dem Eingriff seinen Höhepunkt. Daher sind die Patienten in Abhängigkeit von der Größe des Eingriffes etwa für drei Tage nach zahnärztlich-chirurgischen Eingriffen ruhebedürftig und können während dieser Zeit arbeitsunfähig sein.

Als Schwellungsprophylaxe hat sich die Anwendung *feuchter Kälte* in Kombination mit einem gleichzeitig analgetisch wirksamen Antiphlogistikum bewährt. Wärmeanwendungen erscheinen in der ersten Woche kontraindiziert. Behandlungen mit Rotlicht, Jod-Iontophorese, Kurz- und Mikrowellen sind ab der zweiten Woche möglich. Die Notwendigkeit bzw. der Wert dieser Maßnahme zur Unterstützung der postoperativen Wundheilung erscheint sehr fraglich. Auch wenn eine medikamentöse Schwellungsprophylaxe in beschränktem Ausmaß möglich ist [65], genügen meist die beschriebenen physikalischen Maßnahmen. Die begleitende Medikation dient vor allem der Beseitigung postoperativer Schmerzen, die durch einfache periphere Analgetika ausreichend kupiert werden können.

Allgemeine Nachsorge

Eine oft nicht genügend bedachte Voraussetzung für ambulante enorale Operationen ist die Sicherung einer ausreichenden Nachsorge. Neben den lokalen Operationsfolgen (Blutung, Schwellung, Infektion und Schmerz) müssen auch die Auswirkungen der Operation auf den Gesamtorganismus durch Anästhesie und Streß berücksichtigt werden.

Bei größeren operativen Eingriffen ist ein Ruheraum zur postoperativen Kontrolle für ca. 30 Minuten erforderlich. Während bei den Aufklärungsgesprächen häufig über die eingeschränkte postoperative Verkehrstüchtigkeit gesprochen wird, unterbleibt die Klärung der häuslichen postoperativen Betreuung. Gerade bei alleinstehenden oder älteren Patienten muß bei zusätzlichen Risikofaktoren eine Betreuung abgesichert werden. Gelegentlich kann aus diesem Grund eine stationäre Nachsorge erforderlich werden.

Lokale Nachsorge

Die postoperative Wundkontrolle sollte nicht zuletzt zur Beruhigung des Patienten abgesichert sein. Daher verbieten sich größere Eingriffe vor dem Wochenende, wenn nicht entsprechende Kontrollen möglich sind. Eine Telefonnummer zur raschen Information bietet dem Patienten zusätzliche Beruhigung und wird wesentlich seltener in Anspruch genommen als zu befürchten ist. Allgemeine Notdienstregelungen können infolge fehlender lokaler Wundkenntnis lediglich für Routineeingriffe, jedoch nicht für besondere Wundsituationen ausreichende Absicherung und Nachsorge bieten.

Die wesentliche Funktion der postoperativen Wundkontrolle besteht in der rechtzeitigen Erkennung und Therapie möglicher Komplikationen, so daß die Frequenz notwendiger Kontrollen wesentlich von der Art des operativen Eingriffes abhängig ist.

Während bei einer einfachen Extraktion eine Kontrolle nur bei Problemen bzw. nach Abschluß der Wundheilung ratsam ist, erscheint bei den sonstigen Eingriffen eine kurzfristige Kontrolle innerhalb der ersten drei Tage (meist nach 24/48 Stunden) und zur Fädenentfernung nach 7–10 Tagen erforderlich. Bei Knochendefekten wie etwa nach Zystektomien sind auch langfristige Kontrollen nach sechs Monaten anzuraten.

Komplikationen

Komplikationen bei enoralen Operationen bestehen, abgesehen von den Zwischenfällen im Rahmen der Lokalanästhesie und der Operation selbst (s. S. 20f.), im wesentlichen in *lokalen Blutungen und Infektionen* (Tab. 4). Die speziellen lokalen Komplikationsmöglichkeiten werden bei den einzelnen Maßnahmen besprochen (Zahnextraktion, Wurzelspitzenresektion, Zystenbehandlung etc.).

Unmittelbar *postoperative Blutungen* stehen meist durch Aufbiß auf einen Gazetupfer spätestens nach 15–30 Minuten. Die Patienten müssen über mögliche Blutbeimengungen im Speichel ohne Krankheitswert aufgeklärt werden. Im Gegensatz zu diesen harmlosen Beimengungen sollte bei hellrotem Blutaustritt eine ärztliche Kontrolle erfolgen. Dieser tritt häufig beim Nachlassen der Anästhesie auf (sogenannte *Frühblutung*). Nachblutungen im Rahmen der reaktiven Hyperämie sollten nach nochmaligem Aufbiß, z. B. auf ein sauberes Stofftaschentuch, sistieren. Oft sind Nachblutungen aus den bedeckenden Weichteilen auch die Ursache von erheblichen Wangenschwellungen, die sich sekundär leicht infizieren oder als Mundbodenhämatome auch periphere Atemwegsverlegungen verursachen können. Neben diesen perioperativen Blutungen treten gelegentlich verzögert nach 7–8 Tagen *Spätblutungen* nach infektiösem Zerfall des Koagulums auf. Diese Nachblutungen bedürfen in aller Regel der zahnärztlichen Hilfe.

Ein *postoperativer Wundschmerz* ist immer Folge der Reizung örtlicher sensibler Nervenfasern und tritt nach allen Eingriffen in subjektiv unterschiedlich empfundener Intensität auf.

Die Zunahme des Wundschmerzes, vor allem nach einem schmerzfreien Intervall, ist ein wichtiger Hinweis auf eine beginnende Wundinfektion. Eine zunehmende Schwellung, besonders nach dem zweiten postoperativen Tag, bei pochendem Wundschmerz deutet in Kombination mit Temperaturerhöhungen ebenfalls auf eine Infektion hin.

Tabelle 4   Wundfolgen der enoralen Operationen.

Blutung, Hämatome
Schwellungen, Ödeme
Infektionen (Infiltrat, Abszeß, Phlegmone)
Schmerzen

Erste therapeutische Hilfen sind die Entfernung der Nähte und die Sicherung des Sekretabflusses durch Streifendrainage. Durch eine lokale Spülbehandlung, z. B. mit Rivanol® (0,01 %), Wasserstoffperoxid-Lösung (3 %) oder PVP-Jod-Lösung (z. B. Betaisodona® oder Braunosan®), kann die Wunde gereinigt werden. Eine begleitende antibiotische Therapie ist nur bei Ausbreitungstendenz oder Hinweisen auf eine Allgemeinsymptomatik erforderlich. Antibiotika sollten jedoch nicht wie Analgetika aufgrund von Schmerzen rezeptiert werden [33], sondern lediglich bei deutlichen lokalen oder allgemeinen Infektionszeichen (Temperaturerhöhung, reduzierter Allgemeinzustand, Tachykardie, zunehmende Lymphadenitis etc.) zur Anwendung kommen.

Heilung und Regeneration

Bereits nach 24–48 Stunden sind unter störungsfreien Bedingungen gut durch Naht adaptierte Wundränder epithelisiert. Dennoch werden die Fäden allgemein bis zur ausreichenden mechanischen Stabilität 5–10 Tage – im Mittel 7 Tage – belassen.

Wunden, die nicht mit Mukosa abgedeckt werden konnten, benötigen in Abhängigkeit von ihrer Fläche eine längere Zeit zum Epithelisieren. Während dies auf einer Knochenunterlage meist ohne narbige Schrumpfung geschieht, muß bei Weichteildefekten eine erhebliche narbige Schrumpfung und damit eine Funktionseinschränkung erwartet werden. Die ungestörte Epithelisierung einer normal per secundam heilenden Zahnextraktionswunde benötigt meist 8–10 Tage [30].

Knöcherne Hohlräume werden bei stabilem randständigen Koagulum relativ rasch vom Rand her durch Granulationsgewebe und nachfolgende Ossifikation reorganisiert. Mechanisch, thermisch oder chemisch geschädigte Gewebeanteile müssen zunächst resorbiert werden und verzögern die Heilung. Umschriebene Knochenumbauvorgänge sind jedoch erforderlich, weil dabei Proteine freigesetzt werden, die die Umwandlung der Mesenchymzellen in Osteoblasten induzieren. Die Umstrukturierung des jungen Faserknochens zu reifem lamellären Knochen erfolgt unter funktionellen Reizen in den nachfolgenden Monaten. Röntgenkontrollen nach drei und sechs Monaten sind bei Knochendefekten sinnvoll.

Grenzen der ambulanten Operation

Nach sorgfältiger Anamnese, Befunderhebung und Diagnose muß bei der Festlegung der chirurgischen Therapie die Indikation zum ambulanten Eingriff in der zahnärztlichen Praxis geprüft werden. Die Entscheidung über die ambulante Durchführbarkeit der Operation in der zahnärztlichen Praxis ist dabei im wesentlichen von vier Faktoren abhängig:

- Art und Umfang des Eingriffes
- Erfahrung des Operateurs
  (Therapie von Komplikationen)
- räumliche, personelle und instrumentelle Voraussetzungen
- Belastbarkeit des Patienten, Risikofaktoren

Art und Umfang des Eingriffes als Kriterium für die Durchführbarkeit in der zahnärztlichen Praxis werden vor allem durch die Möglichkeiten und Grenzen der Lokalanästhesie und die Beherrschung möglicher Komplikationen begrenzt.

Enorale Operationen sollten ohne besondere Ausbildung und Ausstattung nur bei den Risikopatienten der Gruppe I und II durchgeführt werden (Tab. 5). Dabei bestehen durchaus große Unterschiede im Indikationsspielraum, der letztlich durch die Erfahrung des Operateurs und die räumlichen, personellen und instrumentellen Voraussetzungen der Praxis bestimmt wird. Durch Analgosedierung und Stand by gemeinsam mit einem Arzt für Anästhesie [16, 38, 46] kann bei entsprechender Notfallausrüstung und Ausbildung das ambulant durchführbare Spektrum der Operationen erheblich ausgeweitet werden. Auch Intubationsnarkosen können durchaus ambulant durchgeführt werden [26], wenn die räumlichen, personellen (zweiter Arzt: Anästhesist) bzw. apparativen Voraussetzungen (Narkose-

gerät, EKG-Monitor, Intubationsbesteck) und die entsprechende operative Erfahrung (auch in der Therapie möglicher Komplikationen) vorhanden sind.

Zu erwartende postoperative (z. B. Atemwegsprobleme durch Mundbodenödeme oder Zungenschwellung) oder intraoperative Komplikationen (hoher Blutverlust, mikrochirurgische Nervenkonstruktion) sollten bei besonderen anatomischen Situationen oder Risikopatienten eine selbstkritische Indikationsbeschränkung zum Schutz der Patienten bewirken.

Eine Vielzahl gelungener Operationen, auch bei Risikopatienten, kann eine Überschätzung der eigenen operativen und organisatorischen Voraussetzungen weder forensisch noch im Meinungsbild der Patienten rechtfertigen.

Tabelle 5   Einteilung der Risikopatienten.

ASA-Risikogruppe	Kriterien
I	*gesunder* Patient
II	Patient mit *leichter System-erkrankung*, die jedoch seine Aktivität nicht beeinflußt
III	Patient mit *schwerer System-erkrankung*, die auch die normale Aktivität beeinflußt
IV	Patient mit *extremer System-erkrankung*, die unter Umständen lebensbedrohlich ist

Literatur

[1] Aderhold, L., Knothe, H., Frenkel, G.: Die Beteiligung anaerober Bakterien an dentogenen pyogenen Infektionen. Dtsch. Z. Mund-Kiefer-GesichtsChir. 4 (1980), 179.

[2] Aderhold, L., Frenkel, G.: Zweckmäßige Diagnostik und Therapie von Notfällen in der zahnärztlichen Praxis. Hess. Zahnarzt 10 (1983), 535.

[3] Andrä, A., Bethmann, W., Hartmann, N., Naumann, G., Schönberger, A., Schumacher, G.-H.: Grundlagen der Kieferchirurgie. VEB, Berlin 1973.

[4] Banger, E.: Ein Anamnesebogen wird vorgestellt. Die Zahnarzt-Woche 49 (1987), 4.

[5] Bethmann, W.: Operationskurs für Stomatologen. Barth, Leipzig 1967.

[6] Bethmann, W.: Die Wunde in der Mundhöhle. In: Andrä, A. et. al. (Hrsg.): Grundlagen der Kieferchirurgie, S. 127. Verlag Volk und Gesundheit, Berlin 1973.

[7] Bolz, U., Kalweit, K.: Vergleichende Untersuchungen zur Wärmeentwicklung mit innengekühlten und konventionellen Knochenbohrern und -fräsen. Dtsch. zahnärztl. Z. 31 (1976), 959.

[8] Dolensky, P.: Dokumentation von Anamnese und Befund. Zahnärztl. Mitteil. 76 (1986), 2729.

[9] Domarus, H. v., Ziegner, E.: Die enterale Ernährung mit der nasogastralen Mikrosonde. Dtsch. Z. Mund-Kiefer-GesichtsChir. 8 (1984), 64.

[10] Domarus, H. v.: Möglichkeiten der Blutstillung. In: Ketterl, W. (Hrsg.): Dtsch. Zahnärztekalender 1987, S. 31. Hanser, München–Wien.

[11] Edinger, D., Heine, W. D., Mühling, J., Schröder, F., Will, Ch.: Pathohistologie der Wundrandvereinigung mit Fibrinkleber (eine tierexperimentelle Studie). Dtsch. Z. Mund-Kiefer-GesichtsChir. 4 (1980), 166.

[12] Eriksson, A. R., Albrektson, T.: Temperature threshold levels for heat-induced bone tissue injury. A vital-microscopic study in the rabbit. J. Prosthet. Dent. 50 (1983), 101.

[13] Freitag, V., Krüger, R.: Zur Therapie der Alveolitis sicca dolorosa. Dtsch. Z. Mund-Kiefer-GesichtsChir. 7 (1983), 368.

[14] Gabka, J., Harnisch, H.: Operationskurs für Zahnmediziner. Thieme, Stuttgart 1973.

[15] Gabka, J., Harnisch, H.: Komplikationen und Fehler bei der zahnärztlichen Behandlung. Thieme, Stuttgart 1974.

[16] Geiger, K., Lutz, H.: Zahnärztliche Chirurgie beim Risikopatienten. Dtsch. zahnärztl. Z. 41 (1986), 342.

[17] Grimm, G.: Wundlehre, Blutung und Blutstillung. In: Schwenzer, N., Grimm, G. (Hrsg.): Zahn-Mund-Kiefer-Heilkunde, Bd. 1: Allgemeine Chirurgie, Entzündungen und Röntgenologie, S. 1. Thieme, Stuttgart–New York 1981.

[18] Günther, H.: Zahnarzt, Recht und Risiko. Hanser, München–Wien 1982.

[19] Günther, H.: Dokumentationspflicht in Praxis und Klinik. Dtsch. zahnärztl. Z. 38 (1983), 1106.

[20] Härle, F.: Die Lage des Mandibularkanals im zahnlosen Kiefer. Dtsch. zahnärztl. Z. 32 (1977), 275.

[21] Hausamen, J.-E.: Zur Indikation der Mikronervchirurgie. Fortschr. Kiefer-GesichtsChir. 28 (1983), 163.

[22] d'Hoedt, B., Ney, Th., Möhlmann, H., Luckenbach, A.: Temperaturmessungen mit Hilfe der Infrarottechnik bei enossalen Fräsungen für dentale Implantate. Z. zahnärztl. Implantol. 3 (1987), 123.

[23] Herzog, M., Samek, M., Siranli, F.: Zur Indikation der zahnärztlich-chirurgischen Sanierung bei Strahlentherapie. Dtsch. zahnärztl. Z. 41 (1986), 449.

[24] Hostkotte, D., Rosin, H. (Kommission für Klinische Kardiologie der Dtsch. Gesellsch. f. Herz- u. Kreislaufforschung): Empfehlungen zur Prophylaxe bakterieller Endokarditiden. Z. Kardiol. 76 (1987), 451.

[25] Jakobs, W., Lipp, M., Daubländer, M.: Ambulante zahnärztliche-chirurgische Eingriffe bei Risikopatienten in kombinierter Lachgas-Analgesie-Lokalanästhesie. Dtsch. zahnärztl. Z. 41 (1986), 347.

[26] Jänicke, S., Tetsch, P., Dhom, G., Hernickel, E., Kleemann, P. P.: Behinderte als Risikopatienten bei der zahnärztlich-chirurgischen Sanierung in Intubationsnarkose. Dtsch. zahnärztl. Z. 41 (1986), 350.

[27] Khoury, F.: Möglichkeiten, Grenzen und Erfahrungen mit der Knochendeckelmethode bei Wurzelspitzenresektionen im Molarenbereich des Unterkiefers. Dtsch. zahnärztl. Z. 42 (1987), 258.

[28] Kirschner, H., Meyer, H.: Entwicklung einer Innenkühlung für chirurgische Bohrer. Dtsch. zahnärztl. Z. 30 (1975), 436.

[29] Kirschner, H., Bolz, U., Michel, G.: Thermometrische Untersuchungen mit innen- und ungekühlten Bohrern an Kieferknochen und Zähnen. Dtsch. zahnärztl. Z. 39 (1984), 30.

[30] Kirschner, H.: Atlas der chirurgischen Zahnerhaltung. Hanser, München–Wien 1987.

[31] Krüger, E.: Operationslehre für Zahnärzte. Quintessenz, Berlin 1986.

[32] Kleemann, P. P., Roth, K., Frey, R.: Zum Stand der Notfallmedizin in der zahnärztlichen Praxis. Analyse einer Umfrage. Dtsch. zahnärztl. Z. 37 (1982), 452.

[33] Knolle, G., Rechmann, P., Straßburg, M.: Die Antibiotikatherapie in der Zahnarztpraxis. Zahnärztl. Mitt. 77 (1987), 1537.

[34] Kramer, H.-H., Rosin, H.: Bakterielle Endokarditis im Kindes- und Jugendalter. Dtsch. Ärztebl. 84 (1987), 2299.

[35] Kubik, S.: Anatomische Grundlagen der Implantologie. Dent. Rev. 1 (1984), 11.

[36] Lentrodt, J., Bull, H. G.: Tierexperimentelle Untersuchungen zur Frage der Gewebeschädigung durch höchsttouriges Bohren und Fräsen im Knochen. Dtsch. zahnärztl. Z. 29 (1974), 230.

[37] Lindorf, H. H.: Knochendeckelverschluß nach oraler Kieferhöhleneröffnung. Dtsch. zahnärztl. Z. 32 (1977), 185.

[38] Lipp, M., Dick, W.: Indikationen, Möglichkeiten und Grenzen eines anästhesiologischen Stand by bei kieferchirurgischen Eingriffen. Dtsch. Z. Mund-Kiefer-GesichtsChir. 11 (1987), 438.

[39] Maeglin, B.: Allgemeine Grundlagen bei enoralen Operationen. In: Haunfelder, D., Hupfauf, L., Ketterl, W., Schmuth, G. (Hrsg.): Praxis der Zahnheilkunde, Bd. II/B2. Urban & Schwarzenberg, München 1975.

[40] Pape, H.-D., Hörster, W.: Zur Anwendung des „Set-Systems" in der zahnärztlichen Chirurgie. Dtsch. zahnärztl. Z. 29 (1974), 154.

[41] Raetzke, P., O'Leary, T. J., Miller, C. H.: Das Auftreten transitorischer Bakteriämien während parodontaler Lappenoperationen am Menschen. Dtsch. zahnärztl. Z. 36 (1981), 121.

[42] Rateitschak, K., Renggli, H. H., Mühlemann, H. R.: Parodontologie. Thieme, Stuttgart 1978.

[43] Rauer, W.: Die Aufklärungspflicht des chirurgisch tätigen Zahnarztes. Coll. med. dent. 29 (1985), 397.

[44] Rechmann, P., Seewald, M., Thomas, L., Horstkotte, D.: Untersuchungen zur Bakteriämie bei zahnärztlichen Eingriffen. Dtsch. zahnärztl. Z. 41 (1986), 996.

[45] Rehrmann, A.: Eine Methode zur Schließung von Kieferhöhlenperforationen. Dtsch. zahnärztl. Wschr. 39 (1936), 1136.

[46] Reich, R. H.: Anatomische Untersuchungen zum Verlauf des Canalis mandibularis. Dtsch. zahnärztl. Z. 35 (1980), 972.

[47] Rixecker, H., Kleemann, P. P., Tetsch, P.: Ambulante zahnärztliche-chirurgische Behandlung bei Problempatienten. Zahnärztl. Welt/Rdsch. 94 (1985), 900.

[48] Scheunemann, H.: Odontogene eitrige Infektionen: Diagnostik und Therapie. Dtsch. Ärztebl. 83 (1987), 3542.

[49] Schmelzle, R.: Schädigung und Rekonstruktion von Nerven im Zahn-, Mund- und Kieferbereich. In: Ketterl, W. (Hrsg.): Dtsch. Zahnärztekalender 1987, S. 15. Hanser, München–Wien 1987.

[50] Schmidseder, R., Just, H.: Gefährdung herzkranker Patienten durch Bakteriämie nach zahnärztlich-chirurgischen Eingriffen. Dtsch. zahnärztl. Z. 33 (1978), 796.

[51] Schmidseder, R., Nissen, G.: Spätergebnisse der primären Nervrekonstruktion im Kiefer- und Gesichtsbereich. Dtsch. Z. Mund-Kiefer-GesichtsChir. 3 (1979), 111.

[52] Schön, F.: Elektrochirurgie in der Zahnheilkunde. Quintessenz, Berlin 1969.

[53] Schüle, H., Körner, D.: Verkehrsmedizinische Probleme bei Risikopatienten. Dtsch. zahnärztl. Z. 41 (1986), 408.

[54] Schulte, W.: Parodontale Aspekte bei chirurgischen Eingriffen. Dtsch. zahnärztl. Z. 41 (1986), 892.

[55] Schulz, P.: Knochendeckelplastik als moderne Alternative zur Kieferhöhlenradikaloperation nach Caldwell und Luc. Coll. med. dent. 30 (1986), 617.

[56] Sonntag, H. G., Werner, H. P.: Minimalforderungen an die Hygiene in der zahnärztlichen Praxis. Zahnärztl. Mitt. 71 (1981), 406.

[57] Stiefelhagen, P.: Prophylaxe der bakteriellen Endocarditis bei zahnärztlichen Eingriffen. Zahnärztl. Mitt. 77 (1987), 1860.

[58] Stöckmann, W.: Hinweise zur Anatomie des Kieferapparates. In: Kirschner, H. (Hrsg.): Atlas der chirurgischen Zahnerhaltung, S. 13. Hanser, München–Wien 1987.

[59] Tetsch, P., Schneider, W.: Innengekühlte Bohrer und Fräsen in der zahnärztlichen Chirurgie. Vergleichende klinische Untersuchungen. Dtsch. Z. Mund-Kiefer-GesichtsChir. 1 (1977), 118.

[60] Tetsch, P., Wagner, W.: Die operative Weisheitszahnentfernung. Hanser, München–Wien 1982.

[61] Wagner, W., Scheunemann, H., Binger, Th.: Vergleich des Erregerspektrums und des Resistenzverhaltens bei odontogenen Infektionen und Wundinfektionen von 1972 und 1982. Dtsch. Z. Mund-Kiefer-Gesichts-Chir. 8 (1984), 450.

[62] Wagner, W., Kuffner, H. D., Hartmann, U.: Der bestrahlte Patient als Risikopatient bei zahnärztlich-chirurgischen Eingriffen. Dtsch. zahnärztl. Z. 41 (1986), 440.

[63] Wagner, W., Weuta, H., Tetsch, P., Förster, D.: Antibakterielle Konzentrationen in Serum und Geweben aus dem Zahn-Kieferbereich nach perioperativer Einnahme von Propicillin. Infection 11 (1983), 336.

[64] Wangerin, K., Hoffmeister, B., Randzio, G.: Zahnärztliche Chirurgie im bestrahlten Kiefer. Dtsch. zahnärztl. Z. 41 (1986), 444.

[65] Ziegler, A.: Medikamentöse Schwellungsbehandlung. Dtsch. zahnärztl. Z. 41 (1986), 412.

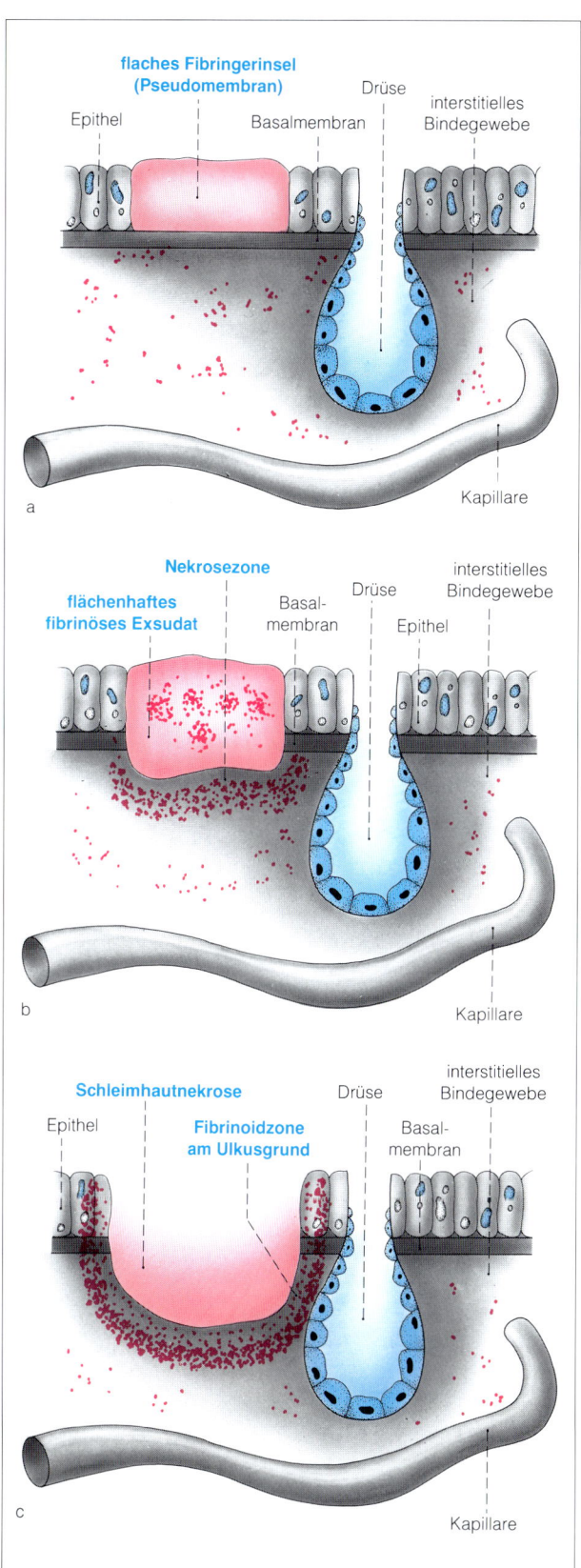

Abb. 7 Fibrinöse Entzündungsformen.
a) Pseudomembranös-kruppöse Form.
b) Pseudomembranös-nekrotisierende Form.
c) Ulzerierende Form.

Bei fibrinösen Entzündungen der Schleimhäute tritt neben der fibrinösen Exsudation häufig noch eine Nekrose auf. Man unterscheidet je nach dem Verhältnis von Fibrinexsudation und Nekrose zwischen pseudomembranös-kruppöser, pseudomembranös-nekrotisierender und pseudomembranös-ulzerierender Form.

Bei der *pseudomembranös-kruppösen Form* (s. Abb. 7a) wird der entstandene Epitheldefekt durch ein flächenhaftes Fibringerinnsel (Pseudomembran) abgedeckt. Die darunterliegende Submukosa bleibt meist intakt, so daß sich die Pseudomembran leicht ablösen läßt. Es bildet sich keine Nekrose. Die pseudomembranös-kruppöse Form der fibrinösen Entzündung heilt meist ohne Dauerschaden ab.

Bei der *pseudomembranös-nekrotisierenden Form* (s. Abb. 7b) verbindet sich ein flächenhaft ausgebreitetes fibrinöses Exsudat mit einer Nekrose der darunterliegenden Submukosa. Dadurch entsteht eine Membran (membranöse Entzündung). Da die Nekrose tief in die Submukosa hineinreicht, haftet die Membran auf ihrer Unterlage und ist nicht abstreifbar. Die Schleimhautdefekte heilen oft narbig ab. Diese Form der fibrinösen Entzündung kommt vor allem bei der Diphtherie und verschiedenen Darmentzündungen vor.

Bei der *ulzerierenden Form* (s. Abb. 7c) steht eine herdförmige Schleimhautnekrose im Vordergrund, nach deren Abstoßung ein kraterförmiger Schleimhautdefekt (Ulkus) zurückbleibt, der durch eine Fibrinexsudation abgedeckt wird. Die ulzerierende Entzündung geht daher häufig aus einer pseudomembranös-nekrotisierenden Entzündung hervor. Im Mund-Kiefer-Gesichtsbereich rufen vor allem ionisierende Strahlen (Strahlenulkus) und Druckschäden (Dekubitus) eine ulzerierende fibrinöse Entzündung hervor.

Eitrige (putride) Entzündung (Abb. 8)

Eine eitrige Entzündung liegt vor, wenn neutrophile Granulozyten mit Beimengung von Zelltrümmern (Detritus) im Exsudat vorherrschen. Eitrige Entzündungen werden fast ausschließlich durch pyogene Keime (z. B. Staphylokokken, Streptokokken u. a.) hervorgerufen. Staphylokokken bewirken einen rahmigen, Streptokokken einen dünnflüssigen Eiter. Die meisten odontogenen Infektionen sind putride Entzündungen.

Es werden folgende eitrige Entzündungsformen unterschieden: Mukopurulente Entzündung, Empyem, Phlegmone und Abszeß.

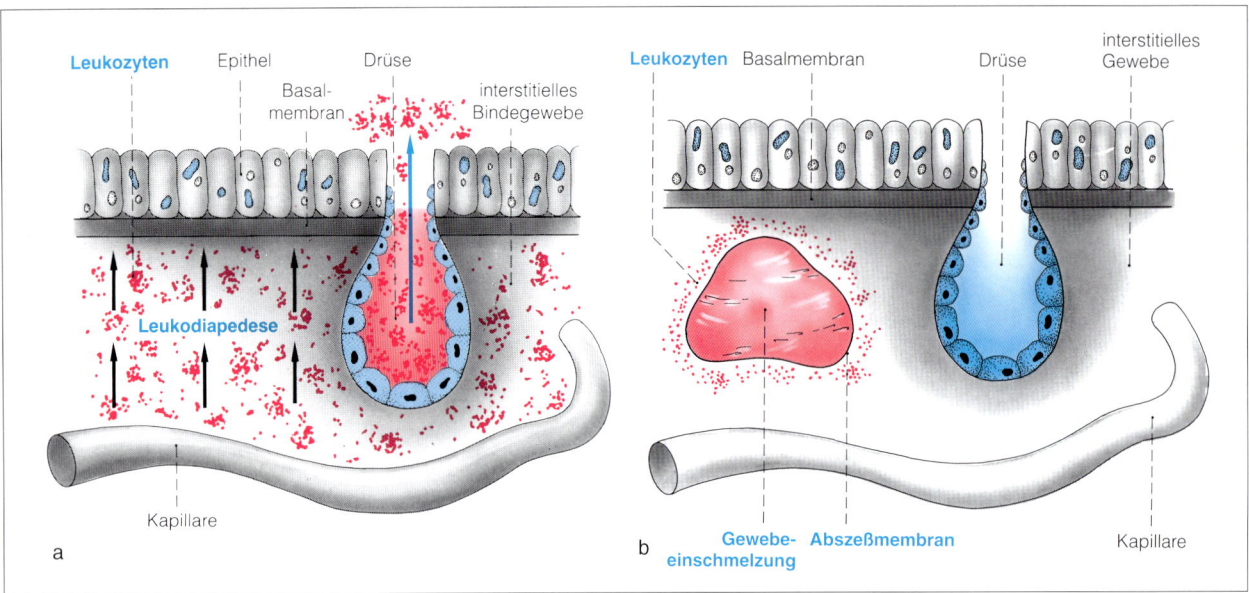

Abb. 8   Putride Entzündungsformen.
a) Mukopurulente Entzündung.
b) Abszedierende Entzündung.

Mukopurulente Entzündungen (s. Abb. 8a) treten an Schleimhautoberflächen auf (eitrige Rhinosinusitis). Das Exsudat besteht aus Schleim, Granulozyten und Zelldetritus. Durch den Entzündungsreiz wird die Schleimproduktion der betroffenen Drüsen stark gesteigert.

Empyeme sind Eiteransammlungen in vorgebildeten Körperhöhlen (Pleuraempyem, Kieferhöhlenempyem, Mittelohrempyem). Ein Empyem entsteht häufig beim Durchbruch einer eitrigen Entzündung in den angrenzenden Hohlraum (Kieferhöhlenempyem nach Durchbruch eines odontogenen Abszesses zur Kieferhöhle). Im Röntgenbild sind Empyeme an einem lageabhängigen Spiegel zu erkennen (s. Bd. 10/I).

Der *Abszeß* ist die häufigste Form einer eitrigen Entzündung im Mund-Kiefer-Gesichtsbereich (s. Abb. 8b). Es handelt sich dabei um eine Eiteransammlung in einem durch Gewebezerfall entstandenen Hohlraum. Voraussetzung für die Entstehung eines Abszesses ist eine schwere Störung der Mikrozirkulation. Sie wird oft durch direkte Einwirkung bakterieller Enzyme wie der Koagulase der Staphylokokken (vor allem Staph. aureus), aber auch anderer Erreger ausgelöst. Auf dem Boden von Mikrothrombosen entsteht eine von Granulozyten durchsetzte Nekrose. Die Granulozyten werden durch die von den Staphylokokken gebildeten Leukotaxine ins Entzündungsgebiet gelockt und lösen durch ihre proteolytischen Enzyme das nekrotische

Gewebe auf. Es entsteht so ein mit Eiter gefüllter Hohlraum im Gewebe, der von Granulozyten und Makrophagen gegen das umliegende Gewebe abgegrenzt wird.

Phlegmonen (Abb. 9) sind sich diffus ausbreitende Entzündungen, deren Exsudat vorwiegend aus Granulozyten und enzymatisch aufgespaltenen Serumanteilen besteht. Eine lokalisierte Gewebeeinschmelzung mit nennenswerter Eiterbildung findet nicht statt. Bei der Inzision entleert sich dünnflüssiges Sekret, nur vereinzelt finden sich kleine Einschmelzungen. Phlegmonen beruhen in der Regel auf einer Streptokokkeninfektion. Diese Erreger geben Hyaluronidase und Fibrinolysin ab und zerstören so die vom Körper zur Entzündungsbegrenzung gebildete Barriere aus Fibrinexsudat, Hyaluronate und Proteoglykane, die ein Ausbreitungshin-

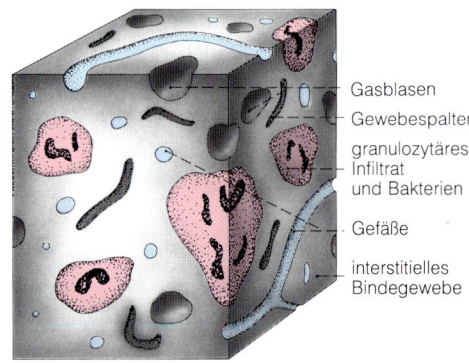

Abb. 9   Phlegmone.

dernis darstellt, so daß sich die Entzündung schrankenlos im Gewebe ausbreiten kann.

> Eine Phlegmone ist eine schrankenlose Ausbreitung eines Entzündungsprozesses im Gewebe, ohne Rücksicht auf vorgegebene anatomische Strukturen.

Phlegmonen des Mund-Kiefer-Gesichtsbereiches imponieren als großflächige, von Beginn der Erkrankung an derbe bis brettharte Schwellungen, die sich rasch bis ins Mediastinum und zur Schädelbasis ausbreiten. Bei der Inzision entleert sich ein trübes, fötides Exsudat mit geringer Eiterabsonderung (Mikroabszesse, s. S. 150f.; Beitrag MACHTENS, Abb. 38).

Beim *Erysipel (Wundrose)* (Abb. 10), das meist durch β-hämolysierende Streptokokken verursacht wird, bleiben derartige phlegmonöse Entzündungen auf die Subkutis begrenzt. Als Eintrittsstelle der Erreger kommen kleine Bagatellverletzungen in Betracht, oft ist eine Eintrittsstelle nicht nachweisbar. Prädisponierende Faktoren sind:

– Diabetes
– Immunsuppression
– Chemotherapie
– Alkoholabusus [56, 98, 115].

Die Haut ist flächenhaft gerötet, geschwollen, derb und warm. Histologisch spielt sich diese phlegmonöse Entzündung im Korium und in der Subkutis ab. Das Bindegewebe enthält ein streptokokken-

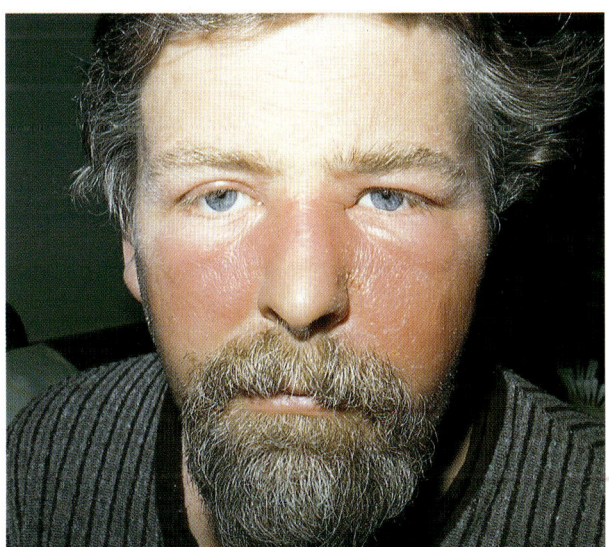

Abb. 10 Erysipel des Gesichts (Sammlung Prof. Dr. Dr. E. MACHTENS, Klinik für Mund-, Kiefer- und Gesichtschirurgie der Ruhr-Universität Bochum).

reiches Ödem, Fibrin und ein dichtes entzündliches Infiltrat aus Granulozyten, Lymphozyten und Histiozyten. Die Blutgefäße sind hyperämisch.

Hämorrhagische Entzündung

Bei einer hämorrhagischen Entzündung enthält das entzündliche Exsudat infolge einer Gefäßschädigung der Endstrombahn größere Mengen von Erythrozyten. Hämorrhagische Entzündungen werden durch Erreger hervorgerufen, die direkt oder über mikrobielle Toxine kleine Gefäße zerstören können (Influenzaviren, Variolaviren, Yersinia pestis, Anthraxbazillen, hämolysierende Streptokokken, Meningokokken, Shigellen). Derartige Infektionen einschließlich des Milzbrandes können auch im Mund-Kiefer-Gesichtsbereich auftreten [94, 99, 106, 152].

Nekrotisierende Entzündung

Dieser Entzündungsprozeß ist durch Gewebenekrosen gekennzeichnet. Mikrobielle Toxine oder physikalisch-chemische Noxen sind örtlich so konzentriert, daß das Gewebe ohne nennenswerte exsudative Entzündungsreaktion zugrunde geht. Nekrotisierende Entzündungen treten im Mund-Kiefer-Gesichtsbereich bei lokalen Durchblutungsstörungen (thrombotischer Gefäßverschluß), Agranulozytose, AIDS, aber auch in Granulomen vom Tuberkulosetyp und speziell bei der Osteoradionekrose und der nekrotisierenden Fasziitis auf [3, 21, 44, 85, 91, 146, 149].

Gangräneszierende Entzündung

Die Auslösung oder sekundäre Besiedlung einer nekrotisierenden Entzündung mit Fäulniserregern führt zur jauchigen Zersetzung des Entzündungsherdes. Infektionen mit sporenbildenden (Clostridien) und nicht sporenbildenden Anaerobiern (Peptokokken, Peptostreptokokken, Veillonellen, Bacteroides- Arten, Fusobakterien) werden durch allgemeine Resistenzschwäche, Durchblutungsstörungen und Nekrosen begünstigt. Alle Nekrosen entzündlicher, ischämischer oder tumoröser Art sind ein idealer Nährboden für Anaerobier.

Bei der Differentialdiagnose von nekrotisierenden und gangräneszierenden Entzündungen sind gut- und vor allem bösartige Tumoren, die nekrotisierende Sialometaplasie, das letale Mittelliniengranulom und die WEGENERsche Granulomatose auszuschließen.

Lymphoplasmozytäre Entzündung

Ein entzündliches Infiltrat aus Lymphozyten und Plasmazellen (Rundzelleninfiltrat) tritt auf im Rahmen einer chronischen Entzündung (Bindegewebevermehrung) oder aber bei einer akuten Entzündung, die auf dem Boden einer allergisch-hyperergischen Reaktion, einer Autoaggressionserkrankung bzw. einer Virusinfektion entstanden ist oder die eine seröse interstitielle Entzündung begleitet.

Verlaufsformen der akuten Entzündung

Eine akute Entzündung kann fünf verschiedene Verläufe nehmen: Exsudatauflösung, Regeneration im Entzündungsgebiet, postinfektiöse Zweitkrankheiten, Chronifizierung und hämatogene Erregeraussaat.

Bei der *Exsudatauflösung* werden die gelösten Bestandteile des entzündlichen Exsudates über die Lymphgefäße in die regionalen Lymphknoten transportiert. Auch Entzündungserreger können so in die Lymphknoten gelangen. Sie rufen in den Lymphbahnen eine Lymphangitis hervor, die als roter Streifen der Haut auffällt („Blutvergiftung"), im Mund-Kiefer-Gesichtsbereich aber fast nie sichtbar wird. Gelangen größere Mengen virulenter Keime in den Lymphknoten, verursachen sie dort eine eitrige Lymphadenitis (Lymphknotenabszeß).

Eine *Regeneration im Entzündungsgebiet* tritt ein, wenn während der exsudativen Phase zerstörtes Gewebe bereits während der Auflösung des Exsuda-

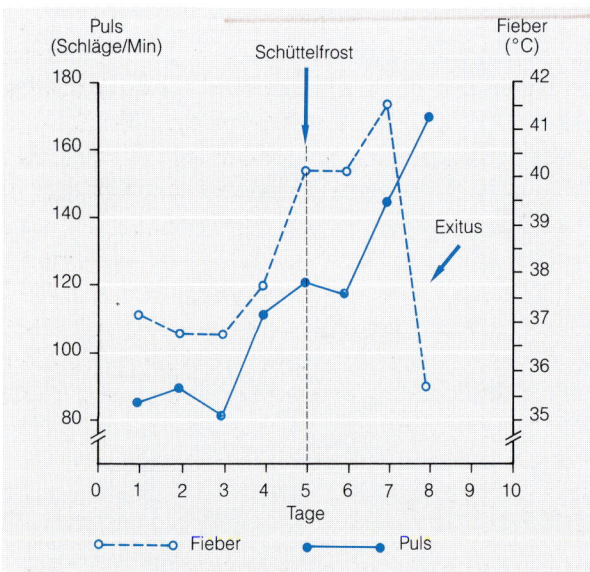

Abb. 11 Septischer Fieber- und Pulskurvenverlauf [nach 12].

tes regeneriert wird. Dieser Vorgang führt entweder zur Wiederherstellung des Gewebes (Restitutio ad integrum) oder zur narbigen Defektheilung.

Bei der *postinfektiösen Zweitkrankheit* entstehen im Rahmen der Entzündung Antigen-Antikörperkomplexe, die eine Überempfindlichkeitsreaktion Typ III und damit eine Zweitkrankheit auslösen.

Bei der *Chronifizierung* des Prozesses gelingt es dem Organismus nicht, die entzündliche Schädlichkeit im ersten Anlauf zu bewältigen. Die exsudative Entzündung geht in eine chronische über.

Bei der *hämatogenen Erregeraussaat* (Septikopyämie, Sepsis) gelangen Entzündungserreger ständig oder intermittierend in die Blutbahn. Daraus können sich metastatische Entzündungsherde (septikopyämische Ausscheidungsherde) im Organismus oder eine allgemeine Gewebeschädigung ohne exsudative Entzündungsreaktion (Sepsis) entwickeln. Die Bakterien können direkt (Venenkatheter) oder indirekt (Abszeß, Phlegmone) über die Lymphbahnen in das Blutgefäßsystem eindringen. Eintrittspforten der Erreger sind im Mund-Kiefer-Gesichtsbereich infizierte Wunden, odontogene Abszesse, Phlegmonen oder apikale Granulome. Am häufigsten werden septische Krankheitsbilder aber durch Blasen- bzw. Venenkatheter verursacht. Während die Diagnose einer Septikopyämie vorwiegend pathologisch-anatomisch gestellt wird, ist die Diagnose einer Sepsis eine klinische Feststellung. Sie stützt sich auf den Nachweis pathogener Bakterien oder Pilze im Blut bei hochfieberhaften (septischen) Temperaturen. Bei Fortbestehen einer Sepsis kommt es zum septischen Schock mit häufig letalem Ausgang (Abb. 11). Unter adäquater antibiotischer Therapie kann eine Sepsis nach Beseitigung der Ursache ausheilen [6, 73, 102, 108].

Eine kurzfristige Ausbreitung von Bakterien in der Blutbahn wird als *Bakteriämie* bezeichnet. Bakteriämien treten häufig im Rahmen zahnärztlich-chirurgischer Eingriffe auf, sogar bereits bei der Entfernung von Zahnstein. Gelangen dabei hochvirulente Bakterien in einen wenig resistenten Organismus, können sich auch aus einer Bakteriämie eine Septikopyämie oder eine Sepsis entwickeln.

Formen der chronischen Entzündung

Gelingt es dem Körper nicht, durch die rasch einsetzenden akuten Entzündungsreaktionen die schädigende Noxe abzuwenden und zu zerstören, wird versucht, die Entzündungserreger unter Zuhilfenahme des lymphatischen Systems anzugreifen. Makrophagen, Lymphozyten und Plasmazellen kreisen die Erreger ein und vernichten sie durch Proteasen und Antikörper. Dabei kommt es zur Ausbildung folgender Entzündungsformen:

– *Chronisch nicht eitrige (nicht granulomatöse) Entzündung.* Bei dieser Entzündungsform steht die immunologische Reaktion mit zytotoxischen Lymphozyten und einer Antigen-Antikörperreaktion im Vordergrund. Sie kann destruktiv oder nicht destruktiv sein.
– *Chronisch eitrige Entzündung.* Sie ist immer destruktiv und geht mit der Ausbildung eines kapillarreichen Granulationsgewebes einher, das reparative und resorptive Eigenschaften besitzt und auf eine Defektheilung abzielt *(granulierende Entzündung).*
– *Chronisch granulomatöse Entzündung.* Bei dieser Form der Entzündung wird die Noxe von Zellen, die Abwehr-, Koordinations- und Reparationsaufgaben haben, knötchenförmig umgeben. Diese Knötchen werden Granulome genannt. Eine Fibroblastenproliferation als Ausdruck der Reparation begleitet häufig das Entzündungsgeschehen.

Granulierende Entzündung

Chronisch granulierende Entzündungen sind durch die Neubildung von Granulationsgewebe gekennzeichnet. Sie treten auf, wenn größere Gewebedefekte im Rahmen von Abszessen, Fisteln oder Ulzerationen resorbiert und gedeckt werden müssen. Sekundär chronische Entzündungen gehen aus einer akuten Entzündung hervor, wenn eine Störung im Verlauf des akut-entzündlichen Geschehens eintritt (Abb. 12).

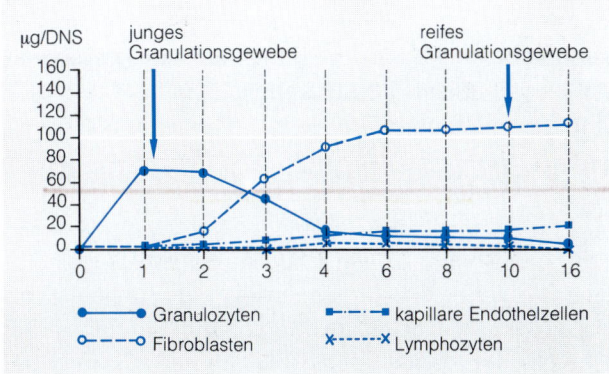

Abb. 12 Kinetik verschiedener Zellpopulationen bei der Bildung von unspezifischem Granulationsgewebe [nach 121].

Bei allen chronisch-granulierenden Entzündungen liegt ein dreischichtiger Aufbau des Entzündungsgewebes vor. Angrenzend an das nekrotische Material findet sich innen eine Resorptionszone; durch Einlagerung von Membranlipiden nekrotischer Zellen in resorbierende Histiozyten (Schaumzellen) entsteht die oft schon klinisch wahrnehmbare gelbe Farbe der Abszeßmembran. Daran schließt sich eine Zone aus kapillar- und fibroblastenreichem Granulationsgewebe an, welches resorptive und reparative Funktionen erfüllt (Zone der Bindegewebeneubildung). In der äußeren Zone der Abszeßmembran hat sich das Granulationsgewebe unter Verlust des Gefäßreichtums in ein ausdifferenziertes Bindegewebe transformiert, das reich an Proteoglykanen, kollagenen Fasern und Fibrozyten ist und herdförmige Lymphozyteninfiltrate aufweist.

Chronischer Abszeß

Werden Abszesse im akuten Stadium nicht spontan oder iatrogen entleert (ubi pus, ibi evacua!), dann entsteht um die Abszeßnekrose eine Abszeßmembran mit der für die granulierende Entzündung typischen Dreischichtung. Im Mund-Kiefer-Gesichtsbereich tritt der chronische Abszeß vor allem bei der zervikofazialen Aktinomykose, bei entzündlichen Erkrankungen des apikalen Parodontiums (periapikale Granulome), bei der Parodontitis marginalis profunda und bei Aspergillusinfektionen auf.

Chronische Fistel

Eine Fistel ist eine pathologische Verbindung eines nekrotischen Entzündungsherdes mit einer äußeren oder einer inneren Körperoberfläche. Der Abszeßinhalt kann sich über eine Hautfistel spontan nach außen (chronisch granulierende apikale Parodontitis nach PARTSCH), in die Mund- aber auch in die Kieferhöhle entleeren. Die Fistelwandung ist nach der Art der chronisch-granulierenden Entzündung dreischichtig aufgebaut. Der Fistelkanal kann von seiner Öffnung her durch einwachsendes Oberflächenepithel ausgekleidet sein. Infolge der chronischen Entzündung ist die maligne Umwandlung des Fistelgangepithels möglich [155].

Chronisches Ulkus

Langdauernde Gewebeschädigungen der inneren und äußeren Gewebeoberflächen gehen mit chronischen Ulzera einher. Der Gewebedefekt wird durch ein Granulationsgewebe in typischer Dreischichtung demarkiert.

Granulomatöse Entzündung

Die granulomatöse Entzündung kann als protrahiert verlaufende Form der akuten exsudativen Entzündung angesehen werden. Ihr wesentliches Charakteristikum ist ein oft mehrere Millimeter großes Knötchen (Granulom). Am Aufbau dieser Granulome sind Makrophagen, Epitheloidzellen und mehrkernige Riesenzellen beteiligt, die häufig in der Umgebung einer zentralen Nekrose konzentrisch angeordnet sind.

Granulomatöse Entzündungen wurden früher *spezifische Entzündungen* genannt, da die Auffassung bestand, daß die Morphologie der Granulome für eine bestimmte Ätiologie der Erkrankung spezifisch sei. Diese Ansicht ist heute überholt, da bekannt ist, daß verschiedene ätiologische Faktoren histologisch gleichartige Granulome erzeugen können. Allerdings sind gewisse Rückschlüsse vom Granulomtyp auf die Entzündungsursache möglich. Die wichtigsten Granulomformen sind [114]:

- Sarkoidosegranulom
- Tuberkulosegranulom
- Pseudotuberkulosegranulom
- rheumatisches Granulom
- Rheumatoidgranulom
- Fremdkörpergranulom

Hinsichtlich weiterer Details der granulierenden (spezifischen) Entzündung sei auf die Lehrbücher der Pathologie verwiesen.

Das Abwehrsystem bei infektiösen Erkrankungen

Zur Abwehr infektiöser Erkrankungen verfügt der Körper über ein unspezifisches (Resistenz) und ein spezifisches (Immunsystem) Abwehrsystem.

Unspezifische Infektabwehr (Abb. 13)

Haut und Schleimhäute übernehmen neben der mechanischen eine bakterizide und fungizide Schutzfunktion. Während die Schutzfunktion der Haut vor allem auf dem intakten Säureschutzmantel beruht, bewirkt bei den Mundschleimhäuten der ungestörte Sekretstrom der großen und kleinen Speicheldrü-

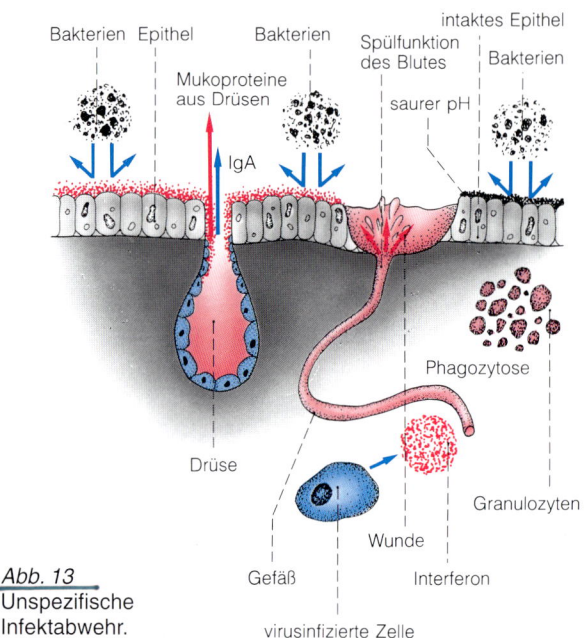

Abb. 13
Unspezifische Infektabwehr.

sen eine mechanische Reinigung (s. Bd. 10/II). Im Respirationstrakt wird diese durch den Flimmerstrom des Flimmerepithels verstärkt (s. Bd. 10/I). Jeder Aufstau im System der Speicheldrüsenausführungsgänge (Steine, Tumoren) führt ebenso zu einer gesteigerten Infektanfälligkeit wie die Verödung der Speicheldrüsen als Folge einer Strahlentherapie oder der Verlust des Flimmerepithels der Nasennebenhöhlen. Weiter werden allgemein wirksame Abwehrmechanismen, wie Komplementsystem, Interferon, Phagozytose und Entzündungsreaktionen, der unspezifischen Abwehr zugeordnet.

Neben den mechanischen, unspezifischen Abwehrfunktionen spielen Speichel und Schleim auch eine wichtige Rolle bei der spezifischen Infektabwehr [33, 82, 137, 145].

Nach Verletzungen sorgt die sofort einsetzende Blutung für eine Verdünnung des potentiell infektiösen Materials. Die Blutgerinnung schafft nach Ausbildung eines stabilen Fibringerinnsels eine erste mechanische Barriere (Fibrinbarriere) gegen von außen weiter anflutende Keime.

Spezifische Abwehrmechanismen (Immunität) (Abb. 14)

Die spezifischen Abwehrmechanismen beruhen auf der Fähigkeit des Organismus, körpereigene von körperfremden Substanzen zu unterscheiden. Die Abwehr ist daher spezifisch auf einen ganz bestimmten Erreger ausgerichtet. Sie wird durch das Immunsystem sichergestellt. Nach Kontakt mit

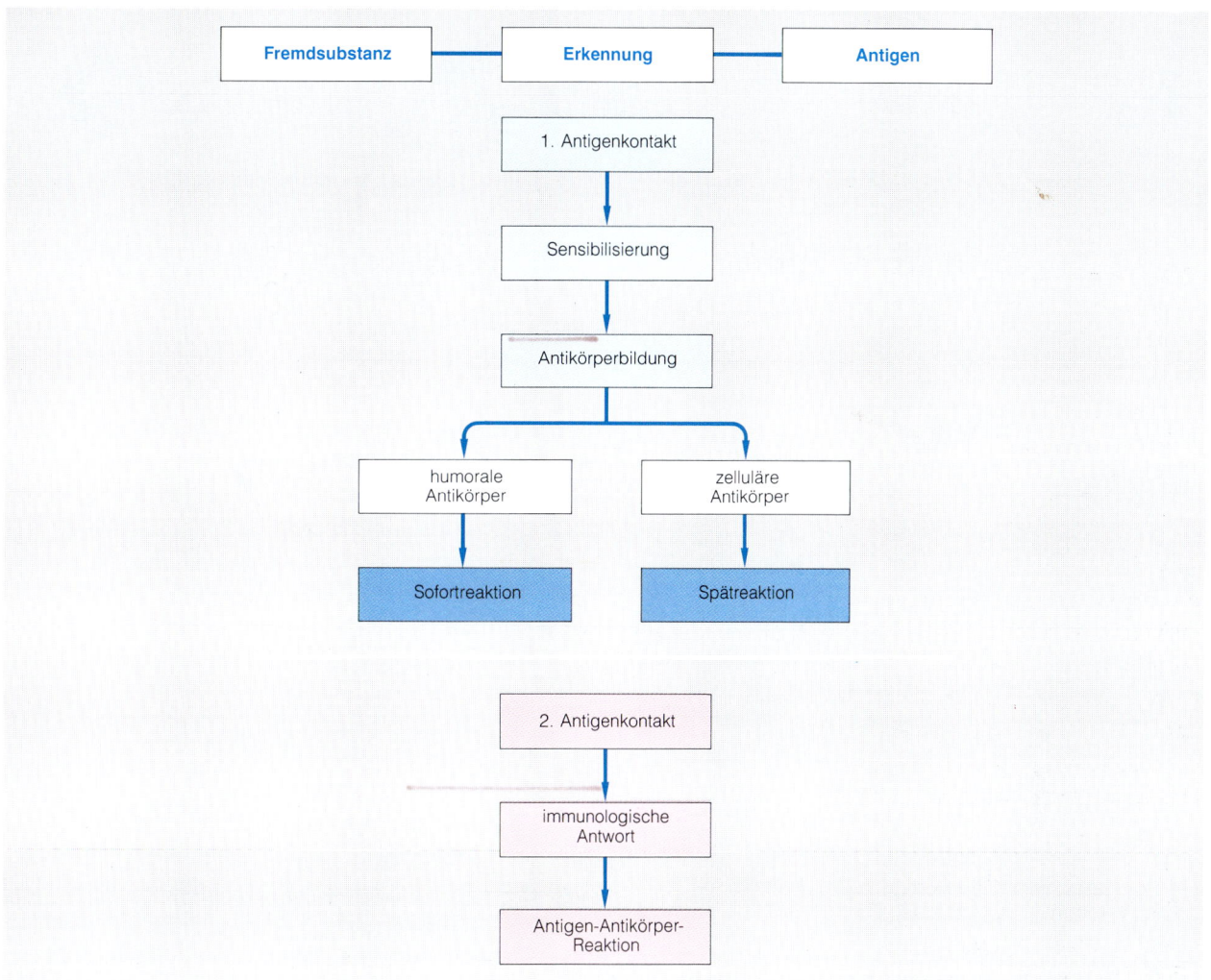

Abb. 14 Spezifische Infektabwehr.

einem Antigen bildet der Organismus Antikörper; Immunität liegt vor, wenn die vorhandenen oder gebildeten Antikörper einen maximalen Schutz bieten und die Fremdsubstanz eliminieren.

Das Immunsystem läßt sich in zwei funktionell verschiedene Zellfamilien untergliedern: Die B- und die T-Zellen (Abb. 15). Die B-Zellen sind für die humorale, die T-Zellen für die zelluläre Immunität zuständig. B- und T-Zellen sind auf eine Kooperation unter sich und mit Makrophagen angewiesen. Dazu stehen ihnen eine Reihe von Kommunikations- und Signalmolekülen zur Verfügung, um die im gesamten Organismus verteilten immunkompetenten Zellen zu einem funktionellen „Organ" zu verbinden.

Die *B-Lymphozyten* entwickeln sich aus Stammzellen des Knochenmarks, die als Prä-B-Zellen in die Bursa-Äquivalente des Knochenmarks einwandern und von dort in die thymusunabhängigen Regionen der peripheren Immunorgane gelangen. Dringt ein Antigen in den Organismus ein, so wird es entweder über die Lymphbahnen in einen Lymphknoten oder über den Blutstrom in die Milz eingeschwemmt, wo zahlreiche B-Lymphozyten vorhanden sind. Nach Kontakt mit Antigenen wandeln sich die B-Zellen in Antikörper-sezernierende Plasmazellen um. Sie bilden Antikörper (Immunglobuline), die vom kaskadenförmig aktivierbaren Komplementsystem unterstützt werden. Es handelt sich dabei um makromolekulare Serumproteine aus der Gruppe der γ-Globuline, die mit Hilfe von Antigenbindungsstellen mit den ihnen entsprechenden Antigendeterminanten eine spezifische Bindung eingehen können.

Antikörper sind aus zwei identischen leichten L-(Light-)Ketten und zwei identischen schweren H- (Heavy-)Ketten aufgebaut (Abb. 16). Die Immunglobuline des Menschen werden je nach H-Kette klassifiziert als IgG, IgA, IgM, IgD und IgE und

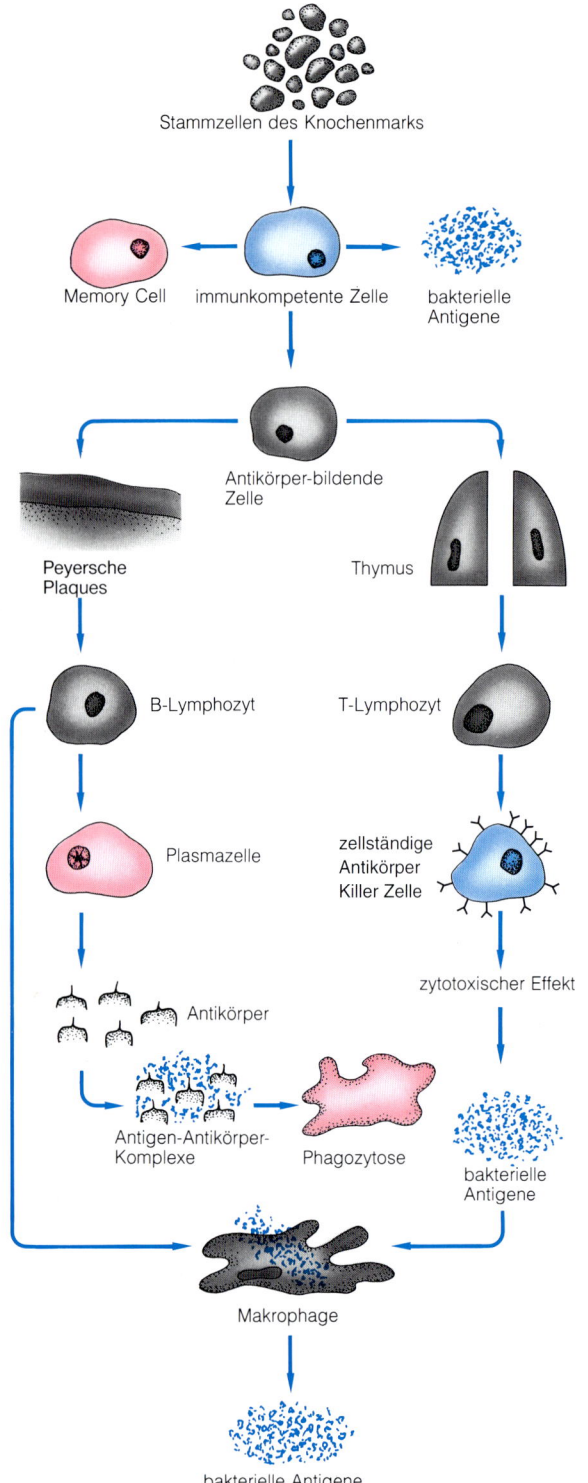

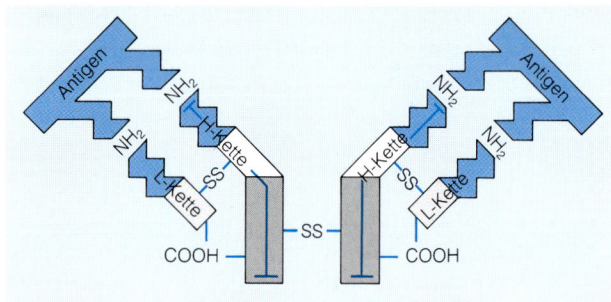

Abb. 16 Antigen-Antikörper-Komplex.

Abb. 15 Zelluläre Immunreaktion.

haben im Rahmen der immunologischen Antwort unterschiedliche Aufgaben zu erfüllen.

Die *T-Lymphozyten* werden immunologisch im Thymus geprägt. Sie stammen von Stammzellen des Knochenmarks ab und wandern unter dem Einfluß

von Thymusfaktoren in den Thymus ein. Die T-Zellen sind für die zelluläre Immunität zuständig. Sie werden durch Kontakt mit Antigenen wie Viren, Bakterien vom Tuberkulosetyp und Gewebeallergenen aktiviert und nach 24–48 h wirksam (Spätreaktion, Reaktion vom verzögerten Typ). Ihre Effektivität verdanken sie den von ihnen gebildeten Zytokinen sowie bestimmten Zellen aus den eigenen Reihen mit Killerpotential.

Immunorgane

Das Immunsystem setzt sich aus Geweben zusammen, die zum lymphatischen System und zum retikulohistiozytären System (RHS) gehören. Es werden zentrale und periphere Immunorgane unterschieden. Zentrale Immunorgane sind der Thymus (T-Lymphozyten) und das sog. Bursa-Äquivalent (B-Lymphozyten). Periphere Immunorgane sind Lymphknoten, Milz und das mukosaassoziierte lymphatische Gewebe (MALT). Letzteres ist in der Wand bakterienhaltiger Hohlräume lokalisiert und steht in dauerndem Kontakt mit pathogenen Keimen. Zu ihm gehören folgende Strukturen:

- lymphatischer Rachenring mit Tonsillen
- darmassoziiertes lymphatisches Gewebe (Peyersche Plaques, Appendixfollikel, Kolonsolitärfollikel)
- bronchienassoziiertes lymphatisches Gewebe

Keimspektrum odontogener Infektionen

Durch die direkte Verbindung mit der Außenwelt besteht in der Mundhöhle ein fortwährender Erregernachschub. Bakterien finden im feuchtwarmen Mundhöhlenmilieu optimale Vermehrungsbedingungen, so daß Quantität und Artenreichtum der intraoral nachweisbaren Keime nicht verwunderlich sind. Bei gesunden Personen wurden bis zu 10^9 Mikroorganismen pro Milliliter Speichel und fast 300 unterschiedliche Keimspezies differenziert [77, 119, 147]. Diese normale Mundhöhlenflora ist an der Unterdrückung pathogener Keime beteiligt und verhindert normalerweise ihre Vermehrung (*mikrobieller Antagonismus*).

Die physiologische Standortflora enthält aber auch fakultativ pathogene Keime, die erst dann zu Krankheitserregern werden, wenn sich der Gleichgewichtszustand zwischen Wirtsorganismus und mikrobieller Gastflora zugunsten solcher fakultativ pathogener Keime verändert hat. Das kann daran liegen, daß resistente pathogene Keime in der Flora selektiert worden sind oder von außen kommende Erreger Wachstumsvorteile erlangt haben. Andere physiologische Mundhöhlenkeime werden erst dann zu Krankheitserregern, wenn sie ihr angestammtes Biotop verlassen und in unter physiologischen Bedingungen sterile Körperbereiche eindringen (vergrünende Streptokokken). Im Bereich der Mundhöhle werden derartige Infektionen oftmals von einem polymikrobiellen aeroben/anaeroben Keimgemisch unterhalten, wobei die sauerstoffverzehrenden Aerobier durch ihre Stoffwechselaktivität erst die Voraussetzungen für die anaerobe Keimvermehrung schaffen (*mikrobieller Synergismus*).

Bei den meisten odontogenen Infektionen sind Keime der supragingivalen und subgingivalen Plaque nachweisbar [29]. Diese Befunde erklären den hohen Anteil von Mischinfektionen (> 80%) bei odontogenen Eiterungen [1, 22, 69, 76, 103, 119]. Ein wesentlicher Erregerwechsel bei odontogenen Infektionen ist in der vergangenen Dekade nicht zu beobachten [36].

> Infektionen im Mund-Kiefer-Gesichtsbereich werden mehrheitlich durch die physiologisch vorhandenen, fakultativ pathogenen Keime der Mundhöhle und des Oropharynx verursacht und sind nur selten hämatogen oder exogen bedingt.

Im Eiter odontogener Abszesse finden sich als grampositive Keime vorwiegend aerobe, mikroaerophile und anaerobe Streptokokken (Streptococcus viridans und Peptostreptokokken), Staphylococcus epidermidis, seltener Enterokokken und Staphylococcus aureus. Aktinomyzeten (A. israelii, A. naeslundii, A. odontolyticus, A. viscosus, A. pyogenes, A. meyeri) gelten als fakultative Anaerobier, sie können aber nur in anaeroben Medien transportiert und angezüchtet werden [39, 67, 103, 105, 119, 124, 126, 127, 147].

Die Vielfalt der im Abszeßeiter nachgewiesenen gramnegativen Keime ist größer als die der grampositiven [128]. Es finden sich häufig fakultativ aerobe Enterobakterien (Enterobacter cloacae, Klebsiella pneumoniae, Escherichia coli, Proteus mirabilis) sowie Pseudomonas aeruginosa. Daneben können häufig zahlreiche weitere gramnegative aerobe Keime nachgewiesen werden [119].

Die häufigsten gramnegativen Anaerobier sind Fusobakterien, Bakteroidesarten (B. melaninogenicus, B. fragilis) und Actinobacillus actinomycetem comitans [101, 103].

Anaerob wachsende Bakterien als ursächliche Keime bei odontogenen Abszessen sind häufig [29, 75, 118], sie wurden bereits 1919 von HEAD und ROOS beschrieben [40]. Ausschließlich durch Anaerobier verursachte odontogene Abszesse kommen vor [1]. Sie werden im klinischen Routinebetrieb allerdings oft nicht nachgewiesen, da die kulturelle Anzüchtung von anaeroben Keimen problematisch ist und spezielle Nährmedien erfordert. Daher ist die voneinander abweichende Repräsentanz dieser Keime in unterschiedlichen Patientenkollektiven verständlich und der Vergleich der Ergebnisse verschiedener Arbeitsgruppen nur schwer möglich. Anaerob wachsende Keime sind ausgesprochen empfindlich gegenüber falschen Entnahme-, Zwischenlagerungs- und Transporttechniken, die eine Sauerstoffkontamination der Probe nicht sicher ausschließen können. „Sterile" Kulturen von Abszeßeiter sind deswegen in hohem Maße verdächtig auf eine Infektion mit anaeroben Keimen. Der schnelle Transport des Untersuchungsmaterials in einem reduzierenden Medium vom Entnahmeort zur bakteriologischen Untersuchungsstelle ist daher zu fordern [123].

Die reduzierenden Transportmedien gewährleisten durch den Zusatz reduzierender, d. h. sauerstoffentziehender Chemikalien zum Nährmedium, daß eine Sauerstoffschädigung der Anaerobier nach der Überimpfung weitgehend vermieden wird (Port-A-Cul®, Micur-Swab®, Porta-Germ®).

Die Qualität der an einem entzündlichen Geschehen beteiligten Keime hat eine wesentlich höhere klinische Bedeutung als deren Quantität und Artenvielfalt. Als typische Problemkeime bei odontogenen Abszessen haben sich Escherichia coli, Klebsiellen, polyresistente Staphylokokken, Bacteroides melaninigenicus, Bacteroides fragilis und Pseudomonas aeruginosa erwiesen. Insbesondere Bacteroidesarten weisen eine hohe Virulenz auf [2, 25, 29, 125, 128, 138].

Durch Hefen (Candida-Infektion) verursachte odontogene Abszesse sind bis heute extrem selten [87].

Klinisches Erscheinungsbild der odontogenen Infektion

Eiterungen im Mund-Kiefer-Gesichtsbereich sind überwiegend odontogenen Ursprungs (odontogener Abszeß). Häufigste Abszeßursache ist die apikale Parodontitis, gefolgt von Infektionen im Zusammenhang mit zahnärztlich-chirurgischen Eingriffen und der klassischen Dentitio difficilis des unteren Weisheitszahnes [103, 134]. Parodontopathien, infizierte Zysten, Wurzelreste, Zahnimplantate und im Bruchspalt befindliche Zähne kommen als Ursache einer odontogenen Infektion seltener vor.

Odontogene Eintrittspforten

Periapikale Infektionen

Periapikale Infektionen entwickeln sich als Folge einer Pulpitis bzw. Gangrän über den Bereich der Wurzelspitze hinaus (apikale Parodontitis) und breiten sich von dort weiter in den Zahnhalteapparat und den spongiösen Knochen oder in andere benachbarte Strukturen (Kieferhöhle, Weichteile) aus.

Die apikale Parodontitis kann akut entstehen, ohne daß klinische oder röntgenologische Veränderungen vorgelegen haben. Sie kann sich aber auch über eine primär chronische Phase entwickeln, in der sich über einen längeren Zeitraum apikale Entzündung und körpereigene Abwehr das Gleichgewicht halten. Diese chronische apikale Parodontitis kann durch einen entzündlichen Schub, Allgemeinerkrankungen und traumatische Einwirkungen in die akute Phase übergehen (akute Exazerbation) (s. Bd. 3). Im Knochen verbliebene Wurzelreste von pulpatoten Zähnen enthalten infektiösen Wurzelkanalinhalt, der in den Knochen eindringen und sich dort ausbreiten kann.

Parodontale Infektionen

Parodontale Infektionen (Schlupfwinkelinfektionen) wie eine Dentitio difficilis oder andere Entzündungen des Zahnhalteapparates sind weitere Eintrittspforten für bakterielle Erreger. Solange das ent-

zündliche Exsudat Abfluß hat, kann die Infektion lange Zeit stumm verlaufen. Erst bei Verkleben der Taschenränder, Veränderung der Abwehrlage des Organismus im Rahmen einer Allgemeinerkrankung (entgleister Diabetes mellitus, Erkrankungen des hämatopoetischen Systems, AIDS) oder bei Erregerwechsel kommt es zur akuten Exazerbation.

Die Parodontitis marginalis profunda tritt mit zunehmendem Alter häufiger auf (s. Bd. 4). Ausgehend von der lokal auf den Zahnhalteapparat begrenzten Entzündung, können sich fortgeleitete Infektionen des Mund-Kiefer-Gesichtsbereichs entwickeln. Parodontale Tascheninfektionen bedürfen daher einer speziellen Therapie, um eine Weiterleitung in den Knochen und die umgebenden Weichteile rechtzeitig zu verhindern.

Bindegewebig eingeheilte subperiostale Implantate verursachen gelegentlich ausgedehnte chronische Eiterungen mit Verlust des darunterliegenden Knochens. Mit der zunehmenden Verbreitung von enossalen Implantaten wird die Periimplantitis bei knöchern fest eingeheiltem Implantat als Ursache einer entzündlichen Erkrankung häufiger beobachtet [88, 89]. Primär instabile enossale Implantate weisen ein hohes Infektionsrisiko auf (s. Bd. 13).

Therapiebedingte odontogene Infektionen

Zahnärztliche Maßnahmen bei entzündlichen Erkrankungen des Zahnsystems haben das Ziel, durch direkten Eingriff mit oder ohne medikamentöse Unterstützung die Ursache der Entzündung anzugehen und möglichst schnell zu beseitigen. Unsachgemäß ausgeführte konservierende, prothetische und chirurgische Behandlungen begünstigen oft mittelbar oder unmittelbar odontogene Infektionen.

So stellt eine *inkomplette Wurzelkanalfüllung* nicht nur bei ursprünglich gangränösen Zähnen, sondern grundsätzlich einen latenten Infektionsherd dar, weil nekrotisches Pulpagewebe in den apikalen Ramifikationen verbleibt und dort einer Keimbesiedlung ausgeliefert ist. Ist aus anatomischen Gegebenheiten (obere Molarenwurzeln) eine vollständige Wurzelkanalfüllung nicht möglich, so sollte zur Verhütung entzündlicher Folgeerscheinungen die Indikation zur Wurzelspitzenresektion geprüft werden.

Die gleiche Empfehlung muß für Zähne gelten, deren Wurzelfüllung über den Apex hinaus in das periapikale Gewebe hineinappliziert wurde (überstopfte Wurzelfüllung) oder wenn ein *frakturiertes Wurzelkanalinstrument* im Wurzelkanal verblieben ist. Die akuten Beschwerden einer apikalen Parodontitis können zwar vielfach durch systemische Gabe von Antibiotika gelindert werden, die akut exazerbierte Entzündung wird dadurch wieder in ein chronisches Stadium zurückgeführt. Da aber die Ursache belassen wurde, ist jederzeit ein erneutes Aufflammen möglich.

Durch hochtouriges Fräsen im Knochen (Osteotomien, Implantate) treten ebenso wie bei unzureichender Kühlung Temperaturen auf, die zu thermischen Knochennekrosen führen [19, 143, 153]. Nekrotische Knochenanteile stellen aber einen idealen Nährboden für Bakterien dar.

Zahnreinigungsmaßnahmen können entweder durch Abgleiten von keimbeladenen Instrumenten oder durch Dislokation von Konkrementen in die Tiefe des Parodontiums zu einer Infektion führen. Versehentlich belassene Hilfsmittel zur lokalen Hämostase (Retraktionsfäden) oder Drainage (Medikamentenstreifen), in den Parodontalspalt gepreßte Reste von Abformmaterialien und Zementen begünstigen ebenso wie eine traumatisierende zahnärztliche Kronen- oder Füllungspräparation mit Quetschung von Weichteilen und Knochen eine Entzündung.

Festsitzende kieferorthopädische Apparaturen bedürfen einer engmaschigen Kontrolle, damit Drähte, Bänder und Federn nicht zu einer akuten oder chronischen Weichteilirritation führen.

Eine weitere Ursache odontogener Infektionen ist die *Zahnentfernung*. Zwischen dem Ausmaß des Gewebetraumas, der Dauer der Zahnentfernung, der Größe der Wurzeloberfläche und der Häufigkeit von Wundheilungsstörungen besteht ein direkter Zusammenhang [30, 63]. Schädigungen des Zahnes und seiner Umgebung durch die Folgen von (unsachgemäßen) Zahnentfernungen, die Zahnfragmente, abgerissene Alveolarsepten und traumatisiertes gingivales Gewebe hinterlassen, das nach bakterieller Infektion zur Eintrittspforte der odontogenen Infektion wird, erhöhen das Risiko einer postoperativen Wundinfektion. Auch nach fehlerfreier Extraktion bedarf die Alveole einer exakten Wundversorgung, damit sich das Blutkoagel stabilisieren kann und nicht zerfällt. Ein nekrotisches, zerfallenes Blutkoagel führt zu einer Infektion der Knochenwunde (Dolor post extractionem, Alveolitis). Eine weitere Ausbreitung der Entzündung im Knochen oder in den umliegenden Weichteilen ist möglich. Ein derartiger Verlauf ist aber auch nach fachgerechter Zahnentfernung und Beachtung aller Vorsichtsmaßnahmen nicht immer auszuschließen.

Eine massive Keiminokulation ist möglich, wenn ein BEINscher Hebel zunächst in einer parodontalen Tasche mit virulenten Keimen kontaminiert wird und dann in den Mundboden abrutscht.

Bei jeder *Injektion* durchdringt die Kanüle die keimbesiedelte Schleimhaut, zwischen 750–1650 Mundhöhlenkeime werden dadurch in die Tiefe des Gewebes inokuliert [31, 62]. Bei einem intakten Abwehrsystem gehen die Keime im Gewebe sehr schnell zugrunde, so daß auf diesem Weg eine Weichteilinfektion nur äußerst selten hervorgerufen wird. Kommt es gleichzeitig bei der Leitungsanästhesie am Foramen mandibulae zu einer Gefäßverletzung mit Ausbildung eines Hämatoms, so finden in die Tiefe verschleppte Bakterien günstigere Vermehrungsbedingungen vor. Ebenso ist die Gefahr einer iatrogenen Infektion erhöht, sobald die Kanüle durch bereits infiziertes Gewebe vorgeschoben wird.

Der im *Bruchspalt* verbliebene und nicht fachgerecht versorgte Zahn kann ebenso wie eine unversorgte oder nicht fachgerecht versorgte Kieferfraktur (instabile Osteosynthese) eine Infektion der Weichteile oder auch des Knochens verursachen (s. Bd. 10/I).

Zervikofaziale Aktinomykose

Aktinomykosen sind endogene, polymikrobielle Infektionskrankheiten, als deren Primärerreger oder Leitkeime verschiedene fakultativ anaerobe Aktinomyzetenarten fungieren [124, 126]. Die Ätiologie dieser Erkrankungen und die Mikrobiologie ihrer Erreger, die jahrzehntelang durch Irrtümer und Unsicherheiten belastet waren, konnten inzwischen weitgehend geklärt werden [74]. Dennoch können die Aktinomykosen im Einzelfall auch heute noch erhebliche diagnostische und vor allem therapeutische Probleme aufwerfen [43, 124, 156].

Die Aktinomykose kommt in erster Linie im Gesichts- und Halsgebiet vor *(zervikofaziale Form)*, besonders betroffen ist der Bereich des Unterkiefers. Es handelt sich vor allem um eine Erkrankung der Weichteile, Infektionen des Knochens treten weniger häufig auf. Wesentlich seltener tritt die Aktinomykose in der Lunge, im Bauchraum oder weiblichen Genitale auf.

Als endogene Infektionskrankheiten benötigen die Aktinomykosen bahnende Einflüsse, um klinisch manifest werden zu können. Dazu gehören im Mund-Kiefer-Gesichtsbereich odontogene Infektionen, seltener Traumen.

Der Erreger der menschlichen Aktinomykose ist hauptsächlich der in der Mundhöhle als Saprophyt vorkommende Aktinomyces israeli, seltener andere Aktinomyzeten. Da den Aktinomyzeten gewebeaufschließende Fermente fehlen, benötigen sie grundsätzlich ein sog. Begleitkollektiv, das aus aerob und anaerob wachsenden Bakterienarten gebildet wird. Eine besondere Stellung nehmen dabei Actinobacillus actinomycetem-comitans und Bacteroides-Arten ein.

Die Aktinomykose ist durch die Ausbildung eines chronisch-entzündlichen Granulationsgewebes, das fettspeichernde Zellen und Actinomyces-Drusen enthält, gekennzeichnet. Subkutane Abszesse mit Fistelbildung treten auf, das umliegende Gewebe ist derb infiltriert und gelegentlich mit dem darunterliegenden Knochen verbacken. Unterbleibt eine adäquate Behandlung, entwickelt sich durch Vernarbung eine brettartige Verhärtung der Haut mit blau-livider Verfärbung. Dazwischen liegen eitrige Einschmelzungen und Fisteln (Abb. 17). Ausbreitung zur Schädelbasis, ins Mediastinum und metastatische Abszesse treten auf [43, 70, 156].

Die Diagnose erfolgt aufgrund der klinischen Symptomatik und des bakteriologischen Nachweises der Aktinomyzeten. Die Entnahme des Untersuchungsgutes muß unter sterilen Kautelen von extraoral erfolgen, eine Oxidationsschädigung der anaeroben Begleitflora muß durch Verwendung geeigneter Transportgefäße (Port-A-Cul®) vermieden werden [127].

Grundlage der Behandlung der Aktinomykose ist die Kombination *chirurgischer* und *chemotherapeutischer Maßnahmen* [95, 109, 124, 127]. Die chirurgische Therapie entspricht der unspezifischer Abszesse und dient der Entlastung und Verkleinerung des entzündlich veränderten Gewebes. Bei hinreichendem klinischen Verdacht oder nach erfolgtem Aktinomyzeten-Nachweis wird eine geeignete Chemotherapie eingeleitet, vorzugsweise mit dem Aminopenicillin Amoxicillin und Clavulansäure (Augmentan®). Diese Präparate erfassen nicht nur alle pathogenen Aktinomyzeten, sondern auch die meisten wichtigen Begleitbakterien. Die Dosierung sollte initial während 8 – 10 Tagen $3 \times 2,2$ g betragen und i. v. verabreicht werden, danach kann die Dosis auf $3 \times 1,2$ g i. v. bzw. 3×1 g per os reduziert werden. Bei unkomplizierten Verläufen der zervikofazialen Aktinomykose ist eine Behandlungsdauer von drei Wochen zu veranschlagen, bei Auftreten von Komplikationen auch länger. Zur Erhöhung der Penicillindosis kann zusätzlich zum Augmentan® Ampi-

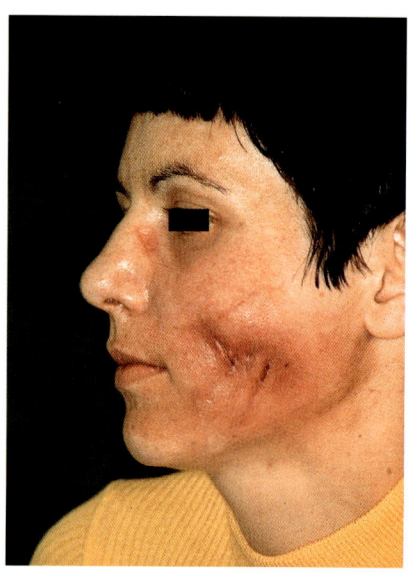

Abb. 17 Ausgedehnte, bläulich livide Verhärtung der linken Wange mit eingezogenen Narben nach wiederholter Inzision bei einer 34jährigen Patientin mit zervikofazialer Aktinomykose.

cillin gegeben werden. Die Kombination der Aminopenicilline mit Metronidazol oder Clindamycin verbreitert das Wirkungsspektrum. Nur in Einzelfällen, bei Anwesenheit resistenter Bacteroides-Arten, können Cephalosporine wirksamer sein. Bei Penicillinallergie kommen Cephalosporine, Clindamycin oder Tetrazykline in Betracht, allerdings ist ihre Wirksamkeit wesentlich geringer einzuschätzen [20, 122, 127].

Die Anwendung von Heterovakzinen und Jodiontophorese zur Behandlung der zervikofazialen Aktinomykose ist weitgehend verlassen worden.

Diagnostik der odontogenen Infektionen

Anamnese

Bei der Anamnese geben Fragen nach der Zeitdauer der Schmerzempfindung, dem Beginn einer eventuellen Schwellung und zur Schmerzqualität wichtige Hinweise über den vorangegangenen Verlauf einer entzündlichen Erkrankung. Fragen nach Schluck- oder Atemstörungen gestatten, eine Schwellung näher zu lokalisieren. Die Frage nach der Projektion der Schmerzausstrahlung (irradiierender Schmerz bei einer akuten Pulpitis) ist ebenso bedeutungsvoll wie die nach Hyp- oder Parästhesien der Endäste des N. trigeminus (Vincent-Syndrom bei Osteomyelitis des Unterkiefers). Vorausgegangene zahnärztliche Maßnahmen können ebenso wie Traumen zu odontogenen Eiterungen führen, wobei

Wundränder und sichert den Sekretabfluß mit dem Ziel, eine schnelle Ausheilung zu ermöglichen. Zur Drainage oberflächlicher submuköser oder subkutaner Abszesse genügt ein Gazestreifen, der mit einem antiseptischen Medikament getränkt ist. Da diese Drainagen in den ersten Tagen nach der Inzision mehrfach gewechselt werden sollten, können zur Vermeidung des schmerzhaften Tamponadenwechsels vor allem bei Kindern und wenig kooperativen Patienten auch Streifen aus Kofferdamgummi, Silikondrainagen oder kleine Penrose-Drainagen eingelegt werden, die mehrere Tage belassen werden können. Tiefer gelegene und in den Logen lokalisierte Abszesse müssen allerdings mit zumeist mehreren dickeren Gummi- oder Silikonröhrchen drainiert werden, die gut anspülbar sein sollten. Um ein Abgleiten in die Abszeßhöhle bzw. einen vorzeitigen Verlust der Drainagen zu verhindern, sind diese entweder anzunähen oder mit einer Sicherheitsnadel zu versehen. Die umliegende Haut kann zum Schutz vor dem eitrigen Wundsekret mit Zinkpaste abgedeckt werden. Die Drainagen werden bis zum deutlichen Nachlassen der Sekretion, der Besserung des Allgemeinbefindens und der Beseitigung der Abszeßursache belassen.

Zusätzlich zu Inzision und Drainage eines Abszesses fördert eine *Spülbehandlung* den Sekretabfluß und wirkt Verhaltungen entgegen, insbesondere, wenn die Abszeßspaltung nicht am tiefsten Punkt erfolgt ist. Unter Verwendung von Knopfkanülen wird die Abszeßhöhle mit physiologischer Kochsalzlösung oder antiseptischer Lösung (PVP-Jod, Chinosol®) unter mäßigem Spüldruck einmal, falls erforderlich, mehrmals täglich gespült. Durch die Spültherapie werden Sekretpfropfen in der Tiefe der Wunde mechanisch gelöst und Sekretverhaltungen vermieden.

Verbände bei extraoralen Inzisionen werden in Abhängigkeit von ihrer Durchfeuchtung täglich bzw. bei Bedarf auch mehrmals täglich gewechselt.

Nach Eröffnung eines Abszesses und Abfluß der eingeschmolzenen Massen kommt es rasch zu einer Entfieberung mit Besserung des Allgemeinbefindens. Die Leukozytose im peripheren Blutbild bildet sich zurück. Bleibt nach Inzision und Pusentleerung innerhalb von 12–24 Stunden eine deutliche Besserung aus, so ist nahezu ohne Ausnahme entweder von einer unzureichenden Abszeßeröffnung oder aber von einer Progredienz des entzündlichen Geschehens trotz zunächst ausreichender Inzision und Drainage auszugehen. In diesen Fällen ist eine chirurgische Revision mit erneuter ausgiebiger Drainage erforderlich. Immunschwäche, Diabetes und andere Risikofaktoren sind auszuschließen. Ausnahmsweise ist an eine Sekundärinfektion mit einem Hospitalkeim zu denken.

Auch in der Zeit der modernen Antibiotikatherapie und Intensivmedizin ist jede Phlegmone im Kopf-Hals-Bereich eine lebensbedrohende Erkrankung mit häufig letalem Ausgang, die eine *kombiniert chirurgisch-antibiotische Behandlung* erfordert [9, 27, 120, 129]. Multiple breite Inzisionen und Gegeninzisionen entlasten das Gewebe, zusätzlich erfolgt eine hochdosierte Antibiotikatherapie, die bis zum Nachweis der verursachenden Keime ein möglichst breites Keimspektrum erfassen sollte [105, 139]. Besteht der Verdacht auf eine Anaerobierinfektion mit resistenten Erregern, ist eine hyperbare Sauerstoffbehandlung zu erwägen. Eine derartige hyperbare O_2-Therapie ist das Mittel der Wahl bei einer Gasbrandphlegmone (Clostridium perfringens, oedematiens und septicum).

Im Rahmen der Abszeßinzision wird der ursächliche Zahn nur selten entfernt. Es handelt sich dann um einzelne gelockerte und leicht zu entfernende Zähne oder um Milchzähne bei Kindern. Durch dieses Vorgehen kann dem Patienten ein zweiter Eingriff, der häufig in Intubationsnarkose durchgeführt werden muß, erspart werden. Handelt es sich dagegen um fest im Knochen stehende oder um verlagerte Zähne oder ist eine Wurzelfraktur mit daran anschließender operativer Entfernung des Zahnes nicht auszuschließen, muß von einer primären Sanierung Abstand genommen werden.

Ausgedehnte, grobe, gewaltsame und gewebetraumatisierende Extraktionen und insbesondere Osteotomien zur primären Entfernung von Zähnen und Wurzelresten verbieten sich in der akuten Entzündungsphase. Es besteht die Gefahr, pathogene und hoch virulente Keime in die umliegenden Weichteile oder in die Spongiosa zu verschleppen und so iatrogen metastatische Abszesse oder eine Osteomyelitis zu verursachen. Die Entfernung derartiger Zähne darf daher erst nach Abklingen der akuten Entzündungssymptomatik erfolgen.

Haben eine fachgerechte Inzision, ggf. eine chirurgische Revision und die Behandlung mit einem Breitbandantibiotikum nicht zum gewünschten therapeutischen Erfolg geführt, muß anhand des Antibiogramms ein geeignetes, wirksames Antibiotikum ausgewählt und verordnet werden. Banale odontogene Infektionen bedürfen primär der chirurgischen Therapie und allenfalls sekundär einer adjuvanten antibiotischen Behandlung, wenn eine Erregerausbreitung oder eine zunehmende Verschlechterung des klinischen Bildes droht.

Die alleinige antibiotische Behandlung einer odontogenen Weichteilentzündung ohne chirurgische Intervention ist fehlerhaft.

Narbenkorrekturen

Vor allem bei länger anhaltenden Eiterungen und ausgedehnten Drainagen sind ästhetisch störende, eingezogene Narben extraoraler Abszeßinzisionen nicht zu vermeiden. Die Korrektur derartiger Narben ist frühestens nach 6 Monaten angezeigt, wenn die Narbenbildung weitgehend abgeschlossen ist (s. Bd. 10/I).

Schmerzausschaltung

Eine ausreichende Schmerzfreiheit ist Grundvoraussetzung zur erfolgreichen chirurgischen Therapie entzündlicher Erkrankungen. Wegen der zahlreichen auf engstem Raum angeordneten Strukturen und der erheblichen Folgen unzureichender oder fehlerhafter Abszeßeröffnungen gilt dies besonders im Mund-Kiefer-Gesichtsbereich. Oberflächlich gelegene parodontale, submuköse, subperiostale und subkutane Abszesse können ebenso wie paratonsilläre, sublinguale oder Kinnabszesse in örtlicher Betäubung eröffnet werden. Eine zusätzliche Analgosedierung (s. S. 27) ist vor allem bei ängstlichen Patienten zu empfehlen. Bei Kindern und sehr schmerzempfindlichen, ängstlichen Patienten sowie bei allen tiefer gelegenen oder bei Logenabszessen und Phlegmonen ist eine Allgemeinanästhesie (Intubationsnarkose) zu bevorzugen bzw. unumgänglich. Sie erlaubt eine chirurgisch einwandfreie Präparation der Weichteile und gestattet dadurch eine gefahrlose Eröffnung der befallenen Räume.

Lokalanästhesie
(siehe S. 5 ff.)

Bei der Anwendung von Lokalanästhetika im entzündeten Gebiet sind einige Besonderheiten zu beachten. Anästhesietiefe und -dauer sind durchweg geringer als im nicht entzündeten Gebiet. Als Ursache dieser geringeren Wirksamkeit werden vor allem zwei Ursachen diskutiert:

Die gebräuchlichen Lokalanästhetika besitzen ein Wirkungsoptimum im neutralen pH-Bereich. Die Azidose des entzündlich veränderten Gewebes mindert daher ihre Wirkung. Allerdings wird die Azidose des Gewebes als alleinige Ursache der herabgesetzten Anästhesiewirkung durch neuere Untersuchungen in Frage gestellt [13, 110].

Zusätzlich wird ein Lokalanästhetikum durch die ausgeprägte Hyperämie im entzündeten Gebiet beschleunigt abtransportiert. Vasokonstriktorische Zusätze können diesen unerwünschten Vorgang in der Regel nicht vollständig kompensieren. Das beschleunigte Abfluten des Lokalanästhetikums aus dem entzündeten Gebiet verkürzt nicht nur die Wirkungsdauer, sondern erhöht auch die systemische Toxizität, weil unverhältnismäßig viel Lokalanästhetikum in kurzer Zeit in den Kreislauf gelangen kann (Cave: zulässige Maximaldosis des jeweiligen Medikamentes beachten!).

Bei Applikation von Lokalanästhetikum in ein Infiltrat oder einen Abszeß entsteht eine Druckerhöhung im Gewebe, die einerseits Schmerzen verursacht, vor allem aber eine Ausbreitung von Exsudat, Eiter und Bakterien in bislang noch nicht befallene Gewebeabschnitte zur Folge hat. Sie ist daher unter allen Umständen zu vermeiden.

Bei der Leitungsanästhesie müssen unterschiedlich dicke Gewebeschichten mit der Nadel durchstoßen werden, um das Medikament in unmittelbarer Nähe des Nervenstammes abgeben zu können (Foramina mandibulae, mentale und infraorbitale, Rami alveolares superiores posteriores dorsal des Tuber maxillae im Spatium retromaxillare). Wenn bei diesen Techniken entzündete Gewebeabschnitte passiert werden, ist ein Überimpfen von Mikroorganismen in die Tiefe nicht sicher zu vermeiden. Ernste Komplikationen wie ein retromaxillärer Abszeß (hohe Tuberanästhesie), Fossa-canina-Abszeß (intraorale Leitungsanästhesie am For. infraorbitale) oder ein pterygomandibulärer Abszeß (Leitungsanästhesie am For. mandibulae) können die Folge sein. Daher sind die folgenden Besonderheiten streng zu beachten:

* Die Lokalanästhesie büßt im entzündlich veränderten Gebiet einen Teil ihrer Wirksamkeit ein (sog. Anästhesieversager)
* Eine Leitungsanästhesie darf nicht durch entzündetes Gebiet hindurch erfolgen
* Infiltrationsanästhesien in entzündlich verändertes Gewebe sind nicht zulässig

Trotz dieser Einschränkungen lassen sich die weitaus meisten entzündlichen Erkrankungen des Mund-Kiefer-Gesichtsbereiches, insbesondere die odontogenen Entzündungen (apikale Parodontitiden, Zahnfleischentzündungen, Infiltrate und Abszesse) in örtlicher Betäubung behandeln, solange sie oberflächlich gelegen sind.

Bei kurz vor der Spontanperforation stehenden submukösen Abszessen kann der Inzisionsschmerz durch Aufsprühen eines Oberflächenanästhetikums gemildert werden. Entzündliche Prozesse im vorderen und mittleren Teil des Unterkiefers und des Mundbodens können durch eine Leitungsanästhesie am Foramen mandibulae sicher anästhesiert werden. Schwieriger wird die Situation bei Entzündungen im Molarenbereich des Ober- und Unterkiefers, vor allem aber bei der Dentitio difficilis des oberen oder unteren Weisheitszahnes. Um eine Keimverschleppung in tiefere Regionen zu vermeiden, kann nur die Technik der *intramukösen Infiltrationsanästhesie* angewandt werden.

Bei diesem Verfahren wird die Schleimhaut durch eine streng intramuköse Injektion anästhesiert. Dadurch wird der Inzisionsschmerz gemildert. Die Injektionsnadel wird tangential auf die gespannte Mukosa aufgesetzt und dringt im flachen Winkel in sie ein. Anschließend wird unter kontinuierlichem Vorschieben der Nadel langsam Anästhesielösung abgegeben, so daß sich die Schleimhaut weiß verfärbt. Diese Injektionstechnik kann auch bei allen submukösen Abszessen zusätzlich zu einer Leitungsanästhesie zur Anwendung kommen.

Bei subkutanen Abszessen findet ein ähnliches Verfahren Anwendung. In ausreichendem Abstand zum infizierten Gewebe wird der zu anästhesierende Bezirk fächer- oder rautenförmig umspritzt.

Die extraorale perkutane Injektion bietet sich vor allem zur Leitungsanästhesie am Foramen infraorbitale an. Ebenso wie die technisch schwierigere extraorale Leitungsanästhesie am Foramen mandibulae sollte sie aber ausschließlich durch einen in diesen Techniken erfahrenen Arzt angewandt werden [79].

Hat sich die Entzündung einer Dentitio difficilis bereits über den perikoronaren Raum hinaus ausgebreitet und liegen Kieferklemme und Schluckbeschwerden vor, so ist wie bei Logenabszessen oder Phlegmonen die Inzision in Intubationsnarkose unumgänglich.

Allgemeinanästhesie (Intubationsnarkose)

von Burkhard von Hundelshausen

Hinsichtlich der allgemeinen Grundlagen sei auf die anästhesiologischen Lehrbücher verwiesen. Im folgenden sollen lediglich die Besonderheiten dargestellt werden, die sich durch das Krankheitsbild einer odontogenen Infektion, die zum überwiegenden Teil eine odontogene Weichteileiterung ist, ergeben.

Odontogene Entzündungen sollten bei Vorliegen der folgenden Kriterien in Allgemeinanästhesie behandelt werden [50]:

- bei Logenabszessen und Phlegmonen, deren Größe, Lokalisation und Ausdehnung eine Eröffnung in Lokalanästhesie unmöglich machen
- bei ausgedehnten, zeitaufwendigen Operationen im Rahmen der chirurgischen Behandlung der Osteomyelitis (Dekortikation)
- bei Eingriffen im Säuglings- und Kleinkindesalter, hier ist eine örtliche Betäubung infolge der naturgemäß mangelnden Kooperationsfähigkeit und der angstbedingten psychomotorischen Unruhe nicht möglich
- bei nicht kooperativen, geistig behinderten Patienten
- bei unzureichender Wirkung der fachgerecht applizierten lokalen Anästhesie, wenn der Patient auf andere Weise nicht von seinen Schmerzen zu befreien ist und wenn eine Ausbreitung des entzündlichen Geschehens droht
- bei erwachsenen Patienten, bei denen eine Totalsanierung (Extraktion, evtl. Osteotomien) des gesamten Gebisses in einer Sitzung erfolgen soll

Die Allgemeinanästhesie zur Behandlung von *odontogenen Infektionen* ist fast ausnahmslos eine *Narkose mit Intubation der Trachea* („Intubationsnarkose").

Es ist dies der einzige Weg, sowohl eine bestmögliche Beatmung durchführen zu können und damit eine gute Oxygenierung der Gewebe zu erzielen als auch gleichzeitig eine Sicherung der Atemwege mit Schutz vor Aspiration von Blut oder eitrigem Sekret zu erreichen. Eine Inhalationsanästhesie über Maske, die intramuskuläre Injektion von Ketamin oder eine intravenöse Anästhesie ohne Intubation stellt wegen der mangelnden Freihaltung und Sicherstellung der Luftwege ein Risiko für den Patienten dar und sollte nur in den Ausnahmefällen erwogen werden, bei denen lediglich eine extraorale Inzision durchgeführt wird und nicht die Gefahr der intraoralen Perforation besteht.

Bereits vor Behandlungsbeginn ist abzuklären, ob der geplante Eingriff ambulant durchgeführt und der Patient nach einer postoperativen Überwachungsphase entlassen werden kann oder ob eine stationäre Aufnahme erforderlich wird. Im Falle eines ambulanten Eingriffes wird man sich bei der Prämedikation auf das intramuskulär zu verabreichende Atropin beschränken und keine Sedativa oder Opiate verordnen. Im Falle einer stationären Behandlung bietet sich die intramuskuläre Verabreichung von Pethidin als Analgetikum und Promethazin mit seinem sedierenden und antihistaminen Effekt an. Wenn möglich sollte auf Atropin (unter Berücksichtigung der Gegenanzeigen) nicht verzichtet werden. Die den Patienten infolge verminderter Speichelsekretion störende Mundtrockenheit wird in Kauf genommen, sie ist sogar erwünscht, da sie sowohl die konventionelle als auch die fiberoptische Intubation erleichtert.

Das Narkoseverfahren der Wahl stellt die Inhalationsanästhesie dar. Der Patient wird mit einem Lachgas-Sauerstoffgemisch unter Zufuhr des Inhalationsanästhetikums Isofluran beatmet. Dieses Verfahren ist nicht nur am besten steuerbar, es trägt darüber hinaus zur Vermeidung einer postoperativen Atemdepression bei. Aus diesem Grund sollte auch auf die intraoperative Gabe von Opiaten verzichtet werden. Auch nach der Operation empfiehlt es sich, den Einsatz von Opiaten zur Erreichung einer genügenden Analgesie zu vermeiden. Um der Gefahr einer Atemdepression vorzubeugen, sollten zunächst peripher wirkende Analgetika wie Metamizol oder Paracetamol® zum Einsatz kommen.

Bei *ausgedehnten Logenabszessen und Phlegmonen* ist es häufig notwendig, den Patienten post operationem bis zum Abschwellen der Weichteile intubiert zu lassen, um die Erstickungsgefahr auszuschließen. In solchen Fällen ist die Überwachung auf einer Intensivstation geboten. Hier sind die Voraussetzungen gegeben, nach der Extubation die Atmung zu überwachen und eine evtl. notwendige Reintubation bei fortbestehender Verlegung der oberen Luftwege durchzuführen.

Odontogene Abszesse verursachen häufig eine fast vollständige Kieferklemme; Oropharynx und Kehlkopf können durch Weichteilschwellungen bzw. durch ödematöse Schleimhaut verlegt sein. Im Rahmen der Prämedikation sind daher Ausmaß der Mundöffnung sowie schwellungsbedingte Einengungen im Mund- und Rachenraum und wenn möglich auch im Bereich des Kehlkopfes im Hinblick auf zu erwartende Intubationsschwierigkeiten zu erfassen.

Durch ausgedehnte, schmerzhafte Schwellungen submandibulär, pterygomandibulär, massetikomandibulär sowie im Oropharynxbereich kann der Patient nur schwer oder gar nicht mit der Maske beatmet werden; der ESMARCHsche Handgriff, der über eine Ventralbewegung des Unterkiefers die oberen Atemwege vergrößert, ist aus den gleichen Gründen oft nicht anwendbar oder wirkungslos. Daher dürfen Patienten mit odontogenen Eiterungen unter keinen Umständen relaxiert werden, bevor sichergestellt ist, daß eine Beatmung über Maske ohne Schwierigkeiten durchführbar ist. Bei der Wahl des Muskelrelaxans wird man unter Berücksichtigung der Gegenanzeigen auf das kurz wirksame, depolarisierend wirkende Succinylcholin zurückgreifen. Die länger wirksamen, nicht depolarisierenden Substanzen verbieten sich, da bei Auftreten von Intubationsschwierigkeiten die Zeitspanne bis zur Rückkehr der Spontanatmung zu lang ist und sich die Aspirationsgefahr erhöht.

Solange keine vitale Indikation für einen Notfalleingriff vorliegt, sollte ein Intervall von 6 h zwischen der letzten Nahrungs- bzw. Flüssigkeitsaufnahme und dem Operationszeitpunkt liegen, um bei der schwierigen Intubation das Risiko einer Aspiration von Mageninhalt gering zu halten. Säuglinge sollten 3–4 h vor Operationsbeginn gesüßten Tee zu sich nehmen.

Vorgehen. Haben sich bei der präoperativen Visite weitgehend normale anatomische Verhältnisse ohne stärkere Schwellung oder Verhärtung von Mundboden und Zungengrund, ein freier Nasenrachenraum und nur eine geringe Einschränkung der Mundöffnung gezeigt (SKD > 25 mm), ist bei der Intubation von Patienten mit odontogenen Entzündungen folgendes Vorgehen angebracht:

Nach ausreichender Präoxygenierung, die zum Ziel hat, den im Blut gelösten Stickstoff auszuwaschen und die gesamte funktionelle Residualkapazität der Lunge mit Sauerstoff zu füllen, wird die Narkose mit einem kurz wirkenden Hypnotikum eingeleitet. Anschließend wird die tatsächlich vorhandene Mundöffnungsweite überprüft und festgestellt, ob eine Maskenbeatmung ohne Schwierigkeiten durchführbar ist. Erst dann ist die Relaxation des Patienten zum Zweck der Intubation erlaubt. Ob vor der Relaxation noch eine Inspektion von Mundhöhle, Oropharynx und Kehlkopfeingang mittels Laryngoskop geschehen soll, wird strittig bleiben. Manipulationen mit dem Laryngoskop am nicht relaxierten Patienten können infolge Hustens oder Pressens leicht zu blutenden Weichteilläsionen oder gar zur Eröffnung des Abszesses führen. Pulmonale Komplikationen infolge der Aspiration von Blut oder eitrigem Sekret sind die Folge.

Stellt sich beim Intubationsversuch heraus, daß der Kehlkopfeingang nicht einstellbar ist, so wird man heute keine weiteren, unter Umständen traumatisierenden konventionellen Intubationsversuche unternehmen. Statt dessen wird die Zufuhr des Anästhetikums beendet und die Maskenbeatmung mit reinem Sauerstoff so lange fortgeführt, bis die Wirkung des Muskelrelaxans vollständig abgeklungen ist. Erst wenn der Patient wieder vollkommen wach und kooperativ ist, wird die *fiberoptische Intubation* durchgeführt.

Dieses Verfahren ist bei geringer Mundöffnungsweite und begründetem Verdacht auf intraorale und pharyngeale Schwellungen heute das Mittel der Wahl [11, 48, 55, 64, 90]. Bei dieser inzwischen weit verbreiteten, wenig traumatisierenden Technik wird über ein flexibles Bronchoskop mit möglichst dicklumigem Arbeitskanal (z.B. 2,8 mm Durchmesser, um auch dickflüssiges Sekret absaugen zu können) ein geeigneter Tubus geschoben. Nach lokaler Anästhesie von Nasenschleimhaut, Pharynx und Kehlkopfeingang wird das Bronchoskop mit aufgezogenem Tubus unter Sicht durch den unteren Nasengang geführt, anschließend nach Inspektion des Pharynx und des Kehlkopfeingangs in der Trachea plaziert und der aufgezogene Tubus über das Bronchoskop hinweg in die Trachea vorgeschoben. Die fiberoptische Intubation erlaubt nicht nur eine problemlose Plazierung des Tubus in der Trachea ohne größere Weichteilläsionen; sie gestattet darüber hinaus, durch Inspektion von Oropharynx und Larynx während des Intubationsvorganges, eine Aussage über das Ausmaß der Schwellung in diesem sonst nicht oder nur schwer einsehbaren Bereich zu geben.

Die primäre Tracheotomie zur Sicherung der oberen Luftwege bei odontogenen Entzündungen ist seit Einführung der fiberoptischen Intubation nur noch in seltenen Ausnahmefällen notwendig.

Bei der *Anästhesie von Kindern* mit odontogenen Infektionen gelten die gleichen Richtlinien wie beim Erwachsenen, d.h. Inhalationsanästhesie mit Sicherung der Luftwege durch Intubation der Trachea und Verzicht auf Opiate. Durch die Entwicklung spezieller Kinder-Bronchoskope ist auch bereits bei Kleinkindern eine bronchoskopische Intubation möglich [55].

Die Prämedikation von Kindern im Vorschulalter kann sehr wirksam oral oder rektal mit einem Gemisch aus Atropin und Midazolam durchgeführt werden. Die Narkoseeinleitung sollte über einen zuvor gelegten, venösen Zugang erfolgen. Die immer noch weit geübte, auch vertretbare Praxis, die Narkoseeinleitung bei Kindern per inhalationem durchzuführen, muß im Fall von odontogenen Infektionen die absolute Ausnahme bleiben. Die Einleitung über Maske birgt nicht nur die Gefahr einer Aspiration mit sich, sie führt darüber hinaus immer wieder zu einer der gefürchtetsten Komplikationen bei Kindernarkosen, dem Laryngospasmus. Aus diesem Grund ist die Anlage eines venösen Zuganges vor Narkoseeinleitung bei dieser Art von Eingriffen im Kindesalter unbedingt anzustreben. Die Venenpunktion wird durch die rechtzeitige Applikation eines Lokalanästhetikums in Salbenform auf die vorgesehene Punktionsstelle erleichtert.

Physikalische Maßnahmen

Physikalische Maßnahmen dienen einerseits der unspezifischen Stützung der natürlichen Abwehrvorgänge und können andererseits gezielt in der Schwellungsprophylaxe (antiphlogistische Wirkung von Kälte) oder zur Provokation einer eitrigen Einschmelzung (Wärme) bei chronischen Weichteilinfiltraten eingesetzt werden.

Kälteanwendung

Kälte lindert akute entzündliche Schwellungszustände und die damit verbundenen Schmerzen. Hinsichtlich der physiologischen Wirkung ist zwischen milder feuchter und trockener Kälte zu unterscheiden.

Feuchte Umschläge mit Temperaturen von 12–15 °C bewirken über eine moderate Vasokonstriktion eine Durchblutungsverminderung des Gewebes und damit eine Reduktion der entzündlichen Hyperämie. Die Umschläge bestehen aus einem feuchten Leinentuch oder einer Mullkompresse, die in kaltes Wasser getaucht und gut ausgewrungen wird. Sie sollten der Haut glatt und faltenlos anliegen. Wenn auch die regelmäßige rasche Erneuerung der feuchten Umschläge als angenehm empfunden wird, so bewirkt doch bereits die Verdunstungskälte eine ausreichende Abkühlung.

Die antiphlogistische Wirkung erklärt sich über eine Verminderung der Exsudation und führt über einen lokalen Rückgang des Gewebeflüssigkeitsdrucks zur Entspannung und damit zur Schmerzlinderung. Eine unterbrochene kontinuierliche milde Kühlung ist dabei erforderlich. Nachts werden die feuchten Kompressen mit einem Kopfverband fixiert.

Die lokale Applikation von Eis (Eisbeutel, Trockeneis) oder von Eiswasserkompressen erscheint zur Kühlung entzündlicher Prozesse weniger geeignet. Zunächst kann sich in Abhängigkeit von Temperatur und Einwirkungszeit eine thermische Gewebeschädigung ausbilden (Erfrierung), die das Krankheitsbild zusätzlich kompliziert. Darüber hinaus bewirkt eine übermäßige lokale Kälteapplikation keine Vasokonstriktion, sondern einen Vasospasmus mit einer sich daraus entwickelnden Hypoxämie. Nach Abklingen der Kältewirkung antwortet der Körper mit einer überschießenden reaktiven Hyperämie, die sich auf die entzündungsbedingte Hyperämie aufpfropft und sie verstärkt.

Dagegen kann das Lutschen von Speiseeis oder von Eiswürfeln bei Abszessen im Pharynx-, Zungen-, Mundboden- und Tonsillenbereich subjektive Erleichterung bringen.

Wärmeanwendung

Wärme wird bei chronischen entzündlichen Erkrankungen angewandt, wenn ein Infiltrat entweder zur Rückbildung und damit zur Ausheilung oder aber zur eitrigen Einschmelzung gebracht werden soll, um anschließend eine Inzision durchzuführen.

Um thermische Gewebeschäden zu vermeiden, dürfen Wärmeanwendungen aller Art nicht verabreicht werden, solange das betroffene Gebiet nach einer Lokalanästhesie anästhesiert ist. Auch bei regelrechtem Gefühl in den betroffenen Hautarealen sind Temperaturen > 50 °C zu vermeiden.

Die Wärmeapplikation erzeugt eine Hyperämie im Gewebe mit gesteigerter Exsudation und Aktivierung der entzündlichen Vorgänge. Zur Durchführung einer Wärmetherapie stehen mehrere Verfahren zur Verfügung:

Am einfachsten ist die Wärmeapplikation mit *feucht-warmen Wickeln* (40–50 °C), die auf die Haut aufgelegt und dann mit trockenen Tüchern bedeckt werden. Da sich diese Wickel verhältnismäßig schnell abkühlen und zudem Verdunstungskälte entsteht, müssen sie häufig gewechselt werden.

Längere Einwirkungszeiten sind bei Verwendung sog. *Kataplasmen* möglich. Es handelt sich dabei um warme, breiförmige Substanzen, die auf einem dünnen Leinentuch aufgestrichen oder, in ein Leinensäckchen gefüllt, anschließend dem Patienten aufgelegt werden. Zur Selbstherstellung kann Leinsamen oder Kartoffelbrei verwendet werden, als gebrauchsfertiges Kataplasmum steht Enelbin®-Paste zur Verfügung.

Bei der *Solluxlampe* handelt es sich um eine Glühfadenlampe, die in erster Linie Wärmestrahlen im roten und infraroten Spektralbereich aussendet. Durch Einsatz von Spektralfiltern ist eine gezielte Anwendung von tiefenwirksamen, längerwelligen infraroten Strahlen möglich. Die Solluxlampe wird vorzugsweise zur lokalen Behandlung umschriebener Körperteile benutzt bei 10–30 cm Abstand und 10–15 min Behandlungsdauer. Sie kann bei chronisch entzündlichen Erkrankungen und muskulären Verspannungen eingesetzt werden.

Die *Kurzwellentherapie* wird zur Behandlung chronischer Entzündungsprozesse empfohlen. Die Wellenlänge liegt im Meterbereich. Im Kurzwellenfeld ist die Erwärmung des Fettgewebes besonders ausgeprägt, daneben wird durch Beeinflussung des Gefäßsystems eine reaktive Hyperämie erzielt.

Die *Mikrowellentherapie* ist heute weit verbreitet. Die Wellenlänge liegt im Zentimeterbereich. Die eingestrahlte Energie wird hauptsächlich in der Haut, der Muskulatur und im Gefäßbindegewebe absorbiert, weniger im subkutanen Fettgewebe. Die Mikrowellentherapie kann bei Infiltraten und sich nur langsam zurückbildenden entzündlichen Prozessen den Heilungsverlauf beschleunigen.

Laserstrahlen geringer Energie (Softlaser) werden zur Behandlung chronischer Entzündungen, bei Wundheilungsstörungen oder zur Beschleunigung der Wundheilung eingesetzt. In Doppelblindstudien konnte kein wesentlicher therapeutischer Effekt nachgewiesen werden [86, 116, 150]. Es erscheint daher fraglich, ob außer der Wärmestrahlung andere Faktoren der Laserstrahlung die Gewebe beeinflussen können.

Strahlentherapie

Die Kenntnis über den positiven Einfluß ionisierender Strahlen auf entzündliche Erkrankungen ist fast so alt wie die Entdeckung der Röntgenstrahlen [137]. Entzündungen wurden früher teilweise mit bis zu 10–15 Gy bestrahlt, wegen dieser hohen Strahlenbelastung wurde das Verfahren verlassen. Neuere Untersuchungen konnten nachweisen, daß bereits eine wesentlich geringere Bestrahlung den gleichen Effekt auf das entzündliche Geschehen ausübt. In mehreren Einzeldosen von 0,1 Gy wird dabei eine Gesamtdosis von 0,6 Gy eingestrahlt [28, 66, 148] und kann zur raschen Ausheilung der Entzündung führen.

Iontophorese

Bei der Elektrotherapie wird der menschliche Körper in einen elektrischen Gleichstromkreis eingebunden, so daß eine Ionenwanderung eintreten kann. Diese soll die Gewebe allgemein funktionell stimulieren, vor allem sezernierende Zellen und Organe.

Darüber hinaus kann man den elektrischen Strom benutzen, um Medikamente in den Körper einzuschleusen. In der Mund-Kiefer-Gesichtschirurgie ist die *Jodiontophorese* am bekanntesten. Mit 5- bis 10%iger Jodkalilösung getränkte Filterpapiere oder Schwämmchen werden unter die Kathode gelegt. Der Transport der Jodionen erfolgt jeweils während 20–30 min durch Anlegen eines galvanischen Stromes. Die Jodiontophorese wird zur Behandlung von Restinfiltraten, chronischen Weichteilindurationen [36] und der zervikofazialen Aktinomykose angegeben [35].

Hyperbare Oxygenationstherapie

Bei der hyperbaren Oxygenationstherapie (hyperbare Sauerstofftherapie) wird in einer Behandlungsdruckkammer unter erhöhtem Umgebungsdruck über die Atemwege reiner Sauerstoff eingeatmet. Dadurch können zusätzlich zu dem im Hämoglobin gebundenen Sauerstoff bis zu sechs Volumenprozent Sauerstoff in den ungeformten Blutbestandteilen physikalisch gelöst ins Gewebe transportiert werden. Auf diese Weise gelangt zusätzlicher Sauerstoff in Gewebeareale, die unter normalen Bedingungen zwar ausreichend für ihr Überleben, jedoch nicht ausreichend für ihre Funktion versorgt werden. Auf mikroaerophile und anaerobe Keime wirkt Sauerstoff zytotoxisch. Die hyperbare Oxygenationstherapie wird unter anderem bislang bei der Therapie von Gasbrand, Osteomyelitiden und Osteoradionekrosen, aber auch als Prophylaxe zur Vermeidung einer Osteoradionekrose vor zahnärztlich-chirurgischen Maßnahmen und enossalen Implantationen erfolgreich eingesetzt [8, 44, 45, 49, 58, 72, 85, 141].

Mechanische Hilfsmittel

Infolge der entzündlichen Infiltration der Kaumuskulatur ist die Mundöffnung auch nach fachgerechter Behandlung eines ausgedehnten odontogenen Abszesses häufig stark eingeschränkt (Kieferklemme), so daß eine mechanische Munddehnung erfolgen muß. Zu diesem Zweck haben sich Spatelübungen mit getrommelten Buchenholzspateln, die der Patient in Höhe der Prämolaren und Molaren zwischen die Zahnreihen schiebt, sehr bewährt. Durch allmähliche Erhöhung der Spatelzahl bis zur Schmerzgrenze wird die Muskulatur passiv gedehnt und die Kieferklemme überwunden. Wegen der erheblichen Belastung des Zahnhalteapparates sollten die Spatel nicht zwischen den Schneidezähnen eingesetzt werden. Alternativ zu den Holzspateln kann auch ein Holzkreisel zur passiven Munddehnung verwendet werden.

Wesentlich aufwendiger sind mechanische Dehnapparaturen, die entweder industriell hergestellt [24] (Therabite®, Therabite Corp. (Fa. Normed, Tuttlingen), Bryn Mawr, PA, USA) oder individuell nach Abdrucknahme auf Modellen von Ober- und Unterkiefer erstellt werden. Nach Eingliederung des Apparates in den Mund werden Gummizüge eingehängt, die eine gleichmäßige Mundöffnung bewirken.

In seltenen Fällen (Temporalabszeß) wird eine Munddehnung in Narkose, evtl. mit Resektion des Proc. muscularis, erforderlich.

Chemotherapie (Antibiotikatherapie) (s. S. 40 ff.)

Die Chemotherapie entzündlicher Erkrankungen bedient sich antimikrobiell wirksamer Substanzen. Dabei werden die synthetisch hergestellten Chemotherapeutika den biologisch aus Pilzen, Bakterien und Pflanzen gewonnenen Antibiotika gegenübergestellt. Da heute auch Antibiotika zum Teil ebenfalls synthetisch hergestellt bzw. modifiziert werden, gehen beide Begriffe ineinander über.

Antibiotika sind nicht gegen alle Keime gleichermaßen wirksam, sie weisen ein stark unterschiedliches Wirkungsspektrum auf. Es werden daher Antibiotika mit einem schmalen Wirkungsbereich von solchen unterschieden, die gegen zahlreiche, aber keinesfalls gegen alle Keime wirksam sind (Breitbandantibiotika).

Die *antibakterielle Wirkung* dieser Substanzen ist entweder bakteriostatisch oder bakterizid. Bakteriostatisch wirksame Medikamente hemmen die Vermehrung von Bakterien, ohne diese abzutöten. Um eine therapeutische Wirkung zu erzielen, ist ein ausreichend hoher und gleichmäßiger Gewebespiegel erforderlich. Die in der Vermehrung gehemmten Bakterien müssen durch körpereigene Abwehrmechanismen endgültig vernichtet werden. Wird die Keimzahl (bestimmt in Form „koloniebildender" Einheiten) um mindestens 99,9% innerhalb von 1–2 Stunden reduziert, spricht man von Bakterizidie, wobei aber keineswegs alle Keime endgültig abgetötet werden [78]. Die wichtigsten bakterizid wirksamen Antibiotika sind Penicilline, Cephalosporine und Aminoglykoside. Voraussetzung zur Erzielung der Bakterizidie ist ein ausreichend hoher Blut- bzw. Gewebespiegel des Medikamentes, vor allem am Ort der Entzündung. Nur wenige Antibiotika, insbesondere Penicilline, können so hoch dosiert werden, daß ein bakterizider Effekt regelmäßig erreicht wird. Weiterhin ist die bakterizide Wirkung abhängig von der Keimspezies, der Einwirkungsdauer und Wachstumsphase der Erreger. So wirken Penicilline und Cephalosporine nur auf proliferierende Keime bakterizid, Aminoglykoside auch auf ruhende Keime. Eine klinisch relevante Bakterizidie gilt dann als erreicht, wenn mehr als 99% der im Organismus vorhandenen Keime abgetötet werden.

Voraussetzungen für eine erfolgreiche Antibiotikatherapie sind:

– die Wirksamkeit des Antibiotikums gegen die ursächlichen Keime
– ein therapeutisch wirksamer Gewebespiegel
– eine therapeutisch wirksame Konzentration des Antibiotikums am Infektionsort

Perioperative Antibiotikaprophylaxe

Bei den meisten Operationen im Mund-Kiefer-Gesichtsbereich mit Beteiligung der oberen Luft- und Speisewege entstehen sauber-kontaminierte bzw. kontaminierte Wunden. Die Häufigkeit postoperativer Infektionen läßt sich bei derartigen Wunden durch eine perioperative Antibiotikatherapie (perioperative Antibiotikaprophylaxe) senken [10, 93, 104, 154]. Daher ist die perioperative Antibiotikagabe neben der Therapie von manifesten Infektionen die häufigste Anwendungsart von Antibiotika bei Operationen in dieser Region. Sie findet Anwendung bei allen ausgedehnten Operationen mit großflächiger Freilegung von Knochen wie Dysgnathieoperationen und der chirurgischen Frakturbehandlung, bei ausgedehnten Weichteilverletzungen und bei intra- und extraoralen Operationen (Tumorchirurgie). Während beim Gesunden bei einfachen Zahnentfernungen und Osteotomien eine perioperative Antibiotikaprophylaxe nicht erforderlich ist, muß sie bei Patienten, deren Abwehrlage er-

heblich beeinträchtigt ist (Chemotherapie, Immunsuppression, Transplantatempfänger) oder die ein erhöhtes Endokarditisrisiko aufweisen [41, 77, 104, 132], bei allen zahnärztlich-chirurgischen Eingriffen erfolgen. Vereinzelt wird eine perioperative Antibiotikagabe bei Patienten mit Hüft- oder Knieendoprothesen empfohlen [97].

Die Wahl des Antibiotikums richtet sich nach dem zu erwartenden Erregerspektrum im eigenen Krankengut und nach den Erfahrungen prospektiver kontrollierter Studien. Es gelten folgende Grundlagen einer perioperativen Antibiotikatherapie:

– Art und Empfindlichkeit der potentiellen Erreger müssen abgeklärt werden.
– Antibiotika müssen am Wirkungsort sein, bevor sich Keime im Gewebe ansiedeln können.
– Die Dauer der Antibiotikagabe soll auf die Zeit der Kontamination beschränkt bleiben.
– Bei der Dosierung sind Spitzenkonzentrationen des Antibiotikums zur Zeit der befürchteten Infektion anzustreben, intravenöse Antibiotikagaben unmittelbar präoperativ sind daher zweckmäßig.

Als Präparate werden vor allem Cephalosporine, Breitspektrumpenicilline in Kombination mit Clavulansäure, insbesondere Amoxicillin und Clavulansäure sowie Clindamycin empfohlen [10, 22, 47, 80, 83, 107, 144].

Endokarditisprophylaxe. Die Endokarditis ist eine lebensbedrohende Erkrankung mit unbehandelt infauster Prognose, die aber auch bei sachgerechter Behandlung nicht immer heilbar ist. Eine wesentliche Voraussetzung für das Entstehen einer Endokarditis sind rheumatische oder kongenitale Vorschädigungen der Herzklappen. Thrombotische Vegetationen, die eine Veränderung des normalen Oberflächenendothels der Herzklappen mit seinen Sehnenfäden darstellen, begünstigen die Adhäsion von Mikroorganismen (Infektion der Vegetationen) und führen dadurch zur bakteriellen Endokarditis. Eine Zusammenstellung der kardialen Veränderungen, die als prädisponierende Faktoren anzusehen sind, zeigt Tabelle 2. Darüber hinaus ist das Risiko der Entstehung einer Endokarditis bei Vorliegen der folgenden Erkrankungen um den Faktor 2–4 im Vergleich zu Gesunden erhöht [81]:

– Diabetes mellitus
– Leberzirrhose
– Virushepatitis
– Alkoholabusus

Tabelle 2 Risikogruppen für bakterielle Endokarditis [nach: 18, 68, 81].

Hohes Risiko	Künstliche Herzklappen Conduit-Implantation Systemisch-pulmonale Shunt- Verbindung Zustand nach früherer bakterieller Endokarditis Zustand nach chirurgischer Korrektur kardiovaskulärer Defekte
Mittleres Risiko	Sämtliche kardiovaskulären Fehl- bildungen, auch nach korrigierendem Eingriff (Ausnahmen siehe geringes Risiko) Mitralklappenprolaps mit Insuffizienz Degenerative Klappenveränderungen (Verkalkungen) Rheumatische Klappenfehler Hypertrophisch-obstruktive Kardio- myopathie
Geringes Risiko	Vorhof-Septumdefekt Mitralklappenprolaps ohne Klappen- insuffizienz Zustand nach operativer Versorgung eines Ventrikel-Septumdefektes ohne Patch-Material sowie eines Ductus arteriosus Botalli.

Tabelle 3 Endokarditis-Prophylaxe nach Empfehlung der American Heart Association [14].

Antibiotikum	Dosis	Verordnung
Amoxicillin	3 g oral	1 h vor dem Eingriff Wiederholung mit 1,5 g nach 6 h
Bei Penicillin(Amoxicillin-)Allergie		
Clindamycin	300 mg oral	1 h vor dem Eingriff Wiederholung mit 150 mg nach 6 h
Erythromycin	2 g oral	2 h vor dem Eingriff Wiederholung mit 500 mg nach 6 h

Bereits 1935 wurde der Zusammenhang zwischen Zahnentfernungen, Bakteriämien mit Streptococcus viridans und der Entstehung der Endokarditis beschrieben [96, 100]. Jede Behandlung im bezahnten Kiefer, bereits das einfache Entfernen von Zahnstein, eine intraligamentäre Anästhesie [111], aber auch eine Sialographie, kann zu einer kurzzeitigen Bakteriämie, insbesondere von Staphylo- und Streptokokken führen [57, 59, 60, 92, 151]. Bei Vorliegen eines der in Tabelle 2 aufgeführten Risiken ist daher eine perioperative antibiotische Prophylaxe bei sämtlichen zahnärztlichen Behandlungen im bezahnten Gebiß zwingend erforderlich. Eine Endokarditis-Prophylaxe ist nicht erforderlich nach aortokoronarer Bypass-Operation und nach Implantation von Herzschrittmachern. Sie wird nach operativer Versorgung eines Ventrikel-Septumdefektes ohne Patch-Material und nach Verschluß eines Ductus arteriosus Botalli vielfach nicht für erforderlich gehalten.

Als Antibiotika werden Amoxicillin, ggf. in Kombination mit Clavulansäure (Augmentan®), und bei Penicillinallergie Clindamycin oder Erythromycin empfohlen (s. Tab. 3) [14, 15, 51, 112]. Bei hoher individueller Gefährdung sollte das Antibiotikum intravenös verabreicht werden, zusätzlich kann ein Aminoglykosid-Antibiotikum gegeben werden. In Zweifelsfällen sollten der Zahnarzt und der betreuende Kardiologe die Entscheidung über Notwendigkeit, Art und Dosis der perioperativen Antibiotikaprophylaxe gemeinsam treffen. Dies gilt auch in den Fällen, in denen wegen Infektionen im Mund-Kiefer-Gesichtsbereich eine Antibiotika-Therapie ohnehin angezeigt ist.

Diabetes mellitus. Während bei einem gut eingestellten, stabilen Diabetes mellitus in der Regel eine perioperative Antibiotikaprophylaxe bei dentoalveolären Eingriffen nicht erforderlich ist, wird ihre Anwendung wegen der erhöhten Infektionsgefahr bei labilem und insulinabhängigem Diabetes empfohlen [104]. Insbesondere bei hoher Insulindosierung ist die Gefahr einer Entgleisung des Diabetes gegeben. Daher ist wegen der Anpassung an die geänderte Stoffwechsellage der behandelnde Arzt zu konsultieren, bei schwerwiegenden Komplikationen seitens der Infektion bzw. der Grundkrankheit wird eine stationäre Behandlung erforderlich.

Desinfektion der Mundhöhle

Um die Keimbesiedlung der Mundhöhle und damit die Gefahr einer intraoperativen Bakteriämie zu reduzieren, werden Mundspülungen mit PVP-Jod [34, 111] oder Chlorhexidindigluconat [7, 71] oder auch Clindamycin [32] vor Behandlungsbeginn empfohlen. Da durch diese Maßnahmen nur die Keimbesiedelung an der Schleimhautoberfläche kurzzeitig reduziert werden kann, wird allerdings der Einfluß dieser Maßnahmen auf die Infektionsrate kontrovers diskutiert.

Literatur

[1] Aderhold, L., Knothe, H., Frenkel, G.: Die Beteiligung anaerober Bakterien an dentogen-pyogenen Infektionen. Dtsch. Z. Mund-Kiefer-GesichtsChir. 4 (1980), 179.

[2] Anglesio-Farina, G., Crupi, V. M., Fontanini, P. G., Garavelli, M., Moniaci, D.: Batteri anaerobi nelle infezioni orali di origine dentale. Caratteristiche di specie e diagnosi per i bacteroides. Minerva Stomatol. 40 (1991), 71.

[3] Balcerak, R. J., Sisto, J. M., Bosack, R. C.: Cervicofacial necrotizing fasciitis. Report of three cases and literature review. J. Oral Maxillofac. Surg. 46 (1988), 450.

[4] Barnhart, M. I.: Role of blood coagulation in acute inflammation. In: Houck, I. C., Forscher, B. K. (eds.): Chemical biology of inflammation. Pergamon Press, Oxford–London–Edinburgh–New York–Toronto–Sydney–Paris–Braunschweig 1968.

[5] Barratt, G. E., Koopmann, C. F., Coulthard, S. W.: Retropharyngeal abscess – A ten year experience. Laryngoscope 94 (1984), 455.

[6] Barthels, H., Stadler, J., Barthlen, W., Miedke, T., Siewert, J. R.: Ursachen des Organversagens bei Sepsis. Zentralbl. Chir. 119 (1994), 168.

[7] Berwick, J. E., Lessin, M. E.: Effects of a chlorhexidine gluconate oral rinse in the incidence of alveolar osteitis in mandibular third molar surgery. J. Oral Maxillofac. Surg. 48 (1990), 444.

[8] Bettinghausen, E.: Hyperbare Oxigenationstherapie. Dtsch. Ärztebl. 90 (1993), B2443.

[9] Boatin, E. S., Jürgens, J.: Ist die Gefahr bei phlegmonöser Entzündung im Gesichts-Hals-Bereich in der Ära hochwirksamer Antibiotika endgültig gebannt? In: Schuchardt, K., Pfeifer, G., Schwenzer, N. (Hrsg.): Fortschritte der Kiefer- und Gesichts-Chirurgie, Bd. XXIX, S. 31. Thieme, Stuttgart–New York 1984.

[10] Bohnen, J. M.: Antimicrobial prophylaxis in general surgery. Can. J. Surg. 34 (1991), 548.

[11] Bonfils, P.: Neue Technik mit dem fiberoptischen Instrument: nasale kontralaterale Intubation. Anaesthesist 31 (1982), 362.

[12] Bonorden, St.: Allgemeine Infektionslehre. In: Horch, H.-H. (Hrsg.): Zahnärztliche Chirurgie. Praxis der Zahnheilkunde, Bd 9, 2. Aufl., S. 77–119. Urban & Schwarzenberg, München–Wien–Baltimore 1989.

[13] Brennan, P. A., Morley, M. R., Langdon, J. D.: A study of the effectiveness of dental local 2% lidocaine local anesthetic solution at different pH values. Brit. Dent. J. 163 (1987), 158.

[14] Dajani, A. S., Bisno, A. L., Chung, K. J., Durack, D. T., Freed, M., Gerber, M. A., Karchmer, A. W., Millard, H. D., Rahimtoola, Sh., Shulman, S. T., Watanakunakorn, Ch., Taubert, K. A.: Prevention of bacterial endocarditis. Recommendations by the American Heart Association. J. Amer. Med. Assoc. 12 (1990), 2919.

[15] Dajani, A. S., Bawdon, R. E., Berry, M. C.: Oral Amoxicillin as prophylaxis for endocarditis: What is the optimal dose? Clin. Infect. Dis. 18 (1994), 157.

[16] Donaldson, V. H.: Blood coagulation and related plasma enzymes in inflammation. In: Jensen, K. G., Killmann, S. A. (eds.): Aspects of inflammation. Series haematologica, vol. 3/1, p. 39. Munksgaard, Kopenhagen 1970.

[17] Dzyak, W. R., Zide, M. F.: Diagnosis and treatment of lateral pharyngeal space infections. J. Oral Maxillofac. Surg. 42 (1984), 243.

[18] Esser, E.: Der internistische Risikopatient in der zahnärztlichen Praxis. Dtsch. Zahnärztl. Z. 47 (1991), 11.

[19] Fagnoni, V., Fontolan, D., Polastri, F., Zucca, M.: Verifica sperimentale delle variazioni termiche del tessuto osseo durante la fresatura per la preparazione di cavita per impianto endosseo. Minerva Stomatol. 40 (1991), 9.

[20] Ewig, S., Schaal, K. P., Steudel, A., Nikorowitsch, R., v. Kempis, J., Staib, P., Vaupel, H. A.: 42jähriger Patient mit Fieber und einem palpablen abdominellen Tumor. Internist 34 (1993), 59.

[21] Falender, L. G., Barbieri, D., Leban, S. G.: Gas-producing necrotizing fasciitis following mandibular fracture. J. Oral Maxillofac. Surg. 47 (1989), 856.

[22] Feifel, H., Schröder, G., Riediger, D.: Erregerspektrum und Wirksamkeit von Antibiotika bei 22 dentogenen Logenabszessen. Dtsch. Z. Mund-Kiefer-GesichtsChir. 16 (1992), 305.

[23] Feldges, A., Heesen, J., Nau, H. E., Schettler, D.: Der odontogene Hirnabszeß – 2 Fallberichte. Dtsch. Z. Mund-Kiefer-GesichtsChir. 14 (1990), 297.

[24] Fiedler, F., Stoll, P., Lauer, G., Otten, J. E.: Mobilisation temporo-mandibulaire fonctionel après intervention sur l'articulation temporo-mandibulaire (A. T. M.). Rev. Stomatol. Chir. Maxillofac. 94 (1993), 178.

[25] Finegold, S. M., Strong, C. A., McTeague, M., Marina, M.: The importance of black pigmented gram-negative anaerobes in human infections. FEMS-Immunol. Med. Microbiol. 6 (1993), 77.

[26] Frimmer, M.: Biochemie und Pathophysiologie von Entzündungsmediatoren. Int. J. Clin. Pharmacol. 2 (1971), 144.

[27] Garatea-Crelgo, J., Gay-Escoda, C.: Mediastinitis from odontogenic infection. Int. J. Oral Maxillofac. Surg. 20 (1991), 65.

[28] Gauwerky, F.: Die Rolle der Strahlenbehandlung bei akuten Entzündungen der Gesichtsweichteile. In: Schuchardt, K. (Hrsg.): Fortschritte der Kiefer- und Gesichts-Chirurgie, Bd. IX, S. 107. Thieme, Stuttgart 1964.

[29] Gill, Y., Scully, C.: Orofacial odontogenic infections: review of microbiology and current treatment. Oral Surg. Oral Med. Oral Pathol. 70 (1990), 155.

[30] Goetzke, H. G., Klammt, J.: Die Größe der Wundfläche und die Häufigkeit der Alveolitis nach Zahnextraktion. Dtsch. Z. Mund-Kiefer-GesichtsChir. 15 (1991), 306.

[31] Gräf, W.: Über die Desinfektion der Einstichstelle bei intraoralen Injektionen. Dtsch. Zahnärztebl. 19 (1965), 491.

[32] Grandis, J. R., Vickers, R. M., Rihs, J. D., Yu, V. L., Wagner, R. L., Kachmann, K. K., Johnson, J. T.: The efficacy of topical antibiotic prophylaxis for contaminated head and neck surgery. Laryngoscope 104 (1994), 719.

[33] Grundbacher, F. J.: Variation in levels of immunoglo-

Spezielle Infektionslehre

von EGBERT MACHTENS*

Inhaltsübersicht

* Bei diesem Beitrag handelt es sich um eine Neubearbeitung des Beitrages
aus der 2. Auflage von Prof. Dr. Dr. E. MACHTENS und Dr. Dr. ST. BONORDEN

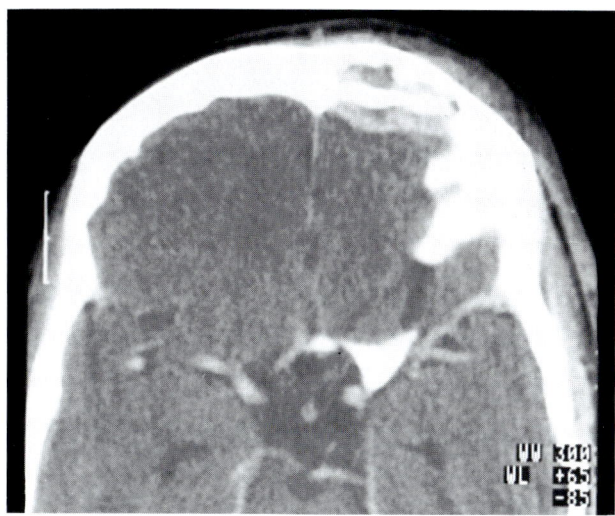

Abb. 14 Eitrige Sinusitis frontalis mit epiduralem Abszeß (kraniales Computertomogramm). Saumartige Verschattung im Endokranium dorsal der Stirnhöhlenhinterwand.

Fällen mit einem lateral der Nasenwurzel gelegten Schnitt erreicht, wonach man bei guter Übersicht einen Knochendeckel aus der Vorderwand entnehmen kann. Die nekrotischen und putriden Massen können nun vollständig aus der Stirnhöhle entfernt werden. Finden sich hier entzündliche Auflösungserscheinungen oder Sequester, so wird die Hinterwand vorsichtig entfernt und der epidurale Raum dargestellt. Die Drainage des im epiduralen Raum befindlichen entzündlichen Sekretes erfolgt über die Stirnhöhle mittels Lasche oder Röhrchen nach außen.

Nach Abklingen der akuten Erscheinungen (Eiterfluß) muß bei einer eitrigen Erkrankung der Stirnhöhle der Abfluß zur Nase sichergestellt werden. In der Regel kann man davon ausgehen, daß die natürliche Verbindung zum mittleren Nasengang, die ödematös verquollen und verschlossen ist, ihre normale Funktion wieder aufnimmt. Unterstützende Maßnahmen bestehen hierbei neben der täglichen Spülbehandlung in der Applikation von abschwellenden Nasentropfen und in einer am Resistogramm orientierten systemischen antibiotischen Behandlung. Sollte sich der normale Abfluß aus den Nasennebenhöhlen aufgrund narbiger Verschlüsse nicht wieder einstellen, bedarf es weiterer operativer Maßnahmen der Drainage zur Nasenhaupthöhle.

Abszeß der Fossa canina

Die Infektion der Fossa canina entwickelt sich meist nicht plötzlich, sondern allmählich auf dem Boden einer verschleppten parodontalen Erkrankung oder aus apikalen Prozessen der Oberkiefer-Front- und -Seitenzähne heraus.

Anatomie. Als Fossa canina bezeichnet man einen Weichteil-ummantelten Abschnitt des vorderen Gesichtsschädels, der dorsal durch die knöcherne faziale Kieferhöhlenwand und ventral von den Wangenweichteilen begrenzt wird. Die Fossa canina öffnet sich ohne direkten Übergang medial in die perinasale Region, lateral in die Regio buccalis.

Ätiologie. Ursächlich sind vor allem *parodontale Erkrankungen* der oberen Front- und Eckzähne sowie der ersten Prämolaren zu nennen. In die differentialdiagnostischen Erwägungen müssen marginale und besonders apikale Parodontitiden einbezogen werden, aber auch infizierte radikuläre, seltener follikuläre Zysten und kutane Infektionen der perinasalen Weichteile (Furunkel, infiziertes Atherom) (s. S. 256).

Symptomatik. Ausgehend von den beherdeten Zähnen entwickelt sich zunächst ein Infiltrat der Wangenweichteile, wobei die entzündliche Mitbeteiligung des hier oftmals straff der fazialen Kieferhöhlenwand anliegenden Periostes die ausgesprochene *Schmerzhaftigkeit* in dieser Phase verursacht. Klinisch findet sich äußerlich eine vornehmlich derbe *Schwellung der paranasalen Weichteile* der anterioren Wangenregion, wobei es bei ausbleibender Therapie zu einem Übergreifen der Schwellung auf die Periorbita und die Oberlippe kommt (Abb. 15). Subtotale oder vollständige Verschlüsse der Lidspalte durch das kollaterale Ödem sind nicht selten. Die bedeckende Haut ist gespannt, glänzt und ist mehr oder minder stark gerötet. Intraoral findet sich in der Umgebung des verursachenden Zahnes eine hochgradige *Rötung und Vorwölbung des Oberkiefer-Vestibulums* mit verstrichener Umschlagfalte.

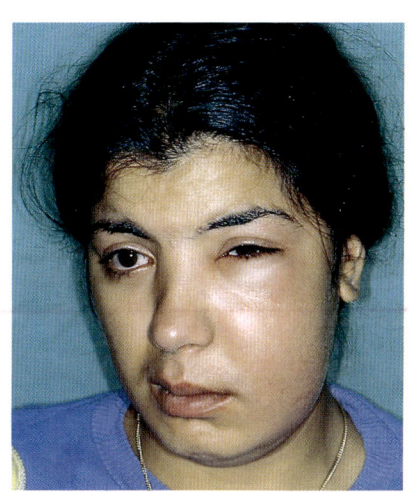

Abb. 15
Fossa-canina-Abszeß links. Schwellung der Wangenweichteile mit Übergreifen des kollateralen Ödems auf Orbita und Oberlippe.

Eine weitere Ausbreitung des infektiösen Geschehens in der Fossa canina ist prinzipiell nach Überwindung des Musculus buccinator und der mimischen Muskulatur nach außen hin und in die Kieferhöhle möglich.

Eine sehr seltene Komplikation ist die entzündlich induzierte *Thrombophlebitis der Vena angularis im medialen Augenwinkel*, die Anschluß an den Sinus cavernosus gewinnen kann. Eine potentielle Keimverschleppung über bakterienhaltige Thromben in den Sinus cavernosus kann zu einer unter Umständen letalen Komplikation führen. Klinisch zeigt sich eine solche Entzündung auf dem Boden eines Fossa-canina-Abszesses als eine lokale Hautrötung im medialen Augenwinkel mit einem zusätzlich in der Tiefe abgrenzbaren, derben strangartigen Gebilde (thrombosiertes Gefäß).

Diagnostik. Der Abszeß der Fossa canina bietet in der Regel aufgrund seiner exponierten Lage keine besonderen differentialdiagnostischen Schwierigkeiten.

Therapie. Im Vordergrund steht die chirurgische Eröffnung des Abszesses. Wenn nicht bereits eine Entzündungsentwicklung durch die Muskellogen der Wange eingetreten ist und sich der Abszeß subkutan darstellt, bietet eine *intraorale Schnittführung* hoch im Vestibulum oder auch als marginale Variante einen guten Zugang. Von Bedeutung ist in jedem Fall, daß man sich keinesfalls auf eine alleinige Eröffnung der Mukosa beschränken darf, sondern auch den Spaltraum zwischen fazialer Kieferhöhlenwand und Periost eröffnet.

Bei befürchtetem Fortschreiten der Infektion ist ein bakterizides Breitband-Antibiotikum zu empfehlen.

Der schuldige Zahn kann in der subakuten oder chronischen Phase mit den bekannten Alternativen behandelt werden, wenn man sich nicht primär bereits zur Extraktion entschlossen hatte.

Die vielerorts zitierte Unterbindung der Vena angularis bei drohender oder manifester Thrombose des Gefäßes ist sicherlich eine Maßnahme, die nur unter extremen Bedingungen durchgeführt werden muß. Eine entsprechend frühzeitige Diagnostik, die rechtzeitige chirurgische Entlastung und die Möglichkeiten einer gezielten antibiotischen Therapie können sie meist verhindern.

Perinasaler und intranasaler Abszeß

Abszedierende Erkrankungen des Nasenbodens und des Nasenseptums mit odontogener Ursache sind eine ausgesprochene Rarität. Wesentlich häufiger sind rhinogene Abszesse auf dem Boden traumatischer oder postoperativer Einwirkungen (Nasensep-

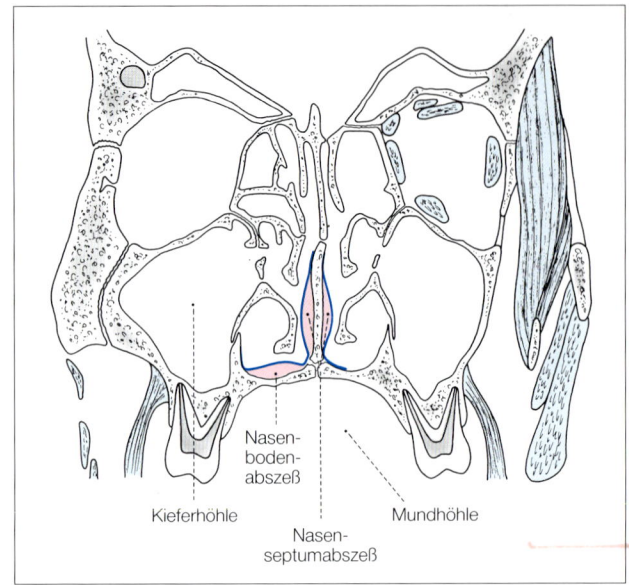

Abb. 16 Nasenseptum- und Nasenbodenabszeß (nach [45]).

tumhämatom mit Superinfektion), die in ihrer Therapie in das hals-nasen-ohren-ärztliche Fachgebiet fallen und im einschlägigen Schrifttum nachgelesen werden können.

Anatomie (Abb. 16). Abszesse des Nasenbodens spielen sich zwischen dem knöchernen Nasenboden und der Nasenschleimhaut ab, Abszesse des Nasenseptums zwischen der Schleimhaut und dem knöchernen respektive knorpeligen Nasenseptum. Unser Fachgebiet ursächlich betreffend findet man die Hauptmanifestation in den vorderen Abschnitten der Nasenhaupthöhle.

Ätiologie. Ursächlich sind in erster Linie *apikale entzündliche Veränderungen der oberen Schneidezähne*, aber auch *infizierte radikuläre Zysten* in diesem Gebiet anzugehen. Das entzündliche Exsudat kann sich nach kranial direkt über den spongiösen Knochen oder aber über den Canalis incisivus oder eine entzündlich zerfallene Zyste in die Nase hinein ausbreiten. Darüber hinaus sollte jeder Patient mit einer Nasenbein- oder zentralen Mittelgesichtsfraktur einer eingehenden Rhinoskopie unterzogen werden, um Nasenseptumhämatome frühzeitig erkennen und entlasten zu können.

Symptomatik. Abszesse der Nasenhaupthöhle sind aufgrund der guten sensiblen Versorgung der Nasenschleimhäute sehr *schmerzhaft*. Bei der Rhinoskopie findet sich beim *Nasenbodenabszeß* eine halbkugelige, gerötete, stark druckdolente *Vorwölbung* im vorderen Anteil des Nasenbodens. Passive Bewegungen des knorpeligen Nasenstützgerüstes sind ebenfalls schmerzhaft. Die intraorale Inspektion zeigt bei einer odontogenen Ursache oft ein gerötetes, verstrichenes und druckdolentes Vestibulum im Bereich der Frontzähne. Manchmal ist ein palatinaler Abszeß mit den oben beschriebenen Symptomen vergesellschaftet. Die Differentialdiagnose muß zu kutanen entzündlichen Erkrankungen der Haarwurzelbälge gestellt werden. Das sogenannte Naseneingangsfurunkel besteht in einer eitrigen Einschmelzung eines Haarbalges und weist in der Regel einen zentralen Eiterpfropfen auf. Liegen zystische Prozesse dem akuten Nasenbodenabszeß zugrunde, so sieht man bei der Rhinoskopie eine halbkugelige, je nach Ausmaß der knöchernen Decke auch eindrückbare Vorwölbung, die durch den nach kranial entwickelten Zystenbalg hervorgerufen wird (GERBER-Wulst). Beim *Nasenseptumabszeß* findet sich eine gleichartige, oft beidseitige entzündliche Vorwölbung.

Diagnostik. Die Diagnose eines Nasenboden- respektive Nasenseptumabszesses stützt sich auf die Anamnese und die direkte Inspektion. Ergänzende Befunde können die Zahnfilm-, Panorama-Vergrößerungs-, Nasennebenhöhlen- und Oberkiefer-Aufbißaufnahme beisteuern.

Therapie. Sie besteht in der chirurgischen Entlastung und Drainage von der Nase aus. Eine antibiotische Behandlung ist in der Regel nicht erforderlich. Im subakuten Stadium wird die (chirurgische) Behandlung des ursächlichen Zahnes nachgeschaltet.

Entzündungen in der Regio mandibularis

Entzündungen der Regio mandibularis, also der kaudalen Anteile der Gesichtsweichteile, dominieren zahlenmäßig deutlich über die kranial lokalisierten Abszesse (Abb. 17). Ein anderer Aspekt ist die Verteilung hinsichtlich der (noch) entzündlichen Infiltration und der bereits eingetretenen Einschmelzung bzw. der (schon) manifesten Abszeßbildung. Am eigenen Patientengut konnte zwischen 1977 und 1987 eine Verteilung von 1 : 1 dieser beiden, oft ineinander übergehenden Entzündungsformen beobachtet werden. Dies steht im Widerspruch zu SCHUCHARDT, der 1964 noch ein Verhältnis von 4,4 : 1 zugunsten der eingeschmolzenen Abszesse publiziert hat [51 a]; dies mag daran liegen, daß die Tendenz zu einer frühzeitigen operativen Eröffnung in den letzten Jahren zugenommen hat.

Phlegmonen der Gesichtsweichteile mit foudroyantem Verlauf sind glücklicherweise nach wie vor die Ausnahme und wurden innerhalb des eigenen Patientenkollektivs in den letzten 15 Jahren lediglich viermal behandelt.

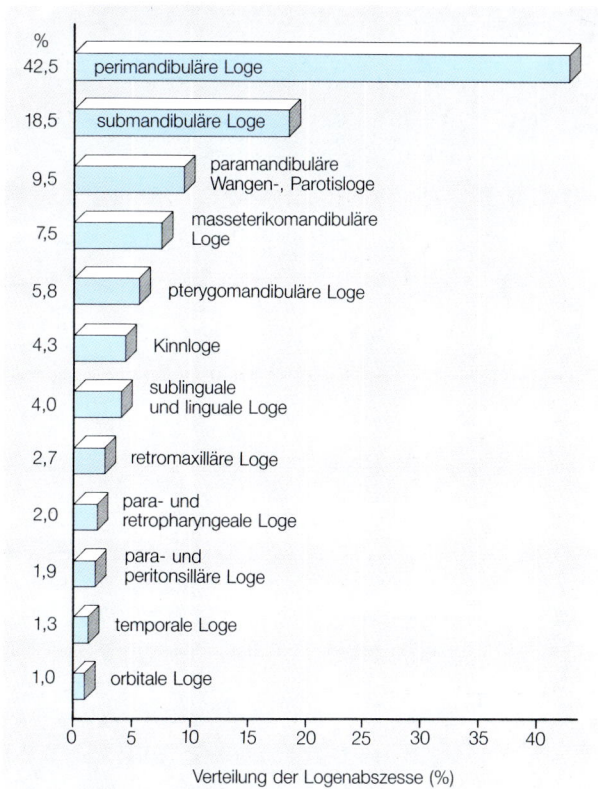

Abb. 17 Prozentuale Verteilung der Logenabszesse (nach [52]).

Die Ursachen für Eiterungen im Unterkiefergebiet sind fast immer *odontogener* Art und im wesentlichen auf kariöse Läsionen, unbehandelte (apikale) Parodontitiden oder infizierte Zysten zurückzuführen.

Kinder bis zum 5./6. Lebensjahr entwickeln häufig unspezifische Lymphknotenabszesse der submandibulären oder nuchalen Region. Die Ursache hierfür ist nicht abgeklärt. Wahrscheinlich induzieren virale katarrhalische Infekte eine bakterielle Besiedelung der Lymphknoten und damit später ein Abszeßgeschehen. Natürlich muß in dieser Altersgruppe auch an die Folgen einer unbehandelten Milchzahnkaries gedacht werden, die über eine Pulpengangrän leicht zu perimandibulären Weichteileiterungen führen kann.

Eiterungen der Regio mandibularis treten hauptsächlich zwischen dem 35. und 45. Lebensjahr auf. Geschlechtsspezifische Unterschiede konnten am eigenen Patientengut nicht ermittelt werden.

Das klassische Kriterium der Fluktuation bei einem eingeschmolzenen Abszeß wird bei Eiterungen in der Regio mandibularis häufig vermißt oder ist infolge des perifokalen Weichteilödems maskiert. Darüber hinaus besitzt die Mehrzahl der Logen (vor allem bei adipösen Patienten) ein reichliches Weichteil- und Muskelpolster, so daß die Fluktuation schwer oder gar nicht nachzuweisen ist.

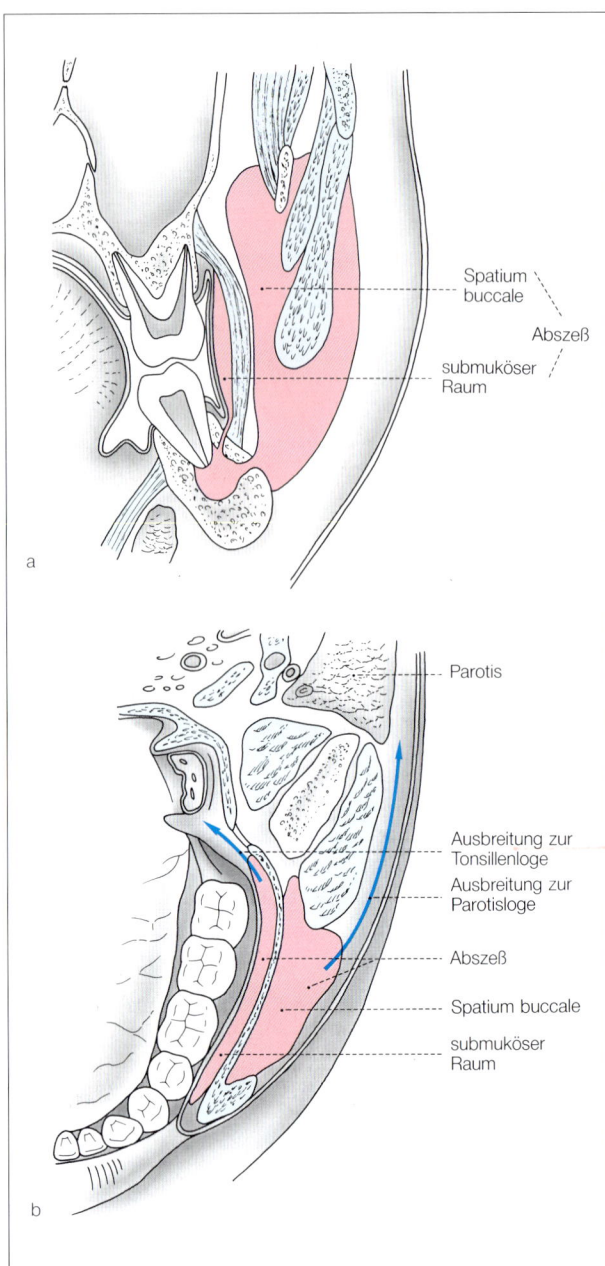

Abb. 18   Paramandibuläre Loge (nach [45]).

a) Ansicht von axial.
b) Ansicht von koronal.

Paramandibulärer Abszeß und Wangenabszeß

Anatomie (Abb. 18)   Der paramandibuläre Raum nimmt topographisch die seitlich des Unterkiefers gelegenen Muskel- und Fettanteile der Wange ein. Zwei Logen lassen sich hier unterscheiden: Der Musculus buccinator trennt den medialen submukösen vom lateralen bukkalen Anteil. Das Spatium buccale selbst dehnt sich kaudal, lateral und kranial vom Musculus buccinator aus und geht dorsal ohne definierte anatomische Grenzschicht in den retromandibulären Raum (Parotisloge) über. Das Dach der bukkalen Loge bilden die am Jochbeinkörper und -bogen ansetzenden Faszien der Kaumuskula-

tur, während der knöcherne Unterkieferrand und die hier ansetzende obere Halsfaszie die kaudale Grenze definieren (Boden). Der Musculus buccinator entspringt an der Raphe pterygomandibularis, dem Tuber maxillae und der Crista buccinatoria mandibulae, zieht zum Mundwinkel und geht dort in den Musculus orbicularis oris über. Dieser Muskel grenzt die bukkale Loge kulissenartig nach medial zur Mundhöhle hin ab. Das Corpus adiposum buccale (BICHATscher Fettpfropf) vereinnahmt das Hauptvolumen der Wangenloge für sich. Nach lateral hin schließt sich die mimische Gesichtsmuskulatur an, die ihrerseits über zahlreiche Muskellücken mit dem subkutanen Gewebe der Wange Verbindung hat. Von der Wangenloge aus bestehen Verbindungen nach medial, wenn sich das entzündliche Exsudat vor dem Unterkieferast in die Gegend des Musculus pterygoideus medialis entleert.

Ätiologie.   Eiterungen des paramandibulären Raumes in seinem submukösen Abschnitt lassen sich fast ausnahmslos auf *entzündliche Erkrankungen der Unterkieferprämolaren und -molaren* zurückführen. Infolge des kulissenartigen Verlaufes des Musculus buccinator, der in seinen Ursprungsstellen zeltartig Ober- und Unterkiefer miteinander verbindet, sind bei Wangenabszessen (Spatium buccale) in einem geringeren Anteil (< ein Fünftel der Fälle) auch Oberkiefermolaren beteiligt. Der Muskel liefert hier eine Leitschiene für das entzündliche Exsudat. Wiederum ein Fünftel der Patienten zieht sich Wangenabszesse bei zahnärztlichen Maßnahmen zu. Infektiöse Weichteilerkrankungen der Wangenhaut (infizierte Atherome etc.) können zu Wangenabszessen nicht odontogenen Ursprunges führen, sind aber sicherlich die Ausnahme.

Symptomatik.   Das klinische Erscheinungsbild des submukösen paramandibulären Abszesses wurde bereits beschrieben (s. S. 121 f.). In direkter Nachbarschaft zum betroffenen Zahn kommt es infolge einer submukösen Eiteransammlung zu einer prallen *Vorwölbung* der stark geröteten vestibulären Mukosa. Der Inspektions- und Tastbefund läßt meist keinen Zweifel an der odontogenen Ursache.

Eiterungen, die weiter lateral in den Wangenweichteilen liegen (Spatium buccale), führen zu einer Auftreibung des Weichteillagers. Zu Beginn der Erkrankung findet man nicht unbedingt eine Hautrötung, vielmehr ein durchaus ausgeprägtes kollaterales *Ödem*, das die Orbita miteinbeziehen kann. Die klinische Untersuchung kann innerhalb des Ödems eine lokal eher dem Ober- oder Unterkiefer zugeordnete Induration abgrenzen und somit einen Hinweis auf die ursächliche Zahnregion geben. Im Stadium der intra- oder extraoralen Spontaneröffnung ist eine begleitende Hautrötung obligat.

Gemeinsames Kennzeichen für Abszesse der paramandibulären Loge ist der immer *durchtastbare Unterkieferrand*. Die Mundöffnungsmöglichkeit und das Allgemeinbefinden sind gewöhnlich nicht eingeschränkt.

Diagnostik. Die klinische Untersuchung kann den Abszeß gut lokalisieren. Der intraorale Befund trägt wesentlich zur Identifikation der odontogenen Abszeßursache bei. Ergänzende *Röntgenaufnahmen* (Orthopantomogramm, gegebenenfalls Nasennebenhöhlen-Aufnahme) müssen empfohlen werden. Unspezifische laborchemische Entzündungszeichen oder auch subfebrile Temperaturen können vorhanden sein.

Von differentialdiagnostischer Bedeutung ist die möglichst frühzeitige Erkennung von mitbefallenen benachbarten Logen der Wange. Im Falle eines Eiterdurchbruches vor dem Unterkieferast kommt es zur entzündlichen Infiltration des Musculus pterygoideus medialis mit konsekutiver Kieferklemme. Die Ausbreitung nach dorsal in die Parotisloge bringt eine Verlagerung des Schwellungsmaximums mit sich, so daß die retroanguläre Unterkieferregion vorgewölbt, gespannt und druckschmerzhaft erscheint. Meistens kann man den dorsalen Unterkieferrand nicht mehr durchtasten; die Kieferklemme ist mehr oder minder ausgeprägt. Ist das Drüsenparenchym der Glandula parotis ebenfalls entzündlich verändert, so gewinnt man bei massierendem Druck auf die Drüsenloge entweder kein oder nur spärliches, oft eingetrübtes Sekret.

Therapie. Der chirurgische Zugangsweg zum *submukösen paramandibulären Abszeß* ist durch die Lokalisation vorgegeben. Durch eine horizontale, angemessen lange Inzision im Vestibulum wird das Mukoperiost durchtrennt und Abfluß geschaffen. Schwieriger wird die Situation bei *Wangenabszessen,* weil der Musculus buccinator hier eine mitunter derbe Barriere darstellt. Zunächst hat man sich über die Lage des intraoralen Ausführungsganges der Glandula parotis zu orientieren. Sodann kann man in Höhe der Okklusionsebene und sicher kaudal des Ausführungsganges eine horizontale Inzision legen, die die Mukosa durchtrennt. Mit der Präparierschere oder Kornzange wird nun der Musculus buccinator in Faserrichtung stumpf getrennt und damit die Wangenloge nach intraoral drainiert. Das instrumentelle blinde Spreizen in der Tiefe der Wangenregion birgt Gefahren und muß in jedem Fall vorsichtig geschehen, um die feinen Ausläufer der Mittelgesichtsäste des Nervus facialis und den Ausführungsgang zu schonen.

Die zusätzliche *extraorale Eröffnung* kann bei bereits subkutaner Abszeßentwicklung nicht umgangen werden. Die kosmetischen Ergebnisse sind aufgrund der Narbenheilung in jedem Fall ungünstig. Tangential zu der vermuteten Verlaufsrichtung des Nervus facialis kann man im oder knapp unterhalb des Punctum maximum der Schwellung Kutis und Subkutis durchtrennen und Abfluß schaffen.

Sämtliche Logen werden gespült und mit PVC-Drains versorgt, die sowohl intra- als auch extraoral mit einer atraumatischen dünnen Naht gesichert werden. Die adjuvante chemotherapeutische Behandlung wird mit einem Breitband-Antibiotikum eingeleitet und gegebenenfalls dem Antibiogramm angepaßt. Physikalische Maßnahmen bestehen in der Applikation von Kühlelementen oder Umschlägen in den ersten drei postoperativen Tagen.

Perimandibulärer Abszeß

Anatomie (Abb. 19). Die perimandibuläre Loge beschreibt die Region, die den Unterkieferkörper in seinem horizontalen Abschnitt lateral, kaudal und medial umgibt. Die Begrenzung in den Weichteilen wird von den verschiedenen Bindegewebsblättern der Fascia cervicalis gebildet. Der oberflächliche Teil der Halsfaszie (Lamina superficialis) umscheidet die Musculi trapezius und sternocleidomastoideus, entspringt an der Clavicula und dem Manubrium sterni und zieht dann nach kranial, wo er intermittierend am Zungenbein und später am Periost des Unterkieferkörpers inseriert. Dieses Faszienblatt baut nach lateral die Grenze für die perimandibuläre Loge auf. Der Lamina superficialis fasciae cervicalis lateral aufgelagert befindet sich der Musculus platysma, ein großflächiger Hautmuskel. Die kraniale Fortsetzung der Faszie sind die Fasciae masseterica und parotidea, die dorsale Fascia nuchae. Die Unterkieferbasis umgreifend setzt sich der perimandibuläre Raum kontinuierlich in die submandibuläre Loge fort. Hier

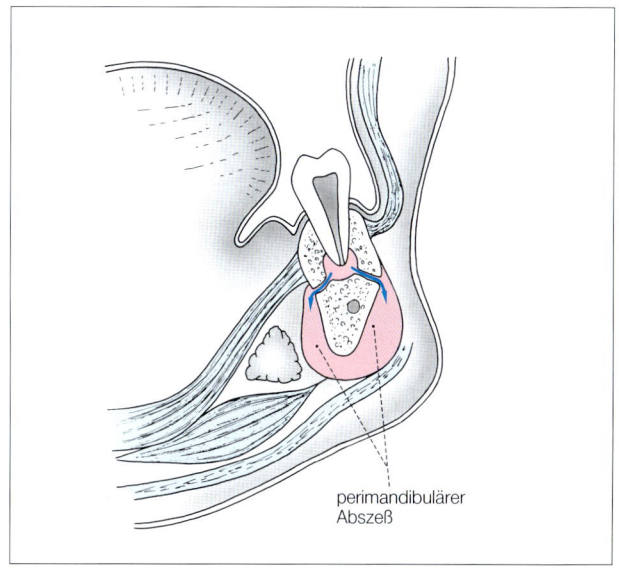

perimandibulärer
Abszeß

Abb. 19 Perimandibuläre Loge (nach [45]).

findet man eine wohl definierte muskuläre Umgrenzung, in der kranial der Musculus mylohyoideus das Dach bildet und der vordere und hintere Bauch des Musculus digastricus den Boden. Ein Ausläufer der Fascia cervicalis grenzt den submandibulären Raum nach kaudoventral ein. Die Glandula submandibularis füllt den submandibulären Raum weitgehend aus. Kranial der submandibulären Loge schließt sich – partiell vom Musculus mylohyoideus getrennt – die sublinguale Loge an. Natürlich bestehen Verbindungen zwischen der perimandibulären und sublingualen Loge, und zwar ventral über Muskellücken im Musculus mylohyoideus und dorsal am hinteren Ende dieses Muskels (Diaphragma oris). Weitere Kommunikationsmöglichkeiten bestehen über die sublinguale bzw. submandibuläre Loge nach dorsal zum Spatium parapharyngeum und im anterioren Bereich zum Spatium submentale. Hier wird die Kinnregion kranial vom anterioren knöchernen Unterkiefersegment und vom Musculus genioglossus, lateral von den beiden vorderen Bäuchen des Musculus digastricus begrenzt. Oberhalb des Unterkieferrandes läuft der anteriore Teil der perimandibulären Loge in den perioralen Weichteilen aus, wo mehrere fibröse Stränge und die dort befindliche mimische Muskulatur des Mundes angesiedelt sind.

Ätiologie. Die perimandibulären Logenabszesse sind mit etwa 40% die häufigsten Manifestationen der Entzündungen des Gesichtes und des Halses. *Apikale Granulome, infizierte Zysten* und *marginale Parodontopathien* der Unterkiefermolaren bilden die Hauptursachen. Nicht odontogene Ursachen können darüber hinaus der infizierte Bruchspalt, Fremdkörper, entzündliche Lymphknotenerkrankungen und zerfallene Tumoren des Mundbodens sein.

Symptomatik. Das entzündliche Sekret perimandibulärer Abszesse und Infiltrate umgibt den Unterkiefer weitreichend. Die Folge ist eine nicht exakt abgrenzbare *Schwellung* der kaudalen Wangenanteile und der submandibulären Halspartien (Abb. 20). Im

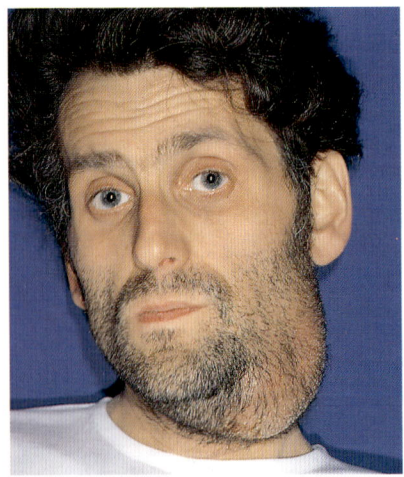

Abb. 20 Perimandibulärer Abszeß links.

Unterschied zum paramandibulären Abszeß ist der knöcherne *Unterkieferrand nicht mehr durchtastbar.*

Generell gilt, daß eine Kieferklemme nur auftritt, wenn die Kaumuskulatur direkt oder indirekt in die Entzündung miteinbezogen ist.

Intraoral wird die Symptomatik vom lokalen entzündlichen Geschehen bestimmt. In der Umgebung des oder der erkrankten Zähne ist das Vestibulum gequollen, gerötet und verstrichen. Nicht selten ist die Mukosa von gelblich-schmierigen, fibrinösen Belägen überzogen. Hat sich das entzündliche Sekret überwiegend im submandibulären Kompartiment des perimandibulären Raumes entwickelt, so findet man eine gerötete, manchmal auch angehobene Mundbodenschleimhaut. Das kollaterale Mundbodenödem kann derartige Ausmaße annehmen, daß der Ausführungsgang der Glandulae sublingualis und submandibularis komprimiert und der Speichelfluß auf der betroffenen Seite behindert wird. Die Plica sublingualis ist in derartigen Fällen pilzartig aufgestaut und prominent. In diesem Stadium gehören Schluckbeschwerden, Fieber um 39 °C, tachykarder Puls, entsprechend veränderte Blutparameter und ein drastisch herabgesetztes Allgemeinbefinden zum Vollbild der Erkrankung.

Diagnostik. Hinweise auf die Art und Lokalisation des perimandibulären Abszesses erhält man bei der klinischen Untersuchung. Trotz unter Umständen eingeschränkter oder schmerzhafter Mundöffnung sollte man versuchen, die Mundhöhle zu inspizieren. Nur auf diese Weise gelingt es, die Abszeßausbreitung in die sublinguale Loge oder den parapharyngealen Raum zu erkennen. Oft zeigen sich ein angehobener und/oder geröteter und gespannter Mundboden oder eine (gerötete) Vorwölbung in den Abschnitten der lateralen Pharynxwand. Die exakte Anamnese kann auf nicht odontogene perimandibuläre Abszesse (Fremdkörper, Kieferbruch, Spritzenabszeß) hinweisen.

Die Befunde der obligaten *Röntgenaufnahmen* (Orthopantomogramm, CLEMENTSCHITSCH-Aufnahme) sind auch für die Identifikation und Dokumentation odontogener Abszeßursachen eine unverzichtbare Hilfe.

Therapie. Ein perimandibulärer Abszeß muß *stationär* behandelt werden. Das Prinzip besteht auch hier in der breiten operativen Eröffnung und der Drainage des Abszesses oder Infiltrates.

Ätiologie. Die *Dentitio difficilis des unteren Weisheitszahnes* ist die Hauptursache für fortgeleitete Infektionen des masseterikomandibulären Raumes.

Symptomatik. Die *Kieferklemme* ist das Leitsymptom. Beim Versuch, den Mund aktiv zu öffnen, kommt es infolge einer Überaktivität der kontralateralen Muskulatur manchmal zu einer *Abweichung des Unterkiefers zur kranken Seite.* Die Kieferklemme kann vollständig sein, so daß eine intraorale Inspektion ohne Narkose kaum möglich ist.

Die unter dem Musculus masseter verborgene Eiterhöhle tritt äußerlich oder inspektorisch kaum in Erscheinung; allenfalls findet sich im Initialstadium eine Druckdolenz über dem aufsteigenden Unterkieferast, verbunden mit einer muskulären Induration. Kollaterale weiche *Ödeme* werden (nicht obligat) in der Fossa temporalis oder auch submandibulär angetroffen.

Charakteristisch ist die Chronizität der Erkrankung, sicherlich auch bedingt durch den schlechten diagnostischen Zugang zu diesem Raum. Darüber hinaus sollte immer an einen masseterikomandibulären Abszeß gedacht werden, wenn das Symptom einer Kieferklemme mit relativ unscheinbaren äußeren Merkmalen verbunden ist.

Soweit man sich einen intraoralen Einblick verschaffen kann, findet man ein Maximum der Schwellung am Vorderrand des Musculus masseter im Bereich der intermaxillären Falte; bei Hinweisen auf eine akute Dentitio difficilis erhärtet sich der Verdacht auf diese spezielle Logeninfektion. Mitunter zeigen sich bei chronischen masseterikomandibulären Abszessen neben der konstanten Kieferklemme intraoral keine weitergehenden auffälligen Zeichen.

Diagnostik. Eine subtil erfragte Vorgeschichte ist von besonderer Wichtigkeit. Oft kann der Patient angeben, daß Wochen oder unter Umständen Monate vor der aktuellen Erkrankung Extraktionen von unteren Molaren oder Prämolaren in Leitungsanästhesie am Foramen mandibulae und Plexusanästhesie des Ramus buccalis durchgeführt worden sind. Hier liegt dann der Verdacht nahe, daß eine Keimverschleppung durch die Anästhesietechnik die Logeninfektion begünstigt hat.

Auch die radiologischen Kriterien (Orthopantomogramm, CLEMENTSCHITSCH-Aufnahme) sind mit Ausnahme der oft zusätzlichen Befunde bei einer Dentitio difficilis oder einer apikalen Parodontitis bzw. Zyste am unteren Molaren relativ spärlich und uncharakteristisch. Die computertomographische Darstellung im koronaren Strahlengang hat wesentlich bessere Identifikationsmöglichkeiten geschaffen.

Therapie. Die Mehrzahl (82% des eigenen Krankengutes) masseterikomandibulärer Abszesse wird über den *intraoralen Zugang* eröffnet. Zunächst ist es erforderlich, den Mund des Patienten in Intubationsnarkose mit einem Mundsperrer zu dehnen, um sich einen ausreichenden Überblick verschaffen zu können. Sodann wird unter Orientierung an der intermaxillären Falte (Plica pterygomandibularis) lateral dieser Struktur eine vertikale, 3 cm lange Inzision bis auf das Periost des Unterkiefers gelegt. Nach dessen Durchtrennung werden die vorderen Muskelpartien des Musculus masseter mit dem Raspatorium vorsichtig von der Unterlage gelöst und die Loge unter ständigem instrumentellen Knochenkontakt eröffnet.

Der Abfluß für das entzündliche Sekret wird über PVC-Drains nach intraoral gesichert. Die Regeln für eine chemotherapeutische Therapie entsprechen den Ausführungen bei den vorstehend erörterten Logenabszessen.

Pterygomandibulärer Abszeß

Anatomie (Abb. 27). Die pterygomandibuläre Loge liegt der masseterikomandibulären gegenüber und wird von ihr im wesentlichen Teil durch den Unterkieferast getrennt. Die laterale Wand ist die mediale Innenkortikalis des Astes, und die mediale Begrenzung entspricht dem lateralen Periostschlauch des Musculus pterygoideus medialis. Die Musculi pterygoideus medialis und masseter bilden an der Unterkieferbasis über ihre Insertionen die sogenannte Pterygoideus-Masseter-Schlinge und gestalten zusammen mit dem hier ansetzenden Ligamen-

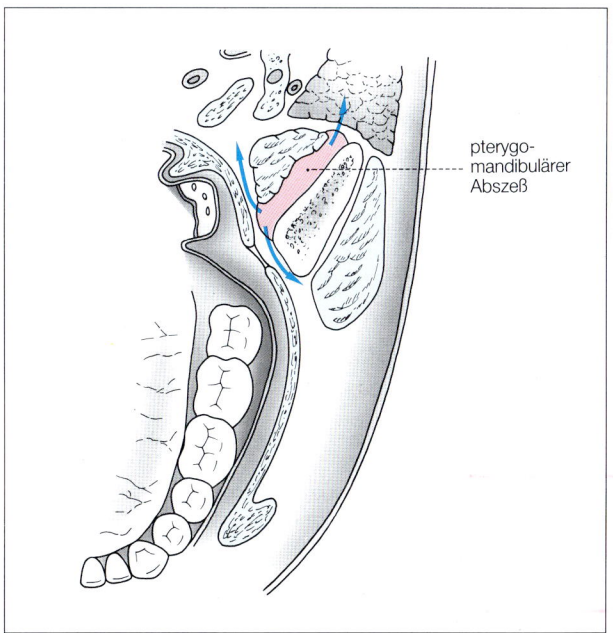

pterygo-
mandibulärer
Abszeß

Abb. 27 Pterygomandibuläre Loge (nach [45]).

tum stylomandibulare den Boden des pterygomandibulären Raumes. Ventral des Musculus pterygoideus medialis öffnet sich die Loge zur Vorderseite des Unterkieferastes und erreicht über den Zwischenraum zwischen Musculus buccinator einerseits und der Sehne des Musculus temporalis andererseits die masseterikomandibuläre Loge. Weitere Verbindungen bestehen nach dorsal zur Parotisloge und nach kranial zur Temporalloge, weil dort der Musculus pterygoideus lateralis einen nur unvollkommenen Abschluß bildet. Durch die pterygomandibuläre Loge ziehen mit der Arteria und der Vena mandibulae sowie den Nervi alveolaris inferior, mylohyoideus und lingualis wichtige anatomische Strukturen.

Ätiologie. Abszesse der pterygomandibulären Loge haben mit denen der masseterikomandibulären Loge gemeinsame odontogene und nicht odontogene Ursachen.

Symptomatik. Trotz der räumlichen und ätiologischen Verwandtschaft beider zuletzt dargestellten Abszesse bietet der pterygomandibuläre Abszeß klinisch unterschiedliche Symptome. Die entzündliche Infiltration des Musculus pterygoideus medialis verursacht auch eine reflektorische, unter Umständen erhebliche *Kieferklemme*; bei einer aktiven Mundöffnung stellt sich jedoch durch den kontralateralen Muskelzug bei entzündlich gehemmtem gleichseitigem Musculus pterygoideus eine *Unterkieferabweichung zur gesunden Seite* ein. Ist dieses Kriterium ausgeprägt, eignet es sich gut zur Differentialdiagnose zwischen beiden Abszeßlokalisationen.

Hat man Gelegenheit zur intraoralen Inspektion, so findet man das Punctum maximum der Rötung und Schwellung medial der Plica pterygomandibularis, wobei sich die pathologischen Schleimhautbefunde häufig bis auf die angrenzende laterale Pharynxwand und den homolateralen Weichgaumen ausdehnen können.

Im fortgeschrittenen Stadium der Eiterung werden die von Anfang an vorhandenen *Schluckbeschwerden* unerträglich. Die unspezifischen Entzündungssymptome des Blutbildes und der Körpertemperatur sind abhängig vom Stadium der Erkrankung und entsprechen den vorherigen Ausführungen.

Diagnostik. Sie entspricht den klinischen und apparativen Verfahren beim masseterikomandibulären Abszeß.

Therapie. Die einzige Möglichkeit, einen pterygomandibulären Abszeß sicher zu erreichen und zu drainieren, besteht in der operativen *extraoralen*

Eröffnung. Zum Schutz des Ramus marginalis mandibulae nervi facialis wird die extraorale Inzision etwa 3 – 4 cm kaudal des tastbaren Unterkieferrandes in Höhe des Kieferwinkels gelegt. Nach scharfer Durchtrennung von Kutis, Subkutis und Musculus platysma gilt die Aufmerksamkeit nun dem Gefäßbündel von Arteria und Vena facialis, die unmittelbar vor dem Masseteransatz den Unterkiefer kreuzen. Im allgemeinen gelingt es, diese Gefäße zu schonen; anderenfalls müssen sie vor dem weiteren Vorgehen aufgesucht und unterbunden werden.

Nach Darstellung des knöchernen Unterkieferrandes in der Gegend der Kaumuskelschlinge der Musculi masseter und pterygoideus medialis kann man die Kornzange leicht medial am Unterkiefer vorbei in die pterygomandibuläre Loge vorbringen und dort vorsichtig spreizen. Weitere Blutungsgefahren bestehen in dieser Phase bei zu forciertem Vorgehen, wenn die Arteria mandibulae verletzt wird.

In manchen Fällen ist eine gleichzeitige Eröffnung der masseterikomandibulären Loge angezeigt, die über den gleichen Zugang vorgenommen werden kann.

Bei chronischen pterygomandibulären Abszessen oder Infiltraten ist es zweckmäßig, die stark eingeschränkte Mundöffnungsmöglichkeit in der subakuten Phase nach der Eröffnung durch Spatelübungen zu verbessern, was durch eine Mikrowellenbehandlung noch unterstützt werden kann.

Fortgeleitete Entzündungen in den angrenzenden Bereichen des Gesichtsschädels

Zungenabszeß

Anatomie (Abb. 28). Über die sublinguale Loge bestehen breite Verbindungen zum Zungenkörper selbst. Das rein muskuläre Organ der Zunge setzt sich aus einem dreidimensionalen Muskelsystem zusammen (Musculi longitudinales superior et inferior, transversus und verticalis linguae), das median durch ein fibröses Septum getrennt ist. Zusätzlich strahlen paarig angelegte und am Skelett entspringende Muskeln in die Zunge ein (Musculi genioglossus, hyoglossus und styloglossus). Die Verflechtung der einzelnen Zungenmuskeln untereinander ermöglicht ihre vielseitige räumliche Beweglichkeit.

Ätiologie. Neben den bereits beschriebenen odontogenen und nicht odontogenen Ursachen der sublingualen Abszesse (s. S. 139 f.), die sich alle in den Zungenkörper fortsetzen können, sind es meist *traumatische Insulte* (Bißverletzungen, Unfälle, iatrogene Verletzungen beim Beschleifen von Zähnen), die Abszedierungen des Zungenrandes oder -

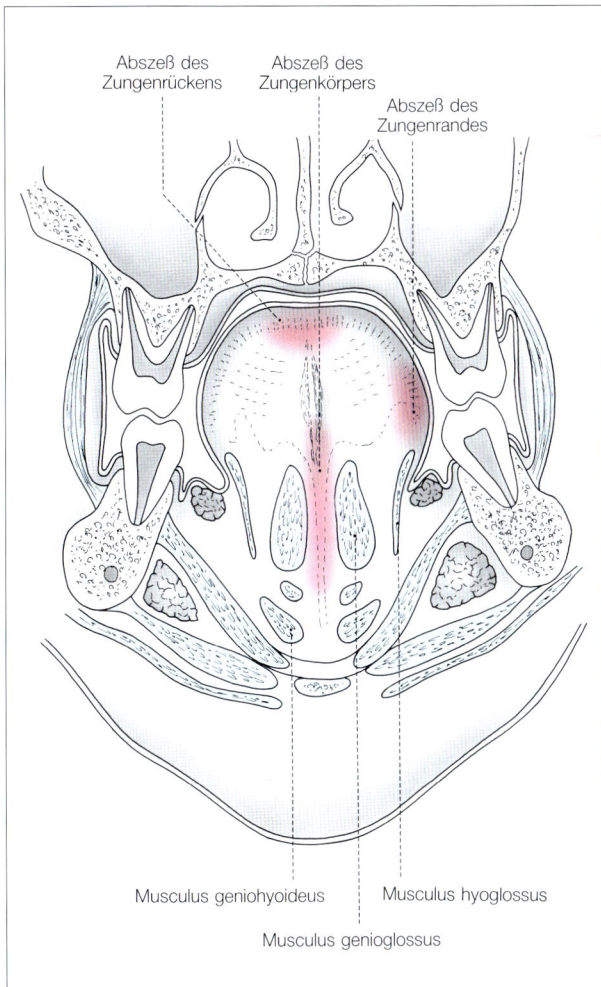

Abszeß des Zungenrückens   Abszeß des Zungenkörpers

Abszeß des Zungenrandes

Musculus geniohyoideus   Musculus hyoglossus

Musculus genioglossus

Abb. 28   Abszesse des Zungenkörpers und des Zungenrandes (nach [45]).

rückens nach sich ziehen können. In Ausnahmefällen entwickeln sich Zungengrundabszesse auf dem Boden infizierter branchiogener Zysten (mediane Halszysten oder -fisteln, Residuen des Ductus thyreoglossus).

Symptomatik. Abszesse des Zungenrandes oder -rückens sind schon durch ihre oberflächliche submuköse Lage mit einer halbkugeligen, prall-elastischen *Vorwölbung* unter geröteter Schleimhaut zu erkennen. Die Symptome bei Abszedierungen des Zungenkörpers und vor allem des Zungengrundes sind wesentlich uncharakteristischer. Im allgemeinen sind die *hochschmerzhafte Schwellung* und die *Anhebung des gesamten Zungenorgans* mit erheblicher funktioneller Beeinträchtigung (kloßige, verwaschene Sprache) und *Schluckbeschwerden* neben der Behinderung der Luftpassage die herausragenden Kennzeichen.

Extraorale Symptome findet man lediglich bei tiefliegenden Abszessen des Zungengrundes und -körpers, besonders aber bei infizierten medianen Halszysten (s. S. 257).

Letztere zeigen im akuten Stadium eine prall-elastische, manchmal bei der Palpation auch schmerzhafte Schwellung, die man zwischen Kinnprominenz und Os hyoideum palpatorisch lokalisieren kann. Rezidivierende Schwellungen in diesem Bereich mit spontaner Remission ohne die akute linguale Symptomatik sind typische Erscheinungen, über die der Patient zum Teil seit Monaten bis hin zu Jahren berichten kann. Bei rekliniertem Kopf und seitlicher Betrachtungsweise fallen derartige Veränderungen sofort ins Auge.

Eitrige Entzündungen oder Infiltrate der Zunge haben die gleichen *Allgemeinsymptome* wie andere Logenabszesse.

Diagnostik. Anamnese, Inspektion und Palpation geben die entscheidenden Hinweise. Der *Ultraschall-B-Scan* leistet einen wertvollen diagnostischen Beitrag bei der Abgrenzung zu zystischen Erkrankungen (mediane und laterale Halszysten). Die Bedeutung der computertomographischen Untersuchung, auch differentialdiagnostisch gegenüber tiefliegenden Zungentumoren und Metastasen, muß an dieser Stelle eindeutig in den Vordergrund gestellt werden.

Therapie. Oberflächliche Abszesse der Zunge werden durch einfache Inzision zur Mundhöhle hin eröffnet. Die Inzisionsrichtung sollte dabei immer in Richtung der Zungenachse erfolgen.

Eine Besonderheit ergibt sich bei *infizierten (medianen) Halszysten,* die zu Zungenabszessen geführt haben. Die akute Eiteransammlung muß zunächst ohne Unterschied zum originären Zungenabszeß durch Entlastung von außen drainiert werden. In der subakuten Phase der Erkrankung schließt sich ein zweiter operativer Eingriff zur Entfernung des gesamten Zystenbalges an. Gleichzeitig erfolgt aus Gründen der Rezidivprophylaxe die Mittelstückresektion des Zungenbeins, weil epitheliale Reste des Ductus thyreoglossus hier beinahe regelmäßig angetroffen werden (s. S. 257).

Peritonsillärer Abszeß

Anatomie. Der muskuläre Arcus palatopharyngeus umschließt das Tonsillenbett nach dorsal, die laterale Pharynxmuskulatur zur Seite hin. Das lymphatische Gewebe der Tonsilla palatina selbst wird zusätzlich noch von einer Faszie (Fascia tonsillaris) umgeben. Nach ventral eröffnet die Verbindung zur Wangen- und retroangulären Region des Unterkiefers die Möglichkeit einer odontogen eingeleiteten Infektion dieser Loge. Hat ein Abszeßgeschehen die Fascia tonsillaris überschritten, so bestehen entlang der Pharynxmuskulatur Fortleitungsmöglichkeiten zur Schädelbasis und zum Mediastinum.

Ätiologie. *Odontogene* peritonsilläre Abszesse sind seltene Komplikationen, wenn Eiterungen im Bereich der letzten oberen oder unteren Molaren am Arcus palatoglossus vorbei Anschluß an die Tonsillenloge gewinnen. Gewöhnlich entwickeln sich derartige Abszesse jedoch sekundär auf dem Boden einer akut *exazerbierten chronischen Tonsillitis* oder auch primär aus einer hochakut verlaufenden *Angina tonsillaris.*

Symptomatik. Schon eine komplikationslos verlaufende Angina tonsillaris belästigt den Patienten mit mehr oder minder ausgeprägten *Schluckbeschwerden.* Im Falle eines Abszesses der Tonsillenloge können sich diese Beschwerden ins Unerträgliche steigern. Klinisch ist der gesamte laterale Gaumenbogen prominent und prall *vorgewölbt,* wobei die Schleimhaut eine tiefrote Farbe annehmen kann.

Gelingt es dem Untersucher, mit einem Spatel die Zungenwurzel hinunterzudrücken und die Tonsille selbst einzusehen, so zeigt sich häufig ein grob *zerklüftetes, mit multiplen Eiterstippchen durchsetztes Tonsillengewebe.* Das obligate perifokale *Ödem* kann die gesamte laterale Pharynxwand miteinbeziehen und sich auch nach kranial in Richtung auf die Tubenostien fortsetzen; in diesen Fällen entwickeln sich eine zunehmende Tubenventilationsstörung mit plötzlicher Hörverminderung und in das gleichseitige Ohr ausstrahlende Schmerzen.

Der Patient macht regelmäßig einen *schwerkranken Eindruck* und zeigt klassische unspezifische Entzündungszeichen (Puls- und Blutsenkungsgeschwindigkeits-Beschleunigung, Fieber um 40 °C, Leukozytose mit Linksverschiebung).

Eine beginnende Infiltration des Musculus pterygoideus medialis kann eine Kieferklemme hervorrufen, die jedoch in seltenen Fällen vollständig ist. Im allgemeinen spielt die *extraorale Symptomatik* bei dieser Abszeßlokalisation eine untergeordnete Rolle, wenn man von submandibulären und an der Halsseite gelegenen Lymphknotenschwellungen absieht.

Diagnostik. Die diagnostischen Hinweise ergeben sich aus der direkten Inspektion der retromolaren Schleimhautpolster des Ober- und Unterkiefers (Trigonum retromolare) und der Pharyngoskopie. Erkennt man hier die typischen Entzündungszeichen und weist die ergänzende *Röntgendiagnostik* (Orthopantomogramm) auf eine Dentitio difficilis hin, so kann die odontogene Ursache des Abszesses als wahrscheinlich angenommen werden. Die übrigen Fälle haben primär mit Erkrankungen des tonsillären Gewebes zu tun.

Therapie. Peritonsilläre Abszesse erfordern ein *kombiniert chemotherapeutisches und chirurgisches Vorgehen.* Streptokokken sind überdurchschnittlich häufig an derartigen Infektionen beteiligt, so daß eine hochdosierte – zunächst ungezielte – parenterale Antibiose mit Penicillin G gerechtfertigt ist. Man sollte damit tunlichst bereits vor der operativen Eröffnung beginnen, um die potentiellen Folgen einer transienten Streptokokken-Bakteriämie zu minimieren. Nach Erhalt des Antibiogramms kann man gegebenenfalls die Therapie auf spezifische Präparate umstellen.

Die operative Therapie hat die breite Eröffnung und Entlastung des Abszesses zum Ziel. Hält man sich nicht genau an den oberen Pol, so kann es leicht zu einer Verletzung der Gefäße kommen. Eine gute Orientierung für die Inzision bietet eine gedachte Linie zwischen dem letzten Unterkiefermolaren und der Uvulaspitze. Auf der Hälfte dieser Strecke wird eine zweite senkrechte Linie gedacht; die Inzision kann dann etwa 0,5 – 1 cm kranial des Schnittpunktes beider Linien bogenförmig in einer Länge von 1 – 2 cm angebracht werden. Mit der Präparierschere spreizt man das Gewebe und eröffnet die Kapsel. Die Drainage wird mit PVC-Röhrchen sichergestellt.

Die Frage der Abszeßtonsillektomie soll wegen der weiterführenden und auch kontroversen Diskussion hier nicht besprochen werden, zumal dabei in den meisten Fällen hals-nasen-ohren-ärztliche Sekundanz angefordert wird.

Para- und retropharyngealer Abszeß

Anatomie (Abb. 29). Als para- oder retropharyngeale Abszesse werden Eiteransammlungen in schmalen Spalträumen der hinteren Halsweichteile bezeichnet, die von Faszienzügen begrenzt werden und im wesentlichen mit lockerem Bindegewebe, Gefäßen und Nerven ausgefüllt sind. Sie dienen gleichsam als Verschiebeschichten und gewährleisten so das ungehinderte Muskelspiel der kollaren Muskulatur.

Der *parapharyngeale Raum* liegt in den seitlichen Halsweichteilen, endet kranial an der Schädelbasis und geht kaudal ohne definierte Grenze in das hintere Mediastinum über. Die vordere, ventrale Grenze bildet der Musculus constrictor pharyngis superior, der seinerseits lateral in die Pars glossopharyngea bzw. mylopharyngea übergeht. Jenseits der Raphe pterygomandibularis setzt sich dieser Muskel als Musculus buccinator fort. Die seitlich begrenzende Struktur des parapharyngealen Raumes besteht hauptsächlich im Musculus pterygoideus medialis und seiner Faszie, während das Ligamentum stylomandibulare den Boden der Loge bildet. Dorsolateral setzt sich die Loge an der Fascia retromandibularis vorbei in die tiefen Halsweichteile fort. Der parapharyngeale

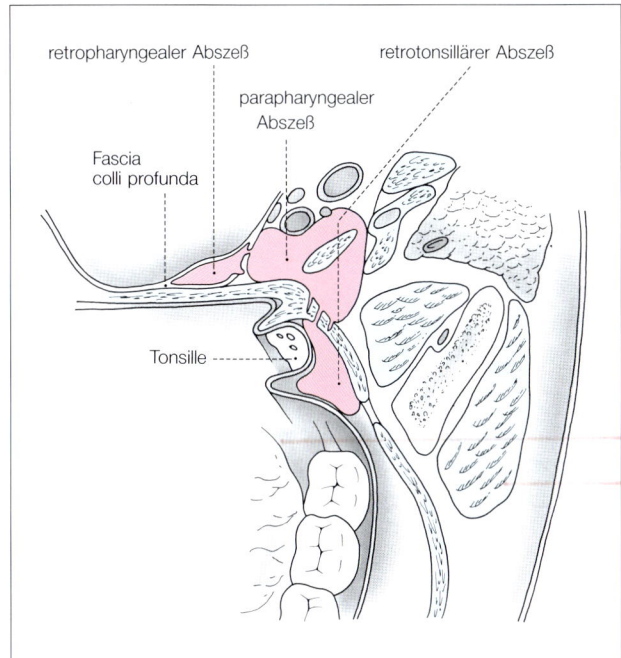

Abb. 29 Retro- und parapharyngealer Abszeß (nach [45]).

Raum umschließt somit einen beinahe rechtwinkligen, sektorförmigen Spaltraum, dessen wesentliche Grenzstrukturen ventral die Pharynxmuskulatur, medial die Fascia pharyngea respektive colli profunda und lateral der Musculus pterygoideus und die Fascia retromandibularis abgeben. Innerhalb dieser Loge befinden sich mit der Arteria carotis interna und externa, der Arteria pharyngea ascendens, dem Nervus laryngeus superior, dem Truncus sympathicus und den Nervi vagus, hypoglossus und glossopharyngeus sowie der Vena jugularis interna bedeutsame anatomische Strukturen.

Der retropharyngeale Raum wird von der Fascia pharyngea medial und von der Fascia colli profunda dorsal eingeschlossen, enthält lockeres Fettgewebe und ist als schlauchförmige Loge der vorderen Zirkumferenz der Halswirbelsäule direkt aufgelagert.

Hat ein Abszeß einmal den para- oder retropharyngealen Raum erreicht, so bestehen vielfältige Fortleitungsmöglichkeiten (Abb. 30).

Ätiologie. Der para- und retropharyngeale Abszeß ist insgesamt selten und keine primäre Lokalisation eines odontogenen Logenabszesses, sondern immer aus anderen Regionen fortgeleitet.

Symptomatik. Die Symptome des para- oder retropharyngealen Abszesses decken sich weitgehend mit denen eines fortgeschrittenen Tonsillarabszesses. Im Vordergrund stehen erhebliche *Schluckbeschwerden*, partielle *Kieferklemme* und unter Umständen *stridoröse Atmung* infolge der teilweise verlegten Luftpassage. Die extraorale Symptomatik derartiger Abszesse tritt wieder in den Hintergrund. Bei der intraoralen Inspektion sieht man eine *vorgewölbte und flammend-rote Pharynxschleimhaut*, wobei die durch die Uvulaspitze und die Raphe palati mediana definierte Mittellinie zur gesunden Seite abgedrängt ist. Durch die funktionelle Beeinträchtigung der Weichgaumenmuskulatur kommt es zu einer kloßigen, verwaschenen Sprache.

Ein besonderes Augenmerk sollte man auf die jederzeit gegebene Möglichkeit einer weiteren Abszeßausbreitung richten. Bei *deszendierender Infektion* kann sich das entzündliche Sekret entlang der Halsgefäßscheide in das Karotisdreieck, auch

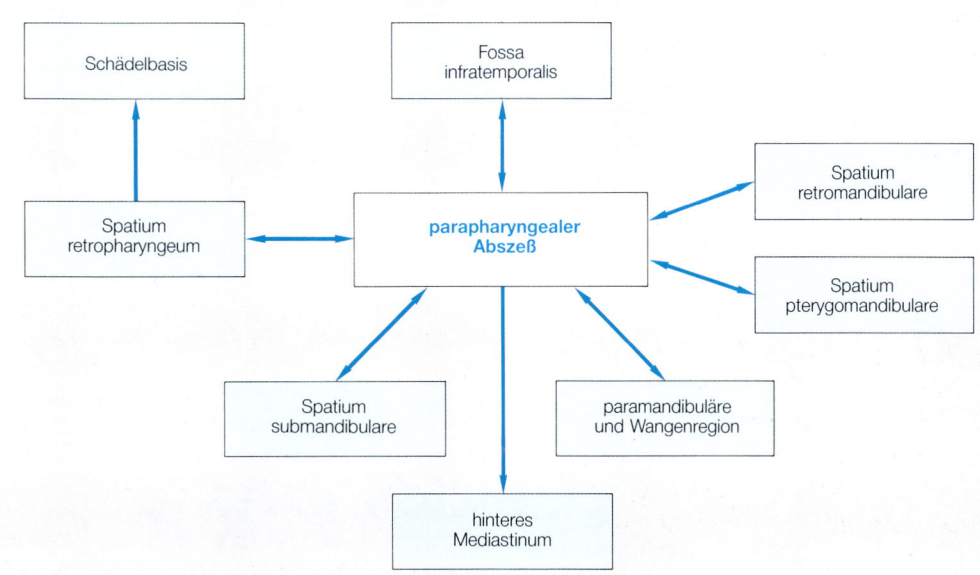

Abb. 30 Ausbreitungsmöglichkeiten von Abszessen des parapharyngealen Raumes.

in das hintere Mediastinum ausbreiten. Diagnostische Hinweise geben in diesen Fällen eine Druckschmerzhaftigkeit am Vorderrand des Musculus sternocleidomastoideus, verbunden mit einem Schwellungsmaximum kaudal des Os hyoideum.

In umgekehrter Richtung besteht, ausgehend von einem parapharyngealen Abszeß, auch die Möglichkeit einer *aszendierenden Infektion* unter Mitbeteiligung der Schädelbasis und des endokraniellen Raumes.

Diagnostik. Für die Abklärung odontogener Ursachen para- und retropharyngealer Abszesse stehen die klinische Untersuchung und die *röntgendiagnostischen Standardmethoden* zur Verfügung. Aszendierende und deszendierende Infektionen verlangen Sekundanz von Nachbardisziplinen (Neuro- und Thoraxchirurgie) und müssen demzufolge auch mit einem erweiterten diagnostischen Spektrum angegangen werden.

Die *Computertomographie* (und mit Einschränkung auch die Magnetresonanztomographie) hat die direkten angiographischen Verfahren mit Ausnahme der digitalen Subtraktionsangiographie bei intrazerebralen Komplikationen verdrängt und ist bei geringerem Risiko für den Patienten von höherer diagnostischer Aussagekraft. Natürlich liefern laborchemische Untersuchungen des Liquor cerebrospinalis (nach Lumbalpunktion) und das EEG weitere Informationen und tragen dazu bei, das Ausmaß der (zerebro)vaskulären Funktionsstörungen zu objektivieren. Untersuchungen des Augenhintergrundes sollten dem Augenarzt übertragen werden. Neurochirurgie und Neurologen befassen sich mit der klinischen Wertung etwaiger Hirnnervenausfälle und leiten zusammen mit dem Mund-Kiefer-Gesichtschirurgen die notwendigen therapeutischen Schritte ein.

Therapie. Para- und retropharyngeale Abszesse müssen unter *stationären Konditionen von extraoral eröffnet* werden. Aufgrund der vielfältigen Kommunikationen dieser Loge mit benachbarten Spalträumen empfiehlt es sich, eine *hochdosierte Antibiose* bereits präoperativ einzuleiten und den klinischen Verlauf entsprechend postoperativ fortzusetzen. Bakterizid wirksamen Breitband-Antibiotika ist hier unbedingt der Vorzug zu geben; die Medikation muß unter Umständen nach Eingang des Antibiogramms umgesetzt werden.

Der operative Zugang zur para- und retropharyngealen Loge unterscheidet sich nicht wesentlich von den bereits beschriebenen Wegen für die pterygomandibuläre Loge (s. S. 142). Man orientiert sich am durchtastbaren Kieferwinkel und legt die Inzision etwa 2–3 Querfinger kaudal dieser Struktur an. Nach scharfer Durchtrennung von Kutis, Subkutis und Platysma wird der Unterkieferrand mit der Muskelschlinge dargestellt und die Kornzange an der Innenfläche des Musculus pterygoideus medialis in die parapharyngeale Loge vorgebracht. Das Spreizen

der Branchen muß auch hier infolge der Verletzungsgefahr großlumiger arterieller und venöser Gefäße sehr vorsichtig erfolgen. Der Abfluß wird mit großen PVC-Drains nach außen gesichert.

Die therapeutische Vorgehensweise bei intrakranial oder thorakal fortgeleiteten parapharyngealen Abszessen ist in den speziellen Lehrbüchern abgehandelt. Dabei steht bei deszendierenden Prozessen die kollare Mediastinotomie im Vordergrund, während bei Beteiligung der Schädelbasis oder des endokraniellen Raumes unterschiedliche Zugangswege je nach Lokalisation des Abszesses zur Auswahl stehen.

Infektionen der Parotisloge

Anatomie (Abb. 31). Die Parotisloge (Fossa retromandibularis) beinhaltet hauptsächlich den Drüsenkörper der Glandula parotis. Die ventrale Grenze bilden die Muskelbäuche der Musculi pterygoideus medialis und masseter sowie der Hinterrand des Unterkiefers. Medial liegen der Processus styloideus, die Musculi styloglossus und stylohyoideus und der hintere Bauch des Musculus biventer (digastricus). Dorsal hat die Loge Beziehung zum äußeren Gehörgang und kranial zum Kiefergelenk. Einen unvollständigen kaudalen Abschluß bildet die Fascia parotidea; hier bestehen über zahlreiche Faszienlücken Verbindungen zum parapharyngealen Raum. Zwischen Collum mandibulae und Ligamentum sphenomandibulare verläuft die Arteria maxillaris. Gleichzeitig kommuniziert die Loge hier mit der Fossa infratemporalis.

Ätiologie. *Odontogene Abszesse* der Parotisloge sind selten und in der Regel nicht primäre Erkrankungen, sondern überwiegend sekundär fortgeleitete Entzündungen aus benachbarten Logen (Regio pterygo- und massetericomandibularis, Spatium

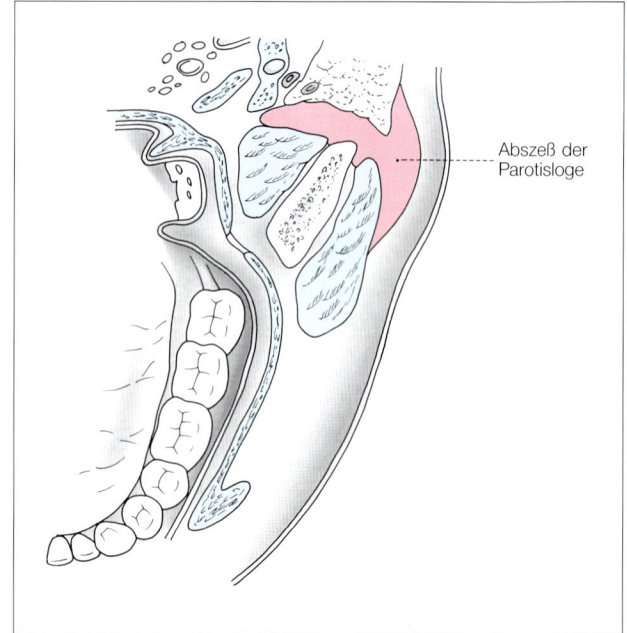

Abb. 31 Abszeß der retromandibulären Loge (nach [45]).

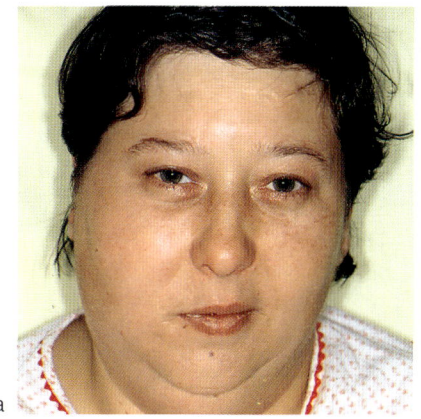
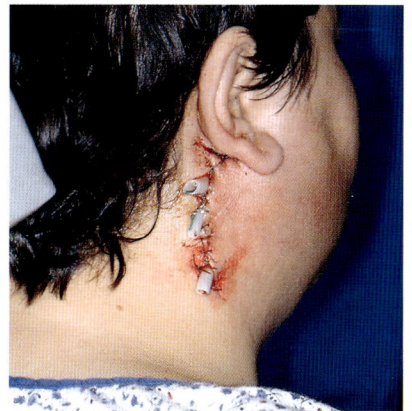

a   b

Abb. 32   In die Parotisloge eingebrochener Abszeß nach Extraktion eines oberen Weisheitszahnes. Gespannte und gerötete Haut neben und hinter dem aufsteigenden Unterkieferast. Leichte Parese des Ramus marginalis mandibulae nervi facialis. Abstehendes Ohrläppchen.

  a)   Ansicht von frontal.
  b)   Zustand nach operativer Eröffnung.

parapharyngeale). Wesentlich häufiger kommt es zu einer Infektion der Parotisloge, wenn eine eitrige *Sialadenitis der Glandula parotis* vorliegt und Teile des Drüsenkörpers einschmelzen.

Symptomatik. Die äußerlich sichtbare *Schwellung* liegt neben und hinter dem Unterkieferast, wobei der knöcherne Kieferwinkel infolge des kollateralen Ödems nicht mehr durchtastbar ist (Abb. 32 a). Eine *primär eitrige Sialadenitis der Glandula parotis* führt zu einer erheblichen Auftreibung der parenchymatösen Drüsenanteile, wobei der Expansion durch die straffe bindegewebige Kapsel Grenzen gesetzt sind. Die Folge ist ein *intrakapsulärer Druckanstieg* mit quälenden, dumpfen, teilweise auch klopfenden Spontanschmerzen. Bei der Untersuchung findet man eine straff gespannte und gerötete Wangenhaut in der Regio parotidea; selbst eine vorsichtige Palpation kann sehr schmerzhaft sein. Tiefreichende entzündliche Infiltrationen des Drüsenkörpers können, wenn auch selten, zu einer Irritation des Nervus facialis führen (partielle Parese einzelner Äste). Ähnlich wie bei der Parotitis epidemica (Mumps) findet sich auch hier ein „abstehendes Ohrläppchen".

Bei *odontogenen Infektionen* der Loge besteht durch die Beteiligung der Kaumuskulatur eine obligate *Kieferklemme,* die bei glandulären Ursachen nicht unbedingt vorhanden sein muß.

Intraoral läßt sich häufig durch massierenden Druck auf den Drüsenkörper trübes oder eitriges Sekret aus dem Ausführungsgang exprimieren; bei einer entzündlichen Verlegung des Ganges sistiert der Speichelfluß.

Diagnostik. Die diagnostische Zuordnung fällt aufgrund der exponierten Lage der Loge nicht schwer. Die Differenzierung zwischen odontogenen und glandulären Ursachen gelingt mit einer genauen *intraoralen Inspektion* und der Wertung des Speichelsekretes. Kontrastgebende Röntgenverfahren (Sialographie) sind im akuten Schub der Entzündung kontraindiziert. Zur Abklärung odontogener Ursachen sind Panorama-Schichtaufnahmen sinnvoll. Weitere Hinweise können die Sonographie und die Computertomographie beisteuern.

Therapie. Die *umgehende operative Eröffnung* ist dringend erforderlich, weil andernfalls der erhöhte Druck innerhalb der Parotiskapsel zu irreversiblen Schäden des Drüsenparenchyms führt. Der Zugang zur Parotisloge ist nicht schwierig, wenn man sich den radiären Verlauf des Nervus facialis vergegenwärtigt. Über eine bogenförmige, 2 – 3 cm lange Inzision werden Haut und Subkutis dorsal des Unterkieferastes durchtrennt, wobei diese Inzision gegebenenfalls gefahrlos bis in die subaurikuläre Region verlängert werden kann. Die Parotiskapsel kann nun vorsichtig mit der Präparierschere gespalten werden, wobei der Nervus facialis geschont wird (Abb. 32 b). Die Drainage erfolgt mit großlumigen PVC-Drains. Im subakuten oder besser noch chronischen Stadium muß in seltenen Fällen bei rezidivierenden Parotiseiterungen eine konservative Parotidektomie (s. Bd. 10/I) angeschlossen werden.

Infektionen des periorbitalen Weichgewebes

Anatomie (Abb. 33). Der Orbitainhalt steht über verschiedene Lücken und Spalten im knöchernen Orbitatrichter mit den

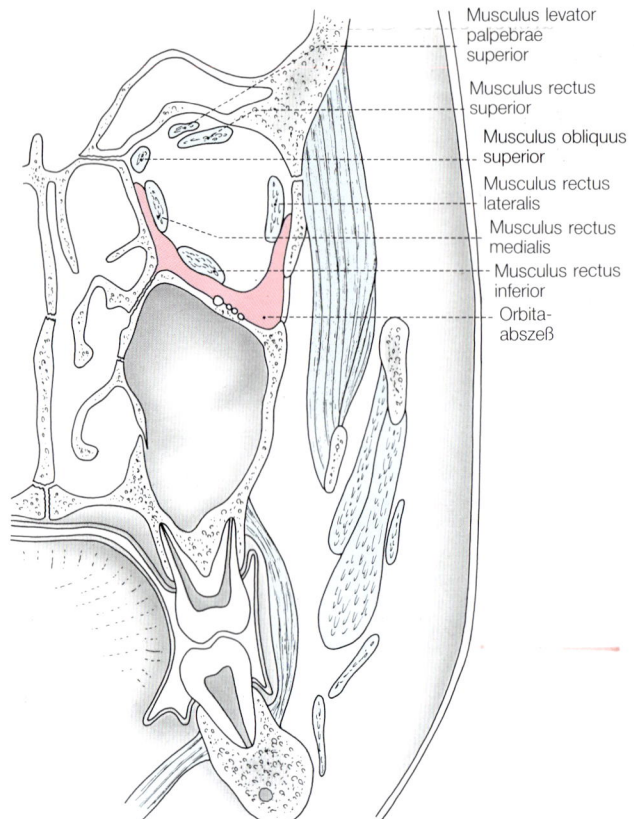

Musculus levator palpebrae superior

Musculus rectus superior

Musculus obliquus superior

Musculus rectus lateralis

Musculus rectus medialis

Musculus rectus inferior

Orbita-abszeß

Abb. 33   Orbitaabszeß (nach [45]).

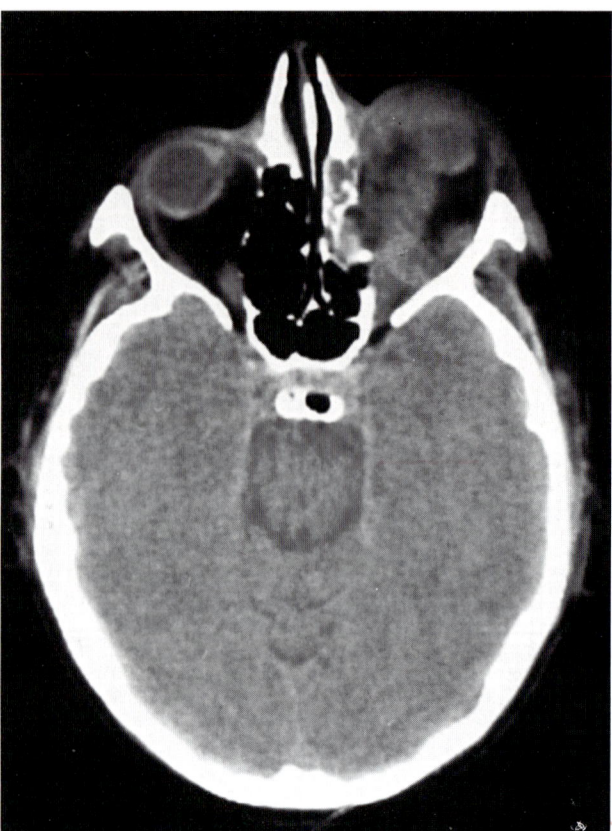

Abb. 34   Axiales Computertomogramm der Orbita. Diffuse Verschattungen des medialen, hinteren und partiell auch des lateralen Orbitatrichters bei einem rechtsseitigen Orbitaabszeß. Verschattung der Siebbeinzellen in Höhe der angrenzenden Lamina papyracea.

umliegenden Logen in Verbindung und kann somit durch fortgeleitete odontogene Infektionen in Mitleidenschaft gezogen werden. Über die Fissura orbitalis inferior kommuniziert die Orbita mit der Fossa infratemporalis und der Fossa pterygopalatina (fortgeleitete Abszesse der retrotubären Region des Oberkiefers). Das Nasennebenhöhlensystem findet über die teilweise nur papierdünne mediale Orbitawand (Lamina papyracea, Siebbeinzellen) und die Kieferhöhle (Orbitaboden) Anschluß an die Augenhöhle. Kommunikationen zwischen Stirnhöhlenboden und Orbita stellen die Ausnahme dar und sind meist traumatischen Ursprunges. Infektionen der Fossa canina sind in der Regel durch eine derbe Faszienanheftung an der unteren Orbitazirkumferenz gegen einen Einbruch in die Augenhöhle selbst abgesichert.

Ätiologie.   Orbitale Eiterungen *odontogenen Ursprunges* sind selten und nur möglich, wenn unbehandelte Abszesse anderer Lokalisationen Anschluß an den Orbitainhalt finden. Relativ am häufigsten ereignet sich dies bei retromaxillären Eiterungen oder fortgeleiteten odontogenen Nasennebenhöhlen-Infektionen. Bei Kindern muß auch an eine fortgeleitete Oberkieferosteomyelitis gedacht werden.

Nicht odontogene Ursachen sind Entzündungen der Glandula lacrimalis, unversorgte (offene) zentrolaterale Mittelgesichtsfrakturen und zerfallene

Orbitatumoren, die differentialdiagnostisch immer ausgeschlossen werden müssen.

Symptomatik.   Das periorbitale Weichgewebe reagiert äußerst empfindlich auf den infektiösen Reiz. Innerhalb kurzer Zeit entwickeln sich Unter- und Oberlidschwellungen, die sich schnell zu einem vollständigen *Verschluß der Lidspalte* steigern können. Die Unter- und Oberlidhaut ist gerötet; infolge der straffen periostalen Anheftung der periorbitalen Muskeln und Faszien am äußeren Orbitaring findet der Eiter kaum Abflußmöglichkeiten, so daß man bei der Palpation des betroffenen Auges eine prallelastische, sehr druckempfindliche, halbkugelige *Vorwölbung* antrifft. Im weiteren Verlauf entwickeln sich eine Protrusio bulbi und eine ödematöse Schwellung der Bindehäute (Chemosis).

Diagnostik.   Neben Anamnese, Inspektion und Palpation sollte man keinesfalls auf eine *Computertomographie* im axialen oder auch koronaren Strahlengang verzichten (Abb. 34), bei der das ganze Aus-

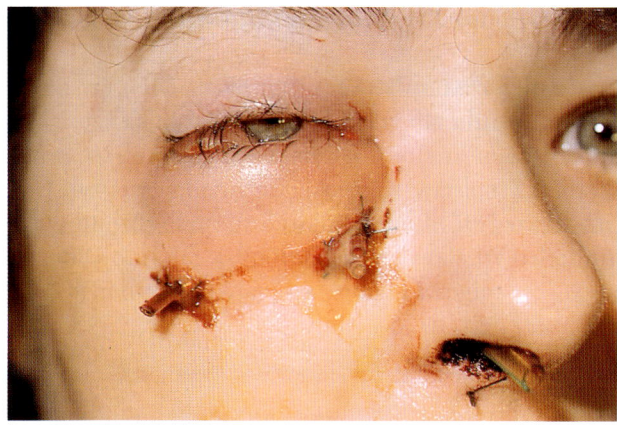

Abb. 35 Orbitaabszeß rechts. Operative Eröffnung und Drainage des Orbitabodens, der medial gelegenen Siebbeinzellen und
der rechten Kieferhöhle.

maß des orbitalen Eiterbefalles und der Mitbeteiligung der Nasennebenhöhlen frühzeitig ersichtlich
wird und darüber hinaus eventuelle orbitale neopla-
stische Raumforderungen ausgeschlossen werden
können.

Präoperativ sollte ferner eine konsiliarische *oph-
thalmologische Befunderhebung* durchgeführt werden, weil jede orbitale Eiterung die Gefahr einer

Amaurose, einer Ophthalmoplegie und isolierter
Augenmuskellähmungen in sich birgt. Diese fakul-
tativen Befunde sollten vor dem operativen Eingriff
schon aus forensischen Gründen dokumentiert sein.

Therapie. Auch hier ist ein *kombiniert operatives
und chemotherapeutisches (parenterale Breitband-
Antibiose) Vorgehen* angezeigt. Die operative Entlastung des Orbitatrichters erfolgt entlang der unteren
oder oberen Orbitazirkumferenz, wobei darauf zu
achten ist, daß nicht nur die Orbita, sondern auch
die unter Umständen befallenen Nasennebenhöhlen eröffnet und drainiert werden (Abb. 35).

Nach der Inzision am Margo orbitae inferior oder superior
spreizt man vorsichtig das orbitale Weichgewebe mit der
Präparierschere und stellt den knöchernen Orbitarand dar.
Hier kann man mit dem Skalpell das Periost durchtrennen
und den Orbitaboden drainieren, nachdem das Periost mit einem Elevatorium angehoben worden ist. Der Zugang zu den
Siebbeinzellen wird über eine mediale Orbitotomie oder trans-
nasal sichergestellt, wobei man die dünne Lamina papyracea
leicht perforieren kann und muß. Der Ductus nasolacrimalis
und das Ligamentum canti internum müssen bei diesem Vorgehen jedoch geschont werden. Die Kieferhöhle kann transna-
sal oder transoral eröffnet und drainiert werden (s. Bd. 10/I).

Infektionen der Temporalloge

Anatomie (Abb. 36). Die Temporalloge beschreibt den seitlich dem Gesichtsschädel anliegenden Raum. Topographisch-
anatomisch lassen sich drei Kompartimente unterscheiden,
die ihrerseits durch Faszienzüge getrennt sind:

Dem breit an der Kalotte entspringenden Musculus temporalis liegt lateral die Fascia temporalis auf, die sich nach kaudal in zwei Blätter aufteilt. Das äußere inseriert an der lateralen Zirkumferenz des Jochbogens, das innere am Processus
muscularis des Unterkiefers. Dieses Spatium interfasciale
temporale ist mit lockerem Bindegewebe angefüllt und hat
Verbindung mit der Fossa infratemporalis. Der am weitesten
lateral liegende Raum der Temporalloge kommuniziert mit
der Wangenloge, kann aber auch durch fortgeleitete Infektionen befallen werden, die sich primär im Spatium massetericomandibulare entwickelt haben, nach kranial an der dorsalen
Fläche der Processus frontalis ossis zygomatici aufgestiegen
sind und dort das tiefe Blatt der Temporalfaszie überwunden
haben.

Der mittlere Spaltraum der Temporalloge liegt zwischen
dem tiefen Blatt der Temporalfaszie und der lateralen Fläche
des Musculus temporalis selbst. Den Boden dieses Raumes bildet die kraniale Zirkumferenz des Jochbogens. Wird dieser
Raum in eine eitrige Entzündung miteinbezogen, so liegt die
Ursache entweder im Spatium massetericomandibulare (aufsteigende Infektion) oder aber in eitrigen Prozessen, die primär
zwischen lateraler Orbitawand und Innenfläche des Musculus
temporalis gelegen und diesen penetriert haben.

Der dritte Spaltraum der Temporalloge ist am weitesten medial angesiedelt und liegt zwischen der Innenfläche des Musculus temporalis und der lateralen Orbitazirkumferenz. Kranial läuft dieser Raum spitzwinklig unterhalb des Ursprunges

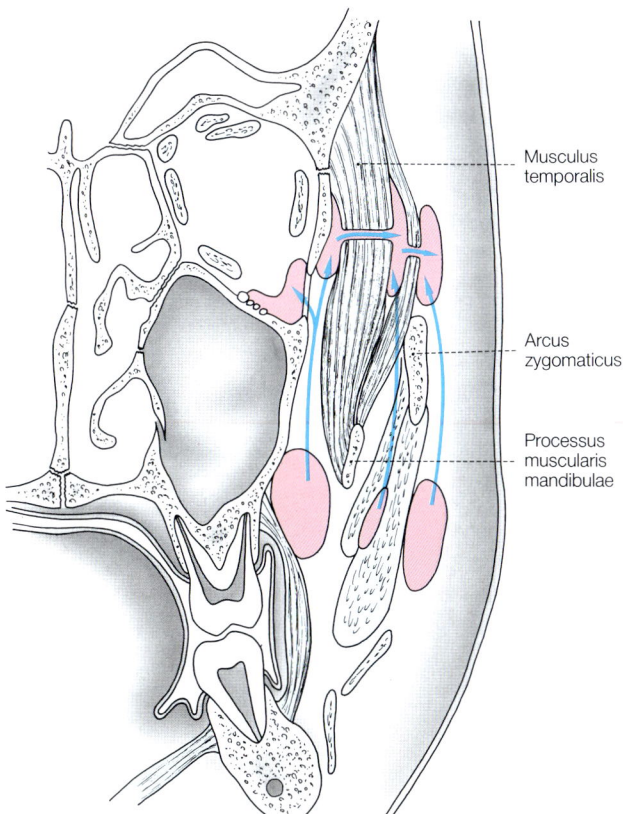

Abb. 36 Temporalabszesse (nach [45]).

Musculus
temporalis

Arcus
zygomaticus

Processus
muscularis
mandibulae

des Musculus temporalis und der Schädelkalotte aus. Nach kaudal kommuniziert dieser Raum breitflächig mit dem Spatium pterygomandibulare und über die Fissura orbitalis inferior mit dem Orbitainhalt selbst. Damit sind aus dem Parapharyngealraum fortgeleitete Abszesse dieses Kompartimentes denkbar.

Ätiologie. Temporalabszesse sind *sekundäre Komplikationen* primär in anderen Kompartimenten gelegener Eiterungen. Sie entstehen entweder als aufsteigende Infektion oder nach Durchbruch des infektiösen Sekretes durch Faszien und/oder Muskelgewebe. Die *odontogenen Ursachen* stimmen damit mit denen anderer Logen überein (Spatium massetericound pterygomandibulare, Wangenregion, Fossa infratemporalis, retromaxillärer Raum und Parapharyngealraum). *Nicht odontogene Ursachen* sind denkbar in Zusammenhang mit einem Trauma.

Symptomatik. Abszesse der Temporalloge zeichnen sich durch eine erkennbare teigig-pastöse oder auch gespannte *Schwellung* kranial des Jochbogens aus. Der straffe Verbund aus Faszien und Muskeln in dieser Region verhindert oft eine weitergehende Differenzierung der genauen Abszeßlokalisation (lateral oder medial der Fascia temporalis, medial des Musculus temporalis). Abhängig von der entzündlichen Infiltration des Musculus temporalis liegt eine *Kieferklemme* vor.

Diagnostik. Die diagnostischen Richtlinien für die Abgrenzung odontogener Abszeßursachen wurden bereits vorstehend beschrieben. Darüber hinaus stehen die klinische Untersuchung, die Anamnese (Trauma, operativer Eingriff mit internal wiring) und die Begutachtung etwaiger primärer Eiterherde in anderen Logen im Vordergrund des Interesses.

Therapie. Auch bei Abszedierungen der Temporalloge wird ein *kombiniert operatives und chemotherapeutisches Vorgehen* empfohlen. Der operative Zugang zu den temporalen Kompartimenten ergibt sich nach bogenförmigen Hautinzisionen im Verlauf des Ursprunges des Musculus temporalis (Abb. 37). Vor der Inzision sollte man sich palpatorisch oder sonographisch über den Verlauf der Arteria temporalis orientieren, um größere Blutungen zu vermeiden. Mit der Kornzange erreicht man die Fascia temporalis superficialis, auf der man das Instrument leicht in die Tiefe in Richtung auf die Regio buccalis vorbringen kann. Fließt dort kein Eiter ab, so muß man die Fascia temporalis superficialis (und gegebenenfalls zusätzlich auch das tiefe Blatt dieser

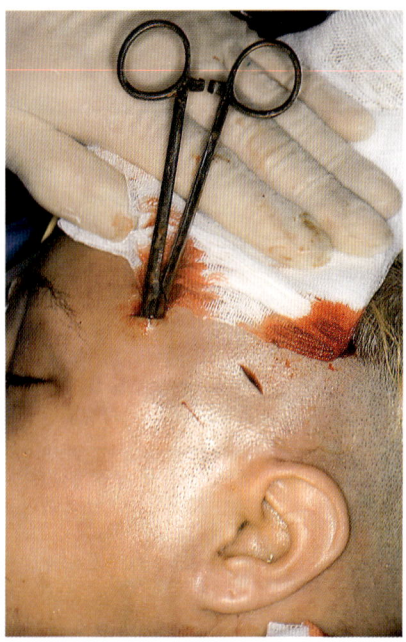

Abb. 37 Operative Eröffnung des temporären Abszesses.

Faszie) scharf in Verlaufsrichtung der Muskelfasern spalten und hat dann einen Zugang zur Abszeßhöhle erreicht.

Bei *aszendierenden Infektionen* der Temporalloge mit einem primär kaudal gelegenen Abszeßursprung (Regio massetericound pterygomandibularis, Wangenregion o. a.) ist eine intraorale (oder extraorale) Gegeninzision zur Entlastung auch dieser Eiteransammlung unbedingt indiziert. Vorteilhaft ist es, wenn man beide operativen Zugänge miteinander verbindet und die Drainage von extraoraltemporal nach intraoral oder extraoral-submandibulär durchleitet. Die postoperative Behandlung entspricht den Ausführungen bei anderen Logenabszessen.

Phlegmonen der Gesichts- und Halsweichteile

Prinzipiell kann sich jede odontogene Logeninfektion über die eigentlichen anatomischen Grenzen ausbreiten, Faszien, Muskeln und Bindegewebe diffus entzündlich infiltrieren und sich somit zu einem phlegmonösen Krankheitsbild steigern, das definitionsgemäß eine schrankenlose Ausbreitung eines entzündlichen Geschehens beschreibt.

Glücklicherweise sind derartige Komplikationen jedoch sehr selten und bedürfen im allgemeinen bestimmter Voraussetzungen, um sich manifestieren zu können. Dazu gehört zunächst einmal eine primäre Verkennung des Krankheitsbildes durch den behandelnden Arzt (Zeitverzug bis zur Therapieeinleitung), wesentlicher aber noch eine bestimmte Disposition des Patienten (Risikopatienten mit herabgesetztem Allgemeinbefinden, mit Diabetes mellitus, mit geschwächter immunologischer Infektabwehr oder nach langandauernder Streßsituation).

Phlegmonöse Erkrankungen unseres Fachgebietes sind häufig submandibulär, im Gebiet der großen Halsgefäße und im Mundboden lokalisiert. Alle Patienten mit Phlegmonen sind akut vital gefährdet, weil sich die Entzündung schrankenlos, z. B. in das Mediastinum oder den intrakraniellen Raum, ausdehnen kann.

Symptomatik. *Klinische Kennzeichen* sind:

- schnelle Entwicklung des Krankheitsbildes
- Tachykardie
- Tachypnoe mit Atemnot
- eventuell Lippenzyanose, kombiniert mit hohem Fieber und sogenannten Schockfragmenten (kalte Akren, diffuses Schwitzen, obere Einflußstauung als Zeichen der beginnenden Rechtsherzdekompensation, Pulsus parvus et celer, Mydriasis, präfinal dann auch Blutdruckabfall)

Lokale Befunde sind:

- diffuse, schlecht abgegrenzte Hautrötung über einem tastbar derben Infiltrat im Bereich der befallenen Halsweichteile
- hochschmerzhafte Untersuchung, es sei denn, das Sensorium ist bereits getrübt
- nicht selten Epitheliolysen der oberflächlichen Kutisschichten

Therapie. Sie muß unverzüglich eingeleitet werden und besteht in der breiten operativen Eröffnung

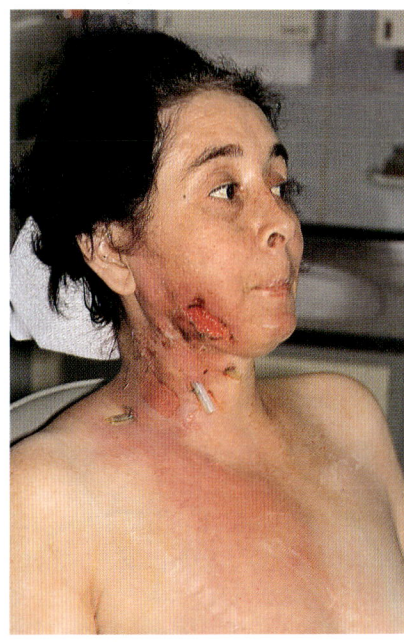

Abb. 38 Operative Eröffnung einer Halsphlegmone.

und Drainage aller befallenen Spalträume (Abb. 38). Bei der Inzision entleert sich oft eine weniger putride als vielmehr schmutzig-graue Flüssigkeit.

Man wird vor der mikrobiologischen Erregerdifferenzierung parenteral *hochdosiert mit bakteriziden Breitspektrum-Antibiotika* behandeln und diese mit Spezialpräparaten gegen die gramnegativen Keime kombinieren (Gentamicin, Cephalosporine der dritten Generation etc.).

Bei verzögerter Therapie und falschem Konzept (zurückhaltende operative Eröffnung) ist auch heute noch die Letalität phlegmonöser Erkrankungen der Gesichtsweichteile hoch einzuschätzen.

Knocheninfektionen

Einleitung

Knocheninfektionen im Gesichtsskelettbereich sind in ihrem klinischen Ablauf und Erscheinungsbild durchaus vergleichbar mit Osteomyelitiden der Extremitäten oder des übrigen Knochensystems; andererseits bestehen aber immer wieder Besonderheiten, die sich zwangsläufig aus den anatomischen, regionalen und insbesondere aus den gefäßbezogenen Gesichtspunkten ergeben.

Definitionsgemäß versteht man unter einer *Osteomyelitis* eine Entzündung im Knochenmark; eine diffuse Durchsetzung des Knochens wird als *Markphlegmone,* eine beschriebene eitrige Einschmelzung als *Markabszeß,* die Beteiligung der Knochenhaut als *Periostitis* bezeichnet.

Generell lassen sich zwei Ursachen für eine Osteomyelitis im Bereich des Kiefers ausmachen:

- Im Blut zirkulierende Keime können sich im Knochen absiedeln.
- Fortgeleitete Entzündungen aus einem toten Zahn oder aus einer Zahnfleischtasche können in den Kieferknochen übertreten (häufigste Ursache).

Pathophysiologie

Akute und chronische Knochenentzündungen werden in ihrer Entstehung und auch später in der zu besprechenden therapeutischen Betrachtungsweise entscheidend von den örtlichen Durchblutungsverhältnissen bestimmt. Durch die sekundär eingeschränkte Vaskularisation werden bestimmte Knochenanteile von der normalen Versorgung ausgeschlossen. Dies wiederum führt zum Absterben von Knochenarealen, die als *Knochensequester* von Entzündungs- oder Granulationsgewebe umgeben sind. Die VOLKMANNschen und HAVERSschen Kanäle werden von eitrigen Entzündungen miterfaßt; unter dem Begriff der *Totenlade* hat man dann einen umschriebenen abgestorbenen Knochenprozeß ohne normalen Stoffwechsel in der Entzündungshöhle zu verstehen.

Verlaufsformen

Nicht nur aus didaktischen Gründen, sondern auch aus der klinischen Entwicklung heraus ist es zweckmäßig, eine Differenzierung zwischen einer akuten und einer chronischen Kieferosteomyelitis vorzunehmen. Während das akute entzündliche Geschehen zum Teil dramatisch verläuft und das Allgemeinbefinden des Patienten stark beeinträchtigen kann, stellen sich chronische Osteomyelitiden im zeitlichen Ablauf oftmals ganz unterschiedlich dar. Solche Formen sind durch Ab- und Anbauvorgänge und durch Knochenmarksnekrosen charakterisiert und haben klinisch häufig eine unterschwellige Symptomatik. Für den Kliniker wirft die chronische Osteomyelitis in den verschiedenen Verlaufsformen die eigentlichen diagnostischen und therapeutischen Probleme auf.

Akute Osteomyelitis

Die akute Osteomyelitis hat als Krankheitsbild epidemiologisch einen deutlichen Rückgang zu verzeichnen [47], was auf den Fortschritt der antibiotischen Behandlung zurückzuführen sein dürfte. Heute hat die akute Osteomyelitis als Rarität zu gelten. Jüngere Berichterstattungen und eigene Beobachtungen erkennen ein Verhältnis von etwa einer akuten Osteomyelitis auf 25 chronische Verlaufsformen [46]. Zahlenverhältnisse von 17 zu 49, wie sie andere Autoren beschreiben [18], haben sicherlich als ungewöhnlich zu gelten und sind vielleicht auf Anbehandlungen und Definitionsprobleme zurückzuführen.

In der gesamten Literatur wird immer wieder auf Arbeiten verwiesen, die vor über 30 Jahren eine Zunahme der chronischen Verlaufsformen konstatierten [3, 4, 22]. Sicherlich hat bei der Literaturbetrachtung und eigenen, vieljährigen klinischen Erfahrungen zu gelten, daß die weitgehende Auflösung von Kieferteilen mit hoch akuten klinischen Krankheitsbildern bei der akuten Osteomyelitis nicht mehr beobachtet wird [58].

Symptomatik. *Klinische Symptome* einer akuten Osteomyelitis sind:

– schweres Krankheitsbild
– hohes Fieber
– entsprechende Leukozytose

– Anstieg der Blutsenkungsgeschwindigkeit
– erhebliche Abgeschlagenheit der Patienten

Lokale Befunde sind:

– Schwellungen
– Rötungen
– Zahnlockerungen
– Austritt von Eiter aus den Zahnfleischtaschen
– örtliche Druckempfindlichkeit
– Kieferklemme

Der *röntgenologische Befund* ist in der Regel unauffällig und nicht charakteristisch. Gegebenenfalls können pulpatote Zähne mit chronisch periapikalen Aufhellungen im akuten Schub auslösender Faktor für das akut osteomyelitische Krankheitsbild sein.

In keinem Fall ist die Demineralisation der Knochenstruktur, die ihrerseits Voraussetzung eines röntgenologischen Äquivalentes ist, in den ersten Stunden oder 2–3 Tagen des akuten Krankheitsbildes radiologisch nachweisbar.

Diagnostik. Die klinischen Kriterien führen praktisch allein zur Diagnose.

Therapie. So definiert das Krankheitsbild in der Reinform der klinischen Betrachtungsweise ist, so präzise können im Regelfall auch therapeutische Empfehlungen ausgegeben werden. Eine hochdosierte antibiotische Therapie, zweckmäßigerweise mit einem Breitspektrum-Antibiotikum, ist der qualifizierte und entscheidende therapeutische Ansatz. Bakteriologische Differenzierung und nachfolgende Resistenzbestimmung sind grundsätzlich anzuraten; mit der Behandlungseinleitung kann allerdings nicht bis zum Vorliegen des Ergebnisses dieser Untersuchung abgewartet werden.

Die *sofortige Antibiose* ist unumgänglich und kann durch keine andere Maßnahme ersetzt werden.

Lokale Säuberung der Mundhöhle, Applikation von Kälte und fiebersenkende Maßnahmen unterstützen die medikamentöse Bekämpfung der Krankheitserreger.

Resistenzschwächen, die möglicherweise eine Basis für die Entstehung des Krankheitsbildes geschaffen haben, können durch zusätzliche Laborparameter mit Bestimmung der immunologischen Daten weitgehend identifiziert werden.

Gelockerte Zähne dürfen in keinem Fall extrahiert werden. Zweckmäßigerweise wären sogar

Schienungsbehelfe indiziert, die eine gewisse Stabilisierung vorübergehend ermöglichen. Entlastungsinzisionen sind bei abszedierenden oder weitergeleiteten osteomyelitischen Entzündungen angebracht. Chirurgische Interventionen am Knochen, welcher Art auch immer, sind zu unterlassen.

Chronische Osteomyelitis

Die chronische Osteomyelitis beinhaltet einen klinisch quantitativ und qualitativ sehr differenzierten Fragenkomplex. Dies drückt sich nicht nur in der recht variablen Nomenklatur, sondern auch in den verschiedenen diagnostischen und vor allem therapeutischen Aspekten aus. Auch heute dürfte die von BECKER gefundene Einteilung einer *primär* und einer *sekundär chronischen Osteomyelitis* ihre klinische Berechtigung haben [4]. Unter der chronischen Osteomyelitis sind verschiedene Begriffe zu subsumieren, die wahrscheinlich Ausdruck einer unterschiedlichen Reaktionsweise des befallenen Knochens sind:

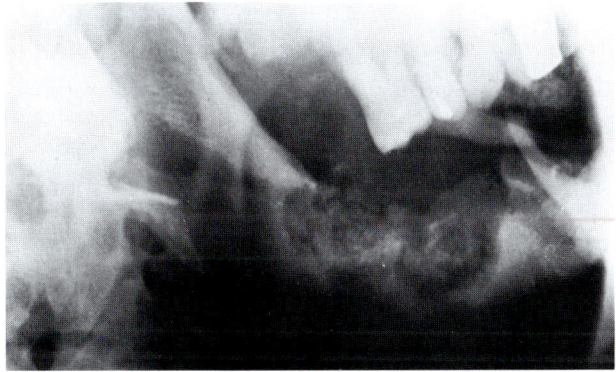

Abb. 39 Wolkige Verschattungs- und Aufhellungsbezirke in der Kieferwinkelregion bei einer nicht eitrigen chronisch diffusen und sklerosierenden Osteomyelitis.

- *Pseudo-Paget (Osteomyelitis sicca):* Er stellt eine weitgehende Transformation des lamellären und instabilen geflechtartigen Knochens dar, der die ursprüngliche Knochenbegrenzung tumorartig überschreitet.
- *Nicht eitrige, chronische, diffuse und sklerosierende Osteomyelitis:* Sie ist mit der periostalen Verdickung der langen Röhrenknochen vergleichbar (Abb. 39) und weist einen ausgesprochen langwierigen, klinisch oft wenig auffälligen und verdeckten Ablauf auf, wobei über längere Zeitperioden Beschwerdefreiheit vorherrscht. WASSMUND charakterisiert diese Form der Osteomyelitis als „okkulte Form" (Osteomyelitis occulta) [63]. Immer wieder findet man dabei den Begriff der trockenen Verlaufsform, so daß man zwanglos sämtliche Synonyma in die Gesamtbeschreibung der chronischen Osteomyelitis einordnen darf.
- *Chronische juvenile Osteomyelitis:* Besonders hartnäckig scheint die chronische Osteomyelitis bei Jugendlichen im präpubertären Alter zu sein (Abb. 40). Oft beginnen solche Knochenmarksentzündungen im Zusammenhang mit Infektionen durch kariöse Milchzähne oder auch bei erschwertem Zahndurchbruch von Sechs- oder Zwölfjahrmolaren und widerstehen allen therapeutischen Bemühungen. Aufgrund der Zahnkeime oder der befürchteten Wachstumsschädigungen sind radikale chirurgische Maßnahmen nur mit Zurückhaltung anzuwenden. Dekortikationen, kombiniert mit einer antibiotischen Medikation, zeigen wenig Effekt. Deformierung und knöcherne Auftreibung bei Manifestation im Unterkiefer nehmen voluminöse Formen an. Nach klinischen Erfahrungen stellt sich im Zuge der hormonellen Umstellung während der Pubertät

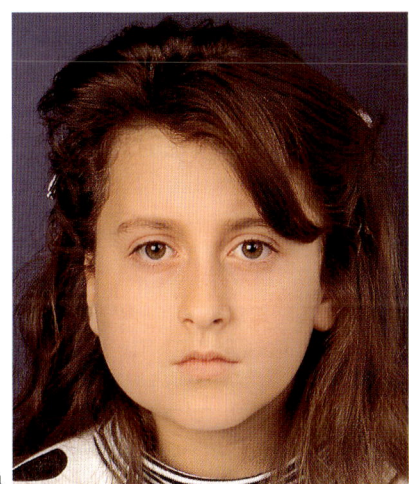

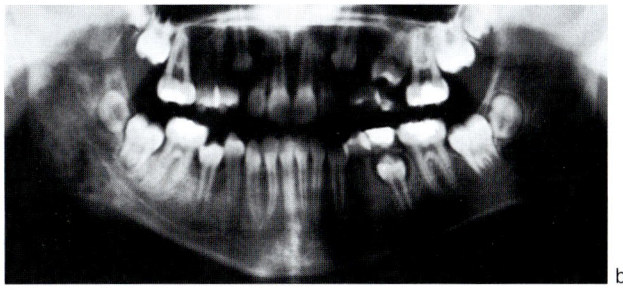

Abb. 40 Chronisch juvenile Unterkieferosteomyelitis.
a) 12½jähriges Mädchen mit Auftreibung der rechten Kieferwinkelregion. Laufzeit der Erkrankung 1,5 Jahre.
b) Röntgenbefund (Orthopantomogramm): Zahn 47 im Durchbruch, Zahn 48 als Keim angelegt. Wolkige Verschattungs- und Aufhellungsbezirke im Bereich der Kieferwinkelregion rechts als Zeichen der chronischen Osteomyelitis.

oft ein überraschender Behandlungserfolg mit kompletter Ausheilung ein.

Aus unzureichend behandelten akuten Osteomyelitisformen können chronische Verlaufsformen entstehen.

Therapie. Die sekundär chronischen Varianten der Erkrankung beinhalten eine ähnliche therapeutische Problematik wie die primär chronische Osteomyelitis, die klinisch weitgehend unauffällig und bland entsteht und der jedes akute Primärgeschehen fehlt. In der retrospektiven Betrachtung der vorliegenden Literatur scheint uns die Feststellung wesentlich zu sein, daß die Gefahr der Kieferosteomyelitis trotz der biologisch günstigen Verhältnisse im Kiefer-Gesichtsbereich (gute Vaskularisierung) keinesfalls als beherrscht zu gelten hat. Die Chemotherapie im Sinne einer Antibiose hat den entscheidenden Durchbruch zumindest bei diesen chronischen Verlaufsformen nicht erbringen können. Ein aktiv chirurgisches Vorgehen ist unter Berücksichtigung der vorstehend beschriebenen Ausnahme zu verlangen.

Ätiologie

Es wurde bereits dargestellt, daß die *hämatogene Infektion* des Unterkieferknochens als eine ausgesprochene Rarität anzusehen ist. Die periapikalen Reaktionen an *pulpentoten Zähnen* sind dagegen sicherlich eine der häufigsten Ursachen für ein fortgeleitetes Entzündungsgeschehen des umgebenden Knochens. *Parodontale Infektionen, infizierte radikuläre* oder auch *follikuläre Zysten* und alte, z. T. vor Jahren in den Kieferknochen *dislozierte Fremdkörper* können immer wieder die Ursache für eine Infektion sein, die die unter Umständen vorhandenen Schranken eines regionären pathologischen Geschehens überschreitet. Sicherlich können auch durch *zahnärztlich-chirurgische* Maßnahmen wie Osteotomien, Wurzelspitzenresektionen, Kürettagen und ähnliche Eingriffe osteomyelitische Folgeerkrankungen entstehen.

Die Voraussetzungen für das Entstehen einer Osteomyelitis sind zum einen in einer erhöhten Virulenz der Erreger und zum anderen in einer reduzierten Abwehrlage des Organismus zu sehen. Häufig kommen beide Faktoren zusammen oder noch weitere für das Zustandekommen der Osteomyelitis ursächlich in Frage.

Die sogenannte *Bruchspaltosteomyelitis* ist ein vergleichsweise seltenes Ereignis, wenn dafür Sorge getragen wird, daß die grundlegenden Voraussetzungen für eine Frakturheilung im Kieferbereich geschaffen worden sind. Dies bedeutet immer die möglichst optimale Ruhigstellung durch konventionelle Schienenverbände und/oder eine funktionsstabile Osteosynthese (s. Bd. 10/I).

Zwei weitere Sonderformen der Osteomyelitis – die Säuglingsosteomyelitis und die Osteoradionekrose – bedürfen einer besonderen Betrachtung und sollen in eigenen Kapiteln behandelt werden (s. S. 156f.).

Röntgendiagnostik

Die konventionelle Röntgentechnik ist lediglich bei chronischen Verlaufsformen aussagekräftig, da man erst nach etwa 15–20 Tagen den Demineralisationseffekt mit einem entsprechenden Äquivalent auf dem Röntgenfilm erkennen kann. Dies ist ein bekanntes Phänomen, das auch aus anderen Bereichen der Knochenchirurgie bekannt ist.

Eine beurteilungsfähige Darstellung des erkrankten Knochens und eine bessere Beurteilung der Größe und Ausdehnung des Knochenbefalles werden bei Verwendung eines Computertomographen oder des Denta-CT erreicht.

Knochenszintigraphie

Die Knochenszintigraphie mit ^{99m}Tc-Poly- oder Pyrophosphat als Tracer basiert auf der gesteigerten Dynamik des Knochenstoffwechsels in osteomyelitisch befallenen Kieferknochenabschnitten und ermöglicht eine Aussage über die entzündeten Knochenbereiche sowie eine Therapieverlaufskontrolle [9, 21, 28]. Die wesentlichen Vorteile der Knochenszintigraphie beruhen auf zwei Faktoren:

- Die Strahlenbelastung ist im Vergleich zu herkömmlichen Röntgentechniken wesentlich geringer.
- Sie ermöglicht bereits nach zweitägiger Erkrankungsdauer die eindeutige Identifizierung osteomyelitisch befallenen Knochens [49].

Erregerspektrum

Der besonders häufige Nachweis von *Staphylococcus aureus* bei der Kieferosteomyelitis ist bekannt [22, 59]. In diesem Zusammenhang wird auch die Indikation zur *Knochenbiopsie* gestellt, die differentialdiagnostische Aussagen (z. B. die prognostisch wichtige Abgrenzung gegenüber Knochenmaligno-men und Systemerkrankungen des Knochens) sowie eine gezielte Antibiose ermöglicht [9, 32, 33].

Therapie

Eine alleinige, wie auch immer dosierte und andauernde antibiotische Therapie kann eine Ausheilung der Knochenmarksentzündung im Regelfall nicht erreichen.

Die sehr optimistische Einstellung gegenüber der kausalen und adjuvanten Wirksamkeit einer zielge-richteten Antibiose bei pyogenen Infektionen ist insbesondere bei der Behandlung chronischer Ver-laufsformen der Knochenmarksentzündung einer eher nüchternen Wertung gewichen. Konsequenter-weise resultiert daraus die Forderung nach einer Weiterentwicklung und Optimierung chirurgischer Behandlungskonzepte, die in Kombination mit ei-ner Antibiose den angestrebten Heilungseffekt er-bringen sollen. Schon in der vorantibiotischen Ära war es immer das Bemühen der Therapeuten, die Osteomyelitis so chirurgisch zu behandeln, daß man durch breite Inzision ein sauerstoffhaltiges Mi-lieu schuf, bindegewebige Veränderungen im Kno-chen exkochleierte und abgestorbene Knochenan-teile beseitigte *(Sequestrotomie)*. Dieses Verfahren ist heute ebenso aktuell wie notwendig. Durch die narbigen und bindegewebigen Umwandlungen im osteomyelitischen Knochen verschlechtern sich Gefäßversorgung und Durchblutung, so daß die phy-siologische Abwehrbereitschaft und die eigene Re-generationsfähigkeit des Gewebes nicht mehr aus-reichen, um eine Heilung zu sichern.

Dekortikation

Durch die Dekortikation in ihren zahlreichen Mo-difikationen werden die *Kortikalis und die bindege-webige Umwandlung des Knochens möglichst voll-ständig entfernt* und der Versuch unternommen, das umgebende Weichgewebe dem so dekortizierten und von narbigen Schwielen befreiten Knochen auf-liegen zu lassen. Die Gefäßeinsprossungen der z. T. durch Saugdrainage dem freiliegenden Knochen eng adaptierten Weichgewebeanteile sollen die ge-wünschte bessere Vaskularisierung unterstützen und erleichtern. Die Operation wird von intraoral auf der bukkalen respektive der lingualen Seite der Kiefer vollzogen. Gleichzeitig versucht man mit diesem Eingriff bessere Voraussetzungen für die par-allel angesetzte antibiotische Therapie zu schaffen, so daß über eine optimierte lokale Durchblutung auch maximal hohe Antibiotikaspiegel an den er-krankten Knochen herangebracht werden könnten. Die vaskuläre Insuffizienz soll durch die Dekortika-tion reduziert oder umgangen werden [4].

Bei eigenen Operationen mit entsprechenden Ver-laufskontrollen hat sich gezeigt, daß die Dekortika-tion in Verbindung mit einer Antibiose als alleinige therapeutische Maßnahme oft nicht ausreicht. Es erscheint zweckmäßig, narbige, bindegewebige und schwielige Auflagerungen auf dem Kieferknochen ebenfalls mitzuresezieren. Über 15jährige Erfahrun-gen haben den Vorteil dieser *exzessiven Entfernung von periostalen Hyperplasien oder Narben* sinnvoll erscheinen lassen.

MOWLEM hat darüber hinaus bereits Spongiosa-chips in den Bereich der auch teilweise entzündeten Knochenregionen transplantiert und erstaunlicher-weise Anlagerungen und Ein- sowie Ausheilungen erkennen können [40]. Alle Variationen in den Ope-rationstechniken der späteren Jahre gehen vom prin-zipiellen Grundsatz der Dekortikation aus.

Lokale Antibiose nach chirurgischer Intervention

Bei der Behandlung der chronischen Osteomyelitis hat ein weiteres wirkungsvolles Verfahren in den letzten Jahren an Bedeutung gewonnen. Sein Grund-gedanke ist es, mit Hilfe eines Trägers (Palacos®) Antibiotika am Ort des entzündeten Knochens zu konzentrieren und eine Langzeitdepotwirkung in diesem Bereich zu sichern. In Anlehnung an Polymethylmethacrylat-Träger, die, mit nicht resor-bierbaren Antibiotika beschickt, seit Jahren in der Extremitätenchirurgie Verwendung finden, wurde das Prinzip nach Anpassung an die kleineren ana-tomischen Verhältnisse im Kiefer-Gesichtsbereich übernommen und hat seitdem als *Gentamicin-PMMA-Minikette®* Einzug in unser Fachgebiet ge-nommen [7, 60, 61].

Die Gentamicin-Kugeln, die in Kettenform in ei-ne revidierte Knochenhöhle eingebracht werden, be-wirken, daß die biokompatiblen, Antibiotika-halti-gen Fremdkörper zunächst weitgehend reizlos im Knochen eingeschlossen und dort bis zu acht Tagen belassen werden können. Der besondere therapeuti-sche Vorteil liegt darin, daß bei diesem Verfahren weitaus höhere lokale Gewebe- und Knochenspiegel erreicht werden können als bei systemischer Genta-micin-Applikation (Toxizität!) [1, 19, 39]. Vorausset-zung für den wirkungsvollen Einsatz der Gentami-

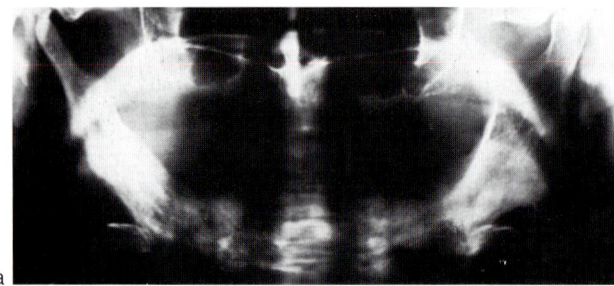

a

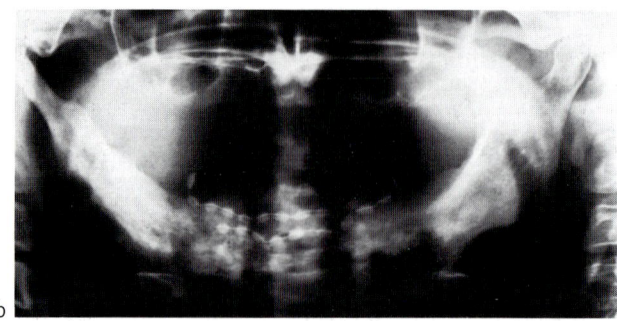

b

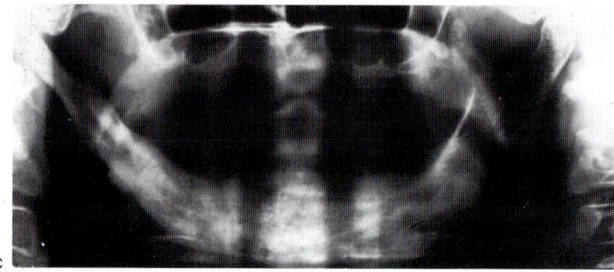

c

Abb. 41   Chronische Unterkieferosteomyelitis in Regio 48 bis 38.
a) Präoperativer Röntgenbefund (Orthopantomogramm). Wolkige Aufhellungs- und Verschattungsbezirke durchsetzen den gesamten Unterkieferkörper. Knöcherne Substanzdefekte, vor allem im Bereich der Unterkieferbasis.
b) Zustand nach Dekortikation und Implantation von zwei Gentamicin-PMMA-Miniketten®. Liegedauer: 2–4 Tage.
c) Röntgenbefund drei Monate nach der operativen Intervention: weitgehende knöcherne Reorganisation des Unterkiefers.

cin PMMA-Miniketten® ist der zur Mundhöhle hin absolut *dichte Wundverschluß*. Auch in der neueren fachspezifischen Literatur bestätigt sich die gute therapeutische Anwendbarkeit des Verfahrens, das routinemäßig Ende der 70er Jahre in die Mund-Kiefer-Gesichtschirurgie eingeführt wurde (Abb. 41) [31].

Spongiosaplastik und Rekonstruktion

OBWEGESER postulierte wie viele Autoren im weiteren auch ein möglichst aktiv chirurgisches Vorgehen, um die chronische Osteomyelitis zur Ausheilung zu bringen [4, 20, 42, 43]. Die intraorale Revision, die Rekonstruktion und der Aufbau des unter

Umständen partiell oder in größerem Umfang resezierten Unterkieferknochens wurden in den folgenden Jahren ausgebaut und zeigten ausgesprochen günstige Ergebnisse in der an sich so schwierigen therapeutischen Beeinflußbarkeit der Osteomyelitis [11, 48]. DUMBACH und STEINHÄUSER nutzten die Leitschienung durch ein *Titanium-Mesh* (Gitterschiene aus Titan), um die Spongiosa aus dem Beckenkamm zur Defektauffüllung im Unterkieferbereich zu stabilisieren (Abb. 42–44) [10]. Schließlich wurden auch sehr aufwendige, jedoch ebenso effektvolle rekonstruktive Maßnahmen durch Einbringen von *Rippen-Knochen-/Knorpeltransplantaten* oder auch *mikrovaskulär reanastomosierten Beckenkammanteilen* (Osteo-Myokutanlappen aus der Leiste) eingesetzt, um die osteomyelitisch veränderten und zum Teil resezierten Kieferanteile zu ersetzen [46].

Damit sind die wesentlichen prinzipiellen Behandlungsverfahren aufgezeichnet, die bei der chronischen Osteomyelitis der Kiefer zum Einsatz kommen. Andere Verfahren wie die *Spüldrainage* haben sich letztendlich aufgrund der umständlichen Anwendung im Kiefer-Gesichtsbereich nicht durchsetzen können. Lediglich OBWEGESER propagiert noch dieses Verfahren und dann auch nur bei Sekundärinfektionen eines Spongiosatransplantates nach dessen Einbringen in den Kiefer [44].

Sonderformen der Osteomyelitis

Osteomyelitis nach Radiatio (Osteoradionekrose)

Im Rahmen der Tumorbehandlung mit oder auch ohne chirurgischer Intervention werden das Tumorbett und die regionären Lymphknotenstationen mit hochenergetischen Strahlen behandelt, um potentiell verbliebene Tumorzellen oder auch deren Neubildung schädigend zu beeinflussen (s. Bd. 10). Zwangsläufig führen solche Behandlungsmaßnahmen zu einem erheblichen Verlust des Abwehrvermögens der im Bestrahlungsfeld liegenden Knochenpartien gegenüber den ubiquitären Keimen der Mundhöhle: Mikroorganismen können bei einer Verletzung der oralen Mukosa aufgrund der engen anatomischen Beziehung ungehindert in den Knochen vordringen und sich dann dort schrankenlos ausbreiten. SCHILLI bezeichnet diese Art der Kieferosteomyelitis als *infizierte Osteoradionekrose* [49]. Die pathophysiologischen Theorien zu diesem Krankheitsbild sind sehr differenziert in der Literatur dargestellt [36].

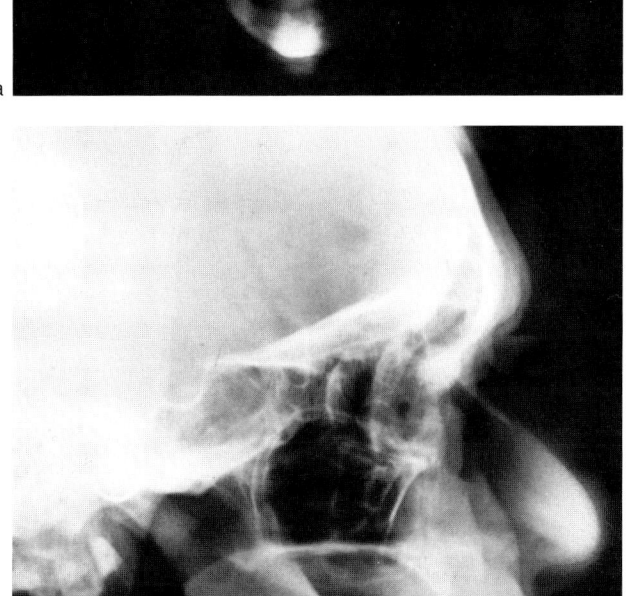

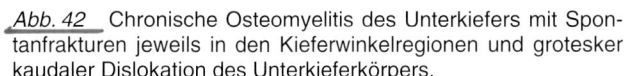

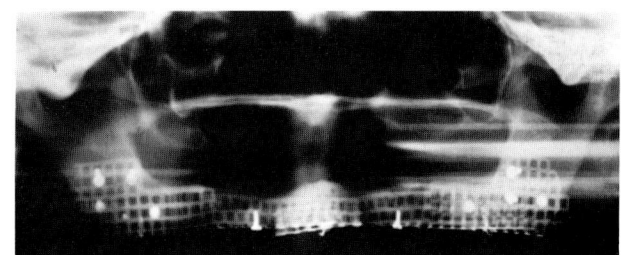

a

a

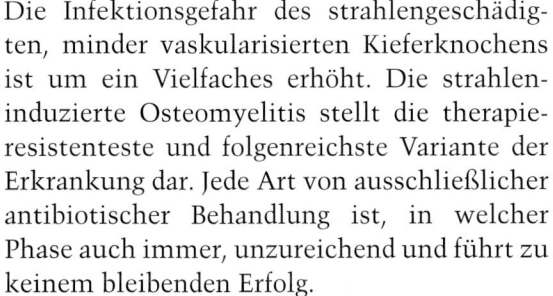

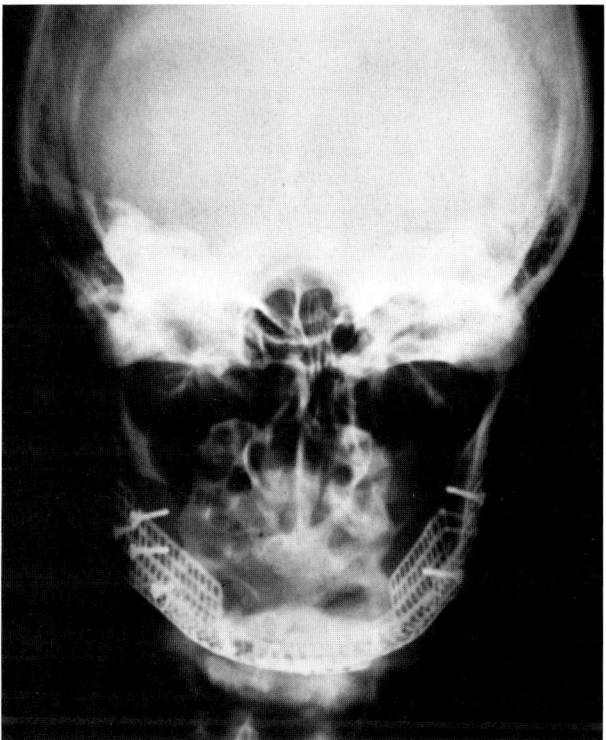

b

b

Abb. 42 Chronische Osteomyelitis des Unterkiefers mit Spontanfrakturen jeweils in den Kieferwinkelregionen und grotesker kaudaler Dislokation des Unterkieferkörpers.
a) Präoperativer Röntgenbefund (Orthopantomogramm).
b) Präoperativer Röntgenbefund (Fernröntgen-Seitenbild).

Abb. 43 Zustand nach Unterkieferrekonstruktion unter Verwendung von autologer Beckenkammspongiosa im Titanium-Mesh-System.
a) Postoperativer Röntgenbefund (Orthopantomogramm).
b) Postoperativer Röntgenbefund
(Schädelaufnahme p.a. nach CLEMENTSCHITSCH).

Die Infektionsgefahr des strahlengeschädigten, minder vaskularisierten Kieferknochens ist um ein Vielfaches erhöht. Die strahleninduzierte Osteomyelitis stellt die therapieresistenteste und folgenreichste Variante der Erkrankung dar. Jede Art von ausschließlicher antibiotischer Behandlung ist, in welcher Phase auch immer, unzureichend und führt zu keinem bleibenden Erfolg.

Der entscheidende Gesichtspunkt bei der Osteoradionekrose oder Strahlenosteomyelitis ist ihre Prophylaxe, die hauptsächlich dadurch erreicht wird, daß man am strahlenbelasteten Knochen nicht oh-

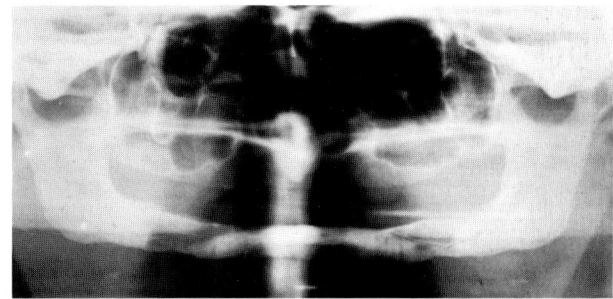

Abb. 44 Rekonstruktionsergebnis nach Metallentfernung sechs Monate nach dem Eingriff (Orthopantomogramm): Wiederherstellung der Kontinuität des Unterkiefers.

ne höchstdosierten antibiotischen Schutz notwendige Extraktionen oder Osteotomien vornimmt.

Im Einzelfall sollte man 3–4 Tage vor dem geplanten Eingriff die antibiotische Medikation einleiten (z. B. $4 \times 1{,}5$ Mio. E Penicillin G oder 3×900 mg Clindamycin oder ein hochdosiertes Cephalosporin der dritten Generation), um sie über die folgenden 4–5 Tage nach dem Eingriff fortzusetzen.

Voraussetzung für eine qualifizierte Behandlung ist allerdings zuvor die Reinigung der Zähne einschließlich der Entfernung von subgingivalen Konkrementen und nach erfolgter Extraktion oder Osteotomie der speicheldichte Wundverschluß durch Naht.

Die strahlentherapeutischen Maßnahmen sollten in der Regel erst dann erfolgen, wenn eine vollständige Abheilung des Knochens mit Epithelisierung der Wundverhältnisse erreicht ist.

> Die sehr großzügig vorzunehmende Sanierung des Gebisses vor Beginn einer Strahlentherapie ist angemessen, in jeder Hinsicht zu empfehlen und bewahrt den Patienten unter Umständen vor erheblichen Folgeschäden, die auf dem Boden einer Osteoradionekrose bis zum Verlust ganzer Kieferanteile führen können.

Hat sich jedoch eine Osteoradionekrose eingestellt, so sind die Kieferteilresektion im erkrankten Abschnitt und gegebenenfalls die primäre Spongiosaplastik in vorbeschriebener Form durchzuführen.

Eine nicht uninteressante Behandlungsmethode ist die *hyperbare Oxygenierung*, die allerdings in dieser Indikationsstellung im deutschsprachigen Schrifttum bislang kaum Berücksichtigung gefunden hat [35, 37].

Säuglingsosteomyelitis

In der Literatur wird die Oberkiefer-Osteomyelitis im Säuglingsalter oft als eine isolierte Form der Knochenentzündung des Gesichtsskelettes herausgestellt. Sicherlich hat die Oberkiefer-Säuglingsosteomyelitis als Rarität zu gelten. Über den Entstehungsmechanismus gibt es unterschiedliche Ansichten. Dies ist z. T. darauf zurückzuführen, daß die Infektionswege bisher nie ganz geklärt werden konnten.

Als Eintrittspforten werden oft kleinere Verletzungen des Schleimhautlagers im Zusammenhang mit dem Trinkakt und mit postpartalen Manipulationen in der Mundhöhle des Kindes durch den Geburtshelfer diskutiert. Auch bei der späteren Nahrungsaufnahme scheint der Oberkiefer beim Säugling ungeschützter zu sein als der Unterkiefer, der ja z. T. von der

Zunge abgedeckt wird. Dies sind allerdings mehr oder minder theoretische Erörterungen.

Mit dem frühzeitigen Erkennen des für das Neugeborene schweren Krankheitsbildes und der möglichst umgehenden diagnostischen Zuordnung der assoziierten Wangen- und Lippenschwellung stehen und fallen die Perspektive, die Prognose und auch das Ausmaß des Schadens.

Bei falscher Behandlungseinleitung (unterdosierte Antibiotika, Zeitverzug) kann es zu schweren, aufbrechenden Ulzera in der Mundhöhle mit der Konsequenz freiliegender Zahnkeime kommen. Weitere Residualzustände der Oberkieferosteomyelitis im Säuglingsalter sind schwerste Wachstumsschädigungen und deformierte Ausheilungsformen des Oberkiefers, die sich einer kieferorthopädischen Korrektur weitestgehend entziehen.

Alle Nachteile, schwerwiegende Defektheilungen und Sequestrierungen können nach Untersuchungen von KOBLIN und KREIDLER durch den schnellen Einsatz einer höchstdosierten, am Antibiogramm orientierten Antibiose in der Initialphase der Erkrankung vermieden oder zumindest wesentlich eingeschränkt werden [23].

Schlußbemerkung

Die aufgrund der guten Vaskularisation hohe Abwehrbereitschaft im Mund-, Kiefer- und Gesichtsbereich läßt Knochenmarksentzündungen hier wesentlich seltener auftreten als z. B. an den Extremitäten. Die Osteomyelitis in der akuten Verlaufsform ist heutzutage noch seltener. Dagegen gibt die chronische Osteomyelitis, die primär, aber auch häufig sekundär eintreten kann, nach wie vor große therapeutische Probleme auf. Die Behandlungsmöglichkeiten erstrecken sich primär auf die Eliminierung odontogener Ursachen, sekundär dann auf die Dekortikation, die Sequestrotomie und die Rekonstruktion verlorengegangener Kiefersegmente unter Verwendung von Spongiosaanteilen aus dem Beckenkamm. Alle diese Maßnahmen sollen und dürfen nur mit einer parallelen, adjuvanten und zielgerichteten antibiotischen Behandlung in Angriff genommen werden.

> Bei der chronischen Kieferosteomyelitis steht die operative Therapie nach wie vor im Vordergrund der Bemühungen, wobei im Einzelfall auch auf große Operationsauslagen nicht verzichtet werden kann.

Literatur

[1] Aderholt, L., Frenkel, G.: Zur Therapie von Knochen- und Weichteilinfektionen mit Gentamycin-PMMA-Miniketten (EMD 35650) in der Kiefer- und Gesichtschirurgie. In: Schuchardt, K., Pfeifer, G., Schwenzer, N. (Hrsg.): Fortschritte der Kiefer- und Gesichtschirurgie, Bd. XXIX, S. 65–68. Thieme, Stuttgart–New York 1984.

[2] Axhausen, G.: Über Paget und Pseudo-Paget der Kiefer. Dtsch. Kieferchir. I (1934), 4.

[3] Becker, R.: Beobachtungen über die Zunahme der Kieferosteomyelitis und Änderungen ihres Krankheitsbildes. Dtsch. zahnärztl. Z. 14 (1959), 1973.

[4] Becker, R.: Therapeutische Konsequenzen aus der Änderung des Krankheitsverlaufes der Osteomyelitis. In: Schuchardt, K. (Hrsg.): Fortschritte der Kiefer- und Gesichts-Chirurgie, Bd. IX, S. 157–161. Thieme, Stuttgart–New York 1964.

[5] Brosch, F.: Beitrag zur Pathogenese radikulärer Zysten. Dtsch. zahnärztl. Z. 12 (1957), 369.

[6] Brosch, F.: Zur Genese der follikulären Zahnzysten. Diskussionsbemerkung. In: Schuchardt, K. (Hrsg.): Fortschritte der Kiefer- und Gesichts-Chirurgie, Bd. IV, S. 434. Thieme, Stuttgart–New York 1958.

[7] Buchholz, H. W., Engelbrecht, H.: Über die Depotwirkung einiger Antibiotika bei Vermischung mit dem Kunstharz Palacos. Chirurg 41 (1970), 511.

[8] Choukas, N. C., Toto, P. D.: Histogenesis of periodontal cyst. Oral Surg. 22 (1966), 363.

[9] Düker, J., Schümichen, C.: Panoramaschichtaufnahmen und Knochenszintigramm – eine wertvolle Ergänzung zur Beurteilung der sklerosierenden Osteomyelitis der Kiefer. In: Schuchardt, K., Pfeifer, G., Schwenzer, N. (Hrsg.): Fortschritte der Kiefer- und Gesichts-Chirurgie, Bd. XXIX, S. 10–11. Thieme, Stuttgart–New York 1984.

[10] Dumbach, J., Steinhäuser, E. W.: Wiederherstellung der Kontinuität des Unterkiefers mit dem Titaneum Mesh-System nach Knochen- und Weichteilinfektionen. In: Schuchardt, K., Pfeifer, G., Schwenzer, N. (Hrsg.): Fortschritte der Kiefer- und Gesichts-Chirurgie, Bd. XXIX, S. 55–57. Thieme, Stuttgart–New York 1984.

[11] Ewers, R.: Enorale Unterkieferkontinuitätsrekonstruktion mit Knochentransplantat im infizierten Transplantatlager. In: Schuchardt, K., Pfeifer, G., Schwenzer, N. (Hrsg.): Fortschritte der Kiefer- und Gesichts-Chirurgie, Bd. XXIX, S. 52–53. Thieme, Stuttgart–New York 1984.

[12] Farmand, M.: Bedeutung der Knochenbiopsie bei besonderen Verlaufsformen der Osteomyelitis des Unterkiefers zur mikrobiologischen und histologischen Untersuchung. In: Schuchardt, K., Pfeifer, G., Schwenzer, N. (Hrsg.): Fortschritte der Kiefer- und Gesichts-Chirurgie, Bd. XXIX, S. 18–20. Thieme, Stuttgart–New York 1984.

[13] Fasske, R., Morgenroth, K.: Pathologische Histologie der Mundhöhle. Hirzel, Leipzig 1964.

[14] Flores-de-Jacoby, L., Jacoby, R.: Experiences in periodontal care under the insurance system in West Germany. In: Frandsen, A. (ed.): Public health aspects of periodontal disease in Europe. Quintessenz, Berlin 1984.

[15] Flores-de-Jacoby, L.: Mikrobiologische Aspekte in der parodontologischen Grundlagenforschung. In: Siebert, G. (Hrsg.): Symposium des Forschungsbereiches „Biologie der Mundhöhle". Standort, Wege und Ziele. Hanser, München 1984.

[16] Flores-de-Jacoby, L.: Parodontologie. In: Schwenzer, N., Grimm, G. (Hrsg.): Zahn-Mund-Kiefer-Heilkunde, Bd. 5, S. 241. Thieme, Stuttgart–New York 1987.

[17] Garré, C.: Über besondere Formen und Folgezustände der akuten infektiösen Osteomyelitis. Bruns' Beitrag der klinischen Chirurgie 10 (1893), 241.

[18] Gattinger, B., Mossböck, R.: Zur Behandlung der Osteomyelitis: Nachkontrollenergebnisse von 1971 bis 1981. In: Schuchardt, K., Pfeifer, G., Schwenzer, N. (Hrsg.): Fortschritte der Kiefer- und Gesichts-Chirurgie, Bd. XXIX, S. 22–43. Thieme, Stuttgart–New York 1984.

[19] Härle, F., Ewers, R.: Operative osteoplastische oder konservative Gentamycin-PMMA-Kettenbehandlung der Unterkiefer-Osteomyelitis. In: Schuchardt, K., Pfeifer, G., Schwenzer, N. (Hrsg.): Fortschritte der Kiefer- und Gesichts-Chirurgie, Bd. XXIX, S. 48–50. Thieme, Stuttgart–New York 1984.

[20] Härle, F.: Die Spongiosatransplantation an dem infizierten Unterkiefer. In: Probst, J. (Hrsg.): Plastische und Wiederherstellungschirurgie bei und nach Infektionen, S. 46. Springer, Berlin 1980.

[21] Hardt, N., Hofer, B., Vögeli, E.: Stellenwert und Aussagekraft der Knochenszintigraphie bei osteomyelitischen Prozessen im Kieferbereich. In: Schuchardt, K., Pfeifer, G., Schwenzer, N. (Hrsg.): Fortschritte der Kiefer- und Gesichts-Chirurgie, Bd. XXIX, S. 5–10. Thieme, Stuttgart–New York 1984.

[22] Hoppe, W.: Zur Pathogenese der Osteomyelitis sicca mandibulae (Pseudopaget). In: Schuchardt, K. (Hrsg.): Fortschritte der Kiefer- und Gesichts-Chirurgie, Bd. IX, S. 162–165. Thieme, Stuttgart–New York 1964.

[23] Koblin, J., Kreidler, J.: Spätfolgen nach Oberkiefer-Osteomyelitis im Säuglings- und Kleinkindesalter. Dtsch. zahnärztl. Z. 29 (1974), 212.

[24] Kröncke, A.: Mortal- oder Vitalexstirpation? Österr. Z. Stomat. (1984), 82.

[25] Krüger, E.: Lehrbuch der chirurgischen Zahn-, Mund- und Kieferheilkunde, Bd. 1, S. 125. Quintessenz, Berlin–Chicago–Rio de Janeiro 1979.

[26] Krüger, E.: Das Epithel im apikalen Granulom. Ein Beitrag zur Genese radikulärer Zysten. Dtsch. Zahn-Mund-Kieferheilk. 35 (1961), 97.

[27] Lartschneider, J.: Die Pathogenese, pathologische Anatomie, Prognose und Therapie der follikulären Zahnzysten. Z. Stomat. 27 (1929), 210.

[28] Lehmann, W., Ewers, R., Randzio, G.: Die Knochenszintigraphie bei septischen Erkrankungen im Kiefer-Gesichtsbereich. In: Schuchardt, K., Pfeifer, G., Schwenzer, N. (Hrsg.): Fortschritte der Kiefer- und Gesichts-Chirurgie, Bd. XXIX, S. 12–14. Thieme, Stuttgart–New York 1984.

[29] Lehnert, S., Haunfelder, D.: Zahnärztliche Mundchirurgie für Studierende der Zahnheilkunde, 3. Aufl. Hüthig, Heidelberg 1981.

[30] Lentrodt, J., Naumann, P.: Gibt es in der septischen Mund-, Kiefer- und Gesichtschirurgie ein Universalantibiotikum? In: Schuchardt, K., Pfeifer, G., Schwenzer, N. (Hrsg.): Fortschritte der Kiefer- und Gesichts-Chirurgie, Bd. XXIX, S. 184–185. Thieme, Stuttgart–New York 1984.

[31] Ludwig, H., Haneke, A.: Ein neues Verfahren in der Behandlung der Osteomyelitis. Dtsch. Z. Mund-Kiefer-Gesichts-Chir. 2 (1978), 190.

[32] Luhr, H. G., Ehmann, G.: Differential-Diagnose und Therapie der chronischen Unterkieferosteomyelitis. Dtsch. zahnärztl. Z. 31 (1976), 787.

[33] Machtens, E.: Zur Differential-Diagnose der chronischen Osteomyelitis und einiger Systemerkrankungen des Knochens. Dtsch. zahnärztl. Z. 22 (1967), 1014.

[34] Machtens, E., Hjørting-Hansen, E., Schmallenbach, H. J., Werz, L.: Keratozyste-Ameloblastom. Ein klinisch-diagnostisches Problem. Dtsch. Zahn-, Mund-Kieferheilk. 58 (1972), 157.

[35] Marx, R. E.: A new concept in the treatment of radionecrosis. J. Oral Maxillofac. Surg. 40 (1982), 351.

[36] Marx, R. E.: Osteoradionecrosis: A new concept of its pathophysiology. J. Oral Maxillofac. Surg. 41 (1983), 283.

[37] Marx, R. E., Ames, J. R.: The use of hyperbaric oxygen therapy in bone reconstruction of the irradiated and tissue-deficient patient. J. Oral Maxillofac. Surg. 40 (1982), 412.

[38] Mathis, H.: Über die Größenzunahme radikulärer Kieferzysten. Dtsch. zahnärztl. Z. 18 (1963), 413.

[39] Mehrholz, E. Th., Haneke, A.: Gentamycin-PMMA-Kugeln als topische Therapie in der Kieferchirurgie. In: Schuchardt, K., Pfeifer, G., Schwenzer, N. (Hrsg.): Fortschritte der Kiefer- und Gesichts-Chirurgie, Bd. XXIX, S. 169–172. Thieme, Stuttgart–New York 1984.

[40] Mowlem, R.: Osteomyelitis of the jaw. Proc. Roy. Soc. Med. 38 (1945), 452.

[40a] Naumann, H. H.: Kopf- und Hals-Chirurgie. Indikation, Technik, Fehler und Gefahren. Operations-Manual in 3 Bänden, Bd. 2, Teil 2, S. 954. Thieme, Stuttgart 1974.

[41] Obwegeser, H.: Aktives chirurgisches Vorgehen bei der Osteomyelitis mandibulae. Österr. Z. Stomat. 57 (1960), 216.

[42] Obwegeser, H.: Probleme und Möglichkeiten der Unterkieferresektion und gleichzeitige Rekonstruktion auf dem oralen Operationsweg. Schweiz. Mschr. Zahnheilk. 73 (1963), 839.

[43] Obwegeser, H.: Primary repair of the mandible by the intraoral route after partial resection in cases with and without preoperative infection. Brit. J. Plast. Surg. 21 (1968), 282.

[44] Obwegeser, H., Häussler, F., Ibarra, E.: Behandlung des infizierten Knochentransplantates bei der Unterkieferrekonstruktion. In: Schuchardt, K., Pfeifer, G., Schwenzer, N. (Hrsg.): Fortschritte der Kiefer- und Gesichts-Chirurgie, Bd. XXIX, S. 76–77. Thieme, Stuttgart–New York 1984.

[45] Pernkopf, E.: Atlas der topographischen und angewandten Anatomie des Menschen, Bd. 1: Kopf und Hals, 2. Aufl. Urban & Schwarzenberg, München–Wien–Baltimore 1980.

[46] Riediger, D., Schmelzle, R., Fischbach, H.: Diagnostische und therapeutische Probleme bei der chirurgischen Behandlung der Osteomyelitis. In: Schuchardt, K., Pfeifer, G., Schwenzer, N. (Hrsg.): Fortschritte der Kiefer- und Gesichts-Chirurgie, Bd. XXIX, S. 58–61. Thieme, Stuttgart–New York 1984.

[47] Rosenthal, W., Winiker-Blank, E.: Mortui vivos docent. Dtsch. Z. Zahn-Mund-Kieferheilk. 11 (1956), 297.

[48] Sailer, H.: Ergebnisse nach der Resektion und Sofortrekonstruktion des osteomyelitischen Unterkiefers. In: Schuchardt, K., Pfeifer, G., Schwenzer, N. (Hrsg.): Fortschritte der Kiefer- und Gesichts-Chirurgie, Bd. XXIX, S. 51–52. Thieme, Stuttgart–New York 1984.

[49] Schilli, W.: Knocheninfektionen. In: Schwenzer, N., Grimm, G. (Hrsg.): Zahn-Mund-Kiefer-Heilkunde, Bd. 1: Allgemeine Chirurgie, Entzündungen und Röntgenologie, S. 202–204. Thieme, Stuttgart–New York 1981.

[50] Schroeder, H. E.: Orale Strukturbiologie. Thieme, Stuttgart–New York 1976.

[51] Schroeder, H. E., Listgarten, M. A.: Fine structure of the developing epithelial attachment of human teeth, 2nd. ed. Karger, Basel 1977.

[51a] Schuchardt, K., Eckstein, A., Lehnert, S.: Beobachtungen und Erfahrungen bei der Diagnose und Therapie von 3591 klinisch behandelten Fällen odontogener Entzündungen im Kiefer- und Gesichtsbereich. In: Schuchardt, K. (Hrsg.): Fortschritte der Kiefer- und Gesichts-Chirurgie, Bd. IX, S. 107. Thieme, Stuttgart 1964.

[52] Schwenzer, N., Grimm, G.: Zahn-Mund-Kiefer-Heilkunde. Thieme, Stuttgart–New York 1981.

[53] Shinn, D. L.: Vincent's disease and its treatment. In: Metronidazole. Proceedings of the International Metronidazole Conference, pp. 334–340. Montreal 1976.

[54] Sonnabend, E., Chan-Sook, O.: Zur Frage des Epithels im apicalen Granulationsgewebe (Granulom) menschlicher Zähne. Dtsch. zahnärztl. Z. 21 (1966), 627.

[55] Soskolne, W. A., Shear, M.: Observations on the pathogenesis of primordial cysts. Brit. Dent. J. 123 (1967), 321.

[56] Spitzer, W. J.: Beitrag zur röntgenologischen Diagnostik der Unterkiefer-Osteomyelitis. In: Schuchardt, K., Pfeifer, G., Schwenzer, N. (Hrsg.): Fortschritte der Kiefer- und Gesichts-Chirurgie, Bd. XXIX, S. 3–5. Thieme, Stuttgart–New York 1984.

[57] Töndury, G.: Angewandte und topographische Anatomie, 5. Aufl. Thieme, Stuttgart–New York 1981.

[58] Trauner, R.: Die Osteomyelitis der Kiefer. In: Schuchardt, K. (Hrsg.): Fortschritte der Kiefer- und Gesichts-Chirurgie, Bd. IX, S. 146–152. Thieme, Stuttgart–New York 1964.

[59] Wagner, W.: Erregerspektrum und Resistenzsituation bei pyogenen Infektionen im Kiefer- und Gesichtsbereich. Med. Diss., Mainz 1976.

[60] Wahlich, H., Buchholz, H. W.: Experimentelle und klinische Untersuchung zur Freisetzung von Gentamycin aus einem Knochenzement. Chirurg 43 (1972), 441.

[61] Wahlich, H., Hameister, W., Grieben, A.: Über die Freisetzung von Gentamycin aus Polymethylmetacrylat. 1. Experimentelle Untersuchung in vitro. Langenbeck Arch. Klin. Chir. 331 (1972), 169.

[62] Wannenmacher, E.: Prothetik, Kieferorthopädie, Zahnerhaltungskunde. In: Hofer, O., Reichenbach, R., Spreter von Kreudenstein, Th., Wannenmacher, E. (Hrsg.): Lehrbuch der klinischen Zahnheilkunde, 4. Aufl., S. 163. Barth, Leipzig 1963.

[63] Wassmund, M.: Lehrbuch der praktischen Chirurgie des Mundes und der Kiefer. Meusser, Leipzig 1935.

Die Röntgenaufnahmen Abb. 11, 14, 34, 39, 40 b, 41 a/b/c, 42 a/b, 43 a/b und 44 wurden freundlicherweise vom Institut für Radiologie und Nuklearmedizin der Ruhr-Universität Bochum – Knappschafts-Krankenhaus – (Direktor: Prof. Dr. Lothar Heuser) zur Verfügung gestellt.

Zahnextraktion und ihre Komplikationen

von GISBERT KREKELER

Inhaltsübersicht

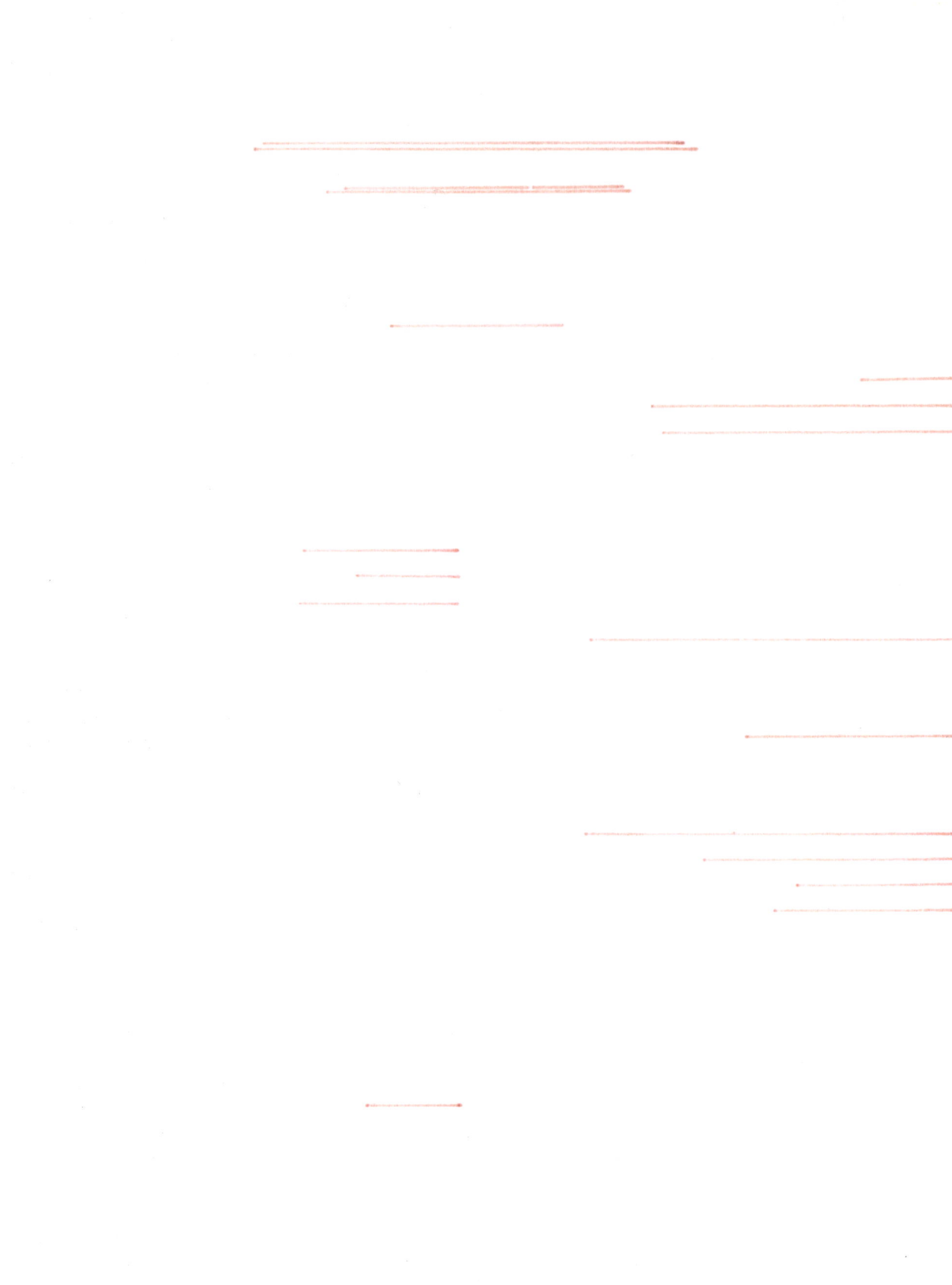

Einleitung

Die Extraktion eines durchgebrochenen Zahnes ist ein Vorgang, der an die ärztliche Kunst und das handwerkliche Geschick des Behandlers bestimmte Anforderungen stellt und routinemäßig in der zahnärztlichen Praxis durchgeführt wird. Sind sie gegeben, kann der Zahn in der Regel intakt und ohne größere Folgen für das umgebende Gewebe entfernt werden. Ist der Zahn dagegen retiniert oder verlagert, muß aufgrund des dann notwendigen operativen Eingriffes doch mit gewissen Schwierigkeiten gerechnet werden. Diese bewirken, abhängig von der anatomischen Situation und vom chirurgischen Können, eine mehr oder weniger starke Belastung der lokalen Struktur und des Gesamtorganismus. Besonders bei Risikopatienten können sich diese Umstände nachteilig auswirken. Eine sorgfältige Anamnese, eine gründliche Aufklärung und Vorbereitung des Patienten sowie eine genaue Planung des Eingriffes sind daher unerläßlich.

Indikationen zur Zahnentfernung

Zähne sollten extrahiert werden, wenn sie durch konservierende, parodontale, prothetische, kieferorthopädische oder chirurgische Maßnahmen nicht zu erhalten sind oder ihre Erhaltung im Hinblick auf den Allgemeinbefund, den erweiterten Lokalbefund und die lokale Situation nicht mehr sinnvoll ist [2].

Die Indikation zur Zahnentfernung wird sich daher hauptsächlich in folgenden Fällen stellen:

- Bei ausgeprägter Karies mit weitgehender Zerstörung der Krone, die eine Restauration sinnlos erscheinen läßt, wobei die Grenze zwischen Erhalt und Extraktion mit dem Patienten besprochen werden sollte.
- Bei therapieresistenten endodontischen Problemen, wie z. B. Schmerzzuständen, die endodontisch nicht beeinflußbar sind, bei obliterierten, nicht aufbereitbaren Wurzelkanälen oder bei endodontischen Mißerfolgen.
- Bei weit fortgeschrittener Parodontalerkrankung: Profunde marginale Parodontopathien sind im höheren Lebensalter die Hauptursache für die Extraktion. Sie erfolgt meist dann, wenn der Zahn durch den parodontalen Knochenverlust gelockert oder durch freiliegende Furkationen nicht mehr behandelbar ist. Ein ausgedehnter Knochendefekt ist die Folge, der die notwendige Prothetik erschwert und Implantate oft unmög-

lich macht [36]. Ein Zahnerhalt um jeden Preis erscheint aus diesen Gründen wenig realistisch.
- Aus kieferorthopädischen Gründen: Sie betreffen in der Regel die ersten Prämolaren in Ober- und Unterkiefer [8].
- Bei Zähnen in Fehlstellung: Sie werden aus kieferorthopädischen, karies- oder parodontalprophylaktischen, funktionellen oder ästhetischen Gründen entfernt.
- Bei Zahnfrakturen, die weder konservativ noch chirurgisch behandelt werden können, d. h. Längs- oder Mehrfachfrakturen.
- Aus strategischen Erwägungen bei prothetischer Rehabilitation, d. h. Zähne, die mit Design oder Zahnstellung des Ersatzes interferieren.
- Bei überzähligen Zähnen: Sie sind meist verlagert oder stören den Durchbruch oder den Erhalt ihrer benachbarten Zähne [61].
- Bei Zähnen in Verbindung mit pathologischen Veränderungen: Follikuläre Zysten, gut- und bösartige Tumoren, auch Frakturen ist oft ihre Entfernung nötig.
- Bei Tumorbestrahlung: Stehen wurzeltote, stark parodontal geschädigte oder stark zerstörte Zähne im Strahlenfeld oder in dessen unmittelbarer Nachbarschaft, sind sie vor der Radiotherapie zu entfernen.
- Bei Herderkrankung: Unter diese Indikation fallen wurzelbehandelte und beherdete Zähne bei Endokarditis, rheumatischem Fieber, Glomerulonephritis und Immunsuppression, wobei man die Extraktion von der Schwere der Allgemeinerkrankung abhängig machen wird [57].
- Bei retinierten und verlagerten Zähnen: Zähne, bei denen die Röntgenanalyse klar ergibt, daß ein ordentlicher Durchbruch und ein Erreichen einer funktionellen Okklusion nicht möglich sind, sollten in der Regel entfernt werden.

Retinierte und verlagerte Zähne

Zahnretentionen und Zahnverlagerungen mit all ihren Komplikationen sind seit Menschengedenken bekannt und gefürchtet. Waren sie in früheren Zeiten doch eher selten – wir ermittelten bei der Auswertung zahlreicher Skelettfunde einer Grablege aus dem späten Mittelalter eine Verlagerungsfrequenz von ca. 4% (Abb. 1) –, so finden wir heute eine Verlagerungshäufigkeit von ca. 20% [64]. Entsprechend einer offensichtlich funktionell bedingten Reduktion sind die distalen Zahngruppen am

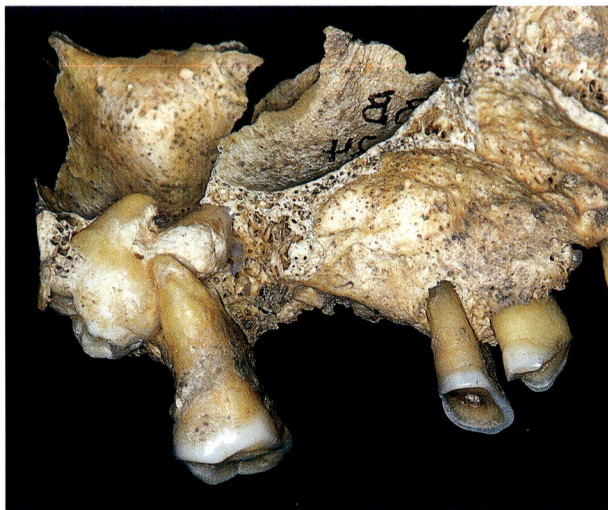

Abb. 1   Fragment einer rechten Maxilla einer Grabung aus dem späten Mittelalter mit verlagertem Zahn 18.

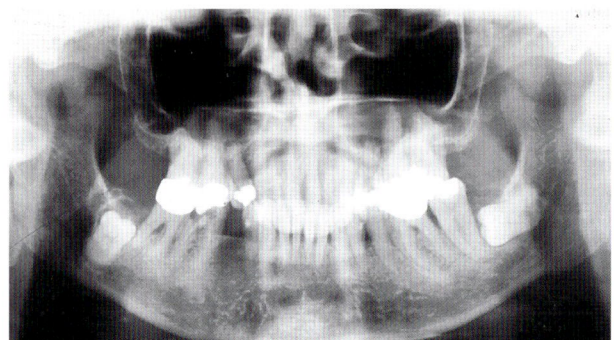

Abb. 2   Verlagerter Zahn 38, retinierter Zahn 48.

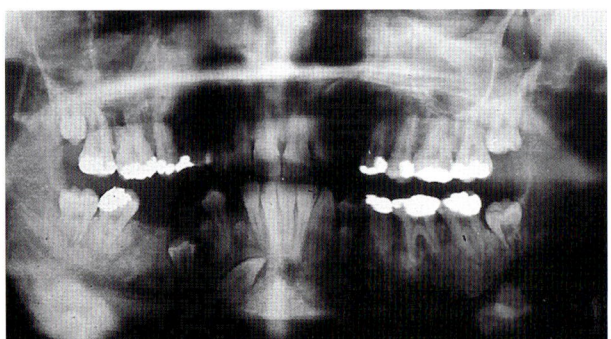

Abb. 3   Multiple Zahnverlagerungen bei Gardner-Syndrom.

Steht der Zahn achsengerecht und ist nur durchbruchbehindert, sprechen wir von einer *vollständigen oder unvollständigen Retention* [75], weicht seine Achse von der Durchbruchsrichtung ab, von einer *Verlagerung* (Abb. 2) [70].

Ätiologie

Alle *Entwicklungsstörungen,* insbesondere Störungen der Hartsubstanz- und Skelettbildung, können Anlaß zu Zahnmißbildungen oder Zahnverlagerungen sein. Hier sind besonders Funktionseinschränkungen der Hypophyse, des Thymus und der Schilddrüse sowie Mißbildungssyndrome zu nennen (Abb. 3) [22, 64, 46]; sie sind aber eher selten zu beobachten.

Wesentlich häufiger treffen wir auf *lokale Faktoren,* die den Zahndurchbruch behindern; z. B. auf

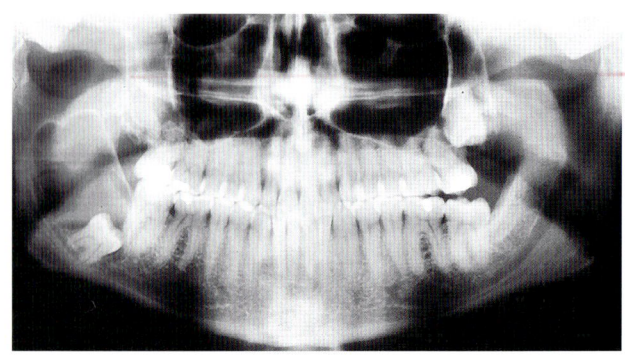

a

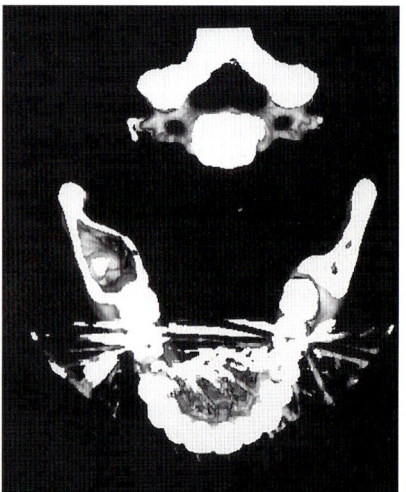

b

Abb. 4   Follikuläre Zyste, ausgehend vom retinierten und verlagerten Zahn 48.

a) Radiologischer Befund.
b) Das Computertomogramm zeigt die zentrale Lage von Zahn 48.

ehesten befallen. Am häufigsten sind die unteren Weisheitszähne betroffen (ca. 50%) [31], gefolgt von den oberen Weisheitszähnen mit ca. 30%, den oberen Eckzähnen mit ca. 7%, den unteren Eckzähnen, den oberen mittleren Schneidezähnen, den unteren distalen Prämolaren, den oberen distalen Prämolaren und den oberen seitlichen Schneidezähnen [14, 65, 72].

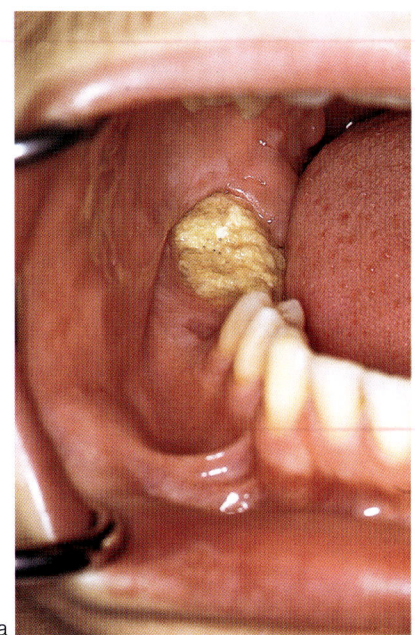

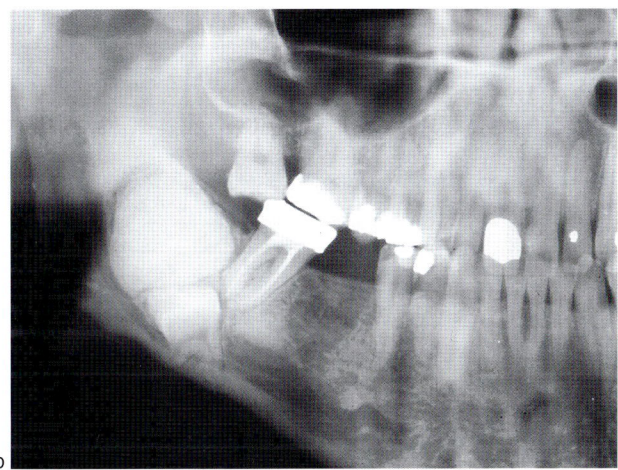

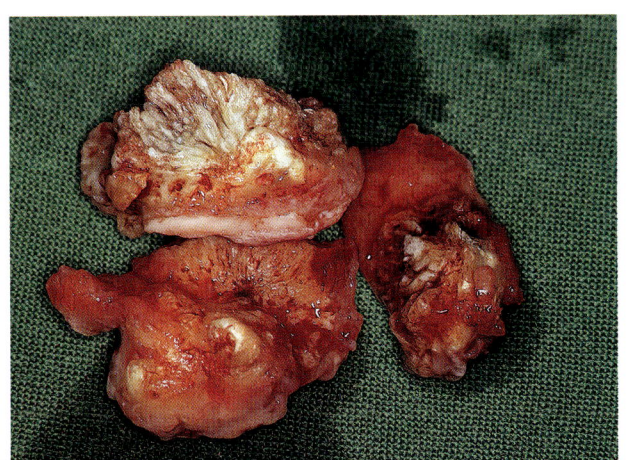

Abb. 5 Odontom in Regio 48.

a) Klinischer Befund.
b) Das Odontom hat Zahn 48 verlagert.
c) Operationspräparat.

Platzmangel für den spät durchbrechenden Weisheitszahn [31], auf pathologische Prozesse in unmittelbarer Nachbarschaft der Weisheitszähne, wie z. B. Zysten (Abb. 4) oder gutartige Tumoren wie Odontome oder Fibrome (Abb. 5) [60], oder auf Infektionen oder Folgen von Verletzungen [20].

Komplikationen durch verlagerte Zähne

Aufgrund der Tatsache, daß retinierte oder verlagerte Zähne meist einen Zufallsbefund darstellen, scheint die Empfehlung zu ihrer Entfernung oft übertrieben. Es sind aber die möglichen Komplikationen, die eine frühzeitige Entfernung ratsam erscheinen lassen: Neben Resorptionen an Nachbarzähnen, Zysten- und Tumorbildungen, sind entzündliche Prozesse wie Osteomyelitiden, Sinusitiden oder schwerwiegende Abszesse bekannt. Auch Neuritiden, Otalgien, Kiefergelenkbeschwerden oder Auswirkungen auf die Zahnstellung werden beobachtet. Als Folgen lokaler, entzündlich-infektiöser Komplikationen ist sogar über Sinusthrombosen, Hirnabszesse und Meningitiden in Einzelfällen berichtet worden [28, 68].

Indikationen zur Entfernung verlagerter Zähne

Prophylaktische Indikationen

Aufgrund dieser Komplikationsmöglichkeiten sollte beim Erwachsenen jeder ausgebildete, verlagerte oder retinierte Zahn zur Infektionsprophylaxe möglichst frühzeitig und gezielt entfernt werden [24, 48]. Dabei müssen aber die allgemeine Belastung, die möglichen operationsbedingten Komplikationen und die Gefährdung besonders des älteren Menschen mit ins Kalkül gezogen werden; unter Umständen ist aufgrund dieser Überlegungen sogar auf eine Entfernung zu verzichten [41]. Speziell vor prothetischen Maßnahmen muß hier eine Entscheidung getroffen werden (Abb. 6) [45, 76].

Läßt die Lage eines Zahnkeimes eine spätere Verlagerung erwarten, wobei dies nur bei wirklich verlagerten Zähnen absehbar ist [66], sollten bereits die Zahnkeime entfernt werden [49]. Auch bei einem deutlichen Mißverhältnis von Zahngröße, Zahnzahl und verfügbarem Raum oder zum Ausschluß von Störfaktoren in der Gebißentwicklung sollte die Entfernung bereits im jugendlichen Alter geplant erfolgen.

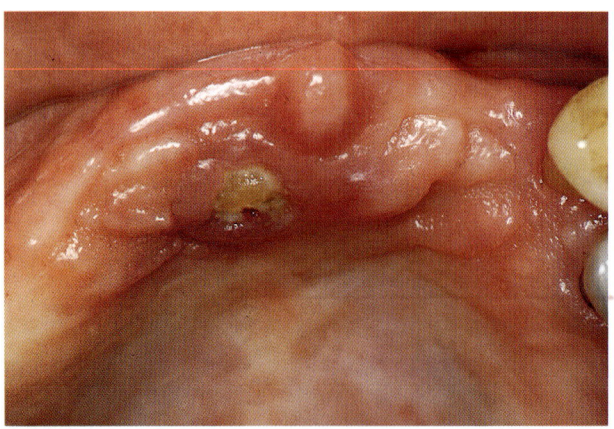

Abb. 6   Belassener retinierter Zahn 13, der durch den Prothesendruck freigelegt wurde.

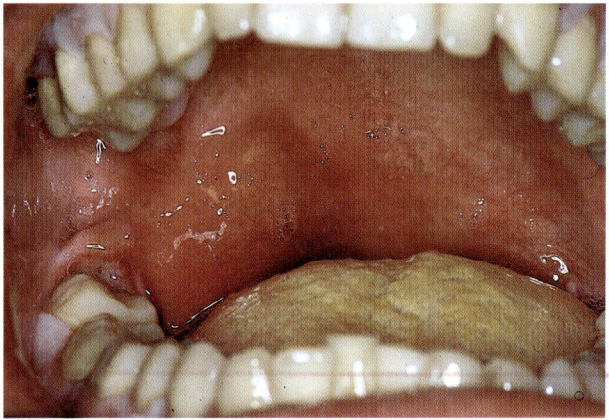

Abb. 7   Dentitio difficilis bei Zahn 48 mit komplizierendem paratonsillären Abszeß.

Aktuelle Indikationen

Bei akuten Beschwerden infolge einer *Infektion* besteht dagegen in der Regel eine Indikation zur sofortigen Extraktion. In den meisten Fällen handelt es sich hierbei um einen erschwerten Zahndurchbruch eines unteren Weisheitszahnes (Abb. 7). Während bei einem anamnestisch faßbaren *chronischen Verlauf*, bei dem die Entzündungssymptome langsam stärker und erst dann unerträglich werden, mit der Indikation zur sofortigen Entfernung nicht gezögert werden sollte, erscheint sie bei einer *akut foudroyant verlaufenden* Entzündung umstritten. Die Meinungsskala reicht hier von einer völligen Ablehnung über eine Entfernung unter Antibiotikaschutz bis hin zu einer absoluten Befürwortung einer Extraktion à chaud [7, 30, 33, 35, 58]. Im allgemeinen wird aber eine möglichst frühzeitige Entfernung nach Eröffnung und Drainage des akut entzündlichen Prozesses unter ausreichend dosiertem Antibiotikaschutz empfohlen (s. S. 106).

Kontraindikationen der Zahnextraktion

Systemische Kontraindikationen

Hierunter fallen alle die Krankheiten, die trotz aller Anstrengungen nicht unter Kontrolle zu bringen und mit schweren Heilungsstörungen vergesellschaftet sind oder ein vitales Risiko darstellen: z. B. Zähne in einem malignen Tumor, schwere Gerinnungsstörungen, unkontrollierbare Stoffwechselerkrankungen oder nach frischem Herzinfarkt.

Lokale Kontraindikationen

Sie betreffen lokale Heilungsstörungen, die behoben werden können.

Befund und Aufklärung

Präoperative Diagnostik

Die Möglichkeit einer lokal oder systemisch bedingten Komplikation verlangt auch bei einer einfachen Extraktion eine gewissenhafte präoperative Diagnostik. Ein ausführlicher Anamnesebogen, wie er heute für alle zahnärztlichen Erstaufnahmen üblich ist, gibt Aufschluß über Erkrankungen, die den Eingriff selbst oder die Wundheilung in Frage stellen.

Gerade bei älteren Patienten, bei denen die Zahl der Allgemeinerkrankungen mit zunehmendem Alter erheblich ansteigt, muß die Indikationsstellung daraufhin überprüft werden [6]. An erster Stelle sind hier die Herz-Kreislauf-Erkrankungen zu nennen, gefolgt von Stoffwechselerkrankungen und anderen schweren Erkrankungen, die eine Zusammenarbeit mit dem behandelnden Haus- oder Facharzt oder eine stationäre Behandlung in einer Fachklinik geboten erscheinen lassen.

Auch bei einer banalen Extraktion sollte zur Vermeidung unnötiger Komplikationen zusätzlich ein ausreichender Befund erhoben werden. Er umfaßt den Zugang zum Zahn (Mundöffnung, Engstand, Möglichkeit des Ansetzens einer Zange), die Beziehung zur Nachbarschaft, z. B. zur Kieferhöhle oder zum Nervenkanal, die Zahnbeweglichkeit und den Zustand der Zahnkrone und der Wurzel.

Zur Gesamtbeurteilung ist außerdem eine ausreichende *Röntgendiagnostik* nötig sowie eine Übersicht der gesamten Wurzel unumgänglich. Bei einer

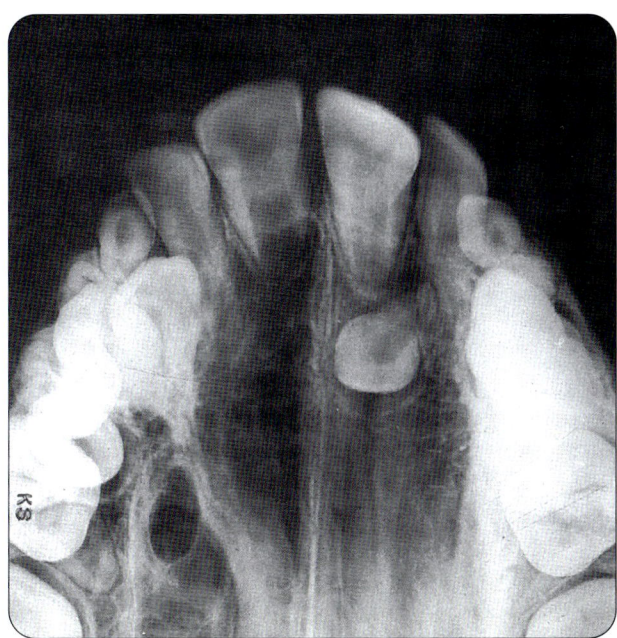

Abb. 8 Eine Aufbißaufnahme erleichtert die Zahnlokalisation. Palatinal retinierte und verlagerte Zähne 13 und 23.

Zahnextraktion reichen hierfür intraorale Aufnahmen in orthoradialer Projektion aus, bei verlagerten und retinierten Zähnen muß zusätzlich die Beziehung zur Umgebung klar dargestellt sein. Es sind Übersichtsaufnahmen wie das Orthopantomogramm [54, 55] oder besser eine Darstellung in zwei Ebenen mit zusätzlicher Aufbißaufnahme zur exakten Lagebestimmung (Abb. 8) [51] gefordert [53]. Im Bereich der oberen Front gibt eine Panorama-Vergrößerungsaufnahme eine noch bessere Übersicht. Sehr gut ist die Verlagerung eines Weisheitszahnes auch mit der Aufnahme nach WITT [77] zu beurteilen. Sie wird mit dem normalen zahnärztlichen Röntgengerät und einer Verstärkerkassette durchgeführt. Allerdings sind dabei die Wurzelspitzen manchmal nicht eindeutig erkennbar. Bei extremen Verlagerungen empfiehlt sich zusätzlich eine a.p.-Aufnahme oder eine Nasennebenhöhlenübersicht, um die Zahnposition klar zu lokalisieren.

Patientenaufklärung

Während früher im allgemeinen Fehlbehandlungen oder falsche Diagnosen Anlaß zu Regressen waren, ist heute die fehlende oder mangelnde Aufklärung die häufigste Ursache für gerichtliche Auseinandersetzungen. Sie ist für den geplanten Eingriff unerläßlich [17].

Die Forderung nach einer umfassenden Aufklärung sollte aber nicht so verstanden werden, daß durch eine Auflistung aller möglichen Komplikationen der Patient verunsichert wird. Im Gegenteil, sie sollte eine vernünftige, gut dokumentierte Information sein, die den Patienten dazu veranlaßt, die Entscheidung für den Eingriff selbst mitzutragen.

Die Aufklärung muß individuell in einem Gespräch mit dem Patienten erfolgen, dieses Gespräch kann nicht durch Formulare ersetzt werden. Letztere dienen nur der Vorbereitung und der Dokumentation eines erfolgten Gespräches!

Das *Aufklärungsgespräch* sollte folgende Punkte beinhalten [1]:

- Erklärung der Erkrankung und der Notwendigkeit der Therapie
- Aufklärung über verschiedene andere mögliche therapeutische Wege
- Art und Umfang des Eingriffes und der dazu notwendigen Anästhesie
- mögliche temporäre und dauernde Schäden
- Art und Dauer der Nachbehandlung und die damit verbundene Einschränkung des täglichen Lebensablaufes
- das allgemeine Operationsrisiko

Eine so erfolgte Aufklärung sollte von dem Patienten verstanden, in der Karteikarte vermerkt und am besten durch Unterschrift bestätigt sein [16].

Prämedikation und Schmerzausschaltung

Eine weitgehend schmerzlose Extraktion ist einer der wichtigsten Gründe für den Aufbau eines dauerhaften Vertrauensverhältnisses. Dieser Eingriff muß daher auch vor der Operation die oft erhebliche psychische Schranke des Patienten berücksichtigen, eine größere *Vorbereitung* ist meist unumgänglich. Sie reicht bei gesunden Patienten von Entspannungsübungen über suggestive Schmerzbeeinflussung oder Akupunktur bis hin zur medikamentösen Vorbereitung. Bei Risikopatienten ist zusätzlich noch eine *krankheitsbezogene Prämedikation* nötig (s. S. 25 ff.). Ist eine *antibiotische Prophylaxe* indiziert (Patienten mit Rheuma, Endokarditis, Glomerulonephritis, bei Immunsuppression, bei Bestrahlung), muß diese wenigstens eine Stunde vor dem Eingriff erfolgen [32].

Die *lokale Schmerzausschaltung* stellt danach die eigentliche, spezifische Maßnahme dar. Sie muß bei einer normalen Extraktion ausreichend tief sein, Zahn, Pulpa, Desmodont sowie den umgebenden Knochen und das bukkale und orale Weichgewebe

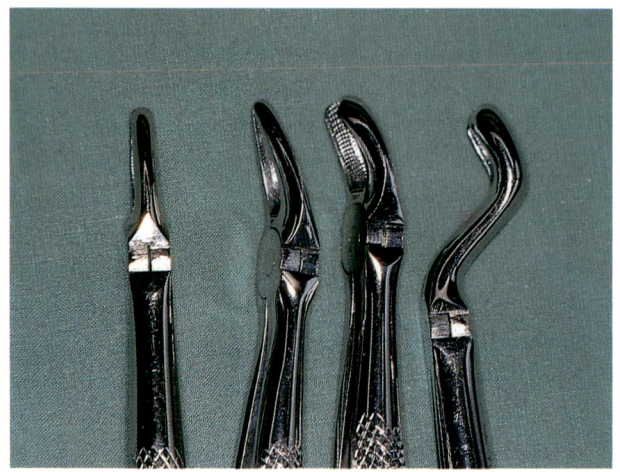
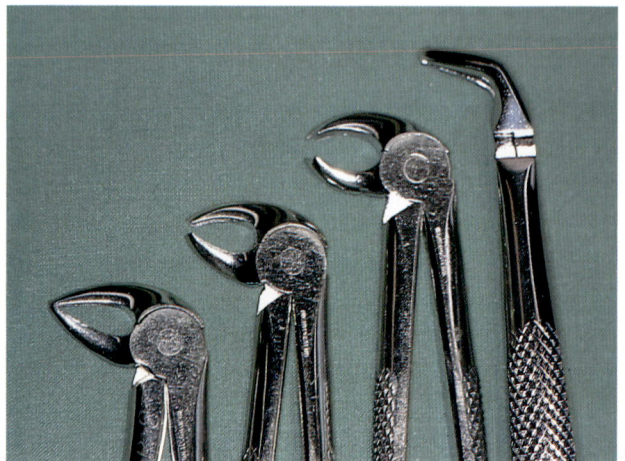

a   b

Abb. 9a und b Extraktionszangen für den Oberkiefer (a) und den Unterkiefer (b).

erreichen (s. S. 3 ff.) und eine notwendige Blutleere gewährleisten.

Eine lokale Anästhesie ist in den meisten Fällen auch für die operative Entfernung verlagerter und retinierter Zähne ausreichend [9]. Lediglich bei aktueller Indikation aufgrund einer Infektion, bei schweren Blutungsübeln oder bei mangelnder Kooperation sollte einer Allgemeinanästhesie der Vorzug gegeben werden.

Patientenvorbereitung und Instrumentarium

Heute ist eine Infektionsgefährdung aktueller denn je. Auch bei einer Zahnextraktion muß der Behandler dafür sorgen, den Patienten und sich vor einer Ansteckung zu schützen. Schutzbrille und Schutzhandschuhe werden dringend empfohlen, bei langen Haaren oder Bart zusätzlich Maske und OP-Haube. Der Patient sollte lokal steril abgedeckt werden und den Mund vor dem Eingriff mit einem Antiseptikum spülen (z. B. Chlorhexidindigluconat).

Eine *komplikationslose Zahnextraktion* setzt auch bei Geübten ein geeignetes Instrumentarium voraus. Eine Vielzahl von Zangen und Hebeln werden hierzu empfohlen [44]. Entsprechend dem persönlichen Geschick ist aber nur eine geringe Anzahl von Instrumenten wirklich nötig: die passenden *Zangen* für den Ober- und Unterkiefer; sie haben der anatomischen Situation angepaßte Formen und Winkel und kronengerechte Branchen. Man benötigt je eine für die Frontzähne, die Prämolaren und die Weisheitszähne des Ober- und Unterkiefers, eine für die unteren und zwei für die oberen Molaren (Abb. 9). Für frakturierte Wurzeln empfehlen

sich zusätzlich je eine Wurzelzange für Ober- und Unterkiefer. Das Ablösen der zirkulären Gingiva wird mit einem BEINschen Hebel vorgenommen, der Zahn mit diesem Hebel oder mit speziellen Wurzelhebern und Krallen [4, 21] anluxiert.

Für eine *operative Zahnentfernung* sind darüber hinaus noch zusätzliche Maßnahmen, Instrumente und Apparate erforderlich: eine leistungsfähige *Bohrmaschine* mit einer ausreichenden Durchzugskraft in niederen Umdrehungsbereichen und angeschlossener Kühlvorrichtung [40], *sterile Hand- und Winkelstücke* – eventuell mit der Möglichkeit einer Innenkühlung – und eine *Absauganlage* mit steriler Ableitung. Sie sind ebenso wie ein steriles Standardinstrumentarium Voraussetzung (Abb. 10). Da am Knochen gearbeitet wird, sind chirurgische Grundsätze zu beachten, das Operationsfeld ist steril abzuschirmen. Chirurgische Händedesinfektion und entsprechende OP-Kleidung sind selbstverständlich.

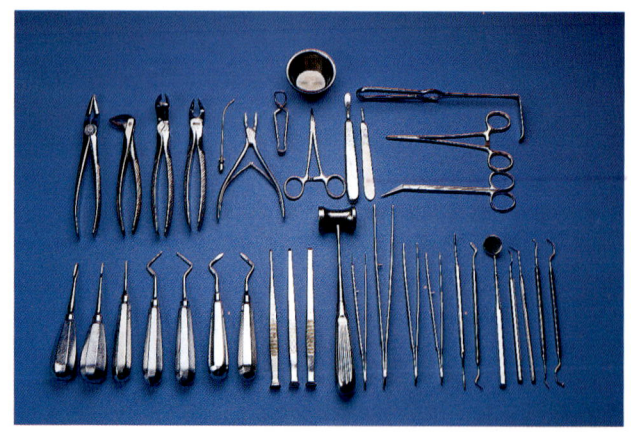

Abb. 10 Instrumentarium für die operative Zahnentfernung.

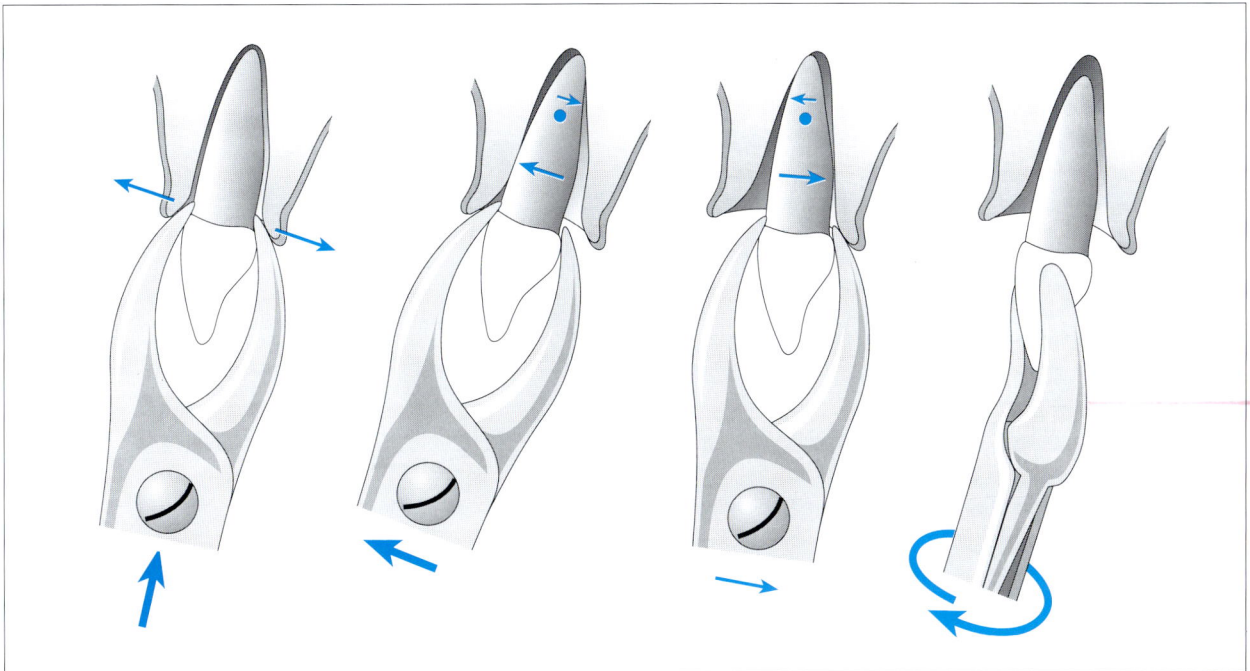

Abb. 11 Das tiefe Einschieben der Zange in die Alveole verlagert die Rotationsachse und erleichtert die Extraktion.

Extraktionstechnik

Eine Zahnextraktion erfordert keine übermäßige Kraftanstrengung, sondern kann mit Finesse und kontrollierter Kraft durchgeführt werden. Der Zahn wird nicht aus seinem Bett gerissen, sondern vorsichtig aus dem Zahnfach gehoben. Zeigt die Voruntersuchung, daß dies nicht möglich ist, sollte zur Schonung der umgebenden Strukturen die operative Zahnentfernung einem frustranen Kraftakt vorgezogen werden.

> Es empfiehlt sich daher immer eine vorsichtige Luxation mit Hebel oder Zange zur Überprüfung der Situation.

Die eigentliche Extraktion läßt sich am leichtesten dann durchführen, wenn sich Zahnarzt und Patient in einer Position befinden, die Übersicht, eine richtige Applikation von Hebel und Zange und eine ausreichende Abstützung erlaubt. Die Zahnentfernung folgt dann dem Hebelgesetz. Die Drehachse sollte dabei möglichst apikal liegen, die Luxation auf der Seite des geringsten Widerstandes durchgeführt werden (Abb. 11).

Nach der Extraktion werden die Alveolen kontrolliert, Granulationsgewebe, Knochensplitter oder Füllungsreste sorgfältig entfernt (Abb. 12), scharfe Knochenkanten mit der Fräse oder der LUERschen

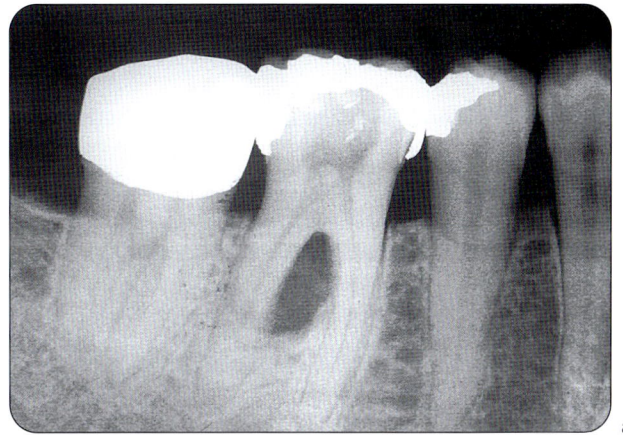

a

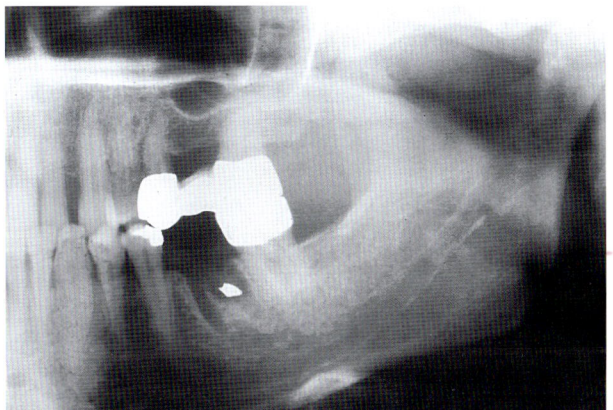

b

Abb. 12 Amalgamgefüllter Zahn 36 steht zur Extraktion an.
a) Radiologischer Befund.
b) Ein Amalgamrest ist in der Wunde verblieben und verzögert die Heilung.

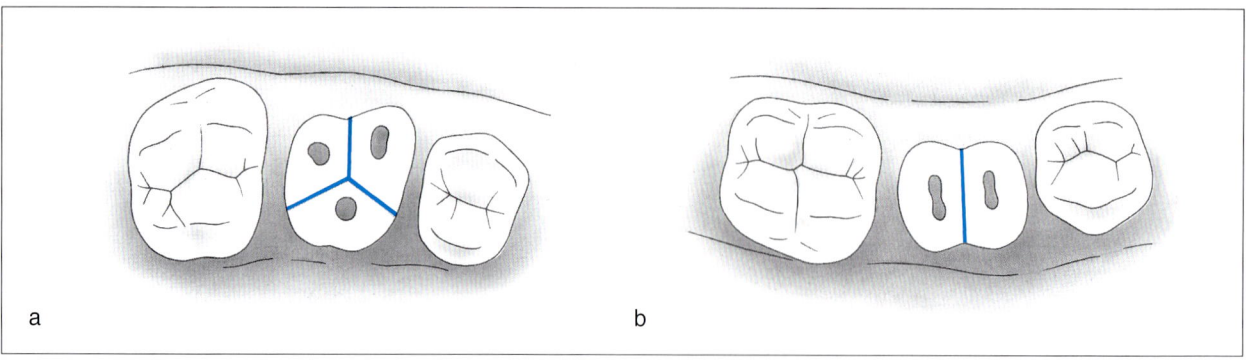

Abb. 13a und b Schematische Darstellung der Wurzeldurchtrennung eines oberen (a) und unteren (b) Molaren.

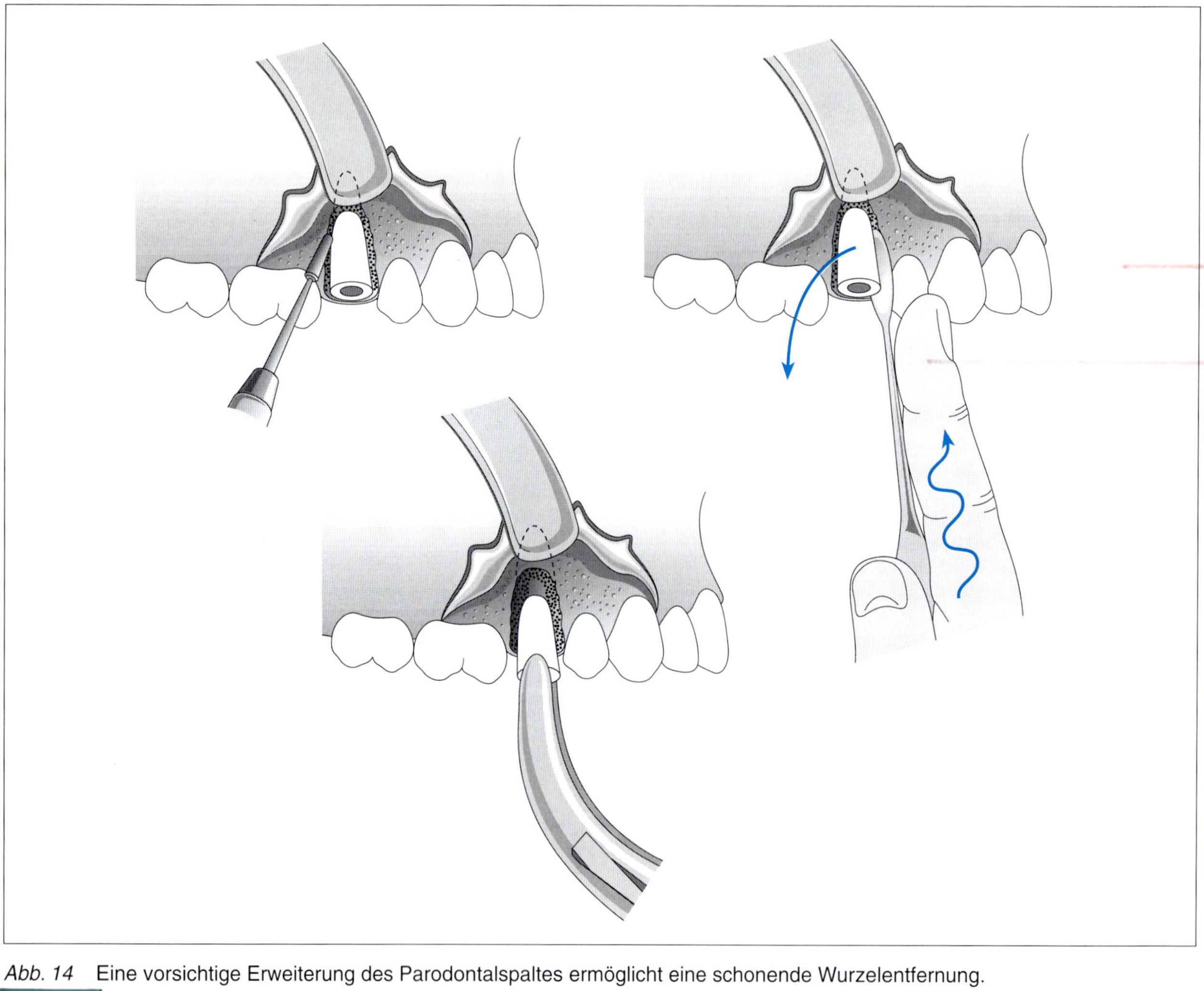

Abb. 14 Eine vorsichtige Erweiterung des Parodontalspaltes ermöglicht eine schonende Wurzelentfernung.

Knochenknabberzange geglättet und die Alveolen digital komprimiert. Ist die Gingiva eingerissen oder der Alveoleneingang breit, erleichtert eine Kreuznaht die Stabilisation des Koagulums. Bei einer Extraktion in der Nähe präformierter Höhlen ist ein vorsichtiges Sondieren mit einer Knopfsonde wichtig.

Operative Entfernung von Zähnen oder Wurzeln

Ungünstige anatomische Situationen, kritische Kronenverhältnisse, Engstände, sensible Rekonstruktionen oder frakturierte Wurzeln verlangen nicht selten auch bei regelrecht durchgebrochenen Zähnen einen operativen Zugang. Er wird über einen Mukoperiostlappen erreicht, der von einem Marginalschnitt her präpariert wird, wobei seine Basis breiter als der Rand sein sollte. Entlastungsschnitte liegen möglichst nicht im papillären Bereich. Ein so präparierter Lappen kann abgehoben, verschoben, verlängert und entsprechend replaziert werden, er erlaubt eine gute Übersicht der abzutragenden Knochenstrukturen.

Muß ein Zahn *separiert* werden, trennt man die Krone ab und zerteilt die Wurzeln mit einer sterilen LINDEMANN-Fräse oder einem Hartstahlfissurenbohrer (Abb. 13). Seitliche Hilfskavitäten in der Wurzel erleichtern dabei oft ihre Entfernung. Ist eine Wurzel tief frakturiert, verbessert eine laterale Knochenresektion mit Verbreiterung des Desmodontalspaltes den Zugang und erlaubt die Entfernung des Wurzelrestes mit dem Hebel oder der Zange (Abb. 14). Wurzelspitzen lassen sich manchmal auch mit endodontischen Geräten oder einem im Wurzelkanal verkeilten Rosenbohrer entfernen (Abb. 15).

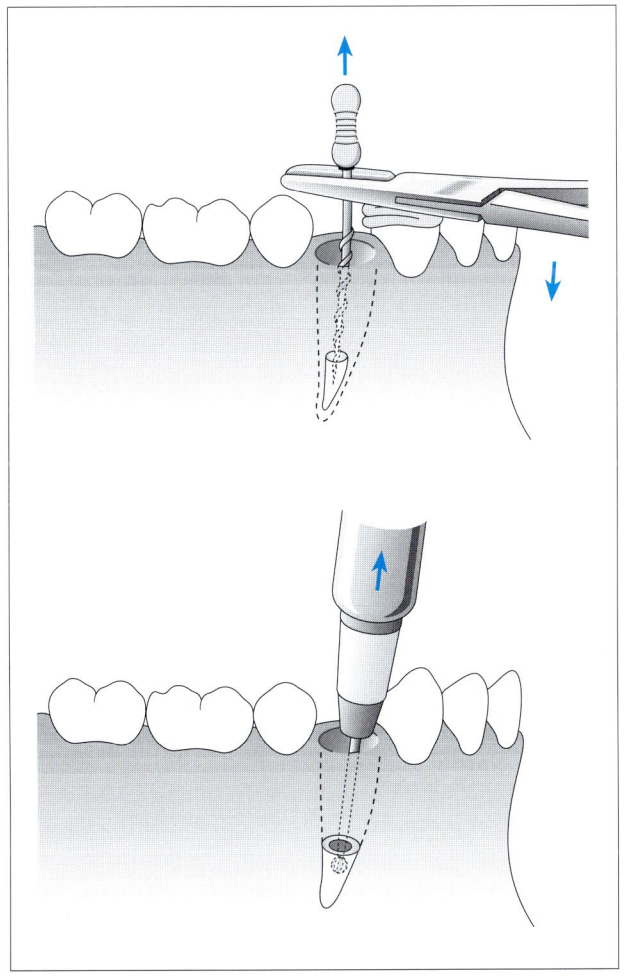

Abb. 15 Wurzelentfernung mit endodontischem Instrument oder Rosenbohrer.

Operative Entfernung verlagerter Zähne

Die operative Entfernung eines retinierten oder verlagerten Zahnes geht weit über eine banale Zahnextraktion hinaus, sie verlangt als Eingriff am Knochen weitestgehende Sterilität und apparative Vorbereitung. Das Operationsgebiet muß so abgedeckt werden, daß eine zufällige Kontamination durch Berührung mit nicht desinfizierten Gegenständen vermieden wird. Das bedeutet über die beschriebenen Vorsichtsmaßnahmen hinaus sterilen OP-Kittel und steriles Umfeld.

Beim Instrumentarium sollte – wo immer möglich – aus Gründen der Einfachheit und der Sterilität Einmalartikeln der Vorzug gegeben werden. Dies ist aber im Bereich des eigentlichen chirurgischen Instrumentariums mit Ausnahme des Skalpells nicht möglich.

Schnittführung und Zahnentfernung

Die Schnittführung muß so gewählt werden, daß das Operationsfeld übersichtlich dargestellt werden kann, empfindliche Strukturen wie Nerven oder Gefäße geschont werden können und ein sicherer Wundverschluß möglich ist. Der Lappen muß für eine ausreichende Ernährung breitgestielt sein, die Schnittführung eine Erweiterung erlauben.

> Grundsätzlich muß man sich überlegen, ob nach operativer Zahnentfernung primär vernäht werden kann oder nicht. Eine primäre Naht fordert eine ausreichende Knochenunterlage!

Nach der übersichtlichen Darstellung des Operationsgebietes wird der Zahn aufgesucht, die Krone mit der Kugelfräse bis zu ihrer größten Zirkumferenz freigelegt, der Zahn mit dem Hebel anluxiert und mit der Zange extrahiert. Ist der Zugang zu schmal oder zu ungünstig, wird die Krone abgetrennt und die Wurzel mit dem Hebel entfernt. Auch hier erleichtert ein Hypomochlion oder eine kleine Hilfskavität in der Wurzel den Vorgang.

Da diese Maßnahmen für die einzelnen Zähne variieren, sollen sie im einzelnen dargestellt werden.

Untere Weisheitszähne

Die häufige Verlagerung des unteren Weisheitszahnes ist in seinen besonderen anatomisch-topographischen Verhältnissen begründet; sie müssen bei der Schnittführung berücksichtigt werden. Ihr Ver-

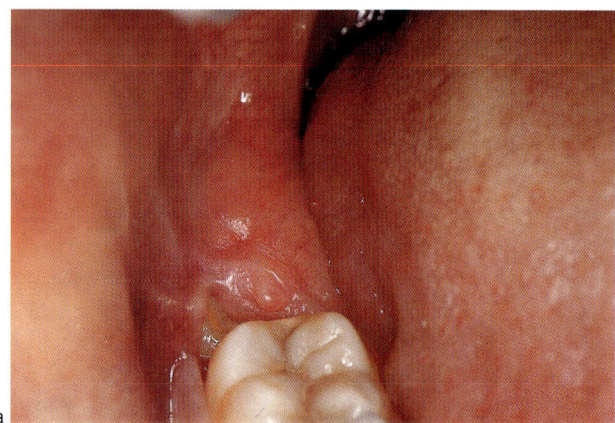

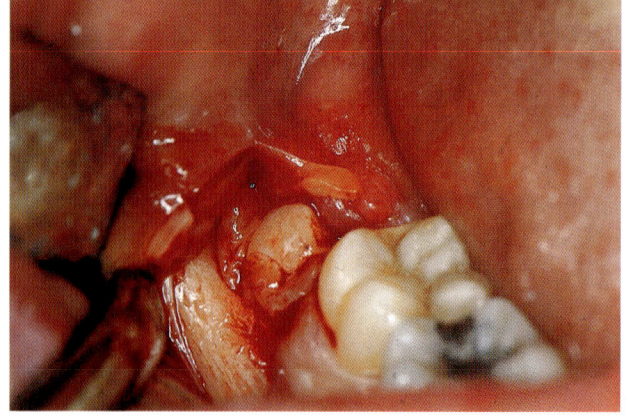

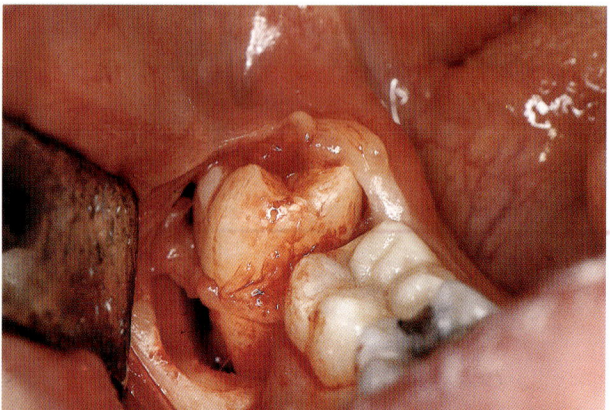

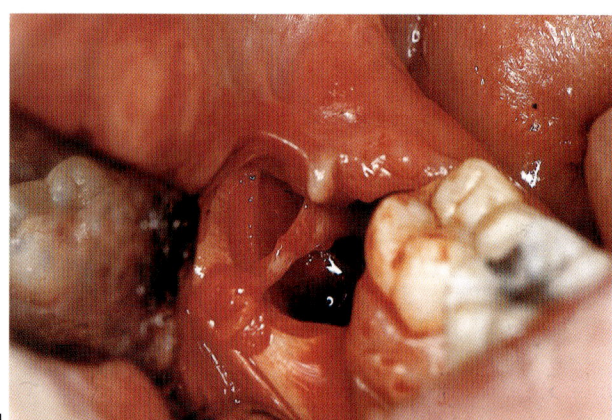

Abb. 16   Retinierter Zahn 48.

a) Der mesiobukkale Höcker ist durchgebrochen.
b) Darstellung der Zahnkrone über Winkelschnitt.
c) Anluxieren des Zahnes.
d) Das Zahnsäckchen ist noch an der Schleimhaut fixiert.
e) Wundverschluß mit Streifendrainage.

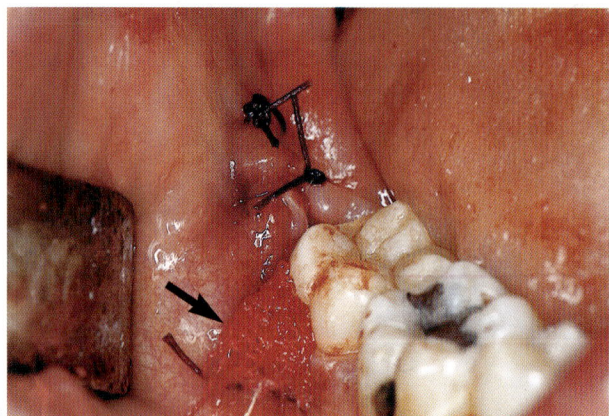

lauf hängt davon ab, ob der Zahn schon teilweise durchgebrochen ist oder nicht. In der Regel sind Winkelschnitte zur besseren Übersicht und einfacheren Reponierbarkeit des Schleimhautlappens zu empfehlen. Grundsätzlich verläuft die vertikale Inzision etwas lateral der Vorderkante des Unterkieferastes, schont den Epithelansatz des zweiten Molaren und endet vestibulär in der Umschlagfalte. Nur in Ausnahmefällen wird man sich zu einer Zahnfleischrandinzision, einem sogenannten *Umschlaglappen,* entschließen. Ist der Zahn schon teilweise durchgebrochen, diktiert die anatomische Situation die Schnittführung, meist in Bajonettform.

Ist der Zahn nur *retiniert,* wird seine Krone mit der Kugelfräse bis zur größten Zirkumferenz freigelegt, der Zahn mit dem Hebel angehoben und mit der Zange entfernt (Abb. 16). Ein kleines Bohrloch unterhalb der Krone erleichtert häufig die Luxation.

Ist der Zahn *verlagert,* wird man die Zahnkrone zur Knochenschonung nur teilweise darstellen, durch- oder abtrennen und die Teile einzeln durch das Knochenfenster herausnehmen (Abb. 17). Ist der Zahn völlig impaktiert, kann er sowohl von bukkal als auch von lingual dargestellt werden. Der linguale Zugang *(Split-bone-Technik),* wie er erstmals von FRY beschrieben wurde [13], erscheint durch den Vorteil des leichten Abtragens der lingualen Knochenlamelle einfach und zeitsparend [67, 69]. Er ist aber aufgrund der deutlich größeren Verletzungsgefahr des Nervus lingualis [59, 73] nur dem Geübteren zu empfehlen (Abb. 18).

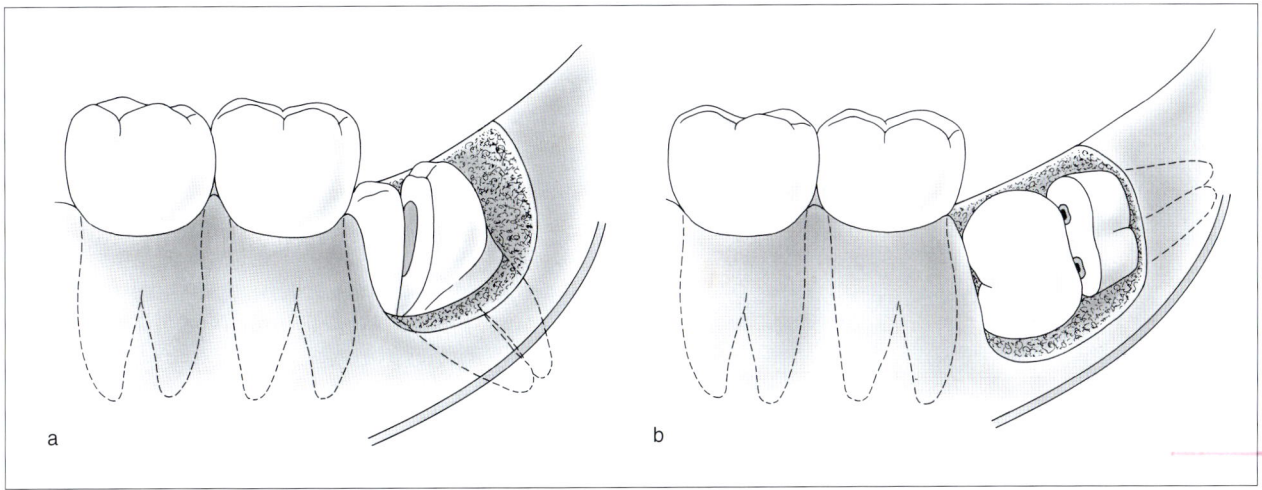

Abb. 17 Verlagerte Weisheitszähne.

a) Durchtrennung eines mesioangulär verlagerten unteren Weisheitszahnes.
b) Abtrennen der Krone eines horizontal verlagerten unteren Weisheitszahnes.

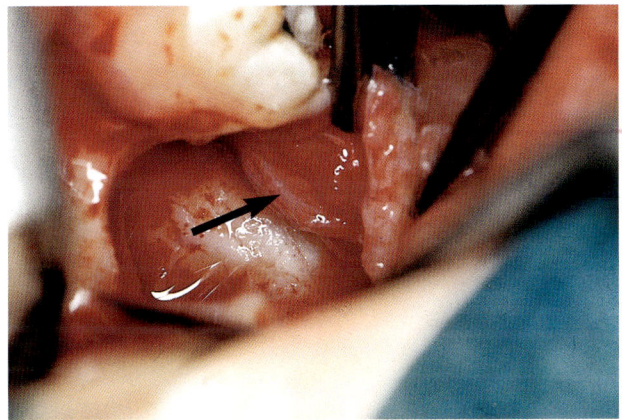

Abb. 18 Freiliegender Nervus lingualis nach lingualer Entfernung eines unteren Weisheitszahnes.

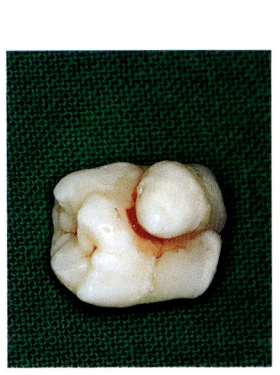
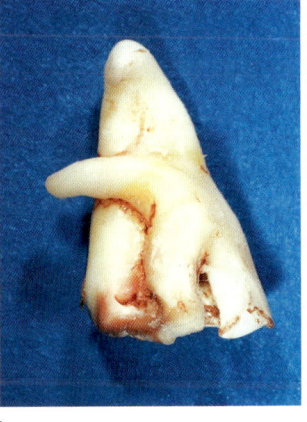

Abb. 19 Mit einem Neuner verbackener oberer Weisheitszahn.

a) Befund nach Extraktion.
b) Wurzelstock eines oberen Weisheitszahnes mit stark gekrümmter Wurzel.

Obere Weisheitszähne

Form und Topographie der oberen Weisheitszähne verlangen bei der operativen Entfernung besondere Vorsicht. Oft hoch im Tuber verlagert, mit einer Krone zwischen Zapfenzahn und sechs bis acht Höckern und einem Wurzelstock mit bis zu fünf häufig abgewinkelten filigranen Wurzeln, ist seine Darstellung und Extraktion häufig sehr zeitraubend (Abb. 19). Zur ausreichenden Übersicht des durch den Unterkieferast schwer einsehbaren Operationsfeldes wird auch hier ein Winkelschnitt empfohlen. Der Schnitt beginnt auf dem Tuber, verläuft sukkulär oder unter Schonung des Epithelansatzes des zweiten Molaren nach mesial und endet im Vestibulum. Hier kann er, falls eine Kieferhöhlenoperation oder -deckung nötig wird, jederzeit verlängert werden. Aufgrund der dünnen vestibulären Knochenlamelle kann diese leicht mit dem Meißel abgetragen und der Zahn mit dem BEINschen Hebel nach lateral oder kaudal luxiert werden (Abb. 20). Eine Distalluxation sollte auf jeden Fall wegen der Gefahr der *Tuberfraktur* vermieden werden.

Obere Eckzähne

Der obere Eckzahn steht in seiner Verlagerungshäufigkeit an dritter Stelle. Er liegt meist hoch und palatinal verlagert und kann dann von dort wegen seines geringen Wachstumsdruckes die kompakte palatinale Knochenwand nicht durchstoßen. Er wird in dieser Lage durch die enge Beziehung zur Kieferhöhle und zur Nase häufig nach lateral und mesial

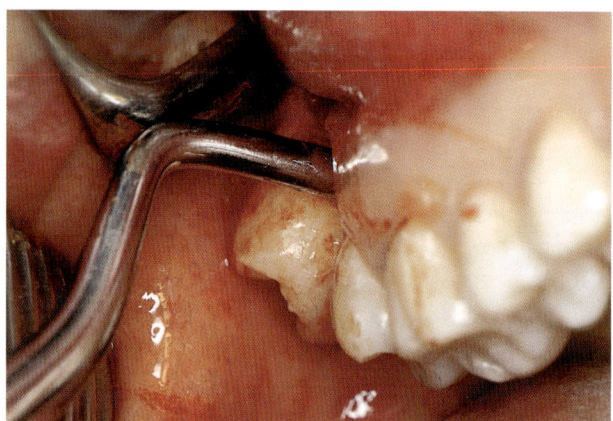

Abb. 20   Luxation eines rechten oberen Weisheitszahnes nach lateral.

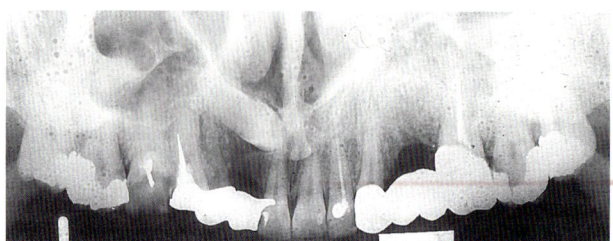

Abb. 21   Verlagerter Zahn 13 unter Brückenkonstruktion.

an die Wurzelspitzen der Front- und der Seitenzähne abgedrängt (Abb. 21). Nur in seltenen Fällen liegt er achsengerecht hoch im Eckzahnpfeiler. Seine Lage bestimmt letztlich Therapie und Schnittführung. Ist er nicht stark verlagert, kann er bis ins junge Erwachsenenalter mobilisiert werden. Ist er stark verlagert, muß er entfernt werden.

Am einfachsten läßt sich der obere Eckzahn von einem vom Prämolarenbereich der Operationsseite bis zum Eckzahnbereich der Gegenseite über einen Para-

marginalschnitt präparierten *Palatinallappen* darstellen, auch ein halbseitiger Palatinallappen ist möglich (Abb. 22). Nach einer teilweisen Freilegung der Krone mit einem Rosenbohrer oder einer kleinen Kugelfräse oder einem vorsichtigen Abspänen des Knochens mit Hammer und Meißel lassen sich die definitive Lage und die Beziehung zur Umgebung beurteilen. Um die benachbarten Wurzelspitzen, die Kieferhöhle und die oft fragilen umgebenden Knochenstrukturen zu schonen, sollte der Zahn unterhalb der Krone durchtrennt werden. Seine Wurzel läßt sich dann in der Regel mit einem Hebel – auch hier wieder mit einer kleinen Hilfskavität – aus dem Zahnfach herausschieben. Ist sie aufgrund einer abgewinkelten Wurzelspitze nicht zu luxieren, muß sie großzügig freigelegt werden. Eine extreme Schräglage macht in seltenen Fällen eine transalveoläre Extraktion erforderlich. Jeder palatinale Zugang verlangt zur primären Wundheilung eine sichere Nahtfixierung auf Knochenunterlage und eine Gaumenplatte zum Schutz vor mechanischer Irritation.

Untere Eckzähne

Sie sind nur selten verlagert, können aber völlig horizontal in der Unterkieferbasis liegen. Ihre Lokalisation erfolgt über eine Röntgendiagnostik in zwei Ebenen, ihre Lage entscheidet den Zugang. In der Regel läßt sich der Zahn von vestibulär darstellen, ist er stark verlagert, wird er durchtrennt und stückweise entfernt; starkes Hebeln kann dabei zur Kieferfraktur führen. Muß der Zugang von lingual gewählt werden, ist die Fragilität der Schleimhaut zu berücksichtigen. Besondere Vorsicht ist durch die oft enge Beziehung zum Foramen mentale geboten.

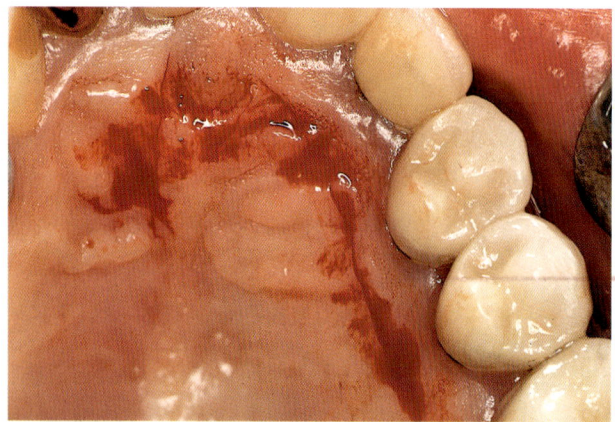
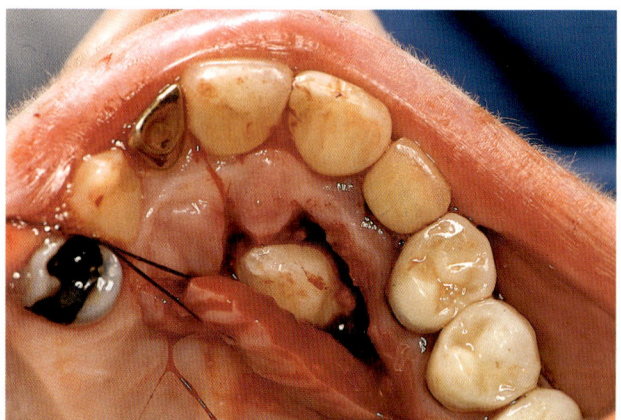

a   b

Abb. 22   Darstellung eines verlagerten oberen Eckzahnes 23.

a) Typische paramarginale Schnittführung.
b) Freigelegte Krone von 23.

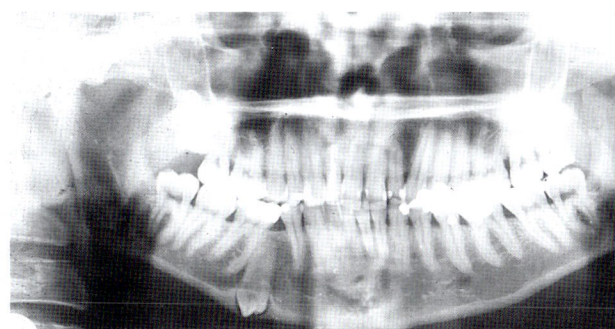

Abb. 23   Invers verlagerter Zahn 45.

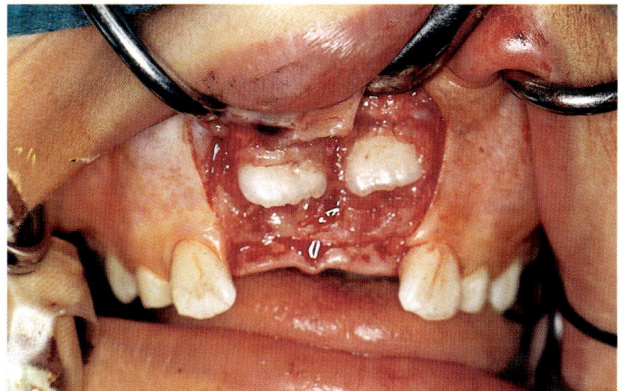

Abb. 24   Traumatisch verlagerte obere Einser.

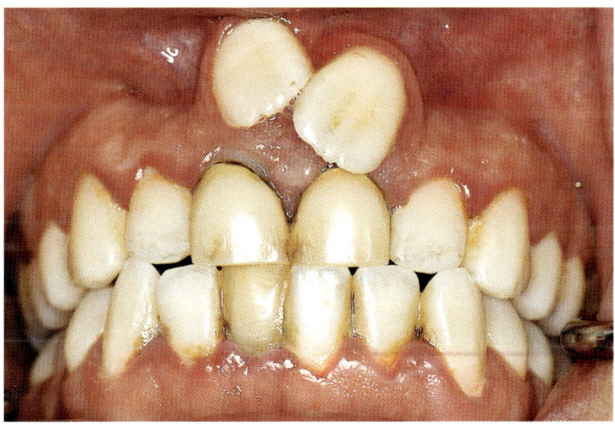

Abb. 25   Überzählige obere Einser.

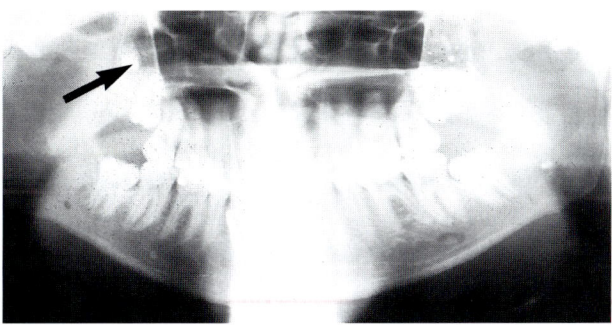

Abb. 26   Überzählige Molaren im ersten Quadranten (Neuner und Zehner).

Verlagerte Prämolaren

Die Verlagerungsfrequenz der unteren Prämolaren ist deutlich größer als die der oberen (3,9 : 1,3 nach eigenen Untersuchungen). Ursachen sind häufig pathologische Prozesse oder Traumata. Die Verlagerung ist manchmal extrem, nicht selten findet man die Zähne am Unterkieferrand oder unter den Molaren (Abb. 23). Ihre Entfernung erfolgt nach den gleichen Prinzipien, wie sie oben für die Eckzähne beschrieben wurden. Es muß auch hier die Beziehung zu den Nachbarstrukturen beachtet werden.

Verlagerte Frontzähne

Frontzahnverlagerungen sind in der Regel traumatisch bedingt. Die oft hohe oder starke Verlagerung macht manchmal einen breiten Zugang nötig, der dann eine lange Nachbehandlungszeit verlangt (Abb. 24).

Überzählige Zähne

Sie finden sich als Mesiodentes oder Dentes invaginati meist im Bereich der Frontzähne und liegen häufig palatinal. Sie werden wie die verlagerten Eckzähne von palatinal dargestellt und entfernt.

Überzählige Zähne können sich darüber hinaus in allen Zahngruppen finden und bilden manchmal richtige Zahnnester, gelegentlich sind sie mit bestimmten Syndromen vergesellschaftet [22]. Hier ist dann die Entscheidung des Erhaltes der prognostisch günstigsten Zähne schwierig. Ihre Entfernung erfolgt nach genauer Lagebestimmung über den anatomisch einfachsten Zugang (Abb. 25).

Überzählige Zähne im Weisheitszahngebiet, sogenannte *Neuner* und *Zehner*, werden wie die Weisheitszähne entfernt (Abb. 26).

Verlagerte Molaren

Sie sind außerordentlich selten und bergen wegen ihrer Größe die Gefahr der Kieferfraktur (Abb. 27). Stehen sie achsengerecht, kann man versuchen, sie zu mobilisieren.

Wundversorgung

Nach der Zahnentfernung wird die Wunde gründlich gereinigt, eventuell vorhandene Anteile des Zahnsäckchens werden entfernt, Knochenstückchen und etwaige Kronenfragmente mit der Pinzet-

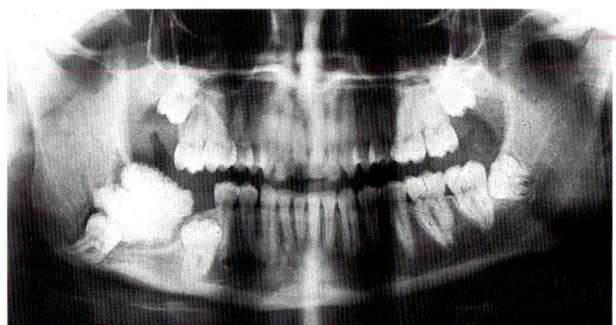

Abb. 27 Durch Odontom verlagerte untere Molaren rechts.

te herausgenommen, die Knochenkanten geglättet und die Wunde ausgespült. Sind interradikuläre Septen vorhanden, die möglicherweise frakturiert sind, werden sie gekürzt oder abgetragen, um eine Sequesterbildung zu vermeiden. Anschließend wird die Wunde durch Naht verschlossen oder tamponiert.

War der Zahn *ganz oder teilweise durchgebrochen,* ist die Nachbehandlung einfach; der Mukoperiostlappen wird zurückgeschlagen und mit Situationsnähten fixiert. Verschiedene Autoren lehnen auch diese Naht ab, falls der mobilisierte Lappen nicht klafft, um postoperative Schmerzen zu vermeiden [15].

War der Zahn völlig *impaktiert,* kann in den meisten Fällen primär verschlossen werden, wobei nicht dicht vernäht wird, sondern ein Drainagestreifen – möglichst an der tiefsten Stelle – für zwei bis drei Tage eingelegt wird.

War der *Knochendefekt groß* oder entstand eine *starke Blutung,* muß die Wunde tamponiert werden [50]. Ein Teil eines Gazestreifens wird als Drain locker in die Knochenhöhle eingelegt und der Rest dazu benutzt, den Mukoperiostlappen gegen die Knochenunterlage zu drücken. Diese Tamponade wird nach drei bis fünf Tagen gewechselt.

Muß ein Zahn *von palatinal entfernt* werden, besteht das Problem der mechanischen Irritation der Wunde in besonderem Maße. Eine Gaumenschutzplatte sollte den zurückgeschlagenen Mukoperiostlappen während der Weichteilheilung schützen. Es empfiehlt sich, ihn mit einem Gazestreifen zusätzlich gegen die Unterlage zu drücken. Verbandsplatten sind grundsätzlich auch bei ausgedehnten Wunden, z. B. nach Serienextraktion, zu empfehlen [18].

Nachsorge

Mit der Wundversorgung ist der Eingriff abgeschlossen, die Nachsorge beginnt. Der Patient sollte nicht sofort entlassen werden, um Kreislaufdysregulationen zu vermeiden – Zeit, mit ihm nochmals die Verhaltenshinweise zu wiederholen. Ein zusätzliches Merkblatt ergänzt die Information.

Um unnötige Schmerzen zu vermeiden, muß das *Wundödem* möglichst gering gehalten werden. Die postoperative Schwellung ist individuell verschieden und eine harmlose Folge des Eingriffes. Sie wird am einfachsten mit feuchtkalten Umschlägen reduziert. Eine zusätzliche lokale Applikation von gefäßwirksamen Salben und Gelen (Heparinsalben, Aescingele) oder die systemische Gabe von enzymatischen Präparaten unterstützen diese Maßnahmen.

Normalerweise sollte ein mildes *Analgetikum,* z. B. Talvosilen® aus der Gruppe der Anilinderivate (s. S. 37f.), ausreichen, um die postoperativen Schmerzen zu unterdrücken. Man sollte hier auf Reinpräparate zurückgreifen; Zusätze wie Codein sind nur in Ausnahmefällen nötig.

Antibiotika sind normalerweise auch nach operativer Zahnentfernung nicht angezeigt [19, 29, 42], es sei denn, der Zahn wurde aus einem infizierten Gebiet entfernt oder der operative Eingriff sehr ausgedehnt. Hier kann durch eine perioperative Antibiotikaprophylaxe die Zahl der postoperativen Komplikationen erheblich verringert werden [71]. Sie ist auch bei Risikopatienten mit geschwächter Abwehr, wie z. B. bei Diabetes mellitus, Endokarditis, Erkrankungen des rheumatischen Formenkreises u.a.m., unbedingt einzuhalten. Penicillin ist hierbei das Mittel der Wahl, wobei man sich auf eine ausreichend hohe perioperative Dosis beschränken sollte (one shot). Bei Allergie muß auf andere Mittel ausgewichen werden (s. S. 40ff.).

Komplikationen

Komplikationen sind nach jedem chirurgischen Eingriff möglich. Sie sollten durch eine gewissenhafte Vorbereitung, eine schonende Operation und eine ausreichende Nachsorge so klein wie möglich gehalten werden.

Eine liegende Behandlungsweise reduziert die häufigsten allgemeinen Zwischenfälle – die Kreislaufregulationsstörungen – auf ein Minimum. Aufmerksame Zuwendung und langsames Zurückführen in aufrechte Position tun ihr übriges.

Komplikationen während des Eingriffes

Während des operativen Eingriffes können eine Wurzelfraktur, eine Blutung, eine Verletzung des

Nachbarzahnes, eine Eröffnung benachbarter Räume, eine Nervenverletzung, eine Schädigung der umgebenden Weichteile oder ein Verschwinden von Zähnen oder Zahnteilen in die Weichteile eintreten. Auch Kieferfrakturen sind möglich.

Wurzelfraktur und Verletzung der Nachbarzähne

Die operative Entfernung frakturierter Wurzeln kann erhebliche Probleme bereiten, besonders, wenn sie filigran sind und in schwer zugänglichen Bereichen liegen. Man sollte daher, um eine Fraktur zu vermeiden, immer wieder versuchen, den Zahn vorsichtig zu luxieren oder rechtzeitig die Krone abtrennen und die Wurzeln separieren.

Stammen die *Wurzelfragmente von avitalen Zähnen,* müssen sie auf jeden Fall entfernt werden, wichtig ist hierfür eine ausreichende Übersicht. Die Wurzelteile werden vorsichtig umfräst, der Parodontalspalt erweitert, der Wurzelrest mit feinen Hebeln oder anderen feinen Instrumenten entfernt (s. Abb. 14).

Sind es *kleine Fragmente vitaler Zähne,* können sie in seltenen Fällen belassen werden, um größeren Schaden zu vermeiden. Der Patient muß in diesem Fall aber aufgeklärt sein.

Werden *benachbarte Zähne verletzt,* ist bei einer Kronenverletzung eine normale konservierende Behandlung notwendig, bei Wurzelverletzung ohne Pulpaeröffnung und ohne postoperative Komplikationen eine Aufklärung nötig und bei schwerer Wurzelschädigung eine konservative oder chirurgische Wurzelbehandlung erforderlich (Abb. 28).

Iatrogene Verlagerung von Zähnen oder Zahnteilen in die umgebenden Weichgewebe

Obere und untere Weisheitszähne können durch Hebelluxation in die umgebenden Weichteile gedrückt werden. Bei den unteren Achtern geschieht dies meist bei der Fraktur der lingualen Knochenplatte, bei den oberen bei Luxation nach distal (Abb. 29). Dort kann der Zahn in der Regel mit dem Finger gefühlt und fixiert und über einen Weichteilschnitt vorsichtig herausgehoben werden. Schwieriger ist die Situation, wenn Wurzeln oder Wurzelreste verschwinden. Sie müssen oft mit aufwendigen Röntgenaufnahmen gesucht und manchmal von extraoral entfernt werden, da immer die Gefahr besteht, daß sie in die benachbarten Räume absinken und dort schwere Komplikationen hervorrufen.

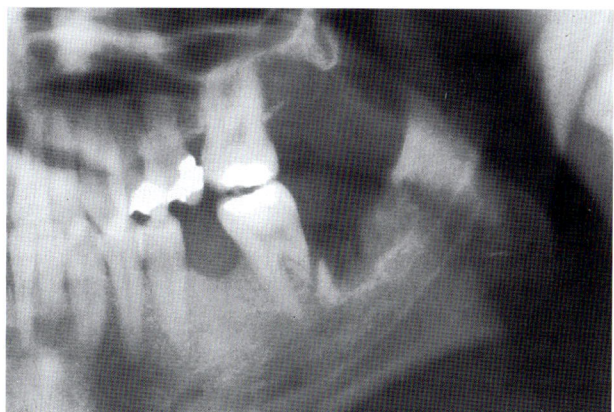

Abb. 28   Akzidentelle Wurzelverletzung eines unteren Siebeners links.

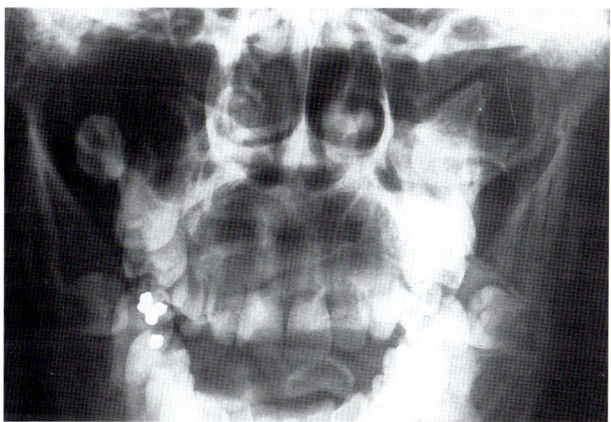

Abb. 29   Iatrogene Verlagerung eines oberen rechten Weisheitszahnes in die Weichteile.

Instrumentenbruch

Ein Bruch einer Fräse oder eines Bohrers ist speziell bei punktgeschweißten Instrumenten wie Hartstahlfissurenbohrern durchaus möglich. Da das frakturierte Material im Knochen korrodiert und unangenehme Infektionen provozieren kann, muß es entfernt werden. Eine Röntgenkontrolle in zwei Ebenen erleichtert die Lokalisation.

Eine Aspiration frakturierter Instrumententeile ist gefährlich [47] und verlangt eine sofortige Weiterbehandlung durch einen Chirurgen oder HNO-Arzt. Muß der Patient dazu den Ort wechseln, wird er liegend transportiert.

Blutung

Blutungen aus der Tiefe, durch Eröffnung kleiner Knochengefäße oder des Mandibularkanals können den operativen Vorgang erheblich stören.

- Sind es nur kleine Gefäße, die die Blutung verursachen, können sie durch einfache Drucktamponade, Knochenwachs oder Knochenverbolzung – am einfachsten mit einer geschlossenen chirurgischen Pinzette – verschlossen werden.
- Ist die Blutung stärker und die Operation absehbar, wird mit einem feinen Sauger das Blut vom Operationsfeld ferngehalten und der Eingriff beendet.
- Ist das Ende nicht absehbar, muß mit einer in der Tiefe lockeren, oben festen Tamponade versucht werden, die Blutung durch Druck (3 – 5 Minuten) zu stillen.
- Gelingt dies nicht, können gerinnungsfördernde Präparate, wie z. B. denaturierte Zellulose (Tabotamp®), Kollagenvlies oder Fibrinschwämme, unterlegt und die Tamponade wiederholt werden.
- Bleibt die Blutung bestehen, muß die Operation abgebrochen und die Tamponadepackung mit einer Schutzplatte vor Ort gehalten werden. Mit dieser Maßnahme kommt auch eine arterielle Blutung zum Stillstand.
- Bei ausgedehnten Blutungen muß auch immer an ein anamnestisch nicht erfaßtes Blutungsübel gedacht werden.

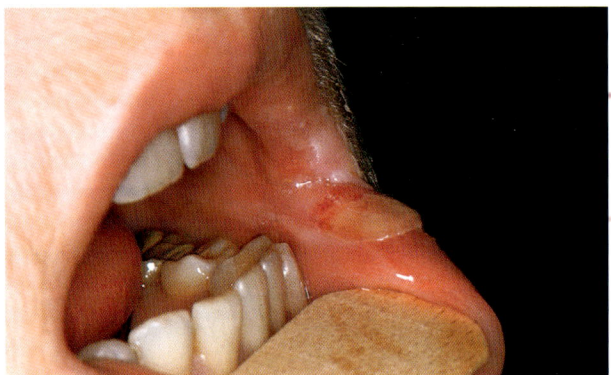

Abb. 30 Brandwunde der linken Unterlippe durch ein heißgelaufenes Handstück.

- Blutungen aus dem Weichgewebe sind akzidentell und selten, sie sind meist auf Unachtsamkeit zurückzuführen. Hier ist die Blutstillung unproblematisch, das verursachende Gefäß wird aufgesucht und unterbunden (s. S. 62f.).

Traumatisierung der Weichteile

Starke *Quetschungen der Weichteile* durch groben Einsatz der Wundhaken führen zu erheblichen postoperativen Schwellungen und Schmerzen. Sie klingen aber meist problemlos ab. Wesentlich unangenehmer sind *Einrisse* und *Abschürfungen* durch kantige Haken oder ihren unkontrollierten Einsatz. Sie müssen durch Naht oder Salbenapplikation direkt behandelt werden.

Selten, aber schwerwiegend, sind *Verbrennungen* durch ein heißlaufendes Handstück (Abb. 30). Sie führen zu flächigen Verbrennungen und müssen mit Salbenverbänden abgedeckt werden, am einfachsten mit einer neutralen Salbe, wie z. B. Bepanthen®. Später drohenden narbigen Strikturen kann mit einer kortikoidhaltigen Salbe vorgebeugt werden (z. B. Volon®-Salbe).

Eine spektakuläre, aber harmlose Komplikation stellt der Prolaps des BICHATschen Fettpfropfes bei Entfernung oberer Weisheitszähne dar. Er wird reponiert und durch Naht vor Ort gehalten.

Emphyseme sind extrem selten und werden physikalisch behandelt. Ist kontaminierte Flüssigkeit mit der Luft in das Weichgewebe gelangt, muß zusätzlich antibiotisch behandelt werden. Auch hier ist das Penicillin das Mittel der Wahl.

Frakturen

Kieferfrakturen sind bei grober Krafteinwirkung bei der Zahnentfernung speziell im Unterkiefer- und Tuberbereich möglich [23], da die Knochenstruktur durch den verlagerten Zahn reduziert ist (Abb. 31).

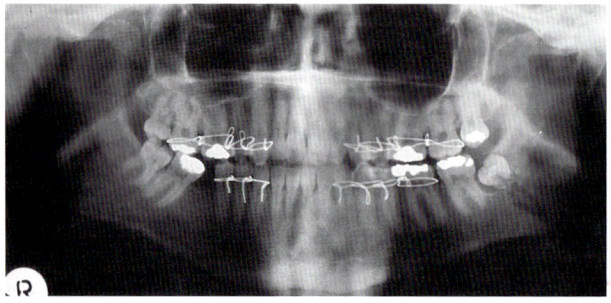
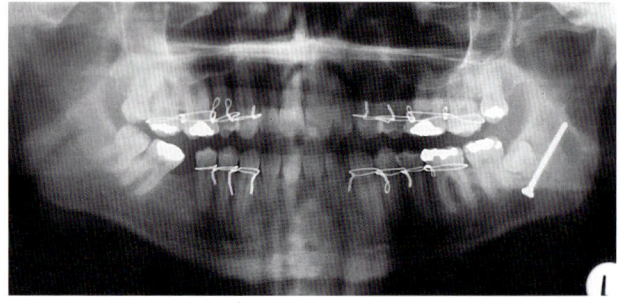

a   b

Abb. 31 Verlagerter Zahn 38 im Bruchspalt.

a) Ausgangssituation.
b) Frakturversorgung mit Zugschraube.

Da ohne prophylaktische Schienung die Versorgung einer Unterkieferfraktur schwierig ist, sollte die Weiterbehandlung einer solchen Komplikation unter stationären Bedingungen erfolgen.

Tuberfrakturen treten bei Luxationsbewegungen nach distal auf. Ist das Tuber dabei noch ausreichend mit Schleimhaut bedeckt, wird es reponiert und mit einer Verbandsplatte ruhiggestellt. Ist es im Zuge der Zahndarstellung aber weitgehend vom Periost entblößt, muß es mit einer Knochenknabberzange vorsichtig reduziert werden. Die dabei häufig eröffnete Kieferhöhle wird sorgfältig gedeckt. Bei ausgedehnter Verletzung ist eine antibiotische Behandlung anzuraten.

Nervverletzungen

Nervverletzungen betreffen in der Hauptsache den *Nervus lingualis* und den *Nervus alveolaris inferior.* Beide können sowohl durch die Injektion als auch den operativen Eingriff geschädigt werden [10, 25, 27].

Bei extraktionsbedingter oder operativer Schädigung handelt es sich in der Regel um *temporäre Hyp- oder Anästhesien,* hervorgerufen durch die enge Nachbarschaft zum Nerv bzw. Nervkanal, die auch durch eine umfangreiche Röntgenvorbereitung nicht immer ausreichend beurteilt werden kann [43]. Manchmal wird sie erst bei dem Luxationsversuch deutlich, der Zahn federt in seiner Alveole. Grund ist ein durch den Wurzelstock laufender Nerv. Hier bleibt nur übrig, den Zahn großzügig darzustellen und den Wurzelstock vorsichtig zu durchtrennen –, ein Unterfangen, das mit den rotierenden Instrumenten nicht einfach ist (Abb. 32). Dauerschäden sind trotzdem selten, die Angaben reichen von 1,7% [56] bis zu 5,2% [28] für den Nervus alveolaris inferior. Für den Nervus lingualis werden deutlich geringere Werte angegeben [10, 12, 25, 27, 62], sie liegen zwischen 1:400 000 und 1:1 Mio. RUD errechnete bei der Split-bone-Technik einen Wert von 1% (718 Patienten) [59].

Nervenkompressionen nach Blutung in den Kanal führen ebenfalls zu einer temporären Irritation, sie verschwinden aber spontan, sobald das Hämatom resorbiert ist.

> Wird der Nerv eindeutig *durchtrennt*, sollte der Patient sofort zur mikrochirurgischen Nervrekonstruktion in eine Fachklinik überwiesen werden.

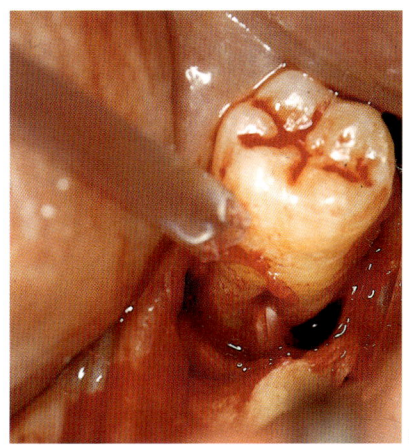

a

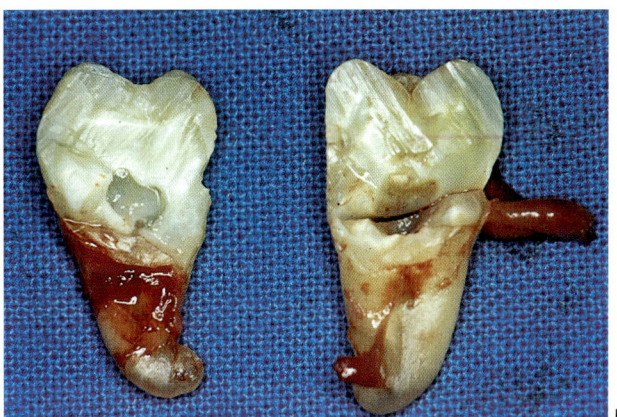

b

Abb. 32   Verlauf des Nervus alveolaris durch den Wurzelstock 38.

a) Klinische Situation.
b) Deutliche Impression des Nervs im durchtrennten Wurzelstock.

Insgesamt ist eine Nervverletzung für den Patienten eine gravierende Komplikation. Ein Taubheitsgefühl in der halben Zunge oder eine An- oder Parästhesie in der halben Unterlippe beeinträchtigen die Lebensqualität deutlich. Eine völlige Aufklärung über die Situation und eine Führung des Patienten mit regelmäßigen Nachkontrollen erleichtern das Ertragen der Veränderung und das Warten auf eine auch nach Monaten noch mögliche Remission.

Kieferhöhlenkomplikationen

Die enge Nachbarschaft der verlagerten oberen Eckzähne und der oberen Seitenzähne zur Kieferhöhle bewirkt, daß sie bei der Zahnentfernung leicht eröffnet wird [3, 39] oder ganze Zähne oder Zahnteile in die Kieferhöhle gestoßen werden (Abb. 33). Ist sie nur auf kleiner Fläche perforiert – vorsichtiges Son-

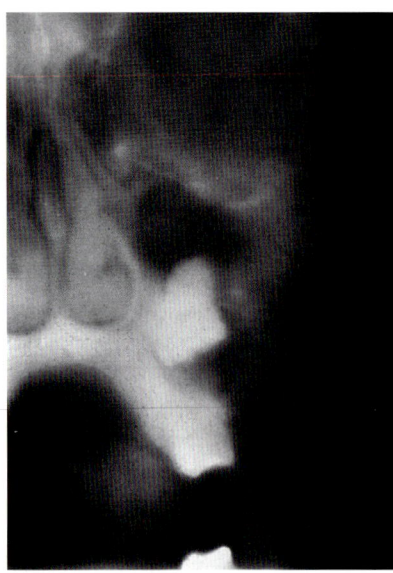

Abb. 33   Oberer Weisheitszahn in die linke
Kieferhöhle gestoßen.

dieren oder ein positiver Nasenblaseffekt bestätigen
die Diagnose –, wird sofort dicht verschlossen, um
eine Infektion zu vermeiden. Eine Woche nach einer
frischen Eröffnung ist eine vorher gesunde Kieferhöhle bereits in 80% der Fälle infiziert [74]!

Ist der Defekt größer, muß Schleimhaut aus der
Umgebung mobilisiert werden, um den Defekt zu
decken [52] (s. Bd. 10/I). Eine Gaumenschutzplatte
erleichtert dabei die Heilung. Das gleiche gilt für eine Perforation zur Nase.

Ist die Kieferhöhle eitrig entzündet, ein Zahn oder
Wurzelrest in die Kieferhöhle gestoßen, oder ergibt
sich bei der Eröffnung ein Verdacht auf schwerwiegende pathologische Veränderungen, darf die Kieferhöhle nicht verschlossen werden, bevor die Situation nicht bereinigt ist. Eine Überweisung in eine
Fachklinik ist zu empfehlen.

Postoperative Komplikationen

Nachblutung

Eine einige Stunden nach der Zahnentfernung auftretende Blutung ist in vielen Fällen durch eine
Gefäßerweiterung verursacht, die als vagotone
Gegenregulation auf die durch den Vasokonstriktor
des Lokalanästhetikums bedingte Gefäßkontraktion erfolgt. Begünstigt wird eine Nachblutung
zusätzlich durch häufiges Ausspülen, durch Wärmeapplikation, durch gefäßerweiternde Nahrungsoder Genußmittel (Kaffee, Alkohol), durch Hypertonie oder aber auch durch Angst!

- Diese meist *frühe Nachblutung* ist durch einfache Kompression mit einem Aufbißtupfer zum
Stillstand zu bringen. Genügt diese Maßnahme
nicht, wird die Wunde vernäht. Ist auch dies nicht
ausreichend, wird ein möglichst resorbierbarer
Schwamm als Tampon benutzt und mit einer
Schutzplatte fixiert.
- *Später auftretende Nachblutungen* deuten auf
eine gestörte Wundheilung hin. Sie sind nicht
durch Sekundärnaht, sondern durch Wundrevision und offene Nachbehandlung mit entsprechender Tamponade zu stillen.
- *Weiterandauernde Blutungen* sind auf eine endogene Gerinnungsstörung verdächtig, eine internistische Abklärung und Therapie ist erforderlich
(s. S. 353 ff.).

Infektionen

Die mit Abstand häufigste Komplikation nach
Extraktion (2%) wie auch nach operativer
Zahnentfernung (4,8%) ist die *Alveolitis* [15].
Sie tritt nach einem beschwerdefreien Intervall von zwei bis drei Tagen auf und ist durch
starke ausstrahlende Schmerzen gekennzeichnet.

Ursache ist eine primär nicht vollgeblutete „trockene" Alveole oder ein Zerfall des Koagulums; Folge
davon eine lokalisierte Osteomyelitis, die in der Regel nach Demarkierung der Alveolenwand nach etwa
neun Tagen per granulationem spontan abheilt [5].

Die Behandlung der Alveolitis besteht in einer
Säuberung der Wunde, z. B. durch Spülung mit
3%iger Wasserstoffperoxidlösung, und wiederholten desinfizierenden und anästhesierenden Streifeneinlagen. Als solche haben sich Chlorphenolkampfer-Lösung und Jodoformpulver bewährt. Gegen den
starken Schmerz wird zusätzlich ein Analgetikum
verordnet, Antibiotika sind in der Regel nicht
notwendig. In allen Fällen, in denen eine breite
Knochenwunde vorliegt, sollte auf die Anwendung
ätzender Substanzen verzichtet werden. Durch
diese Stoffe wird der Knochen oberflächlich nekrotisiert und die Wundheilung erheblich verzögert.
Eine offene desinfizierende Streifenbehandlung ist
angezeigt.

Ursache für *weiterreichende Weichteil- oder Knochenentzündungen* sind neben einer erheblichen
Traumatisierung des Gewebes eine Resistenzminderung des Organismus oder ein Eingriff bei einem

Wurzelspitzenresektion

von MANFRED STRASSBURG und JÜRGEN LENTRODT

Inhaltsübersicht

Einleitung

Seit ihrem systematischen Ausbau durch PARTSCH [50] in den letzten Jahren des vorigen Jahrhunderts hat sich die Wurzelspitzenresektion (synonyme Bezeichnungen u. a.: Wurzelspitzenamputation, chirurgische Wurzelfüllung, Apikoektomie) zu einem Standardverfahren der operativen Therapie der chronischen apikalen Parodontitis entwickelt.

Hierbei wird der apikale Wurzelabschnitt, der wegen seiner meist zahlreichen Ramifikationen und Seitenkanälchen des Wurzelkanals (Abb. 1) nicht oder nicht ausreichend endodontisch zu versorgen ist, entfernt und umgebendes Granulationsgewebe ausgeräumt.

Das eigentliche Ziel der Wurzelspitzenresektion besteht darin, die Schwachpunkte der konventionellen Wurzelkanalbehandlung zu beseitigen und einen bakteriendichten Kanalabschluß am Resektionsquerschnitt zu erreichen, der eine Reinfektion aus dem Wurzelkanal unmöglich macht. Die richtige Indikationsstellung und Technik vorausgesetzt, steht und fällt der Erfolg der Wurzelspitzenresektion ganz wesentlich mit der exakten Versorgung des Wurzelkanals, die für die Ausheilung des Krankheitsprozesses ausschlaggebend ist.

Aufgrund weiterentwickelter und verfeinerter Methoden der Aufbereitung und der Fülltechnik des Wurzelkanalsystems ist es heute oftmals möglich, auf rein konservativ-endodontischem Wege auch solche Zähne erfolgreich zu behandeln, für die in der Vergangenheit noch die Notwendigkeit einer zusätzlichen chirurgischen Revision als unabdingbar angesehen wurde. Trotz der unbestrittenen Fortschritte in der Endodontie (s. Bd. 3) hat die Wurzelspitzenresektion aber nach wie vor ihren festen Stellenwert bei der Therapie der chronischen apikalen Parodontitis. Sie stellt niemals einen Ersatz für die in jedem Falle gewissenhaft und sorgfältig durchzuführende Wurzelkanalbehandlung dar; vielmehr ergänzt sie die konservative Therapie in sinnvoller Weise, wenn mit dieser Behandlungsmaßnahme allein der gewünschte Behandlungserfolg nicht möglich ist.

Das Problem der Wurzelspitzenresektion liegt heutzutage nicht in der Indikationsstellung und der operativen Technik, sondern vor allem in der Wahl eines zur Abdichtung des Wurzelkanals am Resektionsquerschnitt geeigneten biokompatiblen Materials.

Indikation

Allgemeine Gesichtspunkte

Bei dem üblichen Untersuchungsgang einschließlich der Erhebung des Parodontalbefundes sind auch die Belastungsverhältnisse (Okklusion, Artikulation, Parafunktionen, Habits) gebührend zu berücksichtigen. Der einzelne Zahn darf nicht isoliert als Behandlungsobjekt betrachtet werden, sondern stets nur im Zusammenhang mit dem gesamten Gebißzustand. Es versteht sich von selbst, daß hierbei die Röntgenaufnahme ein unentbehrliches Hilfsmittel ist. Pulpatote Nachbarzähne des für eine Resektion vorgesehenen Zahnes verdienen eine besondere Beachtung. Sie müssen unter Umständen in die Operationsplanung einbezogen und gleich mitreseziert werden.

Neben der Erhaltbarkeit des für den Eingriff vorgesehenen Zahnes ist auch seine *Erhaltungswürdigkeit* zu prüfen. Letztlich ist ein Zahn nur dann als erhaltungswürdig anzusehen, wenn auch der Patient die Erhaltung dieses Zahnes zu würdigen weiß. Eine Wurzelspitzenresektion sollte deshalb nur in einem Gebiß vorgenommen werden, das gut gepflegt ist und eine regelmäßige zahnärztliche Überwachung erkennen läßt. Nur der zur gewissenhaften Mitarbeit bereite Patient wird auch diesen zusätzlichen, oftmals diffizilen Bemühungen die notwendige Einsicht entgegenbringen. Er wird auch Verständnis für gelegentlich damit verbundene Unannehmlichkeiten oder Mißerfolge haben.

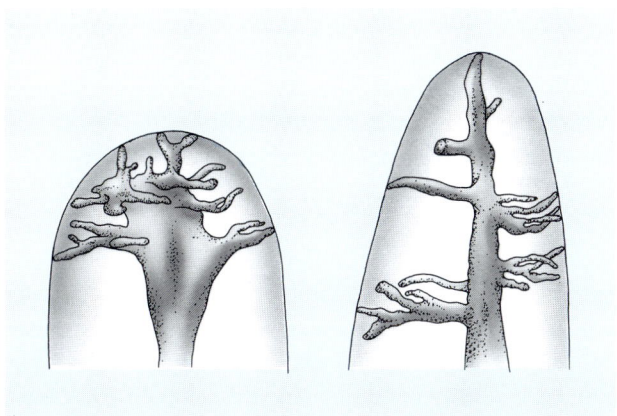

Abb. 1 Beispiele für das apikale Verzweigungssystem des Wurzelkanals oberer Frontzähne mit Ramifikationen und Seitenkanälchen (nach Meyer [40]).

Bei der Beurteilung der Erhaltungswürdigkeit eines Zahnes durch chirurgische Maßnahmen spielt weiterhin die Frage eine Rolle, ob es sich um einen Zahn in einer geschlossenen Zahnreihe oder in einem bereits prothetisch versorgten bzw. prothetisch zu versorgenden Lückengebiß handelt. Hier wird von Fall zu Fall zu überlegen sein, ob nicht die Extraktion mit anschließender Einbeziehung der Zahnlücke in den bereits vorhandenen oder geplanten Zahnersatz die sinnvollere Lösung darstellt. Andererseits kann die Wurzelspitzenresektion zur Erhaltung strategisch wichtiger Zähne in einem Lückengebiß von besonderer Bedeutung sein, um einen funktionell zweckmäßigen Zahnersatz – wie z. B. eine festsitzende brückenprothetische Versorgung – noch zu ermöglichen.

An diesem Beispiel wird zugleich deutlich, daß die Indikationsstellung zur Wurzelspitzenresektion oftmals eine Ermessensfrage ist, vorausgesetzt, daß alle zahnärztlichen Behandlungsmaßnahmen beherrscht werden. Die Entscheidung, ob ein Zahn noch oder nicht mehr resektionswürdig ist, bedarf deshalb hinreichender Erfahrungen.

Auf Fragen der transdentalen Fixation, Hemisektion und Replantation kann hier nicht näher eingegangen werden. Es sei an dieser Stelle auf die entsprechenden Beiträge verwiesen (s. S. 305 ff. und 329 ff.).

Spezielle Gesichtspunkte

Zu diesen allgemeinen Überlegungen kommen nun spezielle Gesichtspunkte. Sie betreffen die Indikation im engeren Sinne. Eine Wurzelspitzenresektion ist in folgenden Fällen angezeigt:

Undurchführbarkeit einer ordnungsgemäßen, vollständigen Aufbereitung des Wurzelkanals. Dies kann verschiedene Gründe haben:

– Undurchgängigkeit des Wurzelkanals im apexnahen Bereich (starke Wurzelkrümmungen, Einengungen des Kanallumens)
– nicht entfernbare, alte unvollständige Wurzelkanalfüllungen (Härte des Füllungsmaterials) oder nicht entfernbare Stift- bzw. Schraubenverankerungen, die den Zugang zum weiter apikalwärts gelegenen, revisionsbedürftigen Abschnitt des Wurzelkanals versperren
– eine nicht beherrschbare ständige Sekretion aus dem periapikalen Raum in das Wurzelkanallumen; diese Sekretion kann entzündungsbedingt oder Folge einer radikulären Zyste sein
– eine Wurzelfraktur im apikalen Wurzelabschnitt

Unvorhergesehene Komplikationen während der Wurzelkanalbehandlung. Möglich sind:

– Bruch eines Wurzelkanalinstrumentes; das Fragment kann nicht entfernt werden, verlegt den Zugang zum apikalen Abschnitt des infizierten Wurzelkanals oder ragt über den Apex hinaus
– Perforation der Wurzel im apexnahen Bereich (Via falsa)
– instrumentelle Verletzung des periapikalen Gewebes (sogenannte Überinstrumentierung mit Gefahr einer akuten Exazerbation durch Keimverschleppung)
– grobes Überfüllen des Wurzelkanalfüllungsmaterials

Wir teilen nicht die Auffassung, daß sich – sofern eine dichte Wurzelkanalfüllung bis zum Apex vorliegt – die chirurgische Revision auf eine gründliche apikale Kürettage mit Beseitigung des überpreßten Füllungsmaterials beschränken könne und sich die Durchführung einer Wurzelspitzenresektion in diesen Fällen erübrige [17]. Wenn schon die Indikation zum operativen Vorgehen gegeben ist, sollte stets auch die Wurzelspitze reseziert werden, um bessere Verhältnisse in der apikalen Region zu schaffen.

Verdacht auf eine radikuläre Zyste. In diesen Fällen halten wir die operative Entfernung der Zyste in Verbindung mit einer Wurzelspitzenresektion für zwingend geboten. Versuche, radikuläre Zysten auf konservativ-endodontischem Wege zu behandeln, lehnen wir ab.

Trotz röntgenologisch korrekt erscheinender Wurzelkanalfüllung läßt der apikale Prozeß nach mehreren Monaten noch keine Rückbildungstendenz erkennen oder er breitet sich sogar noch aus. Die Beurteilung ist nicht unproblematisch. Es sei daran erinnert, daß die Röntgenaufnahme eine vollkommene Abfüllung vortäuschen kann, die nicht der Wirklichkeit entspricht [9, 42]. Weiterhin ist zu bedenken, daß die Röntgenaufnahme keinen verläßlichen Aufschluß über die Ausdehnung und vor allem den Zustand des chronischen apikalen Entzündungsprozesses gibt. Diese Einschränkungen vorausgesetzt, scheinen aber diffus in die knöcherne Umgebung übergehende Prozesse hinsichtlich ihrer Heilungstendenzen unter der rein konservativen Therapie günstiger zu beurteilen zu sein als scharf begrenzte. (Da bei zur umgebenden Knochenstruktur scharf abgegrenzten Aufhellungen die Möglichkeit einer bereits erfolgten zystischen Umwandlung nie auszuschließen ist, sollte hier von Fall zu Fall genau abgewogen werden, ob man nicht besser von vornherein den Weg einer chirurgischen Wurzelkanalfüllung beschreitet.)

Pulpatote Zähne mit unvollständigem Wurzelwachstum

Eine Pulpanekrose mit nachfolgender *chronischer apikaler Parodontitis* tritt bei Frontzähnen mit nicht abgeschlossenem Wurzelwachstum besonders häufig nach einem Trauma im frühen jugendlichen Alter auf, selten als Folge einer frühzeitig fortschreitenden Karies.

Bei solchen Zähnen mit einem noch weitlumigen Wurzelende wird heute primär eine konservative Therapie bevorzugt. Sie strebt mit Hilfe mehrmaliger temporärer Wurzelkanalfüllungen (Kalziumhydroxid) die Ausbildung einer apikalen Hartsubstanzbarriere an, die dann eine endgültige Versorgung des Wurzelkanals auf konventionellem Wege ermöglicht und in den meisten Fällen eine ohnehin nicht unproblematische chirurgische Revision des apikalen Wurzelendes überflüssig macht.

Wie die Untersuchungsergebnisse von HERFORTH und Mitarbeitern belegen [23], ist eine konservative Behandlung der chronischen apikalen Parodontitis bei unvollständigem Wurzelwachstum prognostisch günstiger zu beurteilen als eine chirurgische Wurzelkanalfüllung. Diese sollte bei Zähnen mit noch nicht abgeschlossenem Wurzelwachstum auf jene Fälle beschränkt bleiben, in denen die konservative Therapie nicht zum Erfolg geführt hat, was in erster Linie bei einer sich entwickelnden radikulären Zyste der Fall ist.

Das operative Vorgehen erfolgt in Form einer Glättung des Kanalabschlusses mit Ausräumung des periapikalen Zystenbalges bzw. Granulationsgewebes. Hierbei ist darauf zu achten, daß pulpavitale, noch im Wurzelwachstum begriffene Nachbarzähne nicht geschädigt werden, wenn ihre apikale Region, wie so oft, in unmittelbarer Nähe des Operationsgebietes liegt. Die Abtragung des Wurzelendes im Sinne einer Resektion ist in der Regel nicht erforderlich, da in diesem Stadium der Wurzelentwicklung noch keine apikalen Ramifikationen vorhanden sind.

Kontraindikation

Allgemeine Gesichtspunkte

Schwere Allgemeinerkrankungen sowie Therapiemaßnahmen bei schweren Allgemeinerkrankungen, die zu einer Schwächung der lokalen und allgemeinen Abwehrlage führen, stellen eine Kontraindikation für die Wurzelspitzenresektion dar. Sofern der jeweilige Krankheitszustand überhaupt einen chirurgischen Eingriff in der Mundhöhle vertretbar erscheinen läßt, sollte im Zweifelsfalle der Extraktion der Vorzug gegeben werden.

In diesem Zusammenhang stellt sich auch die Frage nach Eignung und Wert der Wurzelspitzenresektion zur Therapie *odontogener Herderkrankungen* (s. Bd. 2). Wie MEYER und SCHEELE [39] und MEYER [40, 41] anhand eingehender anatomischer Untersuchungen festgestellt haben, können einwurzelige Zähne noch mehr als 0,5 cm vom Apex entfernt durchgängige Seitenkanälchen aufweisen. Es muß also immer mit der Möglichkeit tief gelegener, infizierter Seitenkanälchen gerechnet werden. Bei diesen anatomisch-topographischen Gegebenheiten ist es einleuchtend, daß selbst eine ausgedehnte Abtragung der Wurzelspitze keine sichere Gewähr für die restlose Erfassung etwa vorhandener Seitenkanälchen bietet. Nach dem derzeitigen Stand unseres Wissens kann das konservativ-chirurgische Vorgehen nicht mehr als eine ausreichende Behandlungsmaßnahme angesehen und verantwortet werden, wenn bei ärztlich *begründetem* Herdverdacht eine radikale Gebißsanierung angezeigt ist. Vor allem bei lebensbedrohlichen oder die Arbeitsfähigkeit gefährdenden Sekundärleiden ist die Entfernung auch einwurzeliger pulpatoter Zähne aus Sicherheitsgründen angezeigt [44, 64].

Desolate Gebißverhältnisse sonst gesunder Patienten sollten unseres Erachtens ebenfalls Anlaß sein, von dem Erhaltungsversuch eines Zahnes mit Hilfe der Wurzelspitzenresektion abzusehen.

Spezielle Gesichtspunkte

Die klassische Kontraindikation im engeren Sinne bildet die *fortgeschrittene marginale Parodontitis.* Jede Wurzelspitzenresektion bedeutet zwangsläufig eine Verminderung von Zahnstützgewebe und ist deshalb nur bei einer funktionell ausreichenden knöchernen Verankerung des Zahnes indiziert. Aber nicht nur biomechanische Faktoren sind hier zu berücksichtigen. Gelegentlich werden tiefe Taschen übersehen, die in Verbindung mit dem apikalen Entzündungsprozeß stehen. Sie sind dann Ausgangspunkt einer Reinfektion des apikalen Wundgebietes und so Ursache für einen Mißerfolg. Auf diese Möglichkeit ist besonders bei parodontal vorgeschädigten oberen Schneidezähnen zu achten, die auf der palatinalen Seite tiefe, röntgenologisch nicht zur Darstellung kommende Taschen aufweisen können.

Temporäre Kontraindikation

Als temporäre Kontraindikation sind alle in der Mundhöhle ablaufenden *akuten Entzündungsprozesse* aufzufassen.

Eine akute Exazerbation einer chronischen apikalen Parodontitis ist durch geeignete, lokal entlastende Maßnahmen zunächst wieder in das chronische Stadium zu überführen, bevor eine Wurzelspitzenresektion an diesem Zahn durchgeführt werden sollte. Während der enossalen Phase läßt sich diese Entlastung durch eine Trepanation des Zahnes erreichen, vorausgesetzt, daß der Wurzelkanal durchgängig ist oder durchgängig gemacht werden kann. Für die vielzitierte apikale Lüftung nach SCHRÖDER (permuköse Knochentrepanation, s. S. 120) besteht nach unseren Erfahrungen nur sehr selten eine zwingende Notwendigkeit. Bei Beteiligung der Weichteile sorgt die Inzision für Abfluß. Nach der Eröffnung eines submukösen beziehungsweise subperiostalen Abszesses empfiehlt es sich, mit der Wurzelspitzenresektion so lange zu warten, bis die akuten Entzündungserscheinungen hinreichend abgeklungen sind (s. S. 118 ff.).

Wurzelkanalfüllung

Der Erfolg der Wurzelspitzenresektion hängt entscheidend von der Qualität der Wurzelkanalfüllung ab. Diese muß neben weiteren erforderlichen Eigenschaften insbesondere dicht, wandständig, nicht resorbierbar und gewebefreundlich sein.

Die Bioverträglichkeit ist schon deshalb von besonderer Bedeutung, weil das Wurzelfüllmaterial nach der Applikation mit der Gewebeflüssigkeit in Kontakt kommt und im Verlauf der weiteren Wundheilung die Anlagerung von vitalem Bindegewebe am Resektionsquerschnitt nicht negativ beeinflussen darf.

Die Tatsache, daß in der Praxis sehr verschiedenartige Wurzelfüllmaterialien im Rahmen der Wurzelspitzenresektion verwendet werden, macht deutlich, daß ein allen Anforderungen gerecht werdendes Füllungsmaterial bis heute nicht zur Verfügung steht. Verwendung finden vor allem genormte Stifte aus Guttapercha, Silber, Titan und verschiedenen

Keramiken in Verbindung mit einer erhärtenden Wurzelfüllmasse meist auf Zinkoxid-Eugenol-Basis oder auf Kunstharzbasis (wie z. B. AH 26® und Diaket®). Gegen die ebenfalls gebräuchlichen Präparate auf der Grundlage gelöster Guttapercha (wie z. B. Chloropercha® und Aptal-Harz-Chloropercha®) sind wegen negativer Eigenschaften der organischen Lösungsmittel in der letzten Zeit Bedenken angemeldet worden.*

Für die erhärtenden Pasten, die kleine Spalträume und Buchten zwischen Kanalwand und Stift ausfüllen und Seitenkanäle versiegeln sollen, hat sich verschiedentlich die nicht sehr glückliche Bezeichnung Wurzelkanalzemente oder auch Sealer eingebürgert. Diese Sealer, die keine Zemente im herkömmlichen Sinne sind, weisen zwar gute physikalische Eigenschaften auf, sind aber allesamt geringfügig resorbierbar und zumindest anfänglich geringgradig gewebereizend. Durch geeignete Techniken bei der prä- oder intraoperativen Wurzelkanalfüllung sollte deshalb ihr Anteil auf ein Mindestmaß beschränkt werden [33].

Zeitpunkt der Wurzelkanalfüllung

Die Frage, ob der Wurzelkanal zweckmäßigerweise vor oder während der Operation abgefüllt werden sollte, wird bis zum heutigen Tage unterschiedlich beantwortet. Auch noch in jüngerer Zeit wurden hierzu kontroverse Ergebnisse nach umfangreichen, randomisierten Untersuchungen veröffentlicht [29, 37].

Der Vorteil der *präoperativen Wurzelkanalfüllung* liegt in der kürzeren Operationszeit mit entsprechend geringerer Traumatisierung, während die Vorteile der *intraoperativen Wurzelkanalfüllung* im Verzicht auf Röntgenmeßaufnahmen, im Arbeiten unter Sicht und in der oft möglichen Applikation von geteilten Wurzelfüllungen mit der Erleichterung des späteren Stiftaufbaues gesehen werden [66]. Wir sind der Meinung, daß die intraoperative Wurzelkanalfüllung den bestmöglichen und während der Operation sofort kontrollier- und korrigierbaren Kanalabschluß am Resektionsquerschnitt bietet und deshalb in aller Regel vorzuziehen ist. Die initiale Aufbereitung des Wurzelkanals erfolgt dabei grundsätzlich vor dem operativen Eingriff.

---

* Chloroform (= Trichlormethan) wird in „Maximale Arbeitsplatzkonzentrationen und Biologische Arbeitsstofftoleranzwerte 1987" (herausgegeben von der Deutschen Forschungsgemeinschaft) unter IIIB als Arbeitsstoff mit begründetem Verdacht auf krebserzeugendes Potential geführt.

Orthograde Wurzelkanalfüllung

Die Wahl des Füllungsmaterials hängt von anatomisch-topographischen Gegebenheiten der Zahnwurzel und des Wurzelkanals ab. Grundsätzlich ist hier zu unterscheiden zwischen Zähnen, bei denen ein allseits dichter Kanalabschluß durch einen genormten apikalen Wurzelstift erreicht werden kann, und solchen, bei denen dies nicht möglich ist.

Apikaler Verschluß mit konfektionierten Stiftsystemen

Für die genormte Aufbereitung eignen sich Zähne mit gerader Wurzel und einem annähernd runden Kanalquerschnitt, also in erster Linie die oberen Frontzähne und wohl auch der untere Eckzahn, gelegentlich der erste obere Prämolar. Wenn möglich sollte es vermieden werden, abgekrümmte Wurzeln weit über das bei der Wurzelspitzenresektion erforderliche Maß abzutragen, nur um sie genormt aufbereiten zu können.

Um einen möglichst dichten apikalen Abschluß zu erzielen, wurde von REHRMANN 1951 ein genormtes Besteck entwickelt, dessen Aufbereitungsinstrumente, Meßstäbe und Silberstifte in Form und Größe einander kongruent sind [54a]. Nachdem dieses Besteck aus Rentabilitätsgründen von der Industrie nicht mehr hergestellt wurde, haben sich in unserer Klinik die von MESSING [38] entwickelten *PD-Silberstifte*, mit denen nach den gleichen Prinzipien gearbeitet wird, über Jahrzehnte ausgezeichnet bewährt [12, 13]. Da diese Stifte mit einem

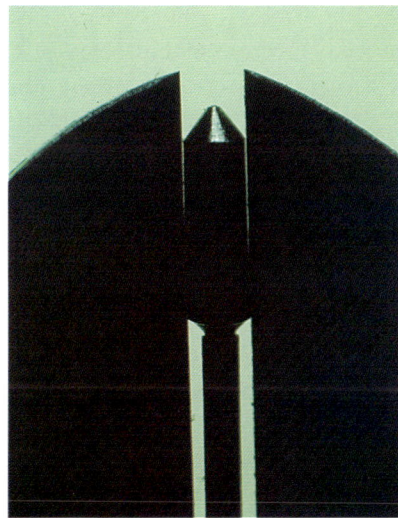

Abb. 2 Die Parallelität der Schieblehre veranschaulicht die leichte Konizität des apikalen Wurzelstiftes.

Gewindeanteil versehen sind und mit Hilfe von speziellen Trägern in den Wurzelkanal eingeführt werden, ist mit ihnen die angestrebte zweiteilige Wurzelfüllung optimal zu verwirklichen. Nach Einrotierung eines Sealers in den Kanal wird der relativ kurze, leicht konische Stift apikal am Resektionsquerschnitt verkeilt (Abb. 2), die übrigen Kanalanteile werden mit ebenfalls genormten Guttapercha-Stiften gefüllt. Durch die Kondensationsmethode ist eine dichte Füllung auch der koronalen Zweidrittel des Wurzelkanals gewährleistet, die bei Bedarf später ohne Gefährdung des apikalen Abschlusses wieder entfernt werden kann.

Zahlreiche auflicht- und rasterelektronenmikroskopische Untersuchungen haben die Überlegenheit dieses Abschlusses auch im Vergleich mit anderen Stiftsystemen bewiesen [8, 48, 56]. Ebenso sprechen die in großer Zahl veröffentlichten positiven klinischen Erfahrungen für diese Methode [54b].

Mikroanalytische Untersuchungen an Silberstifttätowierungen belegen aber, daß Silberstiftlegierungen sich im menschlichen Gewebe nicht so stabil verhalten, wie allgemein angenommen wird. Aus den Silberstiften wird einerseits ein selektives Herauslösen von Legierungsbestandteilen wie Nickel und Kupfer beobachtet, die in manchen Silberstiftsystemen enthalten sind, während andererseits eine Akkumulation endogener Elemente wie Schwefel und Selen im Metallbereich festgestellt wird [53]. Selen wird im Zusammenhang mit der Detoxifikation von Schwermetallen, aber auch von Silber diskutiert [5, 6, 55]. Die beschriebenen Beobachtungen weisen Silberstifte als relativ instabile und damit wenig biokompatible Legierung aus.

Andere Untersuchungen deuten ebenfalls auf die mangelnde Stabilität von Silberstiften hin [u. a. 21, 27, 62]. So wird über Tätowierungen berichtet, die im Zusammenhang mit der Korrosion von Silberstiften in rein konservativ endodontisch versorgten Zähnen entstanden, ohne daß chirurgische Interventionen erfolgten [21, 27].

Wegen dieser negativen Eigenschaften der Silberstifte gelangten in den letzten Jahren Wurzelfüllstifte aus Materialien zum Einsatz, die sich in der Implantologie bewährt haben. Diese Stifte aus *Titan* [u. a. 10, 57, 59, 68], *Aluminiumoxid-Keramik* [u. a. 25, 58] und *Zirkonoxid-Keramik* [19] sind zwar korrosionsbeständig und biokompatibel, weisen aber auch Nachteile auf. Insbesondere ist eine Bearbeitung am Resektionsquerschnitt wie bei den Silberstiften unmöglich. Überstehende Stifte werden

ungekürzt belassen und ragen über den Resektionsquerschnitt hinaus in die Knochenwunde vor.

Wir sind in den letzten Jahren dazu übergegangen,
zunehmend Titanstifte (Fa. Produits Dentaires, Ve-
vey/Schweiz) zu verwenden, die ebenfalls mit einem
Gewindeanteil versehen sind und deren Applikation
identisch der der Silberstifte ist. Die noch ausste-
henden Langzeitergebnisse werden zeigen, ob diese
Titanstifte oder andere alternative Wurzelstiftsyste-
me den erprobten Silberstift im Rahmen der Wurzelspitzenresektion endgültig verdrängen können.

Apikaler Verschluß mit Kondensations-füllungen

Allen genormten, starren apikalen Verschlußstiften
gemeinsam ist der Nachteil, daß der Wurzelkanal
am Resektionsquerschnitt nur dann vollständig
ausgefüllt wird, wenn nach der Aufbereitung ein
kreisrundes Lumen erreicht werden kann. Bei stark
ovalen, hantelförmigen oder gar schlitzförmigen
Querschnittsvarianten des Wurzelkanals (wie z. B.
bei unteren Schneidezähnen, nicht selten auch bei
Prämolaren) ist dies nicht möglich, so daß auf andere Füllungsmaterialien bei der intraoperativen Versorgung des Wurzelkanals ausgewichen werden
muß.

Wie bei der konservativen Wurzelkanalbehandlung – wo diese Methode heute als die bestgeeignete
gilt [15, 16, 33, 34, 60] – werden auch in diesen Fällen
immer häufiger Guttapercha-Stifte in Kombination
mit einer medikamentenfreien, erhärtenden Wurzelfüllmasse auf Zinkoxid-Eugenol- oder Kunst-
harz-Basis verwendet. Guttapercha allein vermag
den Kanal wegen fehlender adhäsiver Eigenschaften
nicht ausreichend abzudichten. Andererseits sollte
die Menge des benötigten Sealers schon deshalb
möglichst klein gehalten werden, damit sich die
Kontraktion während der Abbindung bzw. nachfolgende Resorptionsvorgänge nicht nachteilig auf die
Wandständigkeit und Dichtigkeit des Kanalabschlusses auswirken.

Wir bevorzugen das laterale Kondensationsver-
fahren mit der Zentralstifttechnik. Mit einem
erwärmten Instrument läßt sich der apikale Über-
schuß mühelos auf das Niveau des Resektionsquer-
schnittes einebnen, glätten und so ein auch an der
Oberfläche einwandfreier Kanalabschluß herstellen.
Bei einer späteren Aufbereitung des Wurzelkanals
für einen Stiftaufbau können sich allerdings Schwierigkeiten hinsichtlich der Stabilität und Integrität
des apikalen Abschlusses ergeben.

Retrograde Wurzelkanalfüllung

Die retrograde Wurzelkanalfüllung soll im
Sinne einer Ergänzungsfüllung Mängel des
Kanalabschlusses am resezierten Wurzelstumpf beheben und auf diese Weise eine
Reinfektion aus dem Wurzelkanal verhüten.
Sie ersetzt niemals die orthograde Wurzelkanalfüllung, die prinzipiell voranzugehen
hat, wo immer sie möglich ist. Als ausschließliche Behandlungsmaßnahme zur Versorgung
des infizierten Wurzelkanals ist der retrograde
Verschluß indiskutabel.

Während die retrograde Wurzelkanalfüllung früher
zum Teil routinemäßig Anwendung fand, steht
heute fest, daß sie bestenfalls ein Notbehelf ist. Wir
schließen uns der Meinung zahlreicher Autoren an,
die sie als einen schlechten Kompromiß ansehen.
Dies ist insbesondere dann der Fall, wenn eine alte,
unvollständige und womöglich weit unterhalb des
apikalen Drittels endende Wurzelkanalfüllung
nicht mehr entfernt und von orthograd her erneuert
werden kann. Zwischen dem retrograden Verschluß
und der alten Wurzelkanalfüllung bleiben dann
mehr oder weniger große Kanalabschnitte mit dem
darin befindlichen infizierten und nekrotischen
Gewebe unversorgt, was prognostisch ungünstig zu
bewerten ist. Aus diesem Grund sollte bei Zähnen,
die mit einer Stiftkrone oder einem Stiftaufbau versorgt sind, stets versucht werden, diese Restauratio-
nen zu entfernen, um eine neue ordnungsgemäße
orthograde Aufbereitung und Abfüllung des Wurzelkanals durchzuführen.

Auch beim retrograden Verschluß spielen Dichte,
Wandständigkeit und Gewebeverträglichkeit des
Füllungsmaterials eine entscheidende Rolle. Dieses
muß leicht zu verarbeiten sein, weil die exakte
Applikation der Füllung wegen der kleinen, schwer
zu reinigenden und trocken zu haltenden Kavität
ohnehin besonders hohe Anforderungen stellt.

Lange Zeit galt Silberamalgam als das Mittel
der Wahl bei der retrograden Wurzelkanalfüllung,
obwohl eine Oberflächenvergütung durch eine
nachträgliche Bearbeitung nicht möglich war.
Heute kann Silberamalgam wegen seiner problematischen biologischen Verträglichkeit in unmittelbarem Kontakt mit periapikalem Gewebe und
Knochen nicht mehr empfohlen werden.

Mit gutem Erfolg erprobten wir zunächst auto-
polymerisierende makrogefüllte Composites (z. B.
Adaptic®) [47, 56], die relativ schnell aushärten, aber

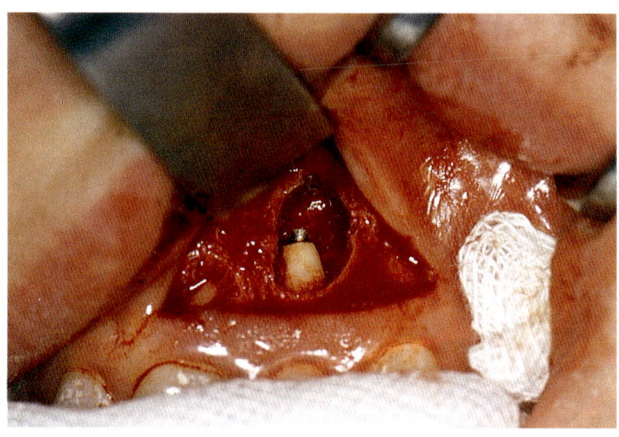

Abb. 8 Wurzelspitzenresektion des Zahnes 22 mit intraoperativer orthograder Wurzelkanalfüllung. Der apikale Wurzelstift ist im Wurzelkanal verkeilt.

Anschließend wird er wieder entfernt. Falls es in der Knochenhöhle immer noch leicht blutet, kann diese Blutung mit kleinen ausgezogenen, gegebenenfalls in Epinephrin-Lösung getränkten Tupfern zum Stillstand gebracht werden. Dann erfolgt die Desinfektion und Trocknung des Kanals. Hierzu werden Papierspitzen verwendet, wobei zuerst mit Wasserstoffperoxid gereinigt, dann getrocknet, mit Alkohol ausgewaschen und dann wieder getrocknet wird.

Nach Abdeckung der Knochenhöhle mit einem ausgezogenen Minitupfer wird nunmehr mit einem Lentulo eine geringe Menge einer pastenweichen, erhärtenden Wurzelfüllmasse in den Kanal einrotiert und dann der paßgenaue Stift nachgeschoben. Durch leichte Klopfschläge auf den Applikationsmandrell läßt sich der am Resektionsquerschnitt leicht überstehende Stift durch seine konische Form am apikalen Kanalende verkeilen (Abb. 8). Da der Stift mit dem letzten Aufbereitungsinstrument kongruent ist, liegt er der Kanalwand satt an.

Überstehende Stifte aus Titan (oder Aluminiumoxidkeramik) werden mit Hilfe eines umschlungenen Fadens gereinigt. Bei Verwendung von PD-Silberstiften (Abb. 7 b) wird das überstehende Stiftende mit einem Fissurenbohrer abgeschnitten und der Stift mit einem Finierer am Resektionsquerschnitt nachbearbeitet. Dann wird der Applikationsmandrell von dem mit einem Gewindeteil versehenen Stift durch Linksdrehung gelöst und entfernt. Es folgt die abschließende Säuberung der Resektionshöhle.

Die Abfüllung der koronalen zwei Drittel des Wurzelkanals erfolgt durch eine Kondensationsfüllung mit Guttapercha, wodurch ein guter Anschluß

an den Silberstift sowie eine homogene, das gesamte Kanallumen ausfüllende, wandständige Füllung erreicht werden können. Sollte wider Erwarten noch Füllungsmaterial am Resektionsquerschnitt austreten, muß der Kanalabschluß korrigiert werden. Zuletzt wird der Zahn mit einem provisorischen Füllungsmaterial verschlossen.

Apikaler Verschluß mit Kondensationsfüllungen

Wurzelkanäle mit ovalären, hantel- oder schlitzförmigen Querschnitten werden im Anschluß an die Wurzelspitzenresektion nach den üblichen endodontischen Behandlungsprinzipien unter Sicht bis zur Abfüllreife weiter aufbereitet, desinfiziert und getrocknet. Etwaige noch vorhandene Blutungen in der Resektionshöhle lassen sich nach dem bereits beschriebenen Vorgehen stillen.

Ein am Resektionsquerschnitt gering überstehender genormter Guttapercha-Stift, dessen Stärke in der Regel dem zuletzt benutzten Wurzelkanalaufbereitungsinstrument entspricht, wird in seinem vorderen Anteil mit einer pastenweichen, erhärtenden Wurzelfüllmasse beschickt und unter Druck so tief wie möglich in den Kanal eingeschoben. Anschließend wird dieser Guttapercha-Point mit einem Spreizinstrument geeigneten Durchmessers gegen die Kanalwand gedrängt und abgeflacht, so daß nach und nach weitere, ebenfalls zuvor mit der Wurzelfüllmasse benetzte Guttapercha-Stifte in den Kanal nachgeschoben und kondensiert werden können, bis der Kanal vollständig abgefüllt ist (laterale Kondensation). Dann werden die Guttapercha-Überschüsse am Resektionsquerschnitt mit einem erwärmten Instrument abgetragen und durch Glättung einwandfreie Verhältnisse am Kanalabschluß hergestellt.

Diese laterale Kondensationsmethode hat sich sehr gut bewährt, da sie aufgrund der Wandständigkeit und Dichte zu zuverlässigen Ergebnissen führt und zudem eine leichte Nachbearbeitung am Resektionsquerschnitt ermöglicht. Außerdem ist der Anteil des benötigten Sealers sehr gering.

Wurzelspitzenresektion an Molaren

Die Wurzelspitzenresektion an Molaren, bereits Ende des letzten Jahrhunderts von PARTSCH beschrieben [50], wurde in früheren Jahren nur selten durchgeführt. Zweifellos stellt sie ein operativ aufwendiges und schwieriges Verfahren dar, das nur von demjenigen durchgeführt werden sollte, der von seinem chirurgischen Können her dazu in der Lage ist. Aus diesem Grund wird sie sicher nicht routinemäßig in jeder zahnärztlichen Praxis indiziert sein, wobei jeder für sich prüfen muß, ob er den hohen technischen Anforderungen eines derartigen Eingriffes gewachsen ist. Die unmittelbare Nachbarschaft der Kieferhöhle oder des Mandibularkanals stellt von vornherein noch keine Kontraindikation dar, da daraus resultierende Komplikationen bei subtilem Vorgehen mit großer Sicherheit vermieden werden können. Eine Limitierung ist vielmehr häufig durch starke Krümmungen bzw. Abknickungen einzelner Wurzeln gegeben.

In jüngerer Zeit finden sich in der Literatur eine Reihe von Publikationen, in denen – auch an einem größeren Krankengut – über eine hohe Erfolgssicherheit bei der Molarenresektion berichtet wird [u. a. 1, 4, 7, 11, 14, 28, 31, 51]. Ebenso hat sich gezeigt, daß eine intraoperative Eröffnung der Kieferhöhle die Ergebnisse nicht negativ beeinflußt.

Die Resektion sollte unseres Erachtens grundsätzlich *einzeitig* durchgeführt werden. Während die bukkalen Wurzeln oberer Seitenzähne nach den bereits besprochenen Prinzipien von vestibulär reseziert werden, ist der Zugang zur palatinalen Wurzel häufig schwierig. Ist sie stark abgespreizt, sollte sie – um einen tunnellierenden Defekt zu vermeiden – von einem zusätzlichen palatinalen paramarginalen Schnitt angegangen werden. Wir sind der Meinung, daß bei dem relativ aufwendigen Verfahren der Resektion oberer Molaren die intra-

operative chirurgische Wurzelkanalfüllung auch der palatinalen Wurzel dem konservativen Verfahren überlegen und deshalb diesem vorzuziehen ist (Abb. 9) [4]. Bei starker Krümmung der bukkalen Wurzeln im Oberkiefer bzw. der mesialen Wurzel im Unterkiefer muß gelegentlich eine höhere Resektion durchgeführt werden, um einen sicheren Abschluß mit einem Stift zu ermöglichen. Aus den bereits erwähnten Überlegungen streben wir auch bei der Molarenresektion die intraoperative zweigeteilte Wurzelkanalfüllung mit einem genormten Stift und einer zusätzlichen Guttapercha-Kondensationsfüllung an (Abb. 10). Die retrograde Wurzelfüllung sollte auch hier begründeten Ausnahmefällen vorbehalten bleiben.

Die von KHOURY [28] angegebene Knochendeckelmethode bei Wurzelspitzenresektionen im Molarenbereich des Unterkiefers kann auch von uns empfohlen werden. Ihr Vorteil liegt in einer schnelleren knöchernen Wiederauffüllung des operativ geschaffenen Defektes mit ortsständigem ossären Gewebe und in der damit verbundenen rascheren Wiederherstellung normaler Verhältnisse.

Bei strenger Indikationsstellung und entsprechender Technik ist bei Wurzelspitzenresektionen an Molaren des Ober- und Unterkiefers mit ebenso zuverlässigen Ergebnissen wie an einwurzeligen Zähnen zu rechnen.

Retrograde Wurzelkanalfüllung

Es wurde bereits erwähnt, daß die retrograde Wurzelkanalfüllung im Rahmen der Wurzelspitzenresektion eine wesentlich schlechtere Prognose aufweist als die orthograde Wurzelkanalfüllung. Sie ist deshalb keine Alternative zur orthograden Methode und sollte nur dann durchgeführt werden, wenn letztere nicht möglich ist. Insbesondere stellen Kronen und Stiftaufbauten nicht a priori eine Indikation zur retrograden Wurzelkanalfüllung dar. Die besseren Aussichten für einen dauerhaften Erfolg rechtfertigen unseres Erachtens die Kronentrepanation wie auch den immer vorzunehmenden Versuch der Entfernung einer alten Wurzelfüllung, einer Stiftkrone oder eines Stiftaufbaues, letztere gegebenenfalls mit Hilfe von Spezialinstrumenten oder Ultraschall.

Nach der Resektion der Wurzelspitze wird der gesamte Wurzelkanalquerschnitt unter Zuhilfenahme eines Mikrowinkelstückes mit kleinen Rosenbohrern erweitert. Es folgt dann mit einem umge-

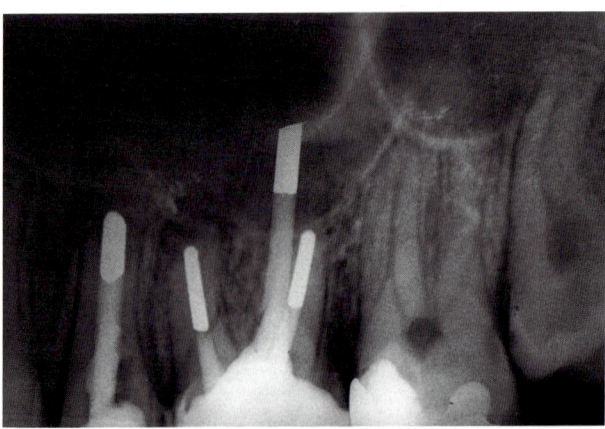

Abb. 9   Zustand sechs Monate nach Wurzelspitzenresektion mit intraoperativer orthograder Wurzelkanalfüllung an den Zähnen 25 und 26 bei klinischer Beschwerdefreiheit. Auf der Röntgenkontrollaufnahme sind die zum apikalen Abschluß verwendeten Silberstifte bei reizlosen periapikalen Verhältnissen gut sichtbar; das restliche Kanallumen wurde jeweils mit einer Guttapercha-Kondensationsfüllung versehen. Der kranial angrenzende Kieferhöhlenrezessus zeigt als Zeichen seiner Integrität eine normale Strahlentransparenz.

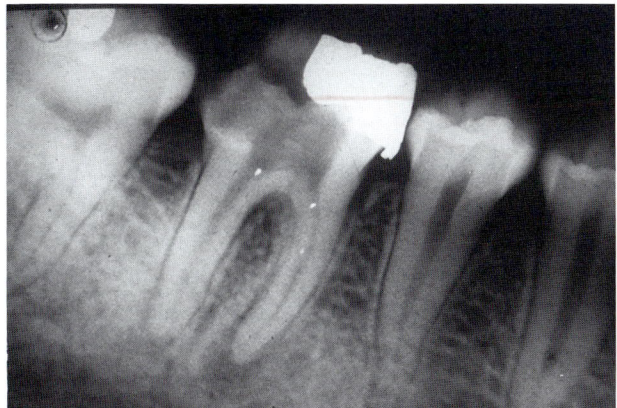

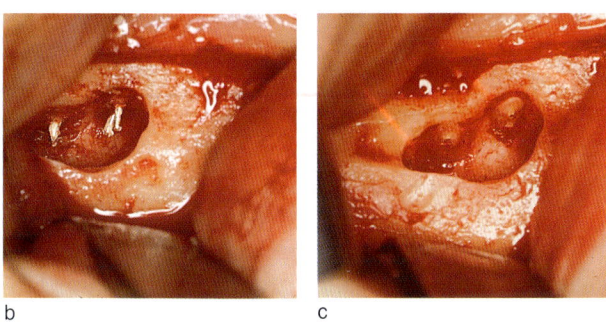

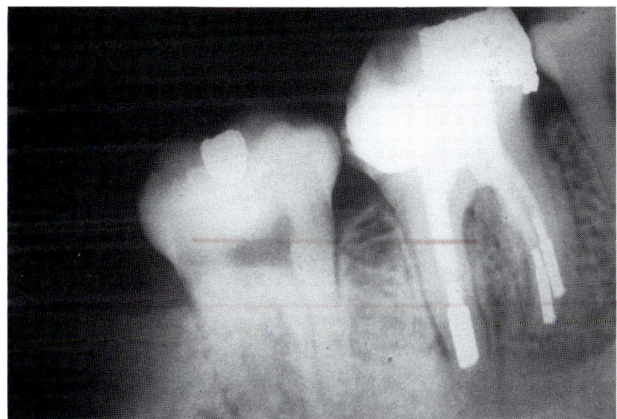

Abb. 10 Wurzelspitzenresektion des Zahnes 46 mit intraoperativer orthograder Wurzelkanalfüllung.

a) Röntgenologische Ausgangssituation. Trotz wiederholter medikamentöser Einlagen gelang es nicht, den an einer apikalen Parodontitis erkrankten Zahn 46 in den Zustand der Schmerzfreiheit zu überführen. Deshalb war ein kombiniert chirurgisch-endodontisches Vorgehen angezeigt.
b) Intraoperative Situation nach Versorgung der beiden mesialen Wurzelkanäle und des distalen Wurzelkanals mit apikalen Verschlußstiften aus Silber. Die Stiftenden ragen in die Knochenhöhle vor.
c) Intraoperative Situation nach Kürzung und Nachbearbeitung der Silberstifte am Resektionsquerschnitt. Die Wunde kann nun verschlossen werden.
d) Die unmittelbar post operationem angefertigte Röntgenkontrollaufnahme deckt keine Mängel auf. Die koronalen zwei Drittel der Wurzelkanäle wurden mit einer Guttapercha-Kondensationsfüllung versorgt. Im Zuge der weiteren Sanierung wurde die restliche, mesial überstehende Amalgamfüllung entfernt und der Zahn nach Versorgung mit einem intraradikulär verankerten Stiftaufbau überkront.

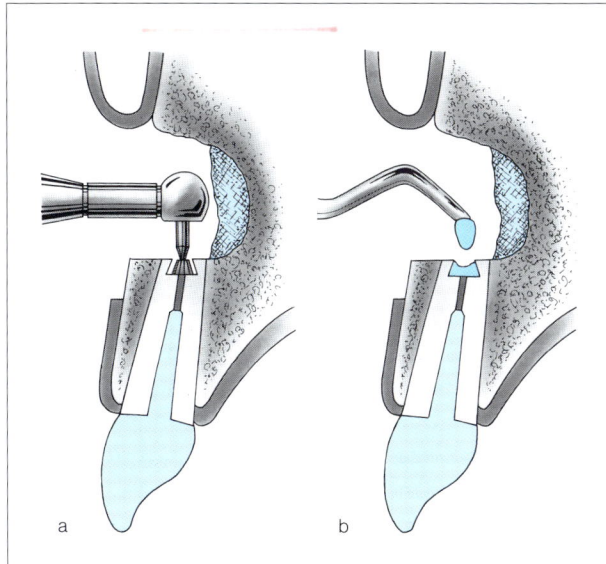

Abb. 11 a und b Technik der retrograden Wurzelkanalfüllung: Präparation einer kegelförmigen Kavität mit einem in ein Mikrokopf-Winkelstück eingespannten Spezialbohrer (a) und Versorgung der Kavität mit einer retrograden Wurzelfüllung (b). Während des Einbringens und der Nachbearbeitung des Füllungsmaterials ist mit besonderer Sorgfalt darauf zu achten, daß keine Materialreste in die Knochenhöhle gelangen und dort verbleiben. Aus diesem Grunde sollte die hintere Wandung der Knochenhöhle vorher mit Gaze abgedeckt werden.

kehrten Kegelbohrer das Anlegen einer unter sich gehenden Kavität (Abb. 11a). Hierbei ist darauf zu achten, daß auch bei mehr länglichen bis ausgesprochen schlitzförmigen Kanalquerschnitten immer das gesamte Lumen in die Kavität einbezogen wird.

Nach Säuberung und Trocknung der Kavität nehmen wir die retrograde Füllung aus den bereits dargelegten Gründen heute mit Glasionomerzement (Ketac-Silver®) vor. Sowohl während des Einbringens (Abb. 11b) als auch während der Bearbeitung muß peinlich dafür Sorge getragen werden, daß keine Materialreste in die Knochenhöhle gelangen und dort verbleiben.

Wundversorgung und postoperative Betreuung

Bevor die Wunde verschlossen wird, muß die Resektionshöhle nochmals gründlich revidiert werden, um eventuell noch verbliebene Füllungsreste zu entfernen. Nach der endgültigen Spülung kann es zweckmäßig sein, mit einem scharfen Löffel die Knochenwände der Resektionshöhle anzufrischen, damit diese sich unter Sicht des Auges mit Blut füllt.

Das Einbringen von *Medikamenten* in die Knochenwände zur lokalen antibakteriellen Therapie bzw. Infektionsprophylaxe ist überflüssig. Um einer Infektion vorzubeugen, fordern einzelne Autoren auch noch in jüngerer Zeit die postoperative Verabreichung von Antibiotika, wenn die Kieferhöhle bei dem Eingriff eröffnet wurde [17]. Wir haben immer wieder betont, daß eine prophylaktische Antibiotika-Verordnung in diesen bzw. in vergleichbaren Fällen keine gesicherte Berechtigung hat [30, 36, 65] und deshalb auch keine medizinisch begründete Indikation darstellt. Dieses trifft auch für die Molarenresektion zu. Antibiotika als Desinfektionsmittel mit dem Zweck der postoperativen bakteriellen Dekontamination sind ungeeignet [46], weshalb sich ihre routinemäßige Anwendung nach Wurzelspitzenresektionen verbietet.

Der *primäre dichte Nahtverschluß* stellt die beste Versorgung der Operationswunde dar. Um eine korrekte Adaptation der Wundränder nach Reposition des Schleimhaut-Periostlappens zu erreichen, wird die erste Naht an einem markanten Punkt der Schnittführung gelegt. Von hier aus erfolgt die weitere Vereinigung der Wundränder. Im Gaumenbereich ist zusätzlich eine adaptierende Verbandplatte anzulegen.

Unmittelbar nach der Wundversorgung ist eine *Röntgenkontrollaufnahme* unabdingbar. Deckt sie keine offensichtlichen Fehler auf, wie z. B. zurückgelassene Anteile der Wurzelspitze oder Füllungsreste, kann der Eingriff als beendet angesehen werden. Anderenfalls bietet sich jetzt noch die beste Gelegenheit, die Wunde nochmals zu öffnen und das Operationsgebiet ohne größere Umstände zu revidieren.

Um eine etwaige *postoperative Ödembildung* gering zu halten, kann für 24 Stunden ein Kompressionsverband (Mullbinde mit eingerollter Watte) angelegt werden. Alternativ können für die ersten Stunden nach dem Eingriff auch feucht-kalte Umschläge empfohlen werden. Diese einfachen und altbekannten Maßnahmen wirken oft sicherer als antiphlogistische Präparate, die zudem keine indifferenten Medikamente sind. Je zügiger und schonender operiert wurde, um so geringer sind Wundschmerz und Ödem und um so günstiger sind die Heilungsbedingungen.

Die Frage der *Arbeitsunfähigkeit* läßt sich nicht schematisch regeln, da sowohl der Schwierigkeitsgrad des Eingriffes, der postoperative Verlauf als auch der Beruf des Patienten zu berücksichtigen sind. Im allgemeinen schreiben wir berufstätige

Patienten für 2–4 Tage arbeitsunfähig. Die Nähte können nach etwa 7 Tagen entfernt werden.

Schwere Wundheilungsstörungen sind nach der Wurzelspitzenresektion weitaus seltener zu beobachten als nach Zahnextraktionen. In sehr seltenen Fällen deutet ein langsam stärker werdendes, schmerzhaftes Infiltrat, das nach dem Wundödem auftritt oder aus diesem hervorgeht, auf eine Verhaltung hin. Sie kann mit einer Temperaturerhöhung verbunden sein. Hier sorgt die Entfernung von ein oder zwei Nähten, das Spreizen der Wundränder und die Drainage mit einem locker eingelegten Gazestreifen für ausreichenden Abfluß der angestauten Wundsekrete.

Findet man bei der Operation unerwartet Symptome einer *akuten eitrigen Entzündung* vor, ist es zweckmäßig, von vornherein einen Gazestreifen nach der Nahtlegung locker in das Operationsgebiet für etwa 24 Stunden einzubringen.

Auch bei regelrechter Operationstechnik und schonendem Vorgehen kann sich gelegentlich nach der Wurzelspitzenresektion an unteren Seitenzähnen eine Parästhesie im Ausbreitungsgebiet des Nervus mentalis einstellen. Bereits der Zug oder Druck des eingesetzten Wundhakens genügt, um eine solche Sensibilitätsstörung vorübergehend auszulösen. Ihr ist in diesen Fällen keine ernsthafte Bedeutung beizumessen, da sich die Parästhesie spätestens nach einigen Wochen wieder zurückbildet.

Beurteilung des Heilungsergebnisses

Auf Einzelheiten des Heilungsablaufes nach der Wurzelspitzenresektion muß an dieser Stelle verzichtet werden. BROSCH hat hierzu eine ausführliche und zusammenfassende Darstellung gegeben [3].

Eine Heilung, wie sie die pathologische Anatomie im Sinne der Restitutio ad integrum definiert, gibt es weder nach der konservativen noch nach der endodontisch-chirurgischen Therapie der chronischenapikalen Parodontitis. Das Behandlungsziel der Wurzelspitzenresektion besteht darin, im Bereich des Wurzelstumpfes einen biologisch tragbaren, beschwerdefreien und funktionstüchtigen Zustand zu erreichen.

Die Beurteilung des Heilungsergebnisses bringt einige Probleme mit sich. Sie beziehen sich selbstverständlich nicht auf solche Zähne, bei denen ein Mißerfolg schon klinisch offen zutage tritt: Sei es, daß sich eine frühzeitige Lockerung bemerkbar macht, oder sei es, daß erneut einsetzende Be-

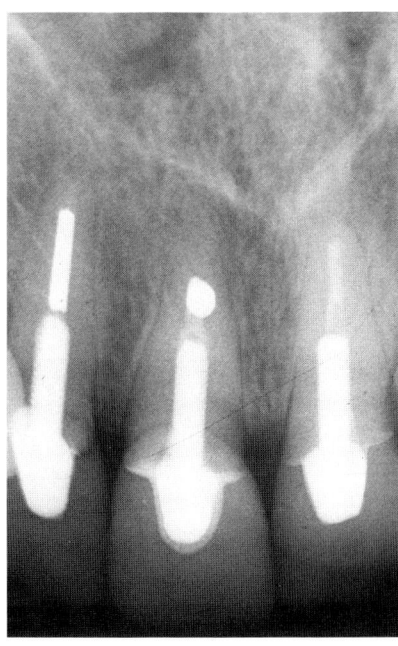

Abb. 12 Röntgenologisches Langzeitergebnis nach Wurzelspitzenresektion oberer Schneidezähne mit unterschiedlichen Techniken und Füllungsmaterialien:

Zahn 12: Zustand zehn Jahre nach dem Eingriff. Intraoperative orthograde Wurzelkanalfüllung mit einem apikalen Silberstift. Später erfolgte eine Versorgung mit einem Schraubenaufbau.
Zahn 11: Zustand sieben Jahre nach dem Eingriff an dem einen Schraubenaufbau tragenden Zahn mit Indikation zu einer retrograden Füllung (seinerzeit noch mit Silberamalgam).
Zahn 21: Zustand sieben Jahre nach dem Eingriff. An dem mit einem Schraubenaufbau versehenen Zahn bestand eine Wurzelkanalfüllung mit Guttapercha (laterale Kondensationstechnik).
In allen Fällen liegt eine vollständige Knochenregeneration vor. Die Wurzelstümpfe der Zähne sind von einer gleichmäßig schmalen, desmodontalspaltähnlichen Aufhellungslinie umgeben. Diese Kriterien sprechen neben der klinischen Beschwerdefreiheit und Funktionstüchtigkeit für einen Erfolg der Wurzelspitzenresektion.

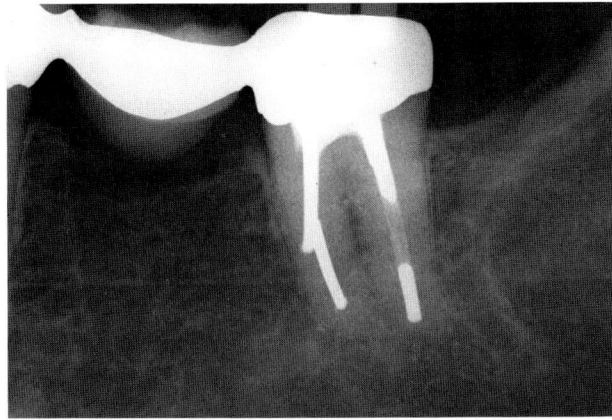

Abb. 13 Röntgenbefund 12 Jahre nach Wurzelspitzenresektion des Zahnes 37 und intraoperativer orthograder Wurzelkanalfüllung (drei Kanäle) mit apikalen Silberstiften. Es liegt eine vollständige Knochenregeneration vor. Der anschließend mit einem gegossenen Stiftaufbau versehene Zahn ist seit dieser Zeit ein voll funktionstüchtiger Pfeiler eines festsitzenden Brückenersatzes.

schwerden, eine stärkere Perkussionsempfindlichkeit, eine schmerzhafte Schwellung oder eine Fistel auf ein Rezidiv der apikalen Parodontitis hinweisen. Hier ist die Situation im negativen Sinne eindeutig.

Andererseits sagt das Fehlen subjektiver oder objektiver klinischer Krankheitssymptome allein noch nichts über den tatsächlichen Erfolg der Wurzelspitzenresektion aus. Es wäre verfehlt, die Beschwerdefreiheit und Funktionstüchtigkeit des resezierten Zahnes von vornherein mit einer „Heilung" gleichzusetzen. Zur Kontrolle der Ausheilung ist neben dem klinischen Befund stets die Röntgenaufnahme heranzuziehen.

Während erste Anzeichen einer Knochenneubildung nach etwa 2–3 Monaten auf dem Röntgenbild zu erkennen sind, kann der Endzustand der Knochenausheilung gelegentlich bereits mit sechs Monaten erreicht sein. Diese Fälle sind jedoch Ausnahmen und deshalb nicht zu verallgemeinern. Es besteht heute Übereinstimmung darüber, daß die röntgenologische Untersuchung erst ein Jahr nach dem Eingriff eine verläßliche Aussage über das Ergebnis der Wurzelspitzenresektion erlaubt.

Die Wurzelspitzenresektion ist als gelungen zu bezeichnen, wenn die ehemalige Knochenwunde vollständig durch neugebildeten Knochen ausgefüllt ist und eine gleichmäßig schmale Aufhellungslinie den Wurzelstumpf umgibt (Abb. 12 und 13). Diese Aufhellungslinie, die röntgenologisch wie ein Desmodontalspalt aussieht, aber keiner im ursprünglichen Sinne ist, wird durch eine bindegewebige Abkapselung des Wurzelstumpfes hervorgerufen.

Die Bewertung „gelungen" bedarf allerdings insofern einer Einschränkung, als bei der Röntgenaufnahme stets projektionsbedingte Unzulänglichkeiten einkalkuliert werden müssen [63, 67]. Kleinere Rezidive können sich so dem Blick entziehen (Abb. 14). Hinsichtlich des Informationswertes der Röntgenaufnahme ergeben sich hier letzten Endes die gleichen Gesichtspunkte, wie sie auch sonst für die Erfassung periapikaler Veränderungen gelten [42]. Trotzdem sehen wir ebenso wie SONNABEND keine Notwendigkeit, von der normalen Einstelltechnik bei den postoperativen Kontrollaufnahmen abzugehen und eine andere Richtung des Zentralstrahles zu wählen, als sie für die Beurteilung der Indikation und der Wurzelkanalfüllung vor dem Eingriff üblich ist [63].

Das Ausbleiben einer vollständigen knöchernen Regeneration der Operationshöhle muß nicht für einen Mißerfolg sprechen. Es ist bekannt, daß nach der Wurzelspitzenresektion Knochenlücken beste-

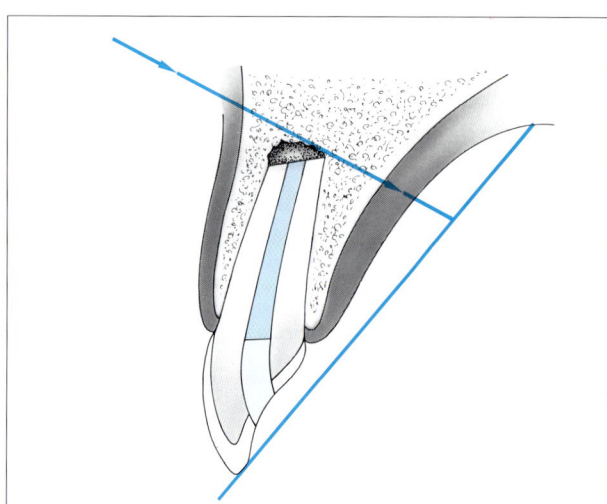

Abb. 14 Der Resektionsquerschnitt sollte so horizontal wie möglich und so schräg nach vestibulär wie für die intraoperative Übersicht nötig angelegt werden. Aber auch bei Einhaltung dieser Forderung wird ein Rezidiv bis zur Größe des eingezeichneten Bezirkes bei der üblichen Einstelltechnik röntgenologisch nicht zu erfassen sein (nach [63]).

Knochenapposition zwar angelaufen, aber vorzeitig wieder zum Stillstand gekommen. Daraus resultieren mehr oder weniger stark verkleinerte Operationsdefekte, die im Zentrum anstelle von Knochen mit derb-fibrösem Bindegewebe ausgekleidet sind. Sie bleiben über Jahre in unveränderter Größe bestehen und sind auch dann noch nachweisbar, wenn der resezierte Zahn schon lange der Zange zum Opfer gefallen ist (Abb. 15). Die Kenntnis dieser persistierenden, sogenannten Restaufhellungen ist wichtig, um Fehldeutungen und unnötige Revisionen zu vermeiden.

In selteneren Fällen können diese Restaufhellungen unmittelbar dem Resektionsquerschnitt anliegen. HAMMER hat sie als apexnahe Narben bezeichnet [20]. Eine sichere diagnostische Aussage, ob es sich um eine bindegewebige Ausheilung oder um ein Rezidiv einer chronischen apikalen Parodontitis bzw. einer radikulären Zyste handelt, ist anhand der Röntgenaufnahme nicht möglich. Erfahrungsgemäß muß bei solchen Befunden vorrangig immer ein Mißerfolg der Wurzelspitzenresektion in Betracht gezogen werden.

hen bleiben können, die auf dem Röntgenbild als umschriebene, durchweg scharf begrenzte Aufhellungen imponieren. In diesen Fällen ist die

Anders verhält es sich mit jenen Restaufhellun-

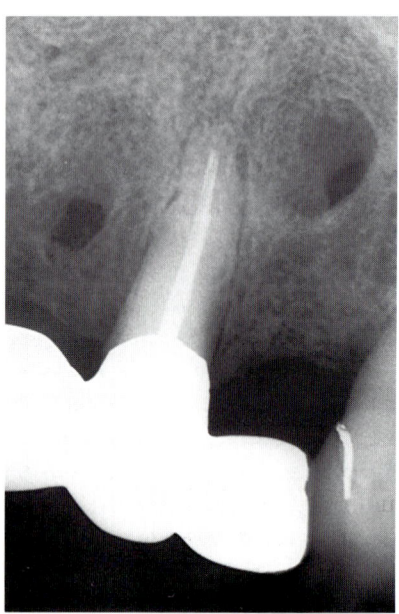

Abb. 15 Angedeutet röhrenförmige „Restaufhellung" durch Tunnellierung des Alveolarfortsatzes nach Wurzelspitzenresektion des Zahnes 12. Der resezierte Zahn wurde bereits vor über drei Jahren entfernt. Bei der in Gegend 14 erkennbaren Transparenz handelt es sich um einen restierenden Knochendefekt nach Osteotomie. Diese narbigen Ausheilungsstadien dürfen nicht mit Restzysten verwechselt werden (Anamnese, röntgenologische Verlaufskontrolle!).

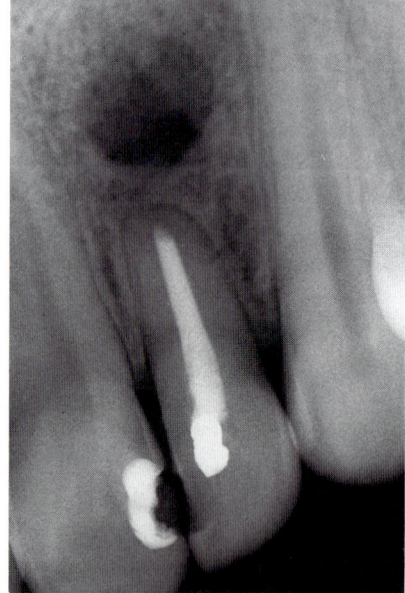

Abb. 16 Größere „Restaufhellung" als Folge eines tunnellierenden Knochendefektes nach Wurzelspitzenresektion des Zahnes 22. Der Eingriff liegt mehrere Jahre zurück. Man beachte die den Resektionsquerschnitt umgebende, desmodontalspaltähnliche Zeichnung und die zwischen dem Wurzelstumpf und der Aufhellung gelegene Knochenbrücke. Ein solcher Befund ist als narbige Ausheilung zu werten.

gen, die durch eine mehr oder minder breite Knochenschicht von dem eine desmodontalspaltähnliche Zeichnung aufweisenden Wurzelstumpf getrennt sind (Abb. 16). Diese apexfernen Narben nach HAMMER [20] oder isolierten Formen nach TRAUNER [67] stellen mit an Sicherheit grenzender Wahrscheinlichkeit bindegewebige Ausheilungen dar. Sie sind deshalb unbedenklich den Erfolgen nach Wurzelspitzenresektion zuzurechnen.

Derartige unvollkommene Knochenregenerationen mit zentraler bindegewebiger Vernarbung pflegen sich im Anschluß an eine sogenannte Tunnellierung des Alveolarfortsatzes einzustellen. Unter diesem Begriff wird ein von der vestibulären Seite bis zum Periost des Gaumens durchgehender, röhrenförmiger Substanzverlust des Knochens ver-

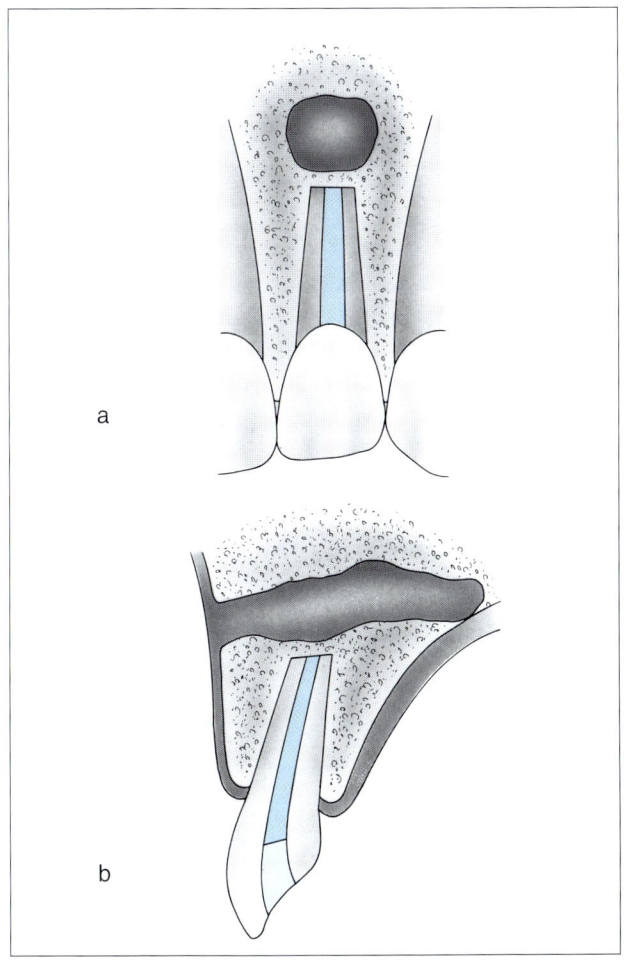

Abb. 17 a und b Schematische Darstellung einer von der vestibulären Seite bis zum Periost des Gaumens durchgehenden, sogenannten Tunnellierung des Alveolarfortsatzes nach Wurzelspitzenresektion des Zahnes 22. Die röntgenologisch in solchen Fällen nachweisbare Knochenbrücke zwischen dem Wurzelstumpf und der „Restaufhellung" erlaubt eine sichere diagnostische Abgrenzung des eine bindegewebig-narbige Ausheilung darstellenden Knochendefektes gegenüber dem Rezidiv einer chronischen apikalen Parodontitis oder einer radikulären Zyste.

standen (Abb. 17), der im Zuge des Eingriffs entstehen kann und dann unausweichlich ist, wenn der periapikale Entzündungsprozeß bereits die palatinale Kompakta zerstört hat.

Relativ häufig beobachtet man Restaufhellungen als Folge tunnellierender Defekte nach Wurzelspitzenresektion an oberen seitlichen Schneidezähnen, mitunter auch an anderen Zähnen des Oberkiefers. Sie sind weiterhin nach der operativen Entfernung oberer retinierter Eckzähne beschrieben worden [u. a. 22].

Ursächlich wurde die mangelhafte ossifikatorische Kraft des umgebenden Gewebes immer wieder mit einer Schädigung der palatinalen Knochenhaut in Verbindung gebracht, ohne indessen als Erklärung voll befriedigen zu können. Andere Autoren führen dieses Phänomen nicht auf eine Minderleistung des gaumenwärtigen Periostes, sondern auf die post operationem veränderten mechanischen Bedingungen zurück, die dem Aufbau eines normalen, trajektoriell ausgerichteten Knochengefüges entgegenstehen [22].

Mißerfolge und häufige Fehler

Es ist unbestritten, daß die Wurzelspitzenresektion trotz richtiger Indikation, ordnungsgemäßer Versorgung des Wurzelkanals und regelrechter Operationstechnik gelegentlich mit einem Mißerfolg enden kann; und zwar auch dann, wenn lange Zeit alles für einen vermeintlichen Erfolg zu sprechen schien [32].

In diesem Zusammenhang sei daran erinnert, daß bei einer Wurzelspitzenresektion stets zahlreiche marktote Dentinkanälchen am Amputationsquerschnitt freigelegt werden, die unversorgt bleiben. Es erscheint nicht ausgeschlossen, daß sie in seltenen Fällen Ausgangspunkt zunächst latent bleibender und nur histologisch nachweisbarer chronischer Entzündungsvorgänge sind, die eines Tages klinisch manifest werden können.

Vorrangig muß natürlich berücksichtigt werden, daß es nach wie vor kein allen Anforderungen gerecht werdendes Füllungsmaterial gibt. Einige der bisher gebräuchlichsten Füllungsmaterialien, deren biologische Eigenschaften im Kontakt mit dem periapikalen Gewebe früher zumindest als akzeptabel, wenn nicht eher günstig beurteilt wurden, werden aufgrund neuerer Erkenntnisse inzwischen wesentlich zurückhaltender bewertet oder sogar als problematisch eingestuft.

Am Beispiel der Silberstifte zeigt sich die erhebliche Diskrepanz, die zwischen den beeindruckend hohen Erfolgsraten klinisch-röntgenologischer Nachuntersuchungen, einzelnen Fallberichten über Mißerfolge sowie den Ergebnissen experimenteller, unter klinischen Bedingungen durchgeführter Biokompatibilitätsprüfungen besteht. Dieses komplexe Thema bedarf einer weiteren systematischen Abklärung und des noch zu erbringenden Beweises, daß andere Materialien langfristig besser geeignet sind [54b].

Die Erfahrungen lehren, daß diese materialbedingten Mißerfolge nach Wurzelspitzenresektion in keinem Verhältnis zu der Zahl vermeidbarer Mißerfolge stehen, die eindeutig auf bestimmte Versäumnisse, Mängel und Fehler bei der Indikationsstellung, Planung und operativen Durchführung des Eingriffes zurückgehen:

• *Nicht streng genug oder falsch gestellte Indikation:* Die Nichtbeachtung einer fortgeschrittenen marginalen Parodontitis kann dazu führen, daß der resezierte Zahn den normalen kaufunktionellen Beanspruchungen nicht mehr gewachsen ist und vorzeitig locker wird. Ähnlich verhält es sich, wenn man die Belastung eines schon als Brückenpfeiler dienenden Zahnes unterschätzt oder die Wurzel unnötigerweise über das erforderliche Resektionsmaß hinaus zu weit kürzt. Tiefe Taschen werden übersehen, von denen eine Reinfektion des Operationsgebietes droht.
• *Mangelhafte Aufbereitung und Füllung des Wurzelkanals:* Die Überprüfung des Kanalabschlusses am Resektionsquerschnitt unterblieb oder

erfolgte nicht sorgfältig genug, so daß bestehende Mängel (Spalten, ungenügende Wanddichte der Füllung, unerschlossene Anteile des Kanallumens) nicht erfaßt wurden.
• Als Ursache zunächst nicht erklärbarer Rezidive konnten wir wiederholt bei Nachoperationen feststellen, daß zwar ein regelrechter Abschluß des Hauptkanals am Stumpfende vorlag, eine nahe gelegene *Via falsa* aber unversorgt geblieben war. Andererseits ist es erstaunlich, daß noch Resektionsversuche an Zähnen angestellt werden, die aufgrund einer ungünstig gelegenen Via falsa eindeutig extraktionsreif sind.

Daneben gibt es noch eine ganze Reihe offensichtlicher Fehler, die in ihrer Art immer wiederkehren [43]. Bei ihnen handelt es sich um mehr oder minder grobe Verstöße gegen die chirurgischen Grundregeln der Wurzelspitzenresektion. Sie lassen sich zwar mit ungenügendem topographischem Verständnis, mangelnder Geschicklichkeit, unzureichenden Erfahrungen, ungeübter Assistenz, schlechter Sicht bzw. Übersicht erklären, aber nicht entschuldigen (Abb. 18, 19 und 20).

Nicht selten kommt ein Fehler zum anderen. Da wird auf eine unvollständig abgetragene Wurzelspitze noch ein deplazierter retrograder Verschluß eingebracht usw. Wer möchte in all diesen Fällen noch von einem unbemerkten Mißgeschick sprechen angesichts der Tatsache, daß solche krassen Unzulänglichkeiten und Fehler doch spätestens bei der routinemäßig zu fordernden Röntgenaufnahme unmittelbar nach dem Eingriff hätten entdeckt wer-

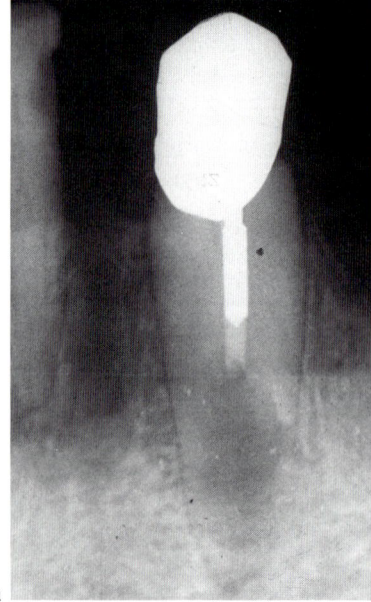 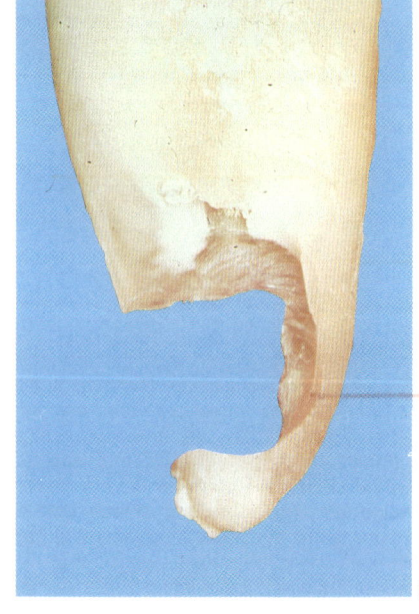

Abb. 18 Nur angefräste, im Endeffekt stehengelassene Wurzelspitze des Zahnes 33.

a) Röntgenologische Situation.
b) Befund am extrahierten Zahn.   a   b

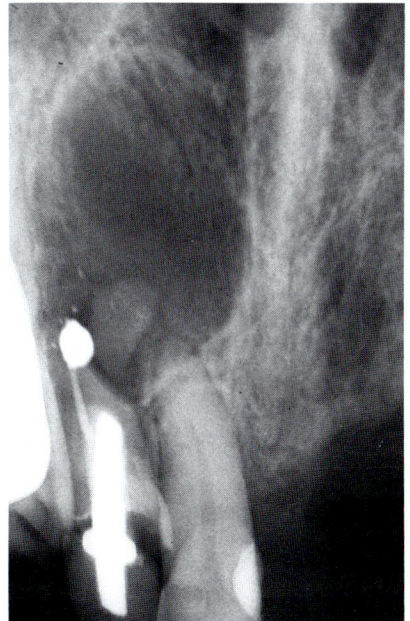
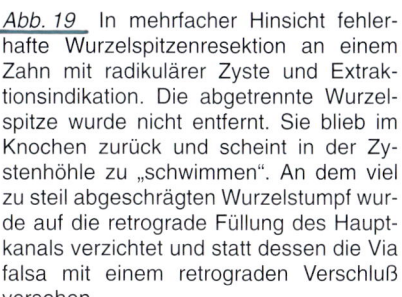

a

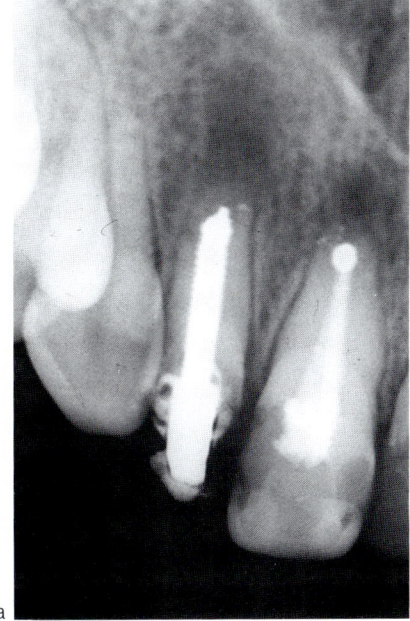
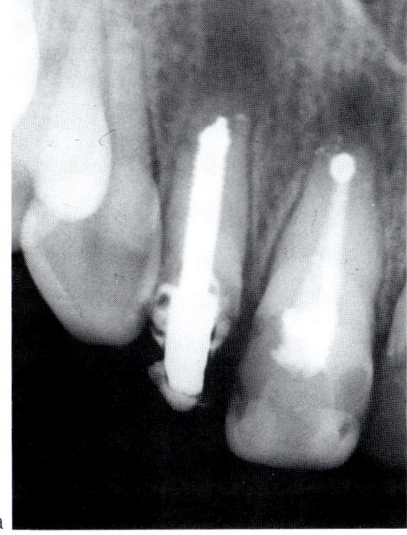

b

Abb. 19 In mehrfacher Hinsicht fehler-
hafte Wurzelspitzenresektion an einem
Zahn mit radikulärer Zyste und Extrak-
tionsindikation. Die abgetrennte Wurzelspitze wurde nicht entfernt. Sie blieb im
Knochen zurück und scheint in der Zystenhöhle zu „schwimmen". An dem viel
zu steil abgeschrägten Wurzelstumpf wurde auf die retrograde Füllung des Hauptkanals verzichtet und statt dessen die Via
falsa mit einem retrograden Verschluß
versehen.

Abb. 20
Nicht korrekt gelegte retrograde Wurzelkanalfüllung.

a) Röntgenbefund nach Wurzelspitzenresektion der Zähne 12 und 11 mit
retrograder Amalgamfüllung am Zahn 11.
b) Die Röntgenaufnahme fünf Jahre später zeigt ein Rezidiv der chronischen
apikalen Parodontitis am Zahn 11. Aufgrund einer nicht lege artis präparierten,
nur flach-muldenförmig angelegten Kavität am Resektionsquerschnitt hat sich
die retrograde Füllung gelöst und ist – zusätzlich begünstigt durch Resorptionsvorgänge am Wurzelende – in den periapikalen ostitischen Prozeß
abgewandert.

den müssen? Hätte man diese Aufnahme angefer-
tigt, so wäre noch eine rechtzeitige Korrektur des
Operationsergebnisses möglich gewesen.

Wer bereit ist, sich selbst Fehler einzugestehen
und aus ihnen zu lernen, der wird auch verantwor-
tungsbewußt genug sein, alles zu ihrer Vermeidung
zu tun. Die gewissenhafte Befolgung anerkannter
Richtlinien und Selbstkritik sind auch bei der Wurzelspitzenresektion wesentliche Voraussetzungen
zum Erfolg.

Schlußbemerkung

In der Literatur finden sich vereinzelt Hinweise,
wonach die konservative Wurzelkanalbehandlung
eine bessere Prognose haben soll als das endodon-
tisch-chirurgische Vorgehen [u. a. 35]. Solche Aussagen sind schon vom Ansatz her fragwürdig; denn
es handelt sich ja um keine alternativen und deshalb
unmittelbar vergleichbaren Therapieverfahren. Die
Wurzelspitzenresektion stellt immer den weitergehenden Behandlungsschritt dar, so daß die Indika-

tion zu diesem Eingriff bereits eine negative Selek-
tion der Behandlungsfälle bedeutet.

Aber auch vergleichende Statistiken über die Behandlungsergebnisse mit Wurzelspitzenresektionen
sind sehr kritisch zu bewerten, da es ihnen meistens
an einheitlichen Parametern mangelt. Zu den
schwer korrelierbaren, variablen Größen gehören
z. B. die Patientenzahl, die Indikationsstellung, die
von Fall zu Fall unterschiedlichen anatomischen
Gegebenheiten des Wurzelkanalsystems, die bevor-
zugte Methode (prä- oder intraoperative Wurzelkanalfüllung), das verwendete Füllungsmaterial, die
Beurteilung des Heilungsergebnisses, der Zeitraum
der Nachkontrolle und nicht zuletzt das Können
und die Erfahrung des einzelnen Operateurs.

Generell läßt sich jedenfalls feststellen, daß
die Wurzelspitzenresektion bei gewissenhaf-
ter Einhaltung sowohl der endodontischen
als auch der chirurgischen Behandlungsprinzipien eine hohe Erfolgssicherheit in der operativen Therapie der chronischen apikalen
Parodontitis gewährleistet.

Literatur

[1] Altonen, M., Mattila, K.: Follow-up study of apicoectomized molars. Int. J. Oral Surg. 5 (1976), 33.

[2] Barkhodar, R. A., Pelzner, R. B., Stark, M. M.: Use of glass ionomers as retrofilling materials. Oral Surg. 76 (1989), 734.

[3] Brosch, F.: Die Wurzelspitzenresektion: In: Häupl, K., Meyer, W., Schuchardt, K. (Hrsg.): Die Zahn-, Mund- und Kieferheilkunde, Bd. III/1, 1. Aufl., S. 385. Urban & Schwarzenberg, München–Berlin 1957.

[4] Bull, H. G., Neugebauer, W.: Die Wurzelspitzenresektion an Molaren des Ober- und Unterkiefers. Indikation, Technik und Fehlerquellen sowie Langzeitergebnisse. Dtsch. Z. Mund-Kiefer-Gesichtschir. 3 (1979), 229.

[5] Chen, R. W., Whanger, P. D., Fang, S. C.: Diversion of mercury binding in rat tissues by selenium: A possible mechanism of protection. Pharmacol. Res. Comm. 6 (1974), 571.

[6] Chung, A., Maines, M. D., Reynolds, W. A.: Inhibition of the enzymes of glutathione metabolism by mercuric chloride in the rat kidney: Reversal by selenium. Biochem. Pharmacol. 31 (1982), 3093.

[7] Cordes, V., Schubert, H., Bier, J.: Wurzelspitzenamputationen am Molaren mit chirurgischer Wurzelfüllung aus Titan. Dtsch. zahnärztl. Z. 42 (1987), 262.

[8] Cunningham, J.: The seal of root fillings at apicectomy. Brit. Dent. J. 139 (1975), 430.

[9] Fischer, C.-H.: Kritik zur Aufbereitung und Abfüllung des Wurzelkanals. Dtsch. Zahn-Mund-Kieferheilk. 29 (1958), 32.

[10] Foitzik, Ch., Staus, H.: Wurzelspitzenresektionen – Aktuelle Gesichtspunkte und Erfahrungen mit einem apikalen Wurzelstift aus Titan. Dtsch. zahnärztl. Z. 40 (1985), 63.

[11] Franz, M., Bethke, K., Bier, J.: Wurzelspitzenamputation an 150 Molaren des Ober- und Unterkiefers. Dtsch. zahnärztl. Z. 42 (1987), 287.

[12] Fritzemeier, C. U.: Die Wurzelspitzenresektion. Zahnärztl. Mitt. 74 (1984), 1009.

[13] Fritzemeier, C. U., Lentrodt, J.: Erfolge und Mißerfolge bei Wurzelspitzenresektionen. Dtsch. zahnärztl. Z. 39 (1984), 187.

[14] Geiger, S. A., Peuten, M.: Wurzelspitzenresektionen an Molaren im Oberkiefer. Dtsch. zahnärztl. Z. 42 (1987), 268.

[15] Grossmann, L. I.: Endodontic practice. 10. ed. Lea & Febiger, Philadelphia 1981.

[16] Guldener, P. H. A.: Wurzelkanalfüllung. In: Guldener, P. H. A., Langeland, K. (Hrsg.): Endodontologie, 2. Aufl., S. 262. Thieme, Stuttgart 1987.

[17] Guldener, P. H. A.: Endodontische Chirurgie. In: Guldener, P. H. A., Langeland, K. (Hrsg.): Endodontologie, 2. Aufl., S. 388. Thieme, Stuttgart 1987.

[18] Guldener, P. H. A.: Wurzelspitzenresektion. Schweiz. Monatsschr. Zahnmed. 104 (1994), 183.

[19] Haessler, D., Foitzik, Ch., Mallinckrodt, D. v.: Orthograder Wurzelkanalverschluß mit Keramikstiften aus Zirconoxid. Dtsch. zahnärztl. Z. 42 (1987), 1035.

[20] Hammer, H.: Über die Ergebnisse der operativen Behandlung der chronischen apikalen Parodontitis und ihrer Folgezustände. Dtsch. zahnärztl. Wschr. 36 (1933), 151.

[21] Handtmann, S., Lindemann, W., Hüttemann, H., Schulte, W.: Korrosionserscheinungen an Silberstiften I und II. Dtsch. zahnärztl. Z. 42 (1987), 362, 639.

[22] Haunfelder, D.: Der sogenannte Restschatten nach Wurzelspitzenresektionen. Dtsch. zahnärztl. Z. 21 (1966), 748.

[23] Herforth, A., Seichter, U., Steveling, I.: Vergleichende Nachuntersuchungen von konservativen und chirurgischen Wurzelkanalbehandlungen im jugendlichen Alter. Dtsch. zahnärztl. Z. 40 (1985), 949.

[24] Ilgenstein, B., Raveh, J., Berthold, H.: Biocem – ein neues Material zur retrograden Wurzelfüllung. Schweiz. Monatsschr. Zahnmed., im Druck.

[25] Jänicke, S., Tetsch, P.: Wurzelspitzenresektion mit genormter intraoperativer Al_2O_3-Keramikstiftfüllung. Erste Ergebnisse einer prospektiven Studie an 100 Oberkieferfrontzähnen. Dtsch. zahnärztl. Z. 42 (1987), 283.

[26] Jung, F.: Über die Wurzelspitzenresektion an Brückenpfeilern. Dtsch. zahnärztl. Z. 21 (1966), 389.

[27] Kehoe, J. C.: Intracanal corrosion of a silver cone producing a localized argyria: scanning electron microscope and energy dispersive X-ray analyzer analyses. J. Endodont. 10 (1984), 199.

[28] Khoury, F.: Möglichkeiten, Grenzen und Erfahrung mit der Knochendeckelmethode bei Wurzelspitzenresektionen im Molarenbereich des Unterkiefers. Dtsch. zahnärztl. Z. 42 (1987), 258.

[29] Khoury, F., Schulte, A., Becker, R., Hahn, T.: Prospektive Vergleichsstudie zwischen prä- und intraoperativer Wurzelfüllung. Dtsch. zahnärztl. Z. 42 (1987), 248.

[30] Knolle, G., Rechmann, P., Straßburg, M.: Die Antibiotikatherapie in der Zahnarztpraxis. Zahnärztl. Mitt. 77 (1987), 1537.

[31] Kristen, K.: Ergebnisse der apikalen Radikaloperation im Seitenzahnbereich. Dtsch. Zahn-Mund-Kieferheilk. 39 (1963), 1.

[32] Krüger, E.: Operationslehre für Zahnärzte, 8. Aufl. Quintessenz, Berlin–Chicago–Rio de Janeiro–Tokio 1993.

[33] Langeland, K.: Root canal sealers and pastes. Dent. Clin. North Amer. 18 (1974), 309.

[34] Langeland, K.: Gewebsreaktion auf Wurzelkanalfüllmaterialien. In: Guldener, P.H.A., Langeland, K. (Hrsg.): Endodontologie, 2. Aufl., S. 297. Thieme, Stuttgart 1987.

[35] Langeland, K., Block, R. M., Grossmann, L. I.: A histopathologic and histobacteriologic study of 35 periapical endodontic surgical specimens. J. Endodont. 3 (1977), 8.

[36] Lentrodt, J., Höltje, H.-J.: Chemotherapie and -prophylaxe bei entzündlichen Erkrankungen im Gesichts- und Kieferbereich. In: Kirsch, T. (Hrsg.): Chemotherapie in der Zahn-, Mund- und Kieferheilkunde, S. 45. Thieme, Stuttgart 1972.

[37] Lindemann, V., Kopp, St., Hoffmeister, B.: Die Ergebnisse der präoperativen und intraoperativen Wurzelfüllung bei der Wurzelspitzenresektion im Vergleich. Dtsch. zahnärztl. Z. 42 (1987), 245.

[38] Messing, J. J.: Precision apical silver cones. J. Brit. Endodont. Soc. 3 (1969), 22.

[39] Meyer, W., Scheele, E.: Die Anatomie der Wurzelkanäle. Dtsch. zahnärztl. Z. 9 (1954), 497.

[40] Meyer, W.: Die Anatomie der Wurzelkanäle. Dtsch. zahnärztl. Z. 14 (1959), 1239.

[41] Meyer, W.: Die anatomischen Grundlagen der Wurzelbehandlung. Dtsch. zahnärztl. Z. 15 (1960), 777.

[42] Meyer, W.: Probleme der sogenannten Wurzelbehandlung. Zahnärztl. Mitt. 51 (1961), 301.

[43] Meyer, W.: Die Technik der Wurzelspitzenresektion und ihre stereotypen Fehler. Dtsch. Zahn-Mund-Kieferheilk. 39 (1963), 97.

[44] Meyer, W.: Zahnärztliche Operationslehre, 2. Aufl. Urban & Schwarzenberg, München–Berlin 1963.

[45] Michalczik, V., Rings, J., Bürrig, K. F., Fritzemeier, C. U., Lentrodt, J.: Randschlußverhalten von Glasionomerzementen bei der Wurzelspitzenresektion mit retrograder Abfüllung. Dtsch. Z. Mund-Kiefer-Gesichtschir. 17 (1993), 50.

[46] Naumann, P.: Antibiotikaprophylaxe in der Traumatologie. Unfallheilk. 82 (1979), 270.

[47] Neugebauer, W., Albers, H. K., Bull, H.-G.: Biologisch-werkstoffkundliche Untersuchungen verschiedener Füllungsmaterialien zur retrograden Wurzelfüllung im Tierexperiment. Dtsch. zahnärztl. Z. 36 (1981), 225.

[48] Niederdellmann, H., Krekeler, G., Kaupp, E.: Rasterelektronenmikroskopische Untersuchungen zur Beurteilung der Wandständigkeit von Wurzelfüllungen im apikalen Bereich. Zahnärztl. Welt 85 (1976), 773.

[49] Olson, A., MacPherson, M. G., Hartwell, G. R., Weller, N., Kulid, J. C.: An in vitro evaluation of injectable thermoplasticized guttapercha, glass ionomer and amalgam, when used as retrofilling materials. J. Endodont. 16 (1990), 361.

[50] Partsch, C.: Über Wurzelresection. Dtsch. Mschr. Zahnheilk. 17 (1899), 348.

[51] Persson, G.: Periapical surgery of molars. Int. J. Oral Surg. 11 (1982), 96.

[52] Raveh, J., Stich, H., Schawalder, P., Ruchti, C., Cottier, H.: Biocement – A new material. Results of its experimental use of osseous repair of skull cap defects with lesions of the dura mater and liquorrhea, reconstruction of the anterior wall of the frontal sinuses and fixation of allo-implants. Acta otolaryngol. 94 (1982), 371.

[53] Rechmann, P.: Zur Aufnahme von Metallen aus restaurativen Legierungen in die Mundschleimhaut: mikroanalytische Untersuchungen an menschlichen Gewebeproben. Quintessenz Berlin, 1994.

[54a] Rehrmann, A.: Zur Frage der chirurgischen Wurzelfüllung und ihrer Verbesserung durch Verwendung eines neuen Normbesteckes. Zahnärztl. Rdsch. 60 (1951), 118.

[54b] Reinhart, E., Reuther, J., Bleymüller, W., Michel, Ch., Eckstein, Th., Ordung, R.: Langzeitresultate nach Wurzelspitzenresektion mit unterschiedlichen Operationstechniken und Füllungsmaterialien. Dtsch. zahnärztl. Z. 50 (1995), 157.

[55] Rungby, J., Ellermann-Eriksen, S., Danscher, G.: Effects of selenium on toxicity and ultrastructural localization of silver in cultured macrophages. Arch. Toxicol. 61 (1987), 40.

[56] Sauer, H. R., Bürring, K. F., Fritzemeier, C. U., Lentrodt, J.: Rasterelektronen- und auflichtmikroskopische Vergleichsuntersuchungen zur Randspaltkonfiguration verschiedener Verschlußtechniken bei der Wurzelspitzenresektion. Dtsch. zahnärztl. Z. 42 (1987), 254.

[57] Schilli, W., Niederdellmann, H., Krekeler, G.: Genormter apikaler Wurzelstift aus Titan zum Kanalverschluß bei Wurzelspitzenresektion. Dtsch. zahnärztl. Z. 33 (1978), 290.

[58] Schramm-Scherer, B., Tetsch, P.: Biokompatible Stiftsysteme als Wurzelfüllung. Zahnärztl. Mitt. 76 (1986), 1763.

[59] Schreiber, Th., Tetsch, P.: Wurzelspitzenresektion mit intraoperativer apikaler Titan- und Silberstiftfüllung. Dtsch. Z. Mund-Kiefer-Gesichtschir. 9 (1985), 43.

[60] Schroeder, A.: Endodontie. Quintessenz, Berlin 1981.

[61] Schwartz, S. A., Alexander, J. B.: A comparison of leakage between silver glass ionomer cement and amalgam retrofillings. J. Endod. 14 (1988), 385.

[62] Seltzer, S., Green, D. B., Weiner, N., de Renzi, F.: A scanning electron microscope examination of silver cones removed from endodontically treated teeth. Oral Surg. 33 (1972), 589.

[63] Sonnabend, E.: Zur röntgenologischen Beurteilung und Kontrolle der Wurzelspitzenresektion. Dtsch. zahnärztl. Z. 21 (1966), 1275.

[64] Straßburg, M.: Der Verdacht auf odontogene Herderkrankung und seine praktischen Konsequenzen für den Zahnarzt. Zahnärztl. Rdsch. 73 (1964), 229.

[65] Straßburg, M., Menzel, H. J., Knolle, G.: Ist die Anwendung von Antibiotika zur Vermeidung von Wundheilungsstörungen nach operativer Weisheitszahnentfernung sinnvoll? Dtsch. Zahn-Mund-Kieferheilk. 55 (1970), 99.

[66] Tetsch, P.: Wurzelspitzenresektionen. Hanser, München–Wien 1986.

[67] Trauner, R.: Wurzelspitzenamputation – Wurzelspitzenresektion. In: Pichler, H., Trauner, R. (Hrsg.): Kiefer- und Gesichtschirurgie, Bd. I: Zahnärztliche Chirurgie, 4. Aufl., S. 185. Urban & Schwarzenberg, München–Berlin 1959.

[68] Trippler, S., Tetsch, P., Schmitt, H. J.: Fünfjährige klinische Erfahrungen mit genormten apikalen Titanstiften bei Wurzelspitzenresektionen. Dtsch. zahnärztl. Z. 42 (1987), 277.

[69] Wassmund, M.: Lehrbuch der praktischen Chirurgie des Mundes und der Kiefer, Bd. I. Barth, Leipzig 1935.

[70] Zetterqvist, L., Hall, G., Helmlund, A.: Apicectomy: a comparative clinical study of amalgam and glass ionomer cement as apical sealants. Oral Surg. 71 (1991), 489.

Zysten im Mund-Kiefer-Gesichtsbereich

von HANS-HENNING HORCH

Inhaltsübersicht

Einleitung

Zysten sind in sich abgeschlossene, im Knochen oder in den Weichteilen gelegene pathologische Hohlgebilde unterschiedlicher Genese, die mit flüssigen, halbflüssigen oder gasförmigen Substanzen gefüllt sind und langsam an Größe zunehmen. Die Zystenwand besteht aus einem Bindegewebesack, dessen Innenfläche in der Regel von einem Epithel überzogen ist [271].

Im „Reallexikon der Medizin" [313] wird die Zyste wie folgt definiert: „Zyste (griechisch: kystis = Blase); Kystom: Pathologischer, durch eine Kapsel abgeschlossener, ein- oder mehrkammeriger, abnormer Gewebshohlraum mit dünn- oder dickflüssigem Inhalt. Als echte Zyste mit Epithel ausgekleidet, als falsche oder Pseudozyste mit nur bindegewebiger Wand."

Zysten zeichnen sich durch ein *langsames und expansives Wachstum* aus, dessen Ursache nicht die Eigenproliferation des spezifischen Zystengewebes, sondern die kontinuierliche oder phasenweise Steigerung ihres Innendruckes ist. Das die Zyste umgebende Gewebe wird durch Verdrängung, Druckatrophie oder Resorption geschädigt. Der histomorphologische Aufbau einer Zyste rechtfertigt nicht ihre Zuordnung zu den echten fibroepithelialen Neubildungen, da sie aufgrund ihres passiven Wachstums nicht den echten Geschwülsten (Blastomen) zugerechnet werden kann, wenn auch klinische und histomorphologische Beziehungen zwischen manchen Zystenformen und Ameloblastomen bestehen. Trotz der Verschiedenheit ihrer Genese und ihrer geweblichen Struktur erlauben die wesentlichen gemeinsamen Merkmale ihre Zusammenfassung unter einen einheitlichen Begriff und ihre Differenzierung sowohl von den entzündlichen Prozessen als auch von den Gewebshyperplasien und Geschwülsten.

Zysten sind *gutartige Gebilde*; ihre mögliche und gelegentliche maligne Entartung ist keine spezifische Eigenschaft der Zysten. Zysten kommen verhältnismäßig häufig im und am Kieferknochen vor, in den Weichteilen des Gesichtes und Halses sind sie seltener lokalisiert. Die Zysten des Kiefer- und Mundhöhlenbereiches sind vorwiegend odontogenen Ursprungs (odontogene Zysten), seltener entwickeln sie sich unabhängig vom Zahnsystem (nichtodontogene Zysten). Die Kieferzysten sind insgesamt häufiger als Weichteilzysten.

Kieferzysten

Kieferzysten sind häufige Erkrankungen, die vor allem im mittleren Lebensalter unter besonderer Prävalenz des männlichen Geschlechts beobachtet werden. Der Oberkiefer ist stärker als der Unterkiefer betroffen. Überwiegt im Oberkiefer der Frontzahnbereich, so ist es im Unterkiefer das Seitenzahngebiet. Unter den verschiedenen Zystenformen treten radikuläre Zysten am häufigsten auf, gefolgt von den follikulären. Alle übrigen Zystenformen werden wesentlich seltener beobachtet.

Klassifikation

Es gibt verschiedene Klassifikationen der Kieferzysten, wobei entweder pathogenetische, morphologische, topographische oder klinische Gesichtspunkte berücksichtigt werden. Die *pathohistologische Klassifikation* bezieht sich auf die internationale histologische Klassifikation odontogener Tumoren, die nach einer Empfehlung der Weltgesundheitsorganisation (WHO) von KRAMER und Mitarbeitern im Jahre 1992 überarbeitet und erweitert wurde [165]. Bei dieser Klassifikation wird die mögliche Genese der Zyste und die Herkunft des Epithels berücksichtigt. Die nicht-epithelialen Kieferzysten (Pseudozysten) werden in dieser Klassifikation in der Rubrik „nicht-neoplastische Knochenläsionen" eingeordnet. Die Kieferzysten lassen sich unter Berücksichtigung der angeführten Definition und der WHO-Klassifikation demnach wie folgt einteilen:

1	Epitheliale Kieferzysten
1.1	dysgenetische Zysten (bedingt durch Entwicklungsstörungen)
1.1.1	odontogene Zysten
1.1.1.1	Keratozyste (Primordialzyste)
1.1.1.2	Gingivazyste
1.1.1.3	laterale parodontale Zyste
1.1.1.4	glanduläre (sialo-odontogene) Zyste
1.1.1.5	Durchbruchszyste
1.1.1.6	follikuläre (zahnhaltige) Zyste
1.1.1.7	kalzifizierende odontogene Zyste
1.1.2	nicht-odontogene Zysten
1.1.2.1	Nasopalatinusgang-(Inzisivuskanal-)zyste
1.1.2.2	globulomaxilläre Zyste
1.1.2.3	nasolabiale (nasoalveoläre) Zyste
1.2	entzündlich bedingte Zysten
1.2.1	radikuläre Zyste

1.2.1.1   apikale und laterale Zyste
1.2.1.2   Residualzyste
1.2.2   paradentale Zyste
2   Nicht epitheliale Kieferpseudozysten
             (nicht-neoplastische Knochenläsionen)
2.1   aneurysmatische Knochenzyste
2.2   solitäre Knochenzyste (traumatische,
             einfache hämorrhagische Knochenzyste)

Da das biologische Verhalten der einzelnen Zystenformen unterschiedlich ist, ist die histologische
Subklassifikation eine unabdingbare Voraussetzung
für eine adäquate Therapie. Besonders wichtig ist
die Identifikation der Keratozyste, da sie bei multi-
plem Auftreten Hinweis für ein GORLIN-GOLTZ-Syndrom sein kann; darüber hinaus zeigt sie gegenüber
allen anderen odontogenen Zysten ein aktives
Wachstum mit hoher Rezidivhäufigkeit. Die Keratozyste ist die einzige odontogene Zyste, die in den
Weichteilen Tochterzysten bilden kann. Die größte
Gruppe innerhalb der Kieferzysten bilden die odontogenen Zysten. Die histologische Untersuchung
jeder odontogenen Zyste ist unbedingt angezeigt, da
in ihr ein Ameloblastom, ein Speicheldrüsentumor
oder sogar ein Plattenepithelkarzinom entstehen
kann.

Die histologischen Untersuchungen von DONATH
an 2132 odontogenen Kieferzysten ergaben eine
Verteilung von 80% Zysten entzündlicher Genese,
19% dysgenetische Zysten und 1% sonstige Zysten-
typen [71]. Die Gruppe der dysgenetischen Zysten
setzte sich zusammen aus den follikulären Zysten
mit 11% und den Keratozysten mit 8%. Sehr selten
sind die Gingiva-, Durchbruchs- und kalzifizierenden odontogenen Zysten. Die Häufigkeit und
Altersverteilung zeigt bei den radikulären Zysten
einen Anstieg vom ersten zum dritten Lebens-

dezennium mit einem Gipfel in der dritten Lebensdekade [35]. Analog ist das Bild der follikulären
Zysten, allerdings nur zahlenmäßig geringer ausgeprägt. Mit zunehmendem Alter kommt es zu einem
allmählichen Abfall sowohl der radikulären als auch
der follikulären Zysten. Bei den Keratozysten findet
man einen Häufigkeitsgipfel im dritten und fünften
Dezennium. Im ersten Dezennium sind Keratozysten äußerst selten [271].

Odontogene dysgenetische Kieferzysten

Keratozyste (Primordialzyste)

Die *Keratozyste* ist definiert als eine im zahntragenden Kiefer oder distal der Weisheitszähne auftretende dysgenetische Zyste. Die
Primordialzyste ist formalgenetisch gleicher
Herkunft wie die Keratozyste und verwandt
mit dem Ameloblastom.

Ätiologie. Die odontogene Keratozyste, die von
PHILIPSEN im Jahre 1956 [223] erstmals als Entität
beschrieben wurde, entwickelt sich aus Epithelresten der Odontogenese, die im Kiefer verblieben
sind. Die Unklarheit der Begriffe „Keratozyste" und
„Primordialzyste" trägt zur Verwirrung bei. Nach
SHAFER sind nur 45% der Primordialzysten Keratozysten [269]. Nach den Empfehlungen der WHO sollen sie aber als identische Zysten behandelt werden.
Etwa 11% aller Kieferzysten sind Keratozysten
[271].

Histologische Befunde. Die Keratozyste ist durch
eine dünne Bindegewebekapsel und ein keratinisier-
tes Plattenepithel von etwa fünf Zellschichten charakterisiert. Eine Proliferation der Basalzellen in
Form von Zapfen liegt nicht vor. Gegenüber allen
anderen odontogenen Kieferzysten zeigt die Keratozyste ein ihr eigenes Wachstumsverhalten. Vom
Zystenepithel können schmale Zellstränge von der
Art der Zahnleiste in das umgebende Gewebe einwachsen (Abb. 1). Der Abbau des Kieferknochens
erfolgt durch Osteoklasten, aus den proliferierten
Zellsträngen bilden sich Tochterzysten. Die Keratozyste ist somit – wie schon erwähnt – die einzige
Zyste, die den Kieferknochen verlassen kann und in
den Weichteilen weitere Tochterzysten bilden kann.
Das Auftreten multipler Keratozysten im Kiefer
spricht für das Vorliegen eines GORLIN-GOLTZ-Syn-
droms (Basalzellnävus-Syndrom), wobei sich diese
Keratozysten pathohistologisch in keiner Weise von

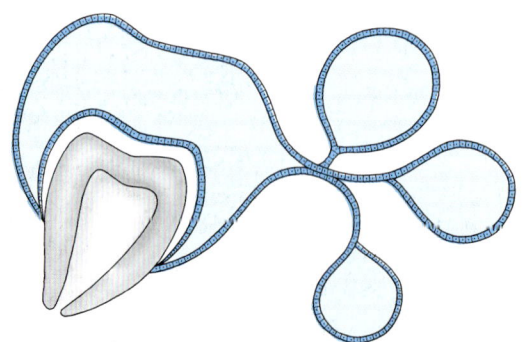

Abb. 1 Schematische Darstellung der Entstehung multipler
Tochterzysten durch Knospung und Sprossung des Zystenepithels (nach [298]).

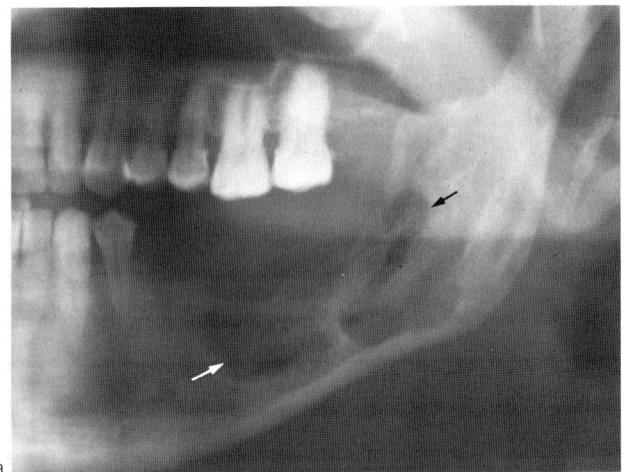

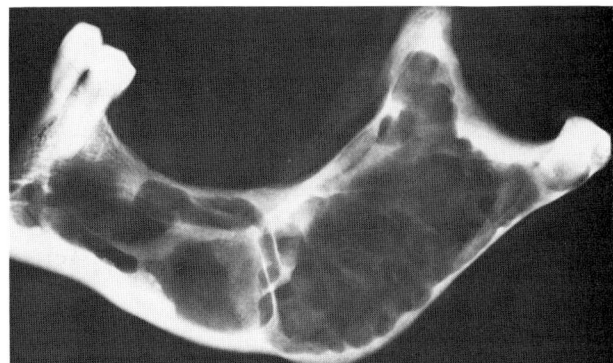

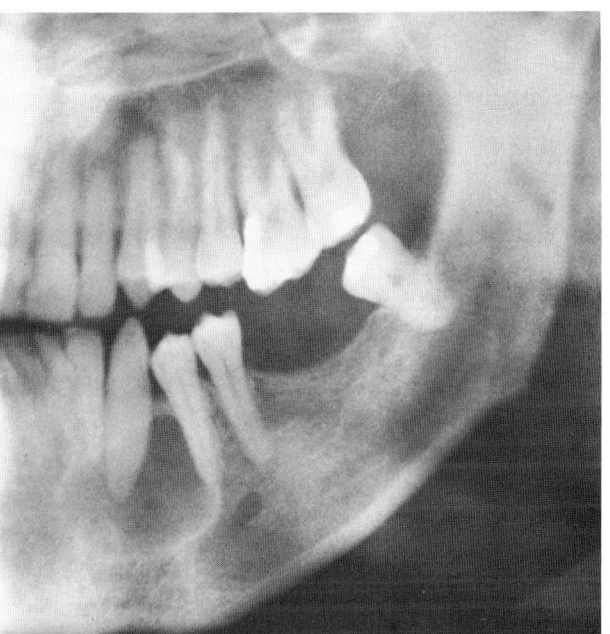

Abb. 2 Keratozysten im Unterkiefer.

a) Keratozysten im linken Kieferwinkelbereich bis zur Incisura semilunaris reichend, zum Processus alveolaris hin unregelmäßig begrenzte, lobulär konfigurierte Osteolyse mit Verlagerung des Mandibularkanals.

b) Operationspräparat einer Keratozyste nach Unterkieferteilresektion links. Multizystisch septierte, zum Teil wabig strukturierte mehrkammerige Osteolyse, die die gesamte linke Unterkieferhälfte einnimmt. Girlandenförmige Begrenzung der Raumforderung mit Kompaktaarrosion.

c) Keratozyste im linken Unterkieferkörperbereich mit leichter Kippung der Zähne 33 und 34 und durch Kompaktalamelle begrenzte Osteolyse. Verlust des Desmodontalspaltes der Zähne 32 und 33 sowie teilweise bei Zahn 34.

d) Axiales Computertomogramm: Deutliche Auftreibung des rechten Unterkieferkörpers durch angedeutete gekammerte Osteolyse, von kräftiger Kompaktalamelle begrenzt.

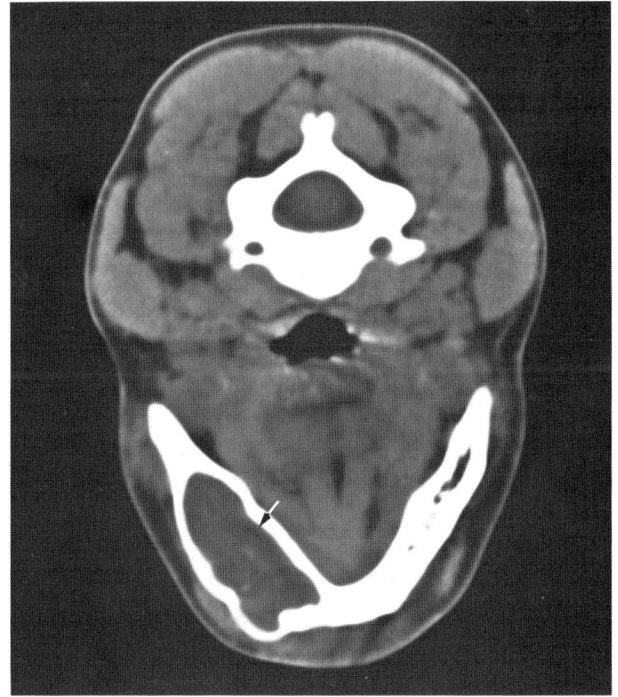

anderen, mit diesem autosomal-dominant vererbten Krankheitsbild nicht in Beziehung stehenden Keratozysten unterscheiden [113]. In Keratozysten können sich Plattenepithelkarzinome entwickeln [271].

Wegen der Sonderstellung der odontogenen Keratozysten, die sich somit deutlich aus der Gruppe der odontogenen Kieferzysten aufgrund ihres klinischen Verhaltens hervorheben [43, 286, 318], ist für die richtige Therapiewahl die eindeutige Diagnosestellung entscheidend. Da aber die Diagnose „odontogene Keratozyste" klinisch und röntgenologisch nicht eindeutig zu stellen ist [47, 95, 164, 307], ist die histologische Diagnosestellung ausschlaggebend [69]. Die Kenntnisse der morphologischen Differenzierungsmöglichkeiten und der Veränderungen, denen das Epithel bei der Entzündung des Zystenbalges unterliegt, stellen dabei eine entscheidende Hilfe dar. Nach den Studien von REFF-EBERWEIN und Mitarbeitern zeigen 40% dieser Zysten histologisch eine massive Entzündung [232], nach FORSELL besteht bei mehr als 60% der über 30 mm großen odontogenen Keratozysten eine Infektion [95].

Bei der histologischen Klassifikation ergeben sich danach drei Subtypen (s. Bd. 10/II):

– *Subtyp I:* charakteristisches, flaches, bis sechs-schichtiges Epithel mit Para- oder Orthokeratose [39, 44, 98].
– *Subtyp II:* breiteres, bis achtschichtiges Epithel mit Para- und Hyperparakeratose [44, 99, 271].
– *Subtyp III:* nur abschnittsweise den Kriterien der odontogenen Keratozyste entsprechend [98], aber keiner anderen Zystenform eindeutig zuzu-ordnen.

Die Zysten der Subtypen I und II sind nach dem klinischen Verhalten beide als odontogene Keratozysten zu behandeln [231]; obwohl bei Zysten mit Ortho- und Parakeratose histo-logische Unterschiede bestehen, kann klinisch nicht von einer eigenen Entität gesprochen werden [59]. Bei den Zysten des Subtyps III genügt das Epithel histologisch nur abschnitts-weise den Charakteristika der odontogenen Keratozyste [39, 45, 285, 338]. Möglicherweise handelt es sich um eine in der Entstehung begriffene Keratozyste. Ob bei diesen Histologien ein Vorstadium der Keratozyste oder eine Keratinmetaplasie [45, 285] einer länger bestehenden radikulären Zyste in Frage kommt, kann nur durch Verlaufsbeobachtungen geklärt wer-den. Nach FORSELL und SAINIO könnte man diese Zysten als „nicht-genuine Keratozysten" bezeichnen [98]. Es ist daher der Schluß erlaubt, daß die Diagnose der odontogenen Kerato-zyste bei Kenntnis der morphologischen Differenzierungs-möglichkeiten und der Veränderung des Epithels bei Entzün-dung histologisch eindeutig zu stellen ist [232].

Klinisches Bild. Die Keratozysten sind häufiger im Unterkiefer (ca. 60%) als im Oberkiefer lokali-siert, wobei die *Kieferwinkelregion* bevorzugt wird (Abb. 2). Sie wachsen sehr langsam und führen nur selten zu Knochenauftreibungen. Vielfach macht erst eine pathologische Fraktur auf ihre Existenz aufmerksam. Nicht selten entstehen bei unvoll-ständiger Entfernung der Satellitenzysten, die als selbständige Zysten weiterwachsen, Rezidive. Die Rezidivrate wird in der Literatur mit 5–62% ange-geben [87, 272], wobei diese bis zu 15 Jahre nach Operation der Primärzyste auftreten können. Die Lokalisation der Zyste hat keinen Einfluß auf die Rezidivhäufigkeit [97]. Es ist eine 10jährige post-operative Kontrolle zu fordern, die auch den Haus-zahnarzt aktiv mit einbeziehen soll, da in den ersten fünf Jahren mehr als die Hälfte der Rezidive auf-treten [318].

Nach BROWNE [42] sowie ALTINI und COHEN [6, 7] kann eine Keratozyste auch mit dem die Zahnkrone eines durchbrechenden Zahnes umgebenden Zahn-säckchen und dem Schmelzepithel verschmelzen,

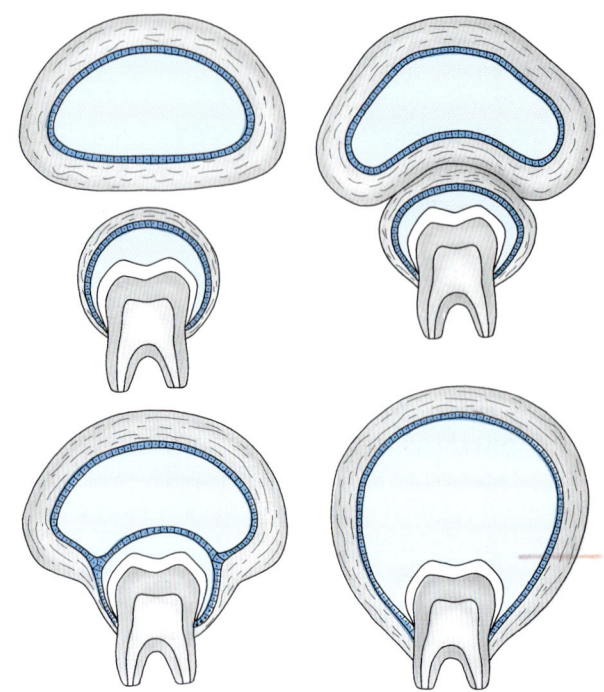

Abb. 3 Histogenese einer sogenannten follikulären Keratozyste durch Verschmelzung des Epithels einer Keratozyste mit dem Zahnsäckchen eines durchbrechenden Zahnes (nach [7]).

so daß eine sogenannte *follikuläre Keratozyste* ent-steht (Abb. 3). An dieser besonderen Histogenese wird nochmals klar, daß bei jeder odontogenen Zyste die pathohistologische Diagnostik unerläß-lich ist.

Keratozysten und Ameloblastome (s. Bd. 10/II) gehören möglicherweise der gleichen Gewebefor-mation an, woraus sich Konsequenzen für die The-rapie und die notwendige Nachkontrolle ergeben [109, 125, 142].

Eine sehr seltene Lokalisation einer Keratozyste ist die Unterkiefermitte (*mediane Unterkieferzyste* [18, 241]). Sie zeigt sich röntgenologisch als rund-liche, gut begrenzte Aufhellung zwischen den bei-den mittleren Schneidezähnen, die durch die Zyste verdrängt werden können, aber sensibel reagieren. Auch in den Kieferhöhlen können Keratozysten lokalisiert sein [80, 81].

Gingivazyste

Die Gingivazyste entsteht aus Epithelresten der Zahnanlage, die BHASKAR auch in der Gin-giva propria nachweisen konnte [30]; daneben wird ihre Herkunft auch vom Epithel der Gin-giva und von heterotopen drüsigen Elementen abgeleitet [239, 311].

Man unterscheidet Gingivazysten des Kleinkindes, die an der Raphe palati lokalisiert sind und auch als Epithelknötchen oder kleinste Zysten (sogenannte Epsteinsche Perlen) zu finden sind, von denen des Erwachsenen [50, 201]. Etwa 0,5% aller Kieferzysten sind Gingivazysten [271].

Das begrenzende Epithel ist häufig keratinisiert, pathohistologisch sieht man neben der gesamten Zyste auch Anteile der Gingiva. Das Epithel kann sehr unterschiedlich sein [235], es finden sich Gingivazysten mit einem zwei-, aber auch mit einem mehrschichtigen Plattenepithel mit einer Hyperortho- oder Hyperparakeratose. Makroskopisch handelt es sich um eine Zyste mit dünnem oder auch dickerem Zystenbalg, der keine Beziehung zu den benachbarten Zähnen aufweist.

Die Gingivazysten werden auch als Sonderform der *periodontalen Zysten* angesehen und verursachen meist in Papillennähe eine kleine, schmerzlose, derbe bis prall-elastische Schwellung.

Laterale parodontale Zyste

Die laterale parodontale Zyste liegt neben oder zwischen den Wurzeln vitaler Zähne und entwickelt sich aus odontogenen Epithelresten, die nicht durch eine Entzündung induziert wurden.

Sie ist außerordentlich selten, nur etwa 0,7% aller Kieferzysten sind laterale parodontale Zysten [271]. Ihre häufigste Lokalisation ist die Prämolarengegend des Unterkiefers sowie die Oberkieferfrontzahnregion [83]. Sie kann in jedem Alter auftreten, mit einem Häufigkeitsgipfel im 5. Lebensdezennium [59a, 229]. Röntgenologisch zeigt sich eine kleine, gut begrenzte, runde oder ovale Aufhellung im Bereich des Desmodontalspaltes im lateralen Wurzelanteil des sensiblen Zahnes. Das Zystenepithel besteht histologisch aus einem nicht verhornenden mehrschichtigen Platten- oder Zylinderepithel, das vereinzelt in Form von Plaques oder Epithelverdickungen auftritt. Die lateralen parodontalen Zysten müssen von den lateralen radikulären Zysten devitaler Zähne unterschieden werden, ebenso von lateralen odontogenen Keratozysten sowie von den Gingivazysten des Erwachsenen.

Die sogenannte *botryoide (traubenförmige) odontogene Zyste* wurde von WEATHERS und WALDRON als eine multilokuläre zystische Läsion beschrieben [332] und muß als Variante der lateralen parodontalen Zyste angesehen werden. Diese Zyste besteht histologisch aus zahlreichen kleineren Zysten und soliden hellzelligen Epithelhaufen [71]. Sie ist sehr

selten und kann auch wegen ihrer Rezidivneigung mit Tochterzysten einer Keratozyste verwechselt werden [115].

Die Therapie der lateralen parodontalen sowie der botryoiden Zyste besteht in der vollständigen Entfernung durch Zystektomie, wobei es nur sehr selten zu einem Rezidiv kommt, da diese Zysten kein aggressives Wachstumsverhalten zeigen.

Glandulär-odontogene (sialo-odontogene, mukoepidermoid-odontogene) Zyste

Die glandulär-odontogene Zyste befindet sich in der bezahnten Kieferregion und wird von einem mehrschichtigen Plattenepithel ausgekleidet, wobei die oberflächlichen Zellagen aus kuboiden Zellen mit eosinophilem Zytoplasma, teilweise mit Zilienbesatz, bestehen. Die Struktur der oberflächlichen Zellagen führt zu einer unregelmäßigen, teils papillären Lichtungsbegrenzung. Intraepithelial sowie auch in tieferen Epithelabschnitten sind schleimgefüllte Zysten sowie Becherzellen eingeschlossen, die von kuboiden Zellen begrenzt werden. Abschnittsweise sind kugelförmige Epithelverbände im Epithel eingeschlossen sowie zementikelartige Hartsubstanzbildungen im bindegewebigen Zystenbalg erkennbar. Der Zystenbalg ist nicht nennenswert entzündlich infiltriert. Eine typische Keratosezone ist nicht entwickelt, wodurch die Abgrenzung zur Keratozyste erleichtert wird. Ein invasives Wachstum, wie z. B. beim zystischen Mukoepidermoidkarzinom, liegt nicht vor.

Die glandulär-odontogene Zyste stellt eine neue Entität der entwicklungsbedingten epithelialen odontogenen Zysten mit aggressivem Wachstumsverhalten dar. Da dies inzwischen allgemein angenommen wird, wurde diese Zystenform in die neue WHO-Klassifikation aufgenommen. Eine morphologische Verwandtschaft besteht zur lateralen parodontalen sowie zur multifokalen botryoiden Zyste. Weiterhin ist eine Abgrenzung zum zentralen Mukoepidermoidkarzinom schwierig, insbesondere, wenn die Probeexzision nicht ausreichend groß ist [199a]. Die Diagnose einer glandulär-odontogenen Zyste kann nur histologisch gesichert werden.

Epidemiologie. Die glandulär-odontogene Zyste kann in jedem Lebensalter ohne geschlechtsspezifische Verteilung auftreten, ein Häufigkeitsgipfel scheint im 3.–5. Lebensdezennium zu liegen. Sie ist vorwiegend im Unterkiefer lokalisiert, wobei allerdings bisher in der Literatur insgesamt nur 21 Fälle beschrieben wurden [93, 110, 117, 182, 220, 250, 321]. Wegen der Neigung zu Rezidiven, die auch nach mehr als 3 Jahren auftreten können, und ihrem bekannten aggressiven Wachstumsverhalten wird die vollständige Entfernung durch Zystektomie und eine langfristige Kontrolle über mehr als drei Jahre empfohlen.

Röntgenologische Befunde. Röntgenologisch stellt sich die Zyste als typisch scharf begrenzte Aufhellung dar, in der Regel wird sie nur bei der histologischen Routinediagnostik entdeckt.

Durchbruchszyste

Die Durchbruchs- oder Eruptionszyste liegt oberhalb der Zahnkrone eines im Durchbruch stehenden Zahnes außerhalb des Knochens in den bedeckenden Weichteilen (s. Abb. 5 d).

Das Zystenepithel ist ein mehrschichtiges Plattenepithel ohne Verhornung. Pathohistologisch sieht man nur einen Teil des oberen Zystenbalges mit lumenbegrenzendem Plattenepithel und auf der Gegenseite Anteile der Gingiva. Durch die Entzündung der Zysten ist das mehrschichtige Plattenepithel verdickt, die basalen Epithelanteile sind zapfenartig in den fibrös verdickten Zystenbalg proliferiert. Die Durchbruchszyste ist eine Sonderform der follikulären Zyste und kann Ursache einer Dentitio difficilis sein. Sie ist selten (0,8 %) und wird bevorzugt bei durchbrechenden Milchzähnen des Oberkiefers beobachtet [271]. Aufgrund ihrer oberflächlichen Lage imponiert sie als bläuliche Vorwölbung auf dem Alveolarfortsatz von derber bis prallelastischer Konsistenz. In der Regel bietet sie keine besonderen Probleme, da sie nach einfacher Eröffnung oder Abtragung des Zystendeckels verschwindet.

Follikuläre (zahnhaltige) Zyste

Die follikuläre Zyste ist definiert als eine Zyste, die im Schmelzorgan eines noch nicht durchgebrochenen Zahnes entstanden ist.

Ätiologie. Folgende *pathogenetische Faktoren* werden für die Entwicklung follikulärer Zysten diskutiert:

• Durch *Entwicklungsstörungen des Zahnkeimes* (Verlagerung, Retention) unterbleibt der zeitgerechte Zahndurchbruch. Auf diese Fehlentwicklung des Schmelzorgans

wurde bereits von BROCA und MAGITOT hingewiesen [41], wonach zwischen innerem und äußerem Schmelzepithel ein zystischer Hohlraum, in dem sich Flüssigkeit ansammelt, entsteht (Abb. 4). Tritt die Veränderung bereits in der embryoplastischen Periode – also zu einer Zeit, in der die Hartsubstanzen noch fehlen – auf, so bildet sich eine zahnlose Zyste (Primordialzyste). Beginnt die Zystenbildung in der odontoplastischen Periode, so findet man im Zystenbalg einen rudimentären Zahn. In der Koronarperiode ist die Zahnkrone bereits fertig, die Zyste, die in dieser Zeit entstanden ist, enthält eine fertige Zahnkrone oder einen fertigen Zahn. Nach neueren Untersuchungen degenerieren die Ameloblasten nach Abschluß der Amelogenese stufenweise zu Plattenepithelzellen [214], denen laut STANLEY und Mitarbeitern eine geringere Affinität zum Schmelz der Zahnkrone verbleibt [281], so daß die so leichter möglich werdende Loslösung von der Zahnkrone die zystische Transformation des Zahnsäckchens auslöst.

• *Genetische Faktoren*, da Familienuntersuchungen [236] ein gehäuftes Auftreten follikulärer Zysten bei bestimmten Syndromen wie Dysostosis cleidocranialis, KLIPPEL-FEIL-Syndrom, Cherubismus [149, 155, 194] und dem HUNTER-Syndrom [187] zeigten.

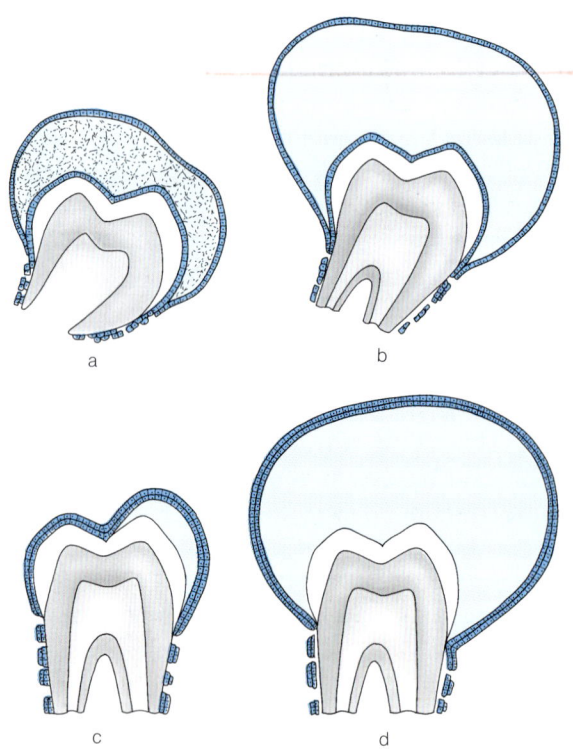

Abb. 4 Entstehung einer follikulären Zyste als Fehlentwicklung des Schmelzorgans (nach [41]).

a) Zahnanlage mit äußerem und innerem Schmelzepithel und retikulierter Schmelzpulpa.
b) Zystenbildung zwischen innerem und äußerem Schmelzepithel durch zystische Umwandlung der Schmelzpulpa.
c) Nach Rückbildung der Schmelzpulpa liegen inneres und äußeres Schmelzepithel aufeinander. Beginnende Flüssigkeitsansammlung zwischen Zahnkrone und vereinigtem inneren und äußeren Schmelzepithel.
d) Fertige follikuläre Zyste vom perikoronaren Typ.

- *Degenerationserscheinungen* in der Schmelzpulpa, die mit Schmelzhypoplasien einhergehen [5, 298].
- *Entzündliche Schädigung* des Zahnkeimes [122, 218, 270, 330]. Diese Theorie nimmt an, daß die Zystenbildung erst am – zumindest im Bereich der Krone – fertigen, aber noch nicht durchgebrochenen Zahn beginnt und daß zur Auslösung dieses Vorganges ein entzündlicher Prozeß, z. B. apikale oder marginale Entzündungen an den Milchzähnen oder eine hämatogene Infektion, nötig ist. Durch Exsudatbildung entsteht ein Spaltraum zwischen Schmelzoberfläche und Schmelzepithel, das nach Rückbildung der Schmelzpulpa aus dem vereinigten inneren und äußeren Schmelzepithel besteht.

Follikuläre Zysten entstehen, wenn man von den Fällen mit infizierten Milchzähnen in Zystennähe absieht, ohne klinisch nachweisbare Entzündung. Falls die Theorie der entzündlichen Genese zutrifft, müßte es sich in der Mehrzahl der Fälle um eine klinisch stumme Mikroentzündung gehandelt haben. Der Zusammenhang der Zystenentstehung mit einem solchen Entzündungsprozeß ist daher im Einzelfall nicht nachzuweisen.

Vor allem in der Kinderzahnheilkunde war schon frühzeitig ein Zusammenhang zwischen einer *apikalen Ostitis* an einem Milchzahn und der Zystenbildung am darunterliegenden Zahnkeim aufgefallen [176, 177, 329]. Nach HAMMER beginnt diese entzündliche Veränderung des Zahnsäckchens zunächst an einer Stelle (Keimfeld) und führt erst allmählich zur haubenförmigen Abhebung des gesamten Zahnsäckchens [121]. Die Epithelproliferation über Granulationsgewebe und die Bildung von Epithelglocken im „Keimfeld" entsprächen dann jenen Vorgängen, wie sie aus der Pathogenese radikulärer Zysten bekannt sind [253]. Es scheint demnach sicher zu sein, daß entzündliche Vorgänge die zystische Transformation des Zahnsäckchens auslösen können, zumal sich auch im Tierexperiment Follikelzysten erzeugen lassen, wenn die Zahnsäckchen Entzündungsreizen ausgesetzt werden.

Lokalisation. Nach der Lage der Zyste unterscheidet man den *zentralen (perikoronaren), lateralen, periradikulären* und nach THOMA den *zirkulären* Typ (Abb. 5) [299]. Allen Typen gemeinsam ist die Insertion des Zystenbalges mit Epithel an der Schmelz-Zement-Grenze. Follikuläre Zysten können sehr groß werden und im Unterkieferkörper wie auch gleichzeitig im Unterkieferast gelegen sein.

Histologische Befunde. Histologisch haben die follikulären Zysten im nicht entzündeten Zustand ein charakteristisches Bild. Die Lichtung wird von

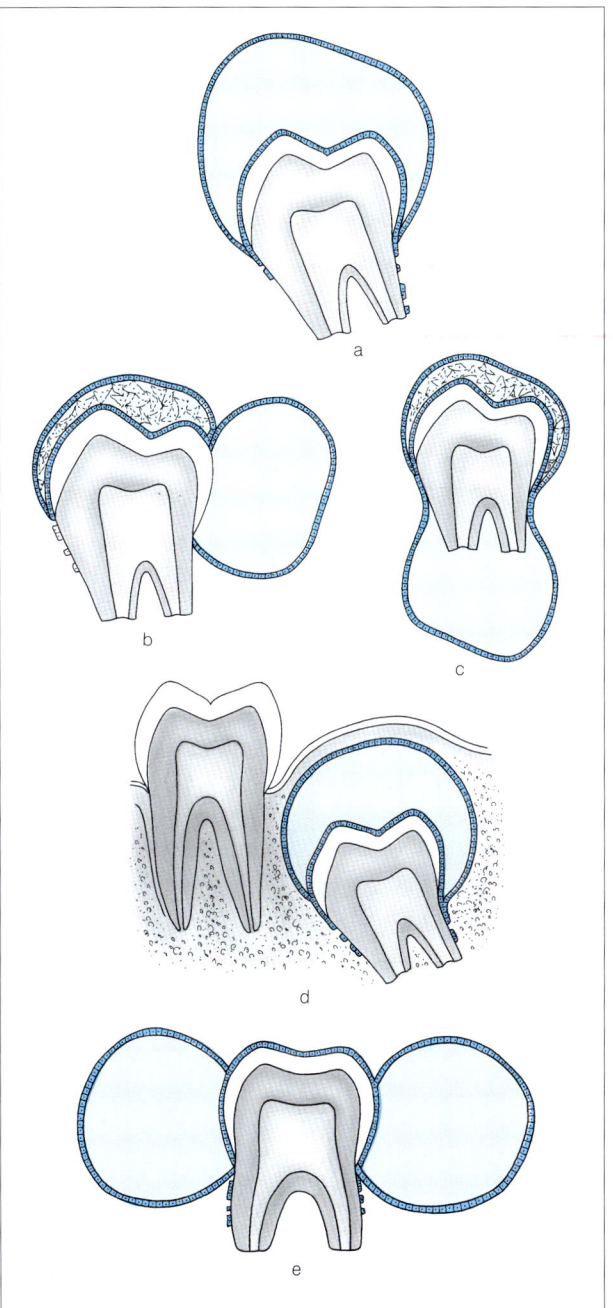

Abb. 5 Zahnhaltige follikuläre Zysten.

a) Zentraler (perikoronarer) Typ.
b) Lateraler Typ.
c) Periradikulärer Typ.
d) Durchbruchszyste.
e) Zirkulärer Typ.

einem zweischichtigen Epithel begrenzt. Der schmale Zystenbalg besteht aus einem lockeren, kollagenfaserarmen Bindegewebe. Selten enthalten die follikulären Zysten ein mehrreihiges Flimmerepithel. Becherzellmetaplasien findet man häufiger, hyaline Körper, Cholesteringranulome und gelegentlich eine Keratinisierung oberer Zellagen sieht man wie in anderen Zysten. Entzündete follikuläre Zysten zeigen eine Epithelproliferation, wie sie in radikulären Zysten anzutreffen ist. Elektronenmikroskopisch ist das Epithel follikulärer Zysten vom Aufbau wie das der radikulären Zysten. Ultrastrukturmerkmale des Epithels follikulärer Zysten sind nicht eindeutig nachweisbar.

Epidemiologie. Der *Häufigkeitsgipfel* follikulärer Zysten liegt im 2.–4. Lebensdezennium; es besteht eine Disposition für das männliche Geschlecht von 1,5:1 [203, 244, 271]. Das Häufigkeitsmaximum in der 2.–4. Lebensdekade korreliert sehr gut mit der Beteiligung der am häufigsten verlagerten oder retinierten Zähne, dem unteren dritten Molaren und dem oberen Eckzahn. Die Häufigkeitsverteilung im

Bereich von unteren Weisheitszähnen oder oberen Eckzähnen wiederum zeigt eine beachtenswerte Übereinstimmung zur Lokalisation von Gewebefehlbildungen, wie z. B. gemischten Odontomen in der Region des unteren Weisheitszahnes und zusammengesetzten Odontomen in der oberen Eckzahnregion oder auch odontogenen Tumoren, wie den Ameloblastomen im Bereich des unteren Weisheitszahnes. In diesen Regionen kommt es also vermehrt zu Gewebefehlbildungen bzw. zur Entwicklung von Tumoren. Epidemiologische Untersuchungen in Südafrika unterstreichen diesen Zusammenhang [274]. Danach kommen in der schwarzen Bevölkerung follikuläre Zysten wesentlich seltener, Ameloblastome dagegen häufiger als in der weißen Bevölkerung vor. Etwa 16% aller Kieferzysten sind follikuläre Zysten [271].

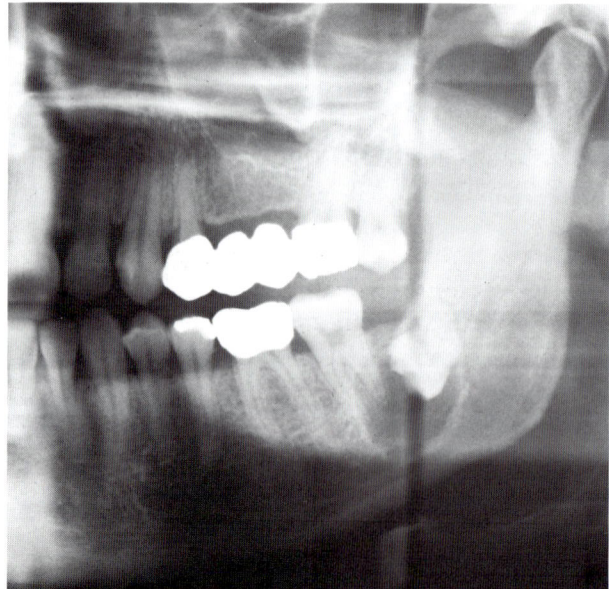

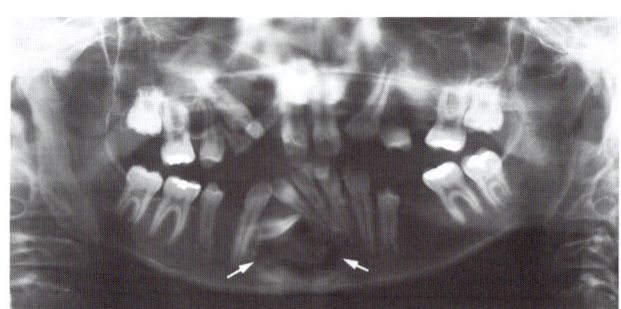

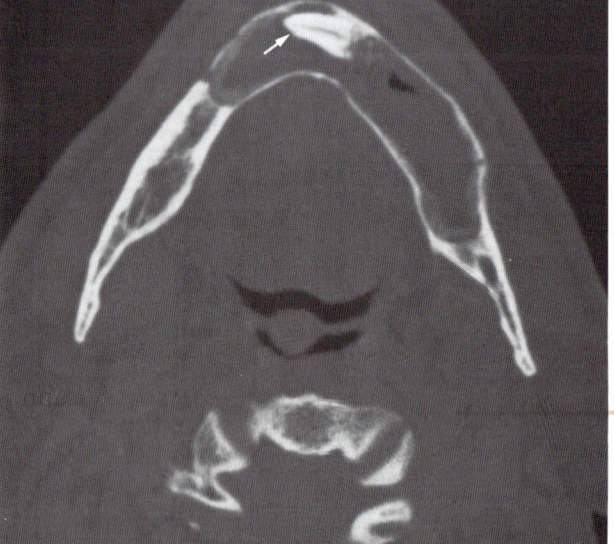

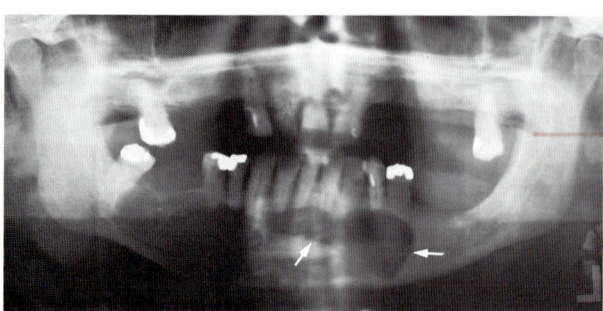

Abb. 6 Follikuläre Zysten im Unterkiefer.

a) Follikuläre Zyste vom zentralen Typ, ausgehend vom retinierten und verlagerten Zahn 38 mit deutlich sichtbarer Kompaktalamelle und beginnender Verlagerung des Mandibularkanals.
b) Follikuläre Zyste des retinierten und verlagerten Zahnes 42; Verdrängung der Zähne 31, 41 und 43.
c) Große follikuläre Zyste, ausgehend von dem retinierten und verlagerten Zahn 33 mit Resorption der Wurzelspitzen der vitalen Zähne im Zystenbereich.
d) Axiales Computertomogramm: Anschnitt der follikulären Zyste in ihrer größten Ausdehnung, die sich von der linken Prämolarenregion zum rechten Kieferwinkel erstreckt. Der verlagerte Zahn 33 gut im Kinnbogenbereich erkennbar.

Die biologische Wertigkeit der in follikulären Zysten entstandenen Ameloblastome wird verschieden beurteilt. Das Ameloblastom entwickelt sich knotenförmig in die Lichtung, wobei auch Infiltrationen der Zystenwand vorliegen können. Diese Ameloblastome werden als *murale Ameloblastome* oder *unizystische Ameloblastome* bezeichnet [2, 108] und entsprechen histologisch dem plexiformen Typ. Die histologische Untersuchung eines möglichst großen Balgstückes der Zyste zum Ausschluß eines derartigen Ameloblastoms ist daher unbedingt zu fordern.

Die Prävalenz des männlichen Geschlechtes deutet auf einen zusätzlichen, die Zystenentwicklung mitbeeinflussenden Faktor hin, da es nach MOURSHED keine geschlechtsspezifischen Unterschiede in bezug auf die Häufigkeit impaktierter und retinierter Zähne gibt [203].

Klinisches Bild. Die follikuläre Zyste ruft die gleichen klinischen Symptome wie die radikuläre hervor. Allerdings ist die akute Infektion seltener, so daß die follikulären Zysten häufig erst entdeckt werden, wenn sie bereits beträchtliche Ausmaße erreicht haben. Die Persistenz von Milchzähnen, das Fehlen bleibender Zähne in der Zahnreihe sowie Zahnstellungsveränderungen sollten zusätzlich an eine follikuläre Zyste denken lassen. Die zahnhaltige Zyste ist die häufigste Form der follikulären Zyste, wobei der Unterkiefer stärker betroffen ist als der Oberkiefer. Der verursachende Zahn ist oft hochgradig verlagert, etwa bis zur Unterkieferbasis oder in den Unterkieferast hinein. Die Zysten können erhebliche Ausdehnungen erreichen und große Teile von Unter- und Oberkiefer einnehmen (Abb. 6).

Röntgenologische Befunde. Röntgenologisch kann die Zyste haubenartig die ganze Zahnkrone umhüllen *(zentraler Typ)* oder lateral neben dem Zahn lokalisiert sein, wobei der Zusammenhang Zahn – Zyste noch erkennbar ist *(lateraler Typ)*. Diese Form findet man besonders am unteren Weisheitszahn. Wenn sich röntgenologisch eine Zahnkrone in die Zyste projiziert, so spricht dies sehr für das Vorliegen einer follikulären Zyste, schließt jedoch eine andersartige Zyste (radikuläre Zyste) oder einen odontogenen Tumor (z. B. Ameloblastom – follikulärer Typ) nicht aus.

Um zwischen Zahnfollikel und follikulärer Zyste unterscheiden zu können, mißt man die im Röntgenbild erkennbare Distanz zwischen Zystenwand und Krone. Ist der Abstand breiter als 2,5 mm, handelt es sich um eine follikuläre Zyste [225]; die operative Entfernung von Zahn und Zyste ist dann immer angezeigt. Bei besonders großer Ausdehnung kann die Zyste durch Schwächung des Knochens zur *Spontanfraktur* des Kiefers führen.

Karzinomentstehung. Die follikuläre Zyste kann auch Ursprung für Karzinome und Mukoepidermoidtumoren sein [48, 69, 167, 186, 215, 225, 271]. Auch wenn die Karzinomentstehung aus dem Epithel von Kieferzysten ein seltenes Ereignis darstellt, so ist bei der Entscheidung über die Indikation zur Entfernung verlagerter Zähne bzw. der Zystenoperation diese Möglichkeit zu berücksichtigen.

Kalzifizierende Zyste

Die kalzifizierende odontogene Zyste wird definiert als eine nicht-neoplastische Läsion [114], die zu jedem Zeitpunkt des Lebens auftreten kann.

Sie wird aufgrund der Bildung des sogenannten *dysplastischen Dentins* nach der WHO-Klassifikation [165] immer noch zur Gruppe der odontogenen Tumoren gezählt. Durch Ultrastrukturuntersuchungen konnte nachgewiesen werden, daß es sich bei dem dysplastischen Dentin um eine Hornbildung handelt, wie sie physiologisch an den Finger- und Zehennägeln vorkommt [73]. Nahezu 30% der Fälle werden im zweiten Lebensdezennium beobachtet [8, 49]; Männer und Frauen sind gleich häufig betroffen. Zwei Drittel der Fälle finden sich intraossär, ein Drittel extraossär, immer jedoch im zahntragenden Abschnitt des Kiefers. Etwa 1% aller Kieferzysten sind kalzifizierende Zysten [271].

Histologische Befunde. Die Zystenlichtung wird von einem Epithel unterschiedlicher Differenzierung ausgekleidet. In einzelnen Abschnitten ist das Zystenepithel wie in follikulären Zysten differenziert. Typisch ist eine zylindrische Basalzellschicht, der eine Zellschicht, ähnlich den Zellen der Schmelzpulpa, folgt. Den Abschluß bilden die typischen sogenannten *Schattenzellen* (Ghost cells), die einzeln oder auch im Verband verkalken. Einzelne im Bindegewebe auftretende Schattenzellen werden von einer Fremdkörperreaktion mit mehrkernigen Riesenzellen begleitet [100, 293].

Klinisches Bild. Makroskopisch steht die Zystengröße in Relation zur Entstehungsdauer, größere Zysten können zu Knochenauftreibungen führen und wie Tumoren imponieren. Die kalzifizierende odontogene Zyste ist gutartig, als therapeutische Maßnahme genügt die Kürettage [225]. Rezidive wurden nur selten beschrieben [100].

Röntgenologische Befunde. Röntgenologisch imponiert die kalzifizierende odontogene Zyste in den meisten Fällen als einkammerige, scharf begrenzte Aufhellung. Gelegentlich tritt die Veränderung auch mehrkammerig auf, häufig wird sie im Zusammenhang mit einem retinierten Zahn beobachtet [8, 100]; es werden auch Resorptionen an den Zahnwurzeln beschrieben [294].

Es besteht immer noch die Uneinigkeit darüber, ob es sich um eine Zyste oder um einen Tumor handelt. Während PINDBORG und HJØRTING-HANSEN die Veränderung als Zyste ansehen und die genannte Bezeichnung verwenden, ohne sie ideal zu finden [225], sind andere Autoren der Meinung, daß hier ein echter Tumor vorliegt, den sie als „calcifying ghost cell odontogenic tumor" bezeichnen [91]. Da aufgrund des klinischen und röntgenologischen Bildes differentialdiagnostisch auch ein Ameloblastom in Frage kommt, muß dieses infolge der unterschiedlichen therapeutischen Konsequenzen durch sorgfältige histologische Untersuchung ausgeschlossen werden [227]. In vielen Fällen, in denen andere Läsionen zusammen mit der kalzifizierenden odontogenen Zyste auftreten, bestimmen diese je nach deren Aggressivität das therapeutische Vorgehen [337].

Nicht-odontogene dysgenetische Kieferzysten

Bei den nicht-odontogenen Kieferzysten wird gelegentlich der Begriff *fissurale Zyste* synonym verwendet. Der Terminus fissural hat allerdings nur Gültigkeit bei jenen Zysten, die aus Zellresten innerhalb der Verschmelzungslinien der Gesichtsfortsätze entstanden sind. Die Nasopalatinusgangzyste, die aus Zellresten des Nasopalatinusganges entsteht, kann daher nicht zu den fissuralen Zysten gerechnet werden. Die nicht-odontogenen Kieferzysten sind insgesamt selten und in ihrer Pathogenese noch nicht restlos erforscht.

Nasopalatinusgang-(Inzisivuskanal-)zyste

Die Nasopalatinusgangzyste wird als Zyste, die aus den Epithelresiduen im Nasopalatinusgang (Inzisivuskanal) entstanden ist, definiert.

Histologische Befunde. Die Zystenlichtung wird in Abhängigkeit von ihrer Lage von einem unterschiedlich aufgebauten Epithel begrenzt (nahe Nasenboden = Flimmerepithel; nahe Mundhöhle = Plattenepithel). Eine Besonderheit bildet der Zystenbalg, da er größere Nerven und Gefäße enthält, was für die Differentialdiagnose zur radikulären Zyste dieser Lokalisation wichtig ist.

Klinisches Bild. Die Nasopalatinusgangzyste liegt genau in der Mittellinie zwischen den Wurzeln der beiden oberen mittleren Schneidezähne. Sie führt daher zu einer umschriebenen, scharf begrenzten, streng median lokalisierten Vorwölbung unmittelbar hinter den oberen mittleren Schneidezähnen. Die Schwellung bleibt knochenhart, die Wachstumstendenz ist begrenzt, so daß diese Zysten nur selten den Durchmesser von 2 cm überschreiten. Bei nasal gelegenen Zysten ist gelegentlich rhinoskopisch eine Auftreibung des Nasenbodens beiderseits des Vomers vorhanden. Etwa 11% aller Kieferzysten sind Nasopalatinusgangzysten [271].

Röntgenologische Befunde. Röntgenologisch zeigt sich bei genau median eingestellter Oberkiefer-Übersichtsaufnahme die Nasopalatinusgangzyste als scharf begrenzte, herz- bis birnenförmige Aufhellung (Abb. 7). Der Vomer projiziert sich ins Lumen der Zyste, so daß sich eine Kammerung andeutet. Zähne, die mit der Zyste in Verbindung stehen, können eine Divergenz der Wurzeln als Ver-

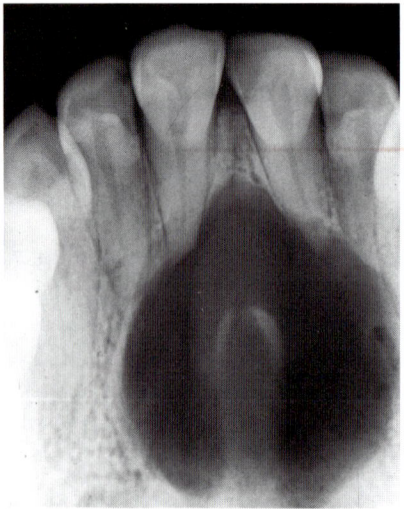

Abb. 7 Nasopalatinusgangzyste mit deutlicher Lateralverlagerung der Wurzeln der vitalen Zähne 11 und 21. Birnenförmige mediane Aufhellung, Desmodontalspalten erhalten, Projektion des Vomers in das Zystenlumen.

drängungsfolge aufweisen. Sie reagieren sensibel, ihr Desmodontalspalt bleibt erhalten. Ist das Foramen incisivum im Röntgenbild breiter als 6 mm, muß eine Nasopalatinusgangzyste angenommen werden. Umfangreiche Messungen ergaben, daß das Foramen incisivum normalerweise nicht breiter als 6 mm ist [153].

Differentialdiagnose. Es kommen osteolytische Tumoren, insbesondere zentrale Fibrome und Riesenzellgranulome, in Frage.

Papilla-Palatina-Zyste. Sie liegt im Bereich der Gaumenpapille außerhalb des Knochens und ist von praller Konsistenz. Die Gaumenschleimhaut zeigt eine halbkugelförmige Vorwölbung. Die Zysten der Papilla palatina sind röntgenologisch nicht nachweisbar. Sie müssen genetisch nicht mit den Nasopalatinusgangzysten in Verbindung stehen, sondern können sich aus hier ruhenden Epithelresten anderen Ursprungs (z. B. Reste der medianen Nasenleiste) bilden [106].

Therapie. Therapeutisch werden Nasopalatinusgangzysten und Papilla-Palatina-Zysten von palatinal ektomiert. Nur in Ausnahmefällen, wenn z. B. der knöcherne Nasenboden resorbiert ist, wird eine palatinale Zystostomie vorgenommen.

Zysten der Medianebene. Die sogenannten medianen Gaumenzysten, medianen alveolären und medianen Unterkieferzysten stellen keine eigene Entität dar, und wurden deshalb von der WHO-Klassifikation ausgenommen. Die medianen Gaumenzysten sind als die posteriore Erweiterung von Nasopalatinusgangzysten aufzufassen, während die medianen alveolären Zysten als anteriore Variante der Nasopalatinusgangzysten oder als odontogene Keratozysten gelten können [271, 275]. Histologisch kann die Epithelauskleidung aus Plattenepithel oder Zylinderepithel bestehen.

Klinisch sind die in der Mittellinie des Gaumens liegenden Zysten eine Rarität; sie machen sich durch eine umschriebene Vorwölbung in der Mitte des harten Gaumens und eine scharf begrenzte rundliche Aufhellung in der Oberkiefer-Aufbißaufnahme bemerkbar. Die Therapie besteht in der Zystektomie mit primärplastischem Verschluß der Wunde.

Mediane Unterkieferzyste. Sie wird in der Mittellinie des Unterkiefers beobachtet und läßt keine

Beziehungen zu Zähnen erkennen. Die Genese dieser Zysten ist unklar, möglicherweise handelt es sich um Primordialzysten [4, 210, 275]. Histologisch wird die Zyste von Plattenepithel ausgekleidet; sie unterscheidet sich klinisch und röntgenologisch nicht vom gewohnten Bild der Kieferzysten [34, 301]. Differentialdiagnostisch müssen zentrale Unterkiefertumoren abgegrenzt werden; die Therapie unterscheidet sich nicht von der Behandlung odontogener Zysten.

Globulomaxilläre Zyste

Die sogenannte globulomaxilläre Zyste ist definiert als eine Zyste, die im Oberkiefer zwischen kleinem Schneidezahn und Eckzahn entstanden ist. Ihre Erstbeschreibung erfolgte durch THOMA im Jahre 1937 [297].

Ätiologie. Sie ist bisher nicht vollständig geklärt. Neben der Theorie des fissuralen Ursprunges, wonach sie zwischen zwei embryonalen Gesichtsfortsätzen aus Epithelresten der HOCHSTETTERschen Epithelmauer entstehen soll, wird auch die Entwicklung einer solchen Zyste aus der Anlage eines überzähligen Zahnes diskutiert [56, 275]. LEHNERT schlägt deshalb die Benennung *dysontogenetische Alveolarfortsatzzyste* vor [179]. Da aufgrund neuerer Untersuchungen die globulomaxillären Zysten als eigene Entität in Frage gestellt werden, wurden sie auch nicht in die WHO-Klassifikation aufgenommen.

Die Existenz der globulomaxillären Zyste wird von zahlreichen Autoren angezweifelt, da es sich bei den häufigsten Zysten dieser Region um radikuläre Zysten handelt [46, 339].

Histologische Befunde. Die Zyste wird von einem mehrreihigen Flimmer- oder Plattenepithel ausgekleidet. Nur selten sind Zeichen entzündlicher Reaktionen vorhanden, die Bindegewebskapsel ist unterschiedlich dick, der Zysteninhalt cholesterinhaltig.

Klinisches Bild. Diese Zystenform ist äußerst selten. Von KLAMMT wurden 1,6% der Oberkieferzysten als globulomaxillär gewertet [155]. Nur etwa 0,7% aller Kieferzysten sind globulomaxilläre Zysten [271]. Sie entwickelt sich im Alveolarfortsatz und bleibt klinisch über lange Zeit stumm. Die Konvergenz der Kronen mit Kippung der Zahnachsen von seitlichem Schneidezahn und Eckzahn sind vielfach die ersten Hinweise auf den verdrängenden Prozeß im Wurzelbereich. Gelegentlich macht auch eine Fistel am Alveolarfortsatz auf die Zyste aufmerksam. Erst spät treten Schwellungen am Gaumen oder vestibulär auf. Eine Ausbreitung der Zyste in die Nasenhöhle mit Anhebung des Nasenbodens ist möglich. Die Nachbarzähne reagieren sensibel.

Röntgenologische Befunde. Es zeigt sich eine scharf begrenzte, birnenförmige Aufhellungszone zwischen seitlichem Schneidezahn und Eckzahn mit Divergenz ihrer Wurzeln. Der Desmodontalspalt der benachbarten Zähne läßt sich auch im Bereich der Zyste weiter verfolgen.

Differentialdiagnose. Eine differentialdiagnostische Abgrenzung gegen eine follikuläre Zyste ohne Zahnanlage ist bei großen Zysten nicht möglich. Dagegen ist die Unterscheidung von einer radikulären Zyste des seitlichen Schneidezahnes in der Regel nicht schwer. Die Abgrenzung gegenüber einem adenomatoiden odontogenen Tumor und paradentalen Zysten ist schwierig [174, 317]. Die Entstehung von Karzinomen und Ameloblastomen in globulomaxillären Zysten wurde beschrieben [3, 341].

Therapie. Es kommen alle für größere Frontzahnzysten möglichen Behandlungsverfahren in Frage, jedoch ist eine Zystektomie, falls durchführbar, anzuraten.

Nasolabiale (nasoalveoläre) Zyste

Die nasolabiale Zyste wird definiert als eine Zyste, die auf dem Processus alveolaris nahe der Basis des Nasenloches gelegen ist. Diese Zyste liegt also extraossär; sie ist daher keine eigentliche Kieferzyste.

Ätiologie. Die Pathogenese ist immer noch unklar, diese Zystenform soll entweder aus Epithelresten der bei der Nasenbildung entstehenden Epithelmauer [156, 246] oder aus einer Abschnürung des epithelialen Nasenpropfes hervorgehen [275].

Daneben wird auch ihre Entwicklung aus dem unteren vorderen Anteil des Ductus nasolacrimalis diskutiert [61].

Histologische Befunde. Die Zyste wird von einem mehrschichtigen Epithel, das Becherzellen enthält, ausgekleidet. Innerhalb des Epithels können kleinere Zysten durch Schleimsekretion entwickelt sein. Ein Papillarkörper fehlt wie bei anderen dysontogenetischen Zysten [242, 246]. Der Zysteninhalt ist visköser Natur ohne Cholesterinkristalle.

Epidemiologie. Nasolabiale Zysten sind äußerst selten, nach SHEAR [271] handelt es sich um etwa 0,7% aller Kieferzysten. ROED-PETERSEN sammelte 111 Fälle aus dem Weltschrifttum und konnte danach eine Disposition für das weibliche Geschlecht von 3,5 : 1 feststellen [242]. KLAMMT konnte unter 1000 Kieferzysten nur eine nasolabiale Form registrieren [155].

Klinisches Bild. Die nasolabialen Zysten imponieren als Weichteilzysten, die bald zu umschriebenen, derben Schwellungen unter dem Nasenflügelansatz mit Anheben von Nasenboden und Nasolabialfalte führen. Im weiteren Verlauf wird auch die Oberlippe in die Schwellung miteinbezogen, und man kann vestibulär eine schmerzlose, prall-elastische Vorwölbung tasten. Manchmal findet man bei der Operation eine leichte Eindellung der Knochenoberfläche an der Apertura piriformis.

Röntgenologische Befunde. Es kann infolge der subperiostalen Lage der Zyste zu einer Eindellung an der Vorderfläche des Oberkiefers kommen. Durch eine Kontrastmittelfüllung läßt sich die Zyste eindeutig darstellen.

Differentialdiagnose. Die Abgrenzung gegen einen submukösen odontogenen Abszeß oder einen Nasenfurunkel kann schwierig sein.

Therapie. Die Exstirpation der Zyste ist die einzig erfolgversprechende Behandlung, die vom Mundvorhof aus vorgenommen werden kann.

Entzündlich bedingte Kieferzysten
Radikuläre Zyste

Die radikulären Zysten sind definiert als Zysten, die aus Epithelresiduen des parodontalen Ligaments infolge einer Entzündung, häufig als Folge des Pulpentodes, entstanden sind.

Sie sind mit etwa 52% die weitaus häufigsten Kieferzysten und besitzen demzufolge die größte klinische Bedeutung [271]. Auch sind sie hinsichtlich

Pathologie und Klinik am besten erforscht. Sie kommen als *apikale* und seltener als *laterale Wurzelzysten* vor und können auch nach Entfernung des verursachenden Zahnes als *radikuläre Residualzysten* bestehenbleiben. Große zahnlose Kieferzysten in vormals bezahnten Gebieten sind daher zumeist als Residualzysten zu werten, wenn auch der Beweis hierfür im Einzelfall nicht immer zu erbringen ist.

Epidemiologie. Radikuläre Zysten werden in allen Lebensabschnitten beobachtet, besonders jedoch in der Gebrauchsperiode des bleibenden Gebisses. Der Häufigkeitsgipfel liegt zwischen dem dritten und vierten Lebensdezennium [155], Zahnwurzelzysten werden jedoch auch schon im Milchgebiß und bis in das hohe Alter hinein vorgefunden. Die Geschlechtsverteilung zeigt eine Bevorzugung des männlichen Geschlechts [155, 198]. Radikuläre Zysten kommen wesentlich häufiger im Ober- als im Unterkiefer vor [155].

Ätiologie. Die Pathogenese radikulärer Zysten ist weitgehend geklärt: Sie entwickeln sich aus einer chronischen apikalen Parodontitis an der Wurzelspitze eines marktoten Zahnes nach Hinzutreten von Epithel. Dieses Epithel stammt zum größten Teil von den MALASSEZschen Epithelresten der Zahnleiste (MALASSEZsche Epithelnester). Die unterschiedlichen Theorien der Pathogenese radikulärer Zysten werden von HORCH ausführlich dargestellt [137].

Histologische Befunde. Pathohistologisch besteht eine etablierte radikuläre Zyste aus vier Komponenten: dem Zystenlumen, der epithelialen Zystenwand, der subepithelialen Zone des chronisch-entzündlichen Infiltrates und der bindegewebigen Kapsel. Die epitheliale Zystenwand, die subepitheliale Zone des chronisch-entzündlichen Infiltrates und die bindegewebige Kapsel bilden zusammen den Zystenbalg. Dieser enthält in 30–40% der Fälle Cholesterinkristalle, die aus Plasmamembran-Lipiden der autolytisch zerfallenden Leukozyten entstehen. Diese Kristalle liegen innerhalb des bindegewebigen Stromas und sind von Aggregaten mehrkerniger Riesenzellen umgeben. Das Zystenlumen ist von einem Plattenepithel ausgekleidet und von einem dicken, Kollagenfaser-reichen Zystenbalg umgeben. Epithel und innerer Anteil des Zystenbalgs sind dicht entzündlich infiltriert. Gelegentlich sieht man neben dem Zystenbalg Granulationsge-

webe mit netzförmig proliferiertem odontogenem Epithel. Das Plattenepithel radikulärer Zysten wächst im entzündeten Bindegewebe des Zystenbalgs netzartig verzweigt oder in Zapfenform. Eine bandartige Epithelauskleidung besteht in Zysten mit weitgehend abgeklungenem Entzündungsreiz.

An der Bildung einer radikulären Zyste können mehrere Zähne beteiligt sein. Die Wandstärke der radikulären Zyste kann bis 0,5 cm betragen. Da die Fibroblasten und Kollagenfaserbündel der bindegewebigen Kapsel mit denen des periapikalen Desmodonts und Wurzelzements verwachsen sind, werden radikuläre Zysten in etwa 10% der Fälle bei der Extraktion des betreffenden Zahnes als anhängendes Gebilde in toto entfernt [209]. Die radikulären Zysten sind überwiegend einkammerig, sie können aber auch mehrkammerig sein. In ihren Lichtungen sieht man gehäuft Einblutungen, umschriebene oder flächenhafte Gewebeproliferationen, die histologisch einem Granulationsgewebe oder Cholesteringranulomen entsprechen. Der die Zyste umgebende Knochen zeigt meistens Anzeichen ausgewogener osteoblastischer und osteoklastischer Aktivität.

Klinisches Bild. Klinisch ist die Mehrzahl radikulärer Zysten klein, sphärisch bis eiförmig gestaltet und beschränkt sich auf die Größenordnung apikaler Granulome (etwa 5–12 mm). Nur ein kleiner Prozentsatz dieser Zysten expandiert langsam, aber ständig zu den periapikalen Raum weit übergreifen-

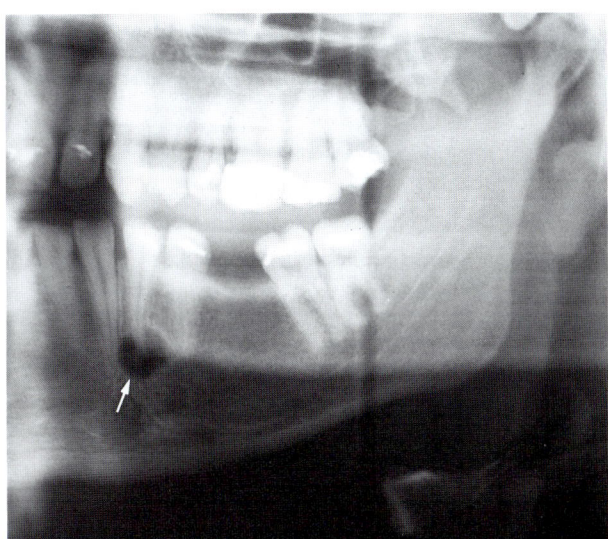

Abb. 8 Apikale radikuläre Zyste im linken Unterkiefer ausgehend von Zahn 34; durch Kompaktalamelle glatt begrenzte, rundliche Aufhellung.

den Dimensionen und kann so im bezahnten und zahnlosen Kiefer einen ganzen Quadranten einnehmen. Radikuläre Zysten sind asymptomatisch und werden häufig als röntgenologischer Nebenbefund entdeckt. Sie liegen in der Regel an der Wurzelspitze, die bei größeren Zysten meistens in das Zystenlumen hineinragt *(apikale radikuläre Zyste)* (Abb. 8). Sie können aber auch gelegentlich in einer chronischen Parodontitis lateralis entstehen, die von einem Seitenkanal ausgeht. Die so in lateralen Granulomen entstandenen Zysten werden als *laterale radikuläre Zysten* bezeichnet (Abb. 9). Sie unterscheiden sich in ihrer Genese nicht von den apikalen radikulären Zysten.

In etwa 10% der Fälle können radikuläre Zysten Fisteln aufweisen, d. h. weniger häufig als bei apikalen Granulomen [200].

Nicht selten treten bei einem Patienten mehrere radikuläre Zysten gleichzeitig auf. Zysten, die unerkannt nach Extraktion des betreffenden Zahnes im Kieferknochen verbleiben, werden als *radikuläre Residualzysten* bezeichnet. Da diese post extractionem kleiner werden und sogar verschwinden können, sind Residualzysten relativ selten [209].

Röntgenologische Befunde. Im Röntgenbild sind durchschnittlich große, radikuläre Zysten nicht von apikalen Granulomen zu unterscheiden. Die den Apex tangierende Aufhellung ist meist scharf begrenzt und von einer scheinbar sklerosierten Knochenrandzone umgeben (Abb. 10). Auch bei 10–15 mm großen Läsionen kann in etwa 50% der Fälle ein apikales Granulom erwartet werden [200].

Radikuläre Pseudozysten (Parodontitis apicalis chronica cystogranulomatosa). Sie können klinisch und röntgenologisch nicht von radikulären Zysten unterschieden werden. In der pathohistologischen Routinediagnostik werden die radikulären Pseudozysten häufig auch als radikuläre Zysten diagnostiziert. Donath fand bei 1705 als radikuläre Zysten diagnostizierten Biopsien, daß es sich bei 47% um radikuläre Pseudozysten oder sogenannte *Epithelgranulome* handelte [71]. Die radikulären Pseudozysten zeigen histologisch einen zweischichtigen Aufbau des Zystenbalges. Die runde Lichtung wird von einem lymphoplasmazellulär infiltrierten Bindegewebe begrenzt. Die Oberfläche wird überwiegend von einem homogen eosinophilen Belag überklei-

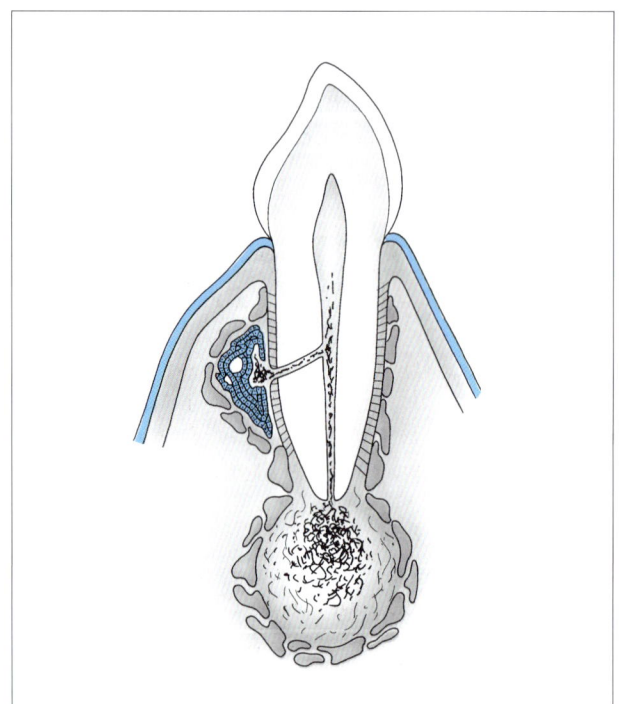

Abb. 9   Laterale radikuläre Zyste in einem an der Mündung eines Seitenkanals entstandenen Granulom (nach [45]). Zusätzlich apikales Granulom.

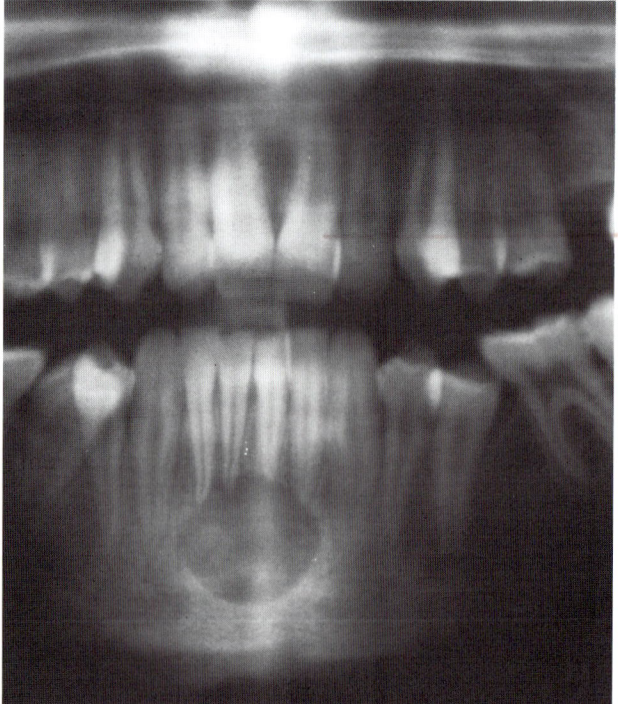

Abb. 10   Apikale radikuläre Zyste im Unterkiefer-Frontzahnbereich, ausgehend von den Wurzelspitzen der Zähne 31 und 41; runde, glatt begrenzte Zyste mit Resorption der Wurzelspitze des Zahnes 31 und Verlust des Desmodontalspaltes der Zähne 31 und 41.

det. Der äußere Anteil des Zystenbalges besteht aus Bindegewebe mit reichlich zirkulär angeordneten Kollagenfasern. Odontogenes Epithel ist in keinem Abschnitt enthalten. Im Bindegewebe des Zystenbalgs liegt jedoch proliferiertes odontogenes Epithel, das in keinem Abschnitt die Lichtung erreicht oder auskleidet [170].

Karzinomentstehung. Selten entstehen in radikulären Zysten Ameloblastome oder Speicheldrüsentumoren. DONATH fand nur zwei Mukoepidermoidkarzinome, die sich innerhalb der Zystenwand entwickelten [71]. Plattenepithelkarzinome kommen gelegentlich in radikulären Zysten zur Entwicklung [155, 271, 316].

Paradentale (entzündlich bedingte kollaterale, mandibulär infizierte bukkale) Zyste

Die paradentale Zyste liegt neben dem Zahnhalsbereich als Folge einer Entzündung im Bereich einer Parodontaltasche.

Ätiologie. Sie entwickelt sich aus entzündlich induzierten Epithelresten der Odontogenese im Bereich des oberen parodontalen Saumepithels, wobei der betroffene Zahn vital reagiert [1, 271, 319].

Histologische Befunde. Die paradentale Zyste ist histologisch nicht von der radikulären Zyste zu unterscheiden, das Zystenlumen wird von einem nicht verhornenden Plattenepithel ausgekleidet und von einem unterschiedlich dicken, kollagenfaserreichen Zystenbalg umgeben. Der Zystenbalg enthält chronisch oder gemischt-akut-chronisch-entzündliche Infiltrate.

Klinisches Bild. Klinisch tritt die paradentale Zyste an der bukkalen oder distalen Wurzel des unteren Weisheitszahnes auf, an dem sich gewöhnlich das klassische Beispiel einer Dentitio difficilis entwickelt. Eine Sonderform der paradentalen Zyste stellt die *mandibulär infizierte bukkale Zyste* dar, die sich gewöhnlich bukkal des Sechsjahr-Molaren bei Kindern im Alter von 6–8 Jahren entwickeln kann [291].

Die paradentale Zyste ist sehr selten, etwa 2,5% aller Kieferzysten werden dieser Entität zugeordnet [271]. Der Häufigkeitsgipfel liegt zwischen dem 2.–4. Lebensdezennium, es scheint eine geringe Bevorzugung des männlichen Geschlechts zu bestehen [1, 60, 319].

Röntgenologische Befunde. Die paradentale Zyste stellt sich als eine einkammerige Aufhellung mit scharfer Begrenzung dar, wobei das marginale parodontale Saumepithel nicht erweitert ist.

Therapie. Die Therapie der Wahl besteht in der vollständigen chirurgischen Entfernung durch Zystektomie, wobei der betreffende Zahn erhalten werden kann. Mit einer knöchernen Regeneration kann regelmäßig gerechnet werden, Rezidive treten nicht auf.

Nicht epitheliale Kieferpseudozysten (nicht neoplastische Knochenläsionen)

Aneurysmatische Knochenzyste

Die aneurysmatische (aneurysmale) Knochenzyste wird als eine gutartige intraossäre Veränderung definiert, die bevorzugt in den Metaphysen der langen Röhrenknochen und den Wirbelkörpern lokalisiert ist. In der Kieferregion tritt sie extrem selten auf, bei den von SHEAR [271] untersuchten 2616 Kieferzysten fanden sich nur 12 (0,5%) dieser Entität [67, 112, 331].

Epidemiologie. Beide Geschlechter scheinen etwa gleich häufig betroffen zu sein; die Zyste tritt vorwiegend in den ersten drei Lebensjahrzehnten auf und ist im Unterkiefer häufiger lokalisiert als im Oberkiefer [116, 202, 227].

Ätiologie. Die Ätiologie der aneurysmatischen Knochenzyste ist noch umstritten. Einerseits wird eine lokale Kreislaufstörung mit Erhöhung des venösen Druckes und als Folge davon eine Erweiterung des vaskulären Raumes angenommen [181], andererseits wird ein Trauma mit anschließender Blutung als Ursache angesehen [163]. Es wird aber auch vermutet, daß es sich um einen über das Ziel hinausschießenden reparativen Vorgang handeln könnte [57, 67, 237]. Das *Riesenzellgranulom* und die aneurysmatische Knochenzyste im Kiefer-Gesichtsbereich werden als nahe verwandt angesehen [237]. UEHLINGER weist allerdings darauf hin, daß es maligne Entartungen bei aneurysmatischen Knochenzysten im Gegensatz zum Riesenzellgranulom nicht gibt [312]. Nach neueren Untersuchungen existiert die aneurysmatische Knochenzyste nur als sekundäres Begleitphänomen anderer reparativer und neoplastischer Knochenläsionen und wird somit als eigenständiges Krankheitsbild in Frage gestellt [292].

Histologische Befunde. Die unterschiedlich großen Hohlräume werden von einem fibroblastenreichen Bindegewebe mit mehrkernigen Riesenzellen und Osteoid begrenzt. Auch Hämosiderinablagerungen kommen vor; das Zytoplasma der Riesenzellen ist eher eosinophil. Wenn reichlich Riesenzellen und größere solide Gewebebezirke vorliegen, kann die Abgrenzung gegen einen Riesenzelltumor bzw. im Gesichtsskelett gegen ein Riesenzellgranulom, schwierig sein. Meist werden zahlreiche Mitosen beobachtet.

Klinisches Bild. Die häufigsten klinischen Symptome sind Schwellung und Schmerzen. Mehrfach wurden ausgedehnte Zysten im Unterkiefer beschrieben [25, 112, 276]. Infolge der Expansion können Kippung und Verdrängung von Zähnen auftreten, wobei die Vitalität der Zähne erhalten bleibt [136, 211]. Ebenso fehlen Parästhesien und Anästhesien im Ausbreitungsgebiet des Nervs. Die Wachstumsgeschwindigkeiten sind sehr unterschiedlich, die Läsion kann im Knochen zentral oder exzentrisch liegen. Die größte Rezidivneigung (26%) scheint nach Kürettage aufzutreten [82].

Röntgenologische Befunde. Die aneurysmatische Knochenzyste des Kiefers ist röntgenologisch beson-

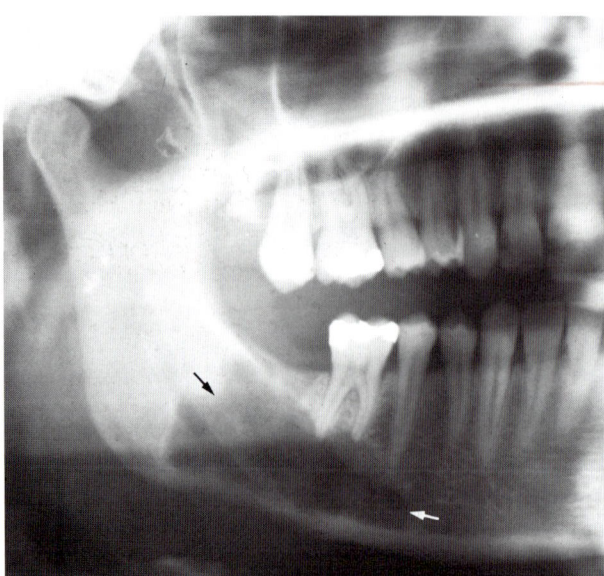

Abb. 11 Aneurysmatische Knochenzyste des rechten Unterkiefers. Angedeutet mehrkammerige, große Osteolyse mit dünner, teilweise durchbrochener Kompaktalamelle und Destruktion der kaudalen Kortikalis.

ders uncharakteristisch. Es handelt sich um ein- oder mehrkammerige, oft wie Seifenblasen aussehende zystische Gebilde mit meist scharfer Begrenzung. Bei schnellem Wachstum kann eine scharfe knöcherne Begrenzung fehlen, wodurch der Eindruck eines bösartigen Tumors entsteht (Abb. 11).

Differentialdiagnose. Die aneurysmatische Knochenzyste muß von odontogenen Zysten, Hämangiomen, Riesenzellgranulomen, eosinophilen Granulomen, Myxomen und Ameloblastomen oder Metastasen abgegrenzt werden. Entscheidend ist daher immer die histologische Diagnose. Da sie mehrfach in Zusammenhang mit anderen Läsionen beobachtet wurde [84], muß besonders auf die Gefahr einer Fehldiagnose bei ungenügender Biopsieentnahme hingewiesen werden.

Therapie. Die Therapie der Wahl besteht in jedem Fall in der in toto chirurgischen Entfernung; eine Exkochleation oder Kürettage ist unzureichend. Je nach Defektgröße ist die Auffüllung des entstehenden Knochenhohlraumes mit autogener Spongiosa angezeigt; bei ausgedehnten Prozessen oder Mehrfachrezidiven ist eine Kieferteilresektion mit Sofortrekonstruktion empfehlenswert [252].

Solitäre Knochenzyste

Die solitäre Knochenzyste (traumatische, einfache, hämorrhagische Knochenzyste) wird als eine intraossäre Zyste, deren Lichtung nur von einem schmalen Bindegewebe begrenzt wird, definiert.

Solitäre Knochenzysten sind Hohlräume mit dünn- bis zähflüssigem, blutig durchsetztem oder gasförmigem Inhalt ohne Epithelauskleidung, die im Bereich des Skeletts, vorzugsweise in den Metaphysen von Humerus und Femur vorkommen [237]. Im Bereich des Gesichtsschädels sind sie überwiegend im Unterkiefer lokalisiert [38, 97, 123, 225].

Epidemiologie. Im allgemeinen werden solitäre Knochenzysten häufiger beim männlichen Geschlecht beobachtet [225, 237], und zwar mit einer Disposition von 1,4 : 1 [38]. Die Zyste kann in jedem Lebensalter auftreten, vorwiegend jedoch im zweiten Lebensjahrzehnt [26]. Die Häufigkeit der solitären Knochenzyste unter den Kieferzysten wird mit 0,6 bis 1,7% angegeben [33, 38, 67, 135, 227, 271].

Ätiologie. Hinsichtlich der Ätiologie der solitären Knochenzyste herrscht Unklarheit; sie kann als eine tumorähnliche oder tumorvortäuschende Veränderung angesehen werden. Da man lange Zeit als Ursache ein Trauma annahm, wurde sie vielfach auch *traumatische Knochenzyste* genannt. Auf welche Weise ein Trauma eine zystische Degeneration im Knochen verursachen kann, bleibt jedoch unklar. Dem steht die Vorstellung gegenüber, daß es sich um eine lokale Wachstumsstörung handelt [144] oder daß eine zystische Umwandlung eines vorbestehenden Knochentumors stattfindet. Als weitere Ursache wurden intramedulläre Blutungen aus einem der vielen dünnwandigen Blutsinus diskutiert [123]. Dabei ist bisher völlig unklar, wodurch das Wachstum der Veränderung begrenzt wird und weshalb die beobachteten spontanen Ausheilungen eintreten. Neuerlich werden auch Beziehungen zum Zahndurchbruch und orofaziale Fehlfunktionen sowie das Ausbleiben der Differenzierung von Mesenchymzellen zu Knochenzellen für die Entstehung der solitären Knochenzyste diskutiert [141, 266].

Histologische Befunde. Da leere Höhlen der häufigste Befund sind, ist es schwierig, Material zur histologischen Untersuchung zu gewinnen. Deshalb sollte nach Möglichkeit ein das Lumen umschließender Teil des Knochens ohne Traumatisierung der Zysteninnenwand entnommen werden. Histologisch erkennt man dann eine dünne, nur aus wenigen Zellreihen bestehende Bindegewebsschicht, in welche gelegentlich hyaline Massen eingelagert sind. Wahrscheinlich handelt es sich dabei um hyalinisiertes Fibrin mit sekundären Veränderungen. Gelegentlich finden sich Riesenzellen zwischen Bindegewebsschicht und Knochen.

Klinisches Bild. Klinisch werden solitäre Knochenzysten in der Regel als Zufallsbefund auf Übersichtsaufnahmen entdeckt. In seltenen Fällen kommt es zu Schwellungen, Schmerzen und Überempfindlichkeit von Zähnen. Während die röntgenologisch dargestellten Hohlräume häufig einen Teil der Wurzelspitzen einschließen, gibt der positive Sensibilitätstest Aufschluß über den nichtodontogenen Ursprung der Zyste. Trotz teilweise erheblicher Ausdehnung der Veränderung werden Verdrängungen von Zähnen oder Frakturen des Kiefers nur selten beobachtet. Sensibilitätsausfälle im Ausbreitungsgebiet des Nervus mentalis wurden auch bei ausgedehnten Zysten im seitlichen Unter-

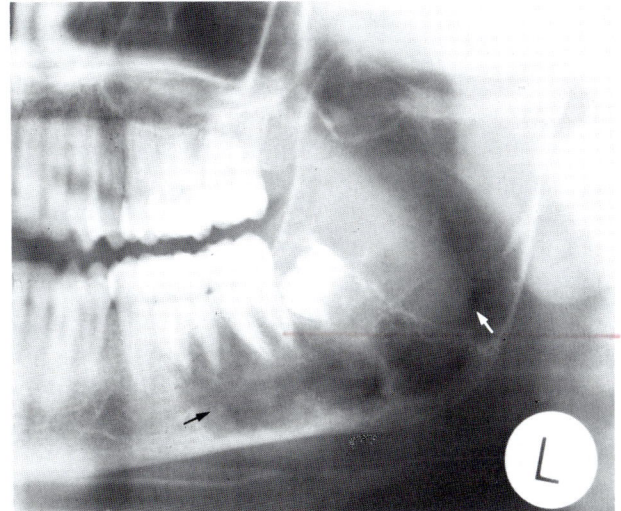

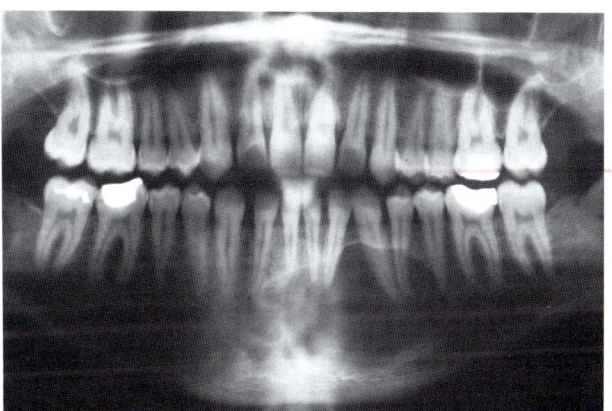

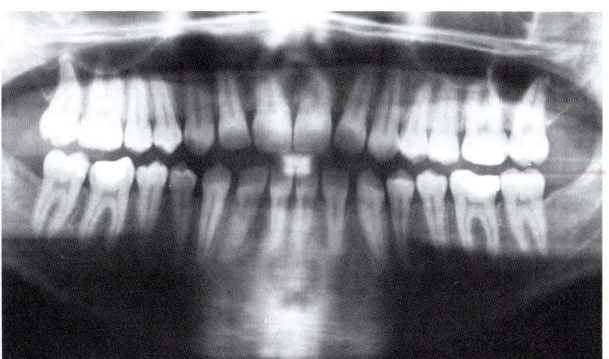

Abb. 12 Solitäre Knochenzysten des Unterkiefers.

a) Ausgedehnte solitäre Knochenzyste des linken Unterkieferastes eines 13jährigen Patienten mit Abflachung der Incisura semilunaris. Innerhalb der großen Osteolyse undeutliche Spongiosazeichnung, Kortikalis verschmälert und unscharf begrenzt. Fehlende Abgrenzung des Prozesses nach mesial sowie fehlende Desmodontalspalten der Zähne 36 und 37, keine Wurzelresorptionen.

b) Solitäre Knochenzyste im Unterkiefer-Frontzahnbereich eines 18jährigen Patienten. Von Kompaktalamelle scharf begrenzte Aufhellung ohne Spongiosazeichnung mit Kippung der Zähne 32 und 33. Fehlende Desmodontalspalten der Zähne 31, 32, 33 und 34, keine Wurzelresorptionen.

c) Zustand 21 Monate post operationem: vollständige Knochenregeneration nach Kürettage und Auffüllung der Knochenhöhle mit Fibrinkleber und Kollagenvlies.

kiefer bisher nicht beschrieben. Bei postkaniner Ausdehnung wurde in einigen Fällen der Nervus alveolaris inferior freihängend in der Zystenhöhle gefunden [185]. Es handelt sich stets um eine einkammerige Zyste, die nur von einer dünnen, grauweißlichen, rötlichen oder bräunlichen Bindegewebeschicht ausgekleidet ist. Ein Durchbruch in die Weichteile wurde bisher nicht beobachtet.

Röntgenologische Befunde. Röntgenologisch ist das Zystenlumen meist scharf begrenzt, der Bezeichnung entsprechend sind weder mehrkammerige noch mehrfach auftretende Zysten bekannt (Abb. 12). Bei sichtbar interradikulärer Ausdehnung ist der röntgenologische Ausschluß einer Wurzelresorption wichtig. Trotz solcher Besonderheiten ist eine sichere differentialdiagnostische Abgrenzung von andersgearteten Prozessen ohne operative Exploration nicht möglich [145].

Differentialdiagnose. Differentialdiagnostisch muß die Abgrenzung gegen die aneurysmatische Knochenzyste erfolgen. Klinisch ist die Tatsache wichtig, daß sowohl das reparative Riesenzellgranulom als auch die solitäre Knochenzyste hauptsächlich bei Jugendlichen bis zum 20. Lebensjahr auftreten. Im Gegensatz zum reparativen Riesenzellgranulom wurden jedoch bisher bei der solitären Knochenzyste keine Kippungen oder Lockerungen von Zähnen beobachtet. Da histologisch eine epitheliale Auskleidung fehlt, ist die Abgrenzung gegen odontogene Zysten nicht schwer.

Therapie. Die Therapie besteht, abhängig von Größe und Lokalisation der Höhle, entweder lediglich in der Entfernung eines Knochendeckels oder in der Kürettage und eventuellen Auffüllung des Knochenhohlraumes mit geeigneten Füllungsmaterialien. Es wird vermutet, daß das während der Operation in die Höhle eindringende Blut hier organisiert wird und dadurch eine Ausheilung eintritt. Mit einer knöchernen Regeneration kann nach operativer Revision solitärer Knochenzysten regelmäßig gerechnet werden [94].

Statische (latente) Knochenhöhlen des Unterkiefers

In der internationalen histologischen Klassifikation von odontogenen Tumoren, Kieferzysten und sonstigen Veränderungen der WHO [165] sind die statischen Knochenhöhlen nicht erwähnt.

Die von STAFNE erstmals beschriebenen Defekte [280] stellen sich röntgenologisch einheitlich als ovaläre bis runde, scharf begrenzte Radioluzenzen von 1–3 cm Durchmesser dar. Sie stehen in keinem Zusammenhang mit dem Zahnsystem; ihre klassische Lokalisation ist vor dem Kieferwinkel unterhalb des Mandibularkanals. Die linguale knöcherne Begrenzung ist aufgehoben, die bukkale häufig nur papierdünn, während die Kompakta des Unterkieferrandes erhalten bleibt. Bei der Auswertung von mehreren tausend Panoramaaufnahmen wurde das Vorkommen von einer statischen Knochenhöhle auf 276 Erwachsene errechnet [151]. Die Veränderung ist meist einseitig, sehr selten doppelseitig anzutreffen; bei Kindern wurde sie bisher nicht beobachtet. Die statische Knochenhöhle stellt einen Locus minoris resistentiae am Unterkiefer dar und könnte zu Frakturen führen.

Ätiologie. Die Ätiologie der statischen Knochenhöhle ist ungeklärt; vermutlich handelt es sich um eine durch die Weichteile hervorgerufene Druckatrophie der Knochenoberfläche. Als auslösende Ursache käme eventuell ein auf den Unterkiefer drückender, dorsaler Anteil der Glandula submandibularis in Frage. Es ist aber auch denkbar, daß funktionell bedingte Umbauvorgänge im Knochen zu der Eindellung führen und es sekundär zur Einlagerung von benachbarten Weichgewebsteilen kommt [65, 66, 195].

Klinisches Bild. Die statische Knochenhöhle verursacht keine Symptome; sie wird als Zufallsbefund auf Röntgenbildern des Unterkiefers entdeckt.

Therapie. Da die statische Knochenhöhle keinerlei Krankheitswert besitzt und sich nicht vergrößert, ist die operative Revision nur in Einzelfällen aus differentialdiagnostischen Erwägungen indiziert. Unter ähnlichem Röntgenbefund können auch zentrale Kiefertumoren (z. B. eosinophiles Granulom, Speicheldrüsenadenom u. a.) erscheinen.

Wachstum der Kieferzysten

Das Wachstum der Zysten verläuft außerordentlich langsam; es muß damit gerechnet werden, daß Jahre oder sogar Jahrzehnte vergehen, bis die Zyste sich durch Auftreibung des Kiefers bemerkbar macht. Über die Ursachen, den Mechanismus und das Wesen des Zystenwachstums liegen keine einheitlichen Ansichten vor. Die teilweise hypothetischen

Deutungen zeigen, daß an der Vergrößerung von Kieferzysten mehrere Wachstumsmechanismen beteiligt sind.

Wachstum entzündlicher Kieferzysten. Es erfolgt schubweise, Phasen stärkerer Balgentzündung bedingen einen Wachstumsschub. Das Zystenwachstum ist rückläufig, wenn der Zysteninhalt kontinuierlich abfließen kann. Gleichzeitig bildet sich die chronische Balgentzündung zurück. Als Wachstumsimpuls wirkt eine Erhöhung des hydrostatischen Zystendruckes. Der hydrostatische Druck der Zystenflüssigkeit erhöht sich durch

- Erhöhung der Osmolalität der Zystenflüssigkeit mit nachfolgendem Flüssigkeitsstrom [302, 303, 304, 305, 306, 309]
- aktive Sekretion epithelialer und mesenchymaler Substanzen in das Zystenlumen [310]
- intramurale reaktive Gewebevermehrung

Die Erhöhung des hydrostatischen Zystendruckes führt zu einer Behinderung des Abtransports von Stoffwechselprodukten auf dem Blut- und Lymphweg. Die chronische Balgentzündung ist die eigentliche Ursache des Zystenwachstums. Sie wird als Folge einer Autoimmunreaktion gegen entzündlich alteriertes Epithel gedeutet, die sich infolge einer Anhäufung von Entzündungsprodukten im Lumen selbst unterhält. So haben neuere Untersuchungen gezeigt, daß das chronisch-entzündliche Infiltrat vorwiegend aus Lymphozyten und Plasmazellen besteht, die etwa zu 40% Immunglobuline enthalten [228, 284]. Ebenso konnten sich mit monoklonalen Antikörpern sowohl im Epithel als auch im Bereich der Basalmembranzone zahlreiche immunkompetente Zellen nachweisen lassen [17]. Danach kann die Vergrößerung einer entzündlichen Zyste auf keinen Fall mit dem autonomen Wachstum der Geschwülste verglichen werden, das von den Regulationsmechanismen des Organismus völlig unabhängig ist.

Wachstum nicht-entzündlicher Kieferzysten. Hier gelten *andere Wachstumsmechanismen,* die jedoch noch weitgehend hypothetisch sind. Wahrscheinlich führt eine nicht-reaktive Zellvermehrung ähnlich wie bei echten gutartigen Tumoren zur Vergrößerung der Zyste [154, 188, 308]. Am Beispiel des Ameloblastoms konnte gezeigt werden, daß die passive, osmotisch-hydrostatische Volumenzunahme auch mit dem echten Wachstum von Geschwülsten vergesellschaftet sein kann [20, 23, 233].

Der Knochen wird durch den Druck der wachsenden Zyste an der Peripherie des Zystenbalges osteoklastisch abgebaut. Der Abbau verläuft entsprechend dem Wachstum der Zyste sehr langsam. Gleichzeitig bilden Leukozyten des Zystenbalges Prostaglandine, die als Osteoklasten-stimulierende Faktoren auch einen Knochenabbau auslösen [126, 127, 128, 193]. Als Ausgleich wird vom Periost neuer Knochen gebildet, so daß der Eindruck entsteht, die Zyste dehne den Knochen. Der periostale Knochenanbau hält mit dem Knochenabbau an der Peripherie der Zyste auf die Dauer nicht Schritt, so daß der über der Zyste gelegene Knochen immer dünner wird. Bei großen Zysten kann er vollständig resorbiert werden, woraufhin der Zystenbalg dann unmittelbar an die benachbarten Weichteile grenzt. Durch den Umbau des Knochens werden in der Regel auch die Zähne so verdrängt, daß dabei die Wurzeln auseinanderweichen, während die Kronen sich gegeneinander neigen. Nicht selten wird der Alveolarknochen der Nachbarzähne im apikalen Bereich abgebaut, so daß der Zystenbalg Kontakt mit den Wurzelspitzen der Nachbarzähne bekommt. Nerven und Gefäße dieser Zähne werden dann in den Zystenbalg einbezogen. In solchen Fällen läßt es sich bei einer operativen Entfernung des Zystenbalges nicht vermeiden, daß die Nachbarzähne devitalisiert werden. Bei infizierten Zysten kann an den Nachbarzähnen eine retrograde Pulpitis entstehen, wenn die Erreger von der Zystenwand her über das Foramen apicale in den Wurzelkanal eindringen.

Zysten des Oberkiefer-Seitenzahnbereiches wölben sich allmählich immer mehr in die Kieferhöhle vor und engen diese schließlich so weit ein, daß nur noch ein spaltförmiger Raum zwischen Orbitaboden und Zystenwand zurückbleiben kann. Die Trennwand zwischen Kieferhöhlenlumen und Zyste besteht anfangs aus dem Zystenbalg, einer dünnen Knochenlamelle und der Kieferhöhlenschleimhaut. Im fortgeschrittenen Stadium wird der Knochen resorbiert, so daß die Kieferhöhlenschleimhaut und der Zystenbalg dann unmittelbar aneinanderliegen. Bei sehr großen Zysten verkleben die Epithelblätter der Kieferhöhlenschleimhaut schließlich miteinander, so daß der zuletzt nur noch spaltförmige Kieferhöhlenrezessus ganz verschwindet. Im Unterkiefer kann der Mandibularkanal verdrängt werden. Bei großen Zysten liegt in diesem Fall das Gefäßnervenbündel des Mandibularkanals direkt unter dem Zystenbalg.

Klinisches Bild und Diagnostik der Kieferzysten

Zysten können sich lange Zeit völlig symptomlos und deshalb unbemerkt im Kieferknochen zu einer beachtlichen Größe entwickeln. Sie werden im Röntgenbild häufig als Zufallsbefund entdeckt, wenn unklare Beschwerden oder ein anderes Krankheitsbild zur Röntgenuntersuchung veranlaßt haben.

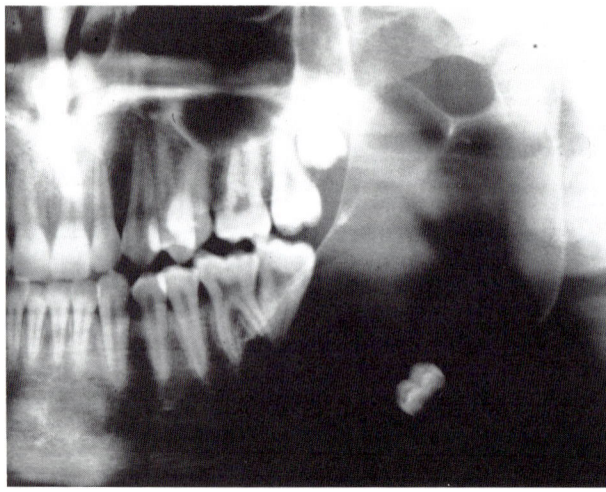

a

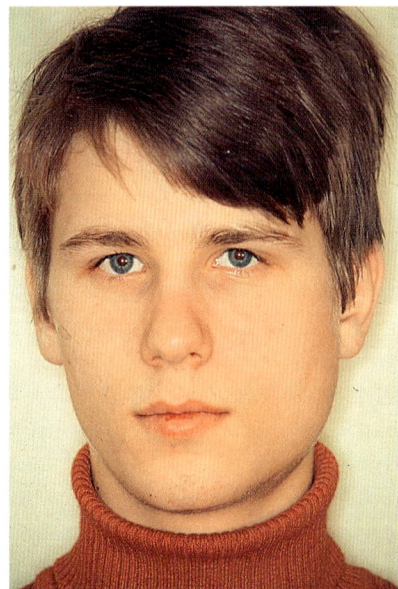

b

Abb. 13 Ausgedehnte follikuläre Zyste des linken Unterkieferastes, ausgehend von verlagerter Zahnanlage 38.

a) Röntgenologisch von zarter Kompaktalamelle glatt begrenzte Aufhellung, Kippung des Zahnes 37 mit Verlust des Desmodontalspaltes sowie Resorption der distalen Wurzel des Zahnes 36.
b) Klinisch deutliche Auftreibung des linken Kieferwinkels mit Schwellung der über dem Knochen liegenden Weichteile. Keine Entzündungssymptome.

Dementsprechend sind die anamnestischen Angaben des Patienten häufig unergiebig; gelegentlich werden unklare Beschwerden, Druckgefühl im Kiefer oder ein dumpfes Gefühl in den Zähnen angegeben. Selbst große Zysten verursachen keine Ausfälle der sensiblen Nerven, auch dann nicht, wenn sie den Nervenstrang erheblich verdrängt haben. Manchmal werden vom Patienten neuralgiforme Schmerzen im Kiefer angegeben. Weitere Hinweise können die zeitlich verzögerte oder ausbleibende Dentition der bleibenden Zähne im Wechselgebiß (follikuläre Zyste) oder die allmähliche Kippung von Zähnen sein.

Bei der sekundären Infektion einer Zyste stehen die akuten Symptome der Knochen- oder Weichteileiterung im Vordergrund. Auch hier wird in der Regel zuerst die Infektion (Entzündungssymptome) und dann erst die Ursache (Zyste) diagnostiziert. Wenn die Zyste zu einer Größe herangewachsen ist, die die normale Knochenkontur überschreitet, macht sie sich durch die *Auftreibung des Knochens* oder die *Schwellung der über dem Knochen liegenden Weichteile* bemerkbar (Abb. 13). Bei einer Zyste, die noch allseitig von kompaktem Knochen umgeben ist, fühlt sich die Auftreibung knochenhart und glatt an. Mit zunehmendem Wachstum wird die äußere Knochenlamelle dünn und eindrückbar; sie zerbricht dann bei der Palpation in viele Stückchen, die nur noch durch die Periostdecke zusammengehalten werden. So entsteht das Gefühl des „Pergamentknisterns".

Durch die Knochenumbauvorgänge wird das optimale Verhältnis zwischen Form und Funktion des Knochens gestört [105]. Die geänderte funktionelle Inanspruchnahme führt zu einer Transformation des Knochens, die sich einerseits im Einbau neuer Trajektorensymptome, andererseits in einem peripheren, periostalen Knochenaufbau äußert. So weist der Knochen auch bei großen Zysten noch eine erstaunliche Stabilität (statisches Schalenprinzip) auf und kann seine Funktion über lange Zeit erfüllen (Abb. 14). Im Unterkiefer kann die Schwächung des Knochens derartig fortschreiten, daß relativ geringfügige Belastungen zur *pathologischen Fraktur* des Kiefers führen [192]. An Stellen mit vollständiger Resorption des deckenden Knochens grenzt der Zystenbalg direkt an die Weichteile. Man tastet dann eine prall-elastische, fluktuierende Schwellung mit glatter abgerundeter Oberfläche. Der Knochen läuft hier häufig scharfkantig aus, wobei der scharfe Knochenrand beim Eindrücken der Zyste vom Munde aus durch den palpierenden Finger

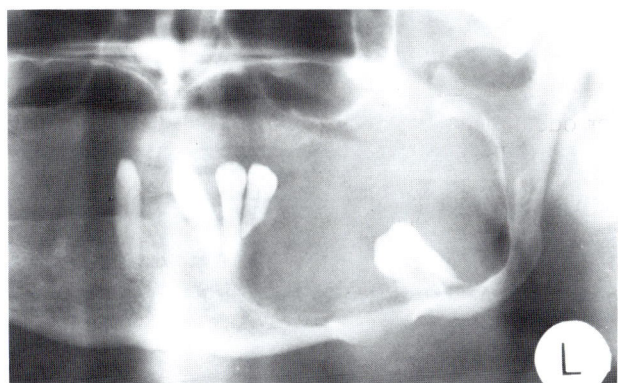

a

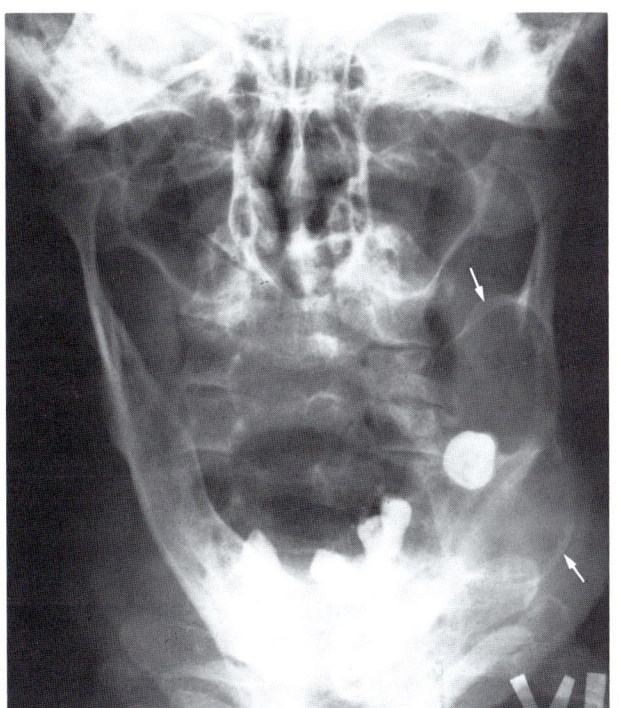

b

Abb. 14 Große, stabilitätsgefährdende follikuläre Zyste im linken Kieferwinkel.

a) Vom retinierten Zahn 38 ausgehende, von Kompaktalamelle glatt begrenzte follikuläre Zyste, bis in den linken Processus muscularis reichend mit Resorption der Wurzel von Zahn 35 und tiefer Verlagerung des Mandibularkanals. Nur noch schmale basale Spange des linken Unterkiefers, kein Anhaltspunkt für eine pathologische Fraktur.
b) Die halbaxiale Unterkieferaufnahme zeigt deutlich die volle Ausdehnung der Zyste nach bukkal und lingual durch vorwölbende und dünne Kompaktalamelle.

wahrgenommen werden kann. Im Bereich des Alveolarfortsatzes, wo die Schleimhaut nicht ausweichen kann, wird die häufige Zystenwandung schließlich so dünn, daß eine Perforation entsteht, durch die sich der Zysteninhalt entleert.

Ein weiteres Symptom ist die *Verdrängung der*

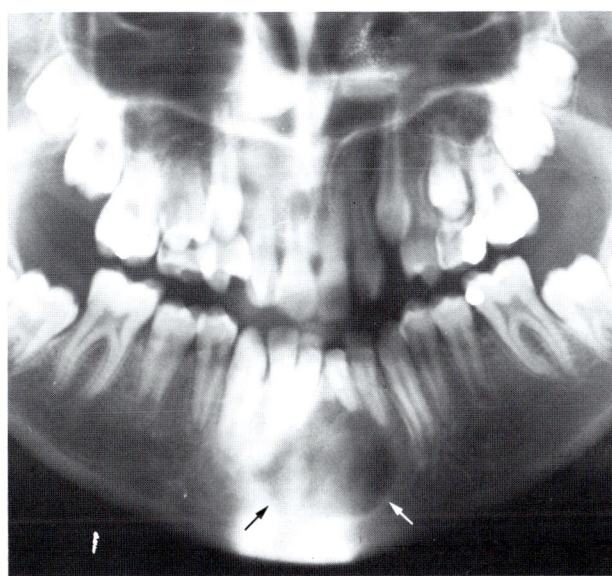

a

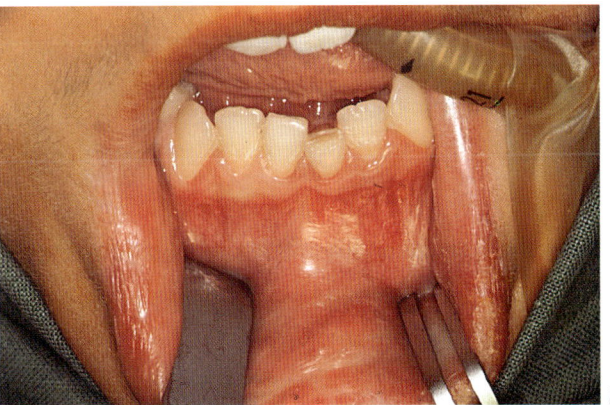

b

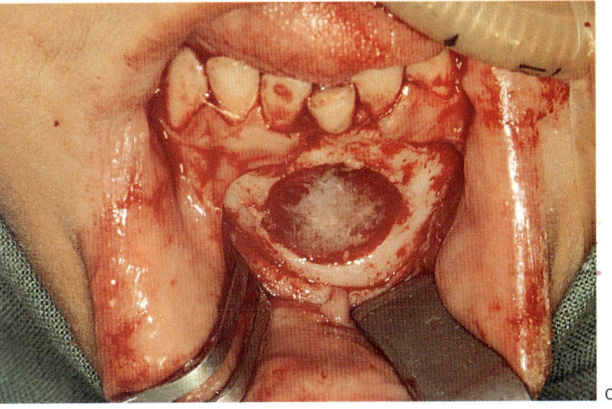

c

Abb. 15 Radikuläre Zyste im Unterkiefer-Frontzahnbereich ausgehend vom devitalen Zahn 31.

a) Röntgenologisch runde, glatt begrenzte Zyste mit beginnender Resorption der Wurzelspitze des Zahnes 31 und Verlust des Desmodontalspaltes bei Zahn 31 und 41. Divergenz der Wurzeln der Zähne 31, 32, 41 und 42.
b) Klinisch Auftreibung des Knochens im Bereich des unteren Vestibulums und Mesialneigung der Zahnkronen 31 und 41.
c) Operationsbefund nach Zystektomie.

Nachbarzähne durch die wachsende Zyste, wobei die Wurzeln divergieren und die Kronen sich gegeneinander neigen (Abb. 15). Bei radikulären Zysten verändert der schuldige Zahn seine Stellung häufig nicht, während die mesial und distal gelegenen Nachbarzähne ausweichen. Unter mehreren sensiblen Zähnen läßt sich dadurch häufig der schuldige Zahn ermitteln.

Infizierte Zysten kommen nahezu gleichmäßig im Ober- und Unterkiefer vor, die überwiegende Zahl kann histologisch als radikuläre Zyste diagnostiziert werden (Abb. 16); es folgen in der Häufigkeit im Unterkiefer die Keratozysten und im Oberkiefer Schleimretentionszysten [249]. Bakteriologische Untersuchungen zeigen, daß beim Keimspektrum die vergrünend wachsenden Streptokokken (ca. 77%) dominieren [249].

Da die Symptome der Knochenauftreibung, Verdrängung von Zähnen sowie Entzündung nicht

allein für eine Zyste charakteristisch sind – sie können sich auch bei verdrängend wachsenden Kiefertumoren zeigen – liegt der Schwerpunkt der Zystendiagnostik eindeutig in der *Röntgenuntersuchung* [27]. Vor allen Dingen deckt sie bereits Veränderungen auf, wenn klinische Symptome noch fehlen.

Im Röntgenbild manifestiert sich die Zyste als scharf umschriebene, rundliche bis ovale Aufhellung (Transparenz). Infolge der durch das langsame Wachstum induzierten Knochenumbauvorgänge ist die Zyste gegen den gesunden Knochen häufig durch eine verdichtete Randzone abgesetzt.

Manchmal wird durch in die Zyste vorspringende Knochenleisten und Septen eine Mehrkammerigkeit vorgetäuscht, die dann Anlaß zur Verwechslung mit anderen „zystischen" Prozessen im Kieferknochen sein kann. Die eventuell schon klinisch erkennbare Kippung der Zähne im Zystenbereich tritt im Röntgenbild deutlicher in Erscheinung. Gelegentlich werden bei zystischen Gebilden Wurzelresorptionen der Zähne beobachtet; diese sind fast immer ein Hinweis auf das Vorliegen eines Tumors (Ameloblastom, reparatives Riesenzellgranulom); sie kommen aber auch bei Zysten, insbesondere bei Keratozysten, vor [180].

Je nach Lokalisation und Ausdehnung der Zyste im Knochen entspricht ihre Dimension im Röntgenbild nicht immer der tatsächlichen Größe. Durch Knochenüberlagerung, mangelnde Kontrastunterschiede mit dem umgebenden Knochen und die oft zufällige Winkelrichtung des Zentralstrahles zum erfaßten pathologischen Prozeß wird die Zyste oft kleiner dargestellt, als es den tatsächlichen Verhältnissen entspricht.

Von größter Wichtigkeit ist die Darstellung der Zyste in ihrer ganzen Ausdehnung im Röntgenbild; Aufnahmen in zwei aufeinander senkrecht stehenden Ebenen sind deshalb bei größeren Zysten unerläßlich (Abb. 17).

Für die röntgenologische Darstellung von Kieferzysten kommen folgende *Aufnahmetechniken* in Betracht:

- *Enorale* Zahnfilmaufnahmen gestatten nur bei kleineren Zysten eine Aussage über die Ausdehnung des Befundes, sind aber immer notwendig,

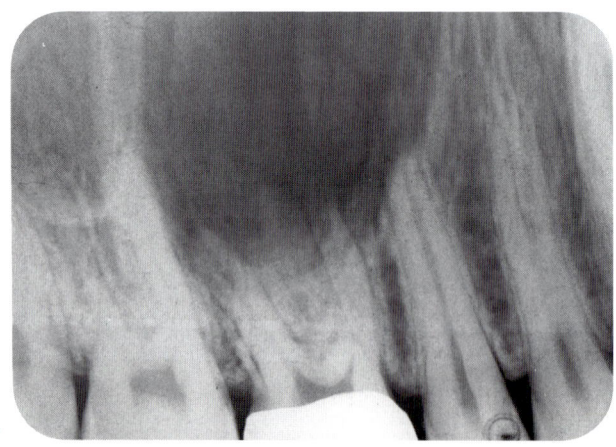

a

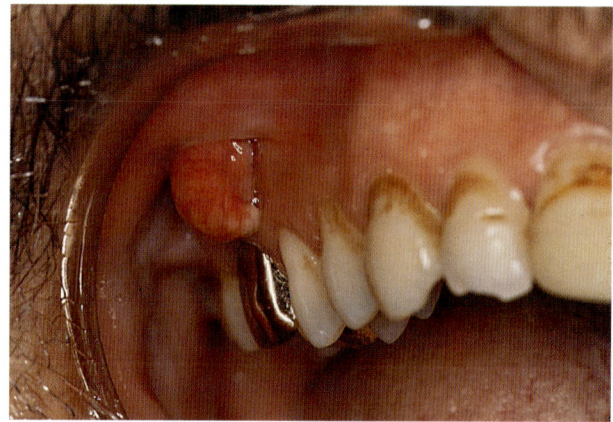

b

Abb. 16 Infizierte radikuläre Zyste im rechten Oberkiefer-Seitenzahnbereich, ausgehend von Zahn 16.

a) Röntgenologisch durch Kompaktalamelle runde, glatt begrenzte Aufhellung mit teilweisem Verlust des Desmodontalspaltes bei Zahn 15 und 17.
b) Klinisch deutliche Vorwölbung der Zyste ins obere Vestibulum.

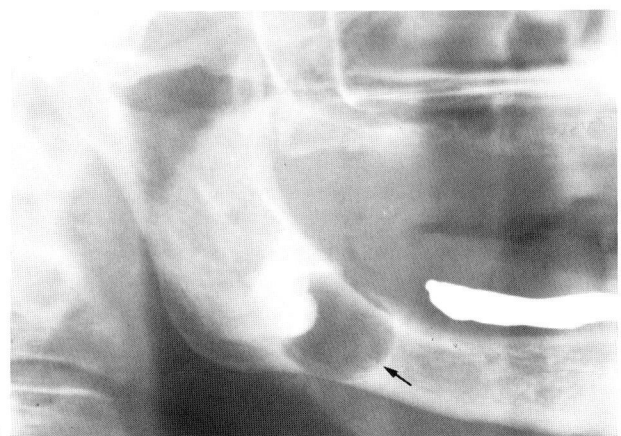

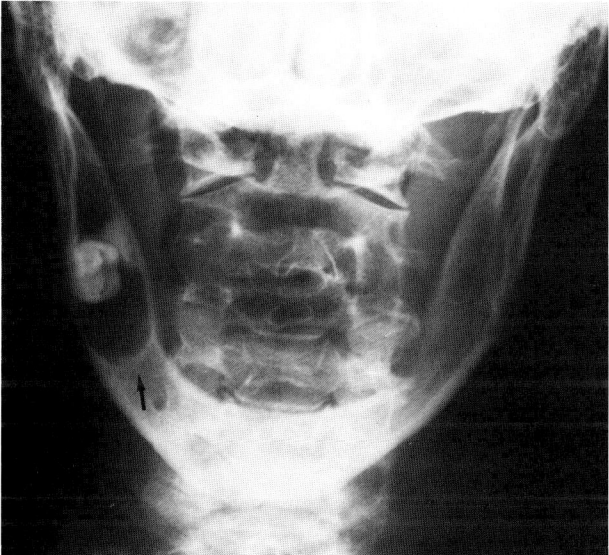

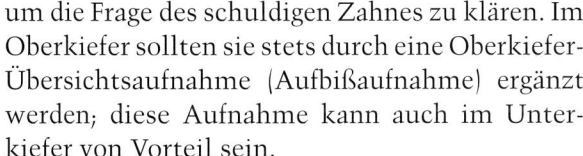

Abb. 17 Follikuläre Zyste vom lateralen Typ im rechten Unterkiefer, ausgehend vom retinierten und verlagerten Zahn 48.

a) Im Orthopantomogramm teils perikoronare, teils laterale Aufhellung mit zarter Kompaktalamelle. Bereits deutliche Verlagerung des Mandibularkanals.
b) In der Unterkiefer-halbaxial-Aufnahme zeigt sich die Ausdehnung der Zyste nach bukkal und lingual durch scharf begrenzte Aufhellung.

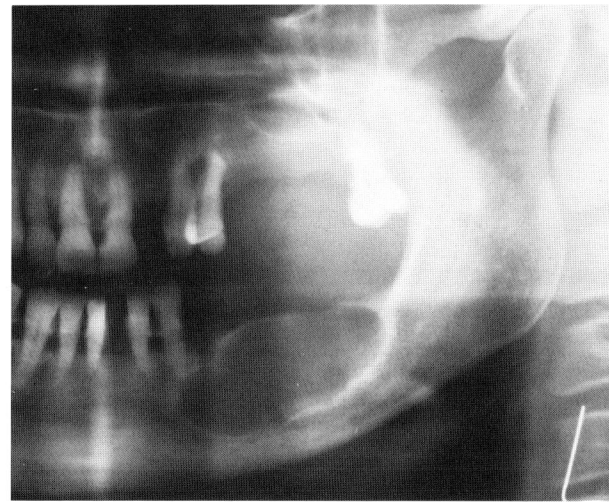

Abb. 18 Residualzyste im linken Unterkiefer im Orthopantomogramm. Durch Kompaktalamelle glatt begrenzte Aufhellung mit deutlicher Verlagerung des Mandibularkanals. Es handelt sich hier um eine radikuläre Zyste des bereits entfernten Zahnes 33.

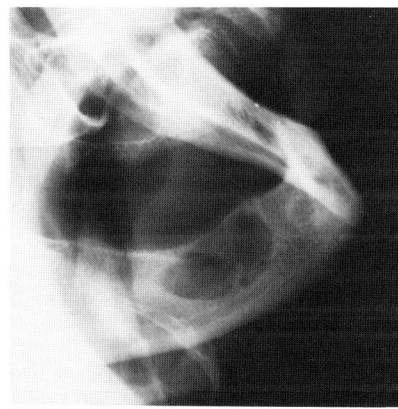

Abb. 19 Residualzyste im zahnlosen Unterkiefer links in der Lateralaufnahme, von Kompaktalamellen glatt begrenzte Aufhellung mit angedeuteter Septierung. Kaudalverlagerung des Mandibularkanals im Seitenzahnbereich. Es ist nicht zu entscheiden, ob es sich um eine radikuläre Zyste eines bereits entfernten Zahnes oder um eine zahnlose follikuläre Zyste handelt.

um die Frage des schuldigen Zahnes zu klären. Im Oberkiefer sollten sie stets durch eine Oberkiefer-Übersichtsaufnahme (Aufbißaufnahme) ergänzt werden; diese Aufnahme kann auch im Unterkiefer von Vorteil sein.

• *Extraorale* Kieferaufnahmen sind bei größeren Zysten unerläßlich. Panorama-Schichtaufnahmen (Orthopantomogramm) sind auch bei zystischen Prozessen eine wesentliche Bereicherung der Röntgendiagnostik (Abb. 18). Im posterioren Unterkiefer zeigen aber auch die Lateralaufnahmen die ganze Ausdehnung einer Zyste (Abb. 19). Sie sollten durch eine exzentrische p. a.-Schädel-

aufnahme nach Clementschitsch ergänzt werden.

• Zur Beurteilung von Zysten des Mittelgesichtsskeletts eignet sich hervorragend die *okzipitodentale Nasennebenhöhlenaufnahme* (Abb. 20). Bei Verdrängung der Kieferhöhle durch eine Zyste zeigt sich dann eine kuppelförmige Verschattung am Boden der Kieferhöhle. Die Schädellateralaufnahme besitzt bei Oberkieferzysten nach Kontrastmittelfüllung der Zyste oder der Kieferhöhle große Aussagekraft.

• In besonderen Fällen sollten auch die *Tomographie* und *Computertomographie* eingesetzt werden.

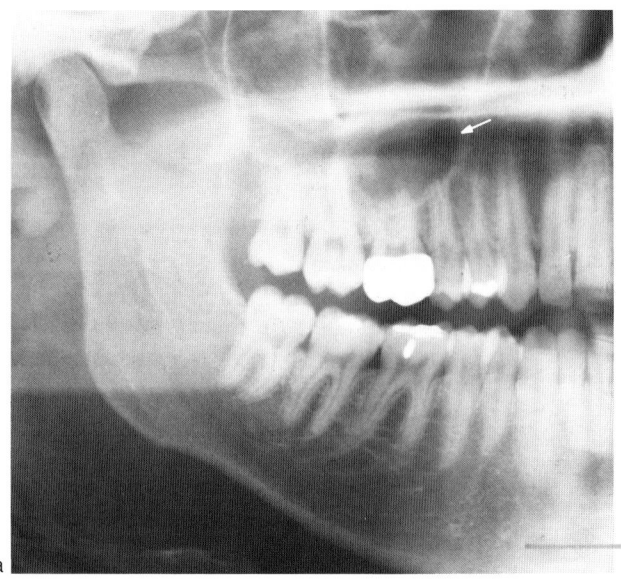
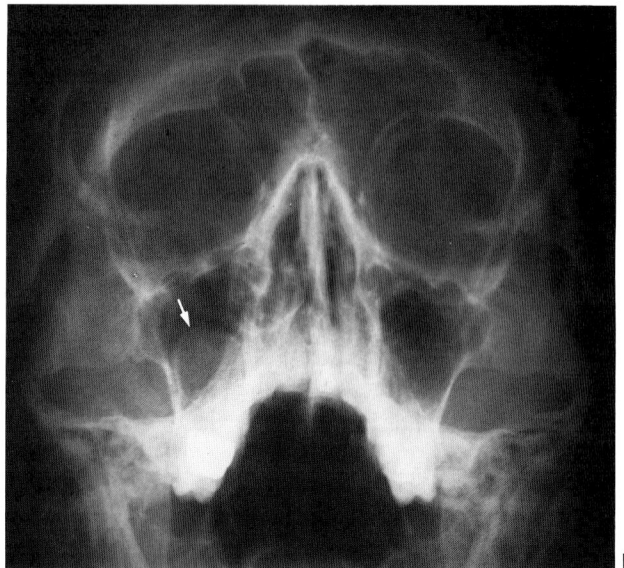

a   b

Abb. 20   In die Kieferhöhle ragende radikuläre Zyste, ausgehend von Zahn 16.

a) Im Orthopantomogramm durch Kompaktalamelle glatt begrenzte Aufhellung mit teilweisem Verlust des Desmodontalspaltes bei den Zähnen 15, 16 und 17.

b) In der Nasennebenhöhlenaufnahme p. a. halbaxial kranial konvexe homogene Verschattung der rechten Kieferhöhle. Von der lateralen Kieferhöhlenwand in die kraniale Zystenbegrenzung hineinragende Knochenleiste.

• Auch *Ultraschalluntersuchungen* (Sonographie), die *Knochenszintigraphie* sowie die *Kernspintomographie* können Bereicherungen für die Diagnostik von Zysten sein [76, 124, 199]. Daneben besitzt bei Zysten im Seitenzahnbereich des Oberkiefers die *Kieferhöhlenendoskopie* (Sinuskopie) einen hohen Stellenwert bei der präoperativen Diagnostik (s. Bd. 10/I) [131, 278].

Aufgrund röntgenologischer Befunde kann eine Zyste nur vermutet werden; die endgültige Diagnose wird immer während der Operation und durch histologische Untersuchung gestellt.

Bei *infizierten Zysten* oder solchen, die eine Verbindung nach außen haben und sich verkleinern, wird die scharfe röntgenologische Begrenzung durch die stattfindenden Knochenumbauvorgänge verwischt. Die Grenze zum gesunden Knochen kann dabei so unscharf werden, daß der Eindruck einer umschriebenen Osteomyelitis oder einer bösartigen Geschwulst entsteht.

Bei *radikulären Zysten* ragt die Wurzelspitze des schuldigen Zahnes, falls dieser nicht entfernt wurde, ins Zystenlumen. Allerdings können auch die Wurzeln der Nachbarzähne in die zystische Aufhellung hineinprojiziert werden; falls das apikale Zahnfach an diesen Zähnen noch erhalten ist,

erkennt man meistens den durchgehenden Desmodontalspalt. Fehlt dieser, so ist der Knochen bereits abgebaut und der Zystenbalg liegt der Wurzelspitze an.

Follikuläre Zysten stehen in der Regel in Verbindung mit einem retinierten Zahn, dessen Krone ins Lumen hineinragt. Radikuläre Zysten der Milchzähne sind klinisch nicht von den follikulären Zysten der noch im Kiefer liegenden permanenten Zähne abzugrenzen. Hier bringt erst der Operationsbefund Klarheit.

Residualzysten haben keine Beziehung zu einem Zahn; es ist nicht mehr zu entscheiden, ob es sich ursprünglich um eine radikuläre oder follikuläre Zyste oder um eine nicht-odontogene Kieferzyste gehandelt hat.

Im *Unterkiefer* wird bei großen Zysten oft der Mandibularkanal mit dem Foramen mentale nach unten verdrängt. Zysten des Unterkieferastes dehnen sich häufig in den Muskel- oder Gelenkfortsatz aus.

Bei *Zysten des Oberkiefer-Frontzahnbereiches*, die den Nasenboden vorwölben, verläuft die Zystenlinie auf dem Zahnfilm durch die Nasentransparenz. *Seitlich gelegene Oberkieferzysten* engen die Kieferhöhle ein. Bei kleinen Zysten erkennt man auf dem Zahnfilm die nach oben konvexe Zystenlinie innerhalb der Kieferhöhlentransparenz. Bei größeren Zysten liegt diese Linie höher, so daß sie auf dem Zahnfilm nicht mehr abgebildet wird. Dafür findet man auf der Nasennebenhöhlenaufnahme den typischen Befund. Große Oberkieferzysten füllen die Kieferhöhle teilweise oder vollständig aus, wodurch die Abgrenzung gegenüber einer Kieferhöhlenverschattung bei Sinusitis maxillaris erschwert wird. Nicht selten fehlt im Röntgenbild die seitliche Kieferhöhlenwand, was bei Kieferhöhlenentzündungen nicht vorkommt, andererseits aber auch bei anderen osteolytischen Prozessen des Oberkiefers beobachtet wird. Manchmal wird die Nasenhöhle durch Verdrängung der lateralen Nasenwand nach medial eingeengt. Zysten, die die Kieferhöhle ganz oder zum größten Teil ausfüllen, machen sich stets durch eine Auftreibung des Knochens bemerkbar, die von intraoral zu palpieren ist. Die Kontur der Crista zygomatico-alveolaris ist in diesen Fällen kaum mehr zu tasten.

Laterale radikuläre Zysten sind im Röntgenbild als umschriebene rundliche Aufhellungen zwischen

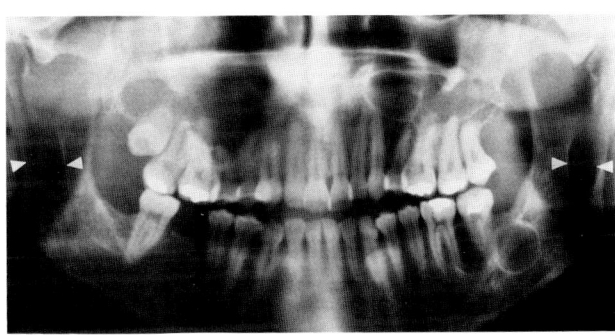

a

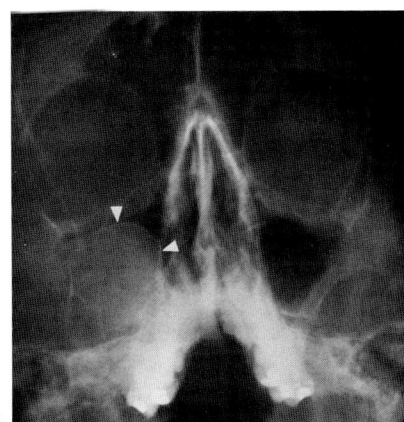

b

Abb. 21 GORLIN-GOLTZ-Syndrom mit multiplen Kieferzysten, Basalzellnaevi und Basalzellkarzinomen der Haut.

a) Zystoide Läsion am rechten Oberkiefer mit Vorwölbung in die rechte Kieferhöhle, zwei Zysten pararadikulär von Zahn 37 sowie zystoide Auftreibung des Mandibularkanals beiderseits in Höhe des Foramen mandibulae.
b) Von Kompaktalamelle begrenzte Zyste, die sich in die rechte Kieferhöhle vorwölbt.

den Zahnwurzeln zu erkennen. Auf der Seite des schuldigen Zahnes fehlt der Desmodontalspalt, während er am Nachbarzahn lange erhalten bleiben kann.

Odontogene Kieferzysten kommen bei einem Patienten häufig mehrfach vor, so findet man mehrere follikuläre Zysten nebeneinander oder, wenn genügend devitale Zähne mit Granulomen vorhanden sind, multiple radikuläre Zysten.

Beim GORLIN-GOLTZ-*Syndrom* (Basalzellnävus-Syndrom) treten neben dem Hauptsymptom multipler Kieferzysten (Abb. 21) multiple nävoide Basaliome sowie skelettale Anomalien auf [113]. Bei den Kieferzysten handelt es sich dabei in der Regel um Keratozysten, die jährliche Nachuntersuchungen zum Ausschluß von Zystenrezidiven und neuen Zysten und regelmäßige dermatologische Kontrollen lebenslang erforderlich machen [24, 255, 288].

Keratozysten treten auch sonst häufiger multipel auf; sie sind überwiegend in der Kieferwinkelgegend und im Unterkieferast lokalisiert. Im Röntgenbild findet man meistens eine gekammerte oder polyzystische Zeichnung; nicht selten zeigen die Wurzelspitzen der über der Zyste gelegenen Zähne Resorptionserscheinungen [208, 318].

Bei entzündlicher Überlagerung kann es zur *Vereiterung der Kieferzyste* kommen, wobei sich nach Durchbruch des Eiters durch die Schleimhaut bei Druck auf die Zyste eitrige Flüssigkeit aus der Perforationsstelle entleert. Follikuläre Zysten können aus der Nachbarschaft infiziert werden, so z. B. von periapikalen Entzündungen der darüber gelegenen Milchzähne oder von Granulomen bereits durchgebrochener bleibender Zähne sowie von marginalen Entzündungen oder perikoronaren Eiterungen bei der Dentitio difficilis des unteren Weisheitszahnes.

Die *Differentialdiagnose* hat an erster Stelle andere osteolytische Prozesse des Kiefers zu berücksichtigen. *Apikale Granulome* sind in der Regel von kleinen radikulären Zysten nicht abzugrenzen. Die *chronische Osteomyelitis* ist im Röntgenbild unschärfer begrenzt als eine infizierte Zyste. Besondere diagnostische Schwierigkeiten ergeben sich bei der Abgrenzung zahnloser Zysten von anderen pathologischen Kieferprozessen. Sowohl Zysten als auch zentrale Granulationstumoren, Kieferdysplasien, Ameloblastome, Karzinome, Sarkome, Metastasen maligner Tumoren anderer Körperregionen können gleichartige Röntgenbefunde ergeben. Bei Ameloblastomen ist die Verwechslungsgefahr besonders groß, weil sie, obwohl sie echte Geschwülste sind, durch ihre makrozystische Struktur bedingt wie eine Zyste passiv-expansiv wachsen [20, 233, 320]. Das heißt, daß sie sich nach ihrer Eröffnung (Zystostomie) anscheinend wie eine Zyste verhalten und sich durch peripheren Knochenanbau verkleinern; ihr infiltrierendes Tumorwachstum sistiert damit aber keineswegs [227]. Durch dieses Verhalten wird der vermutete gutartige Operationsbefund zunächst auch im Heilungsverlauf bestätigt. Im Röntgenbild sollten vor allem eine vorhandene Septierung des Hohlraumes, eine echte oder vorgetäuschte Mehrkammerigkeit und die Resorption von Zahnwurzeln den Verdacht auf das Vorliegen eines Tumors oder einer Keratozyste erwecken. Dabei ist allerdings zu betonen, daß eine scharf begrenzte, regelmäßig konturierte monozystische Aufhellung das Ameloblastom nicht ausschließen kann. Aus diesen Gründen wurde bereits von AXHAUSEN vorgeschlagen, daß die klinischen, röntgenologischen und operativen Befunde *grundsätzlich durch die histologische Untersuchung* ergänzt werden sollten [12, 13].

Die Notwendigkeit der histologischen Überprüfung des klinischen und operativen Befundes ergibt sich dadurch, daß aus dem Epithel odontogener Zysten beziehungsweise verlagerter Zähne Karzinome entstehen können [10, 37, 48, 55, 69, 108, 157, 158, 167, 186, 204, 215, 254, 269, 271]. Histologisch handelt es sich überwiegend um verhornende Plattenepithel- oder Mukoepidermoidkarzinome. Nach neueren Literaturangaben ist mit einer karzinomatösen Entartungsfrequenz des Zystenepithels von ca. $1:10^3$ bzw. des Follikelepithels von verlagerten Zähnen von ca. $1:10^4$ zu rechnen [167]. Auch wenn die Karzinomentstehung aus dem Epithel von Kieferzysten beziehungsweise Follikelepithel verlagerter Zähne demnach ein seltenes Ereignis darstellt und daher kaum Anlaß zur Dramatisierung besteht, sollte das Wohl des Patienten, für den jede Zeitversäumnis beim Vorliegen eines Karzinoms unwiderrufliche Folgen hat, genügend Anlaß zur routinemäßigen histologischen Kontrolle der Operationsbefunde sein.

In diesem Zusammenhang ist auch von Interesse, daß die im Kiefer liegenden Epithelien, die das Ausgangsgewebe der Kieferzysten sind, so gut wie nicht unmittelbar maligne entarten und intraossäre Karzinome hervorrufen. AXHAUSEN [13] und REHRMANN [234] nahmen deshalb bereits an, daß sich alle zentralen Kieferkarzinome aus Zysten entwickeln. Diese Entstehungsmöglichkeit wurde durch spätere Untersuchungen mehrfach bestätigt [143, 171, 186].

Nach Möglichkeit sollte deshalb immer der *gesamte Zystenbalg* der histologischen Untersuchung zugeführt werden, da Ameloblastome und Karzinome zunächst nur in Teilen der Zystenwand entstehen können und eine umschriebene Gewebentnahme den wahren Charakter der Veränderung nicht aufdecken muß.

Therapie der Kieferzysten

Aus der Wachstumsgesetzmäßigkeit und dem klinischen Verhalten der Zysten ergibt sich uneingeschränkt die Forderung, daß jede Zyste der operativen Behandlung zugeführt werden muß. Durch die Operation soll die Erkrankung vollständig beseitigt, eine möglichst weitgehende Restitutio ad integrum erreicht und der Ausschluß anderer Kiefererkrankungen oder Geschwülste sichergestellt werden.

Eine *absolute Kontraindikation* für die Behandlung der Zysten gibt es nicht, wohl aber zeitliche Kontraindikationen, die sich aus Allgemeinerkrankungen des Patienten ergeben können. Aber auch in diesen Fällen ist es in der Regel möglich, durch umschriebene Eröffnung der Zystenhöhle besonders bei großen Zysten und Einbringen eines Drains oder durch die Trepanation des Wurzelkanals bei radikulären Zysten das weitere Wachstum der Zyste zunächst zu verhindern oder sogar ihre Verkleinerung zu erreichen, bis die definitive Versorgung möglich ist. Eine *temporäre Kontraindikation* kann sich aus dem Lokalbefund ergeben, wenn die Zyste infiziert und akut entzündet ist. Hierbei steht zunächst die Behandlung der pyogenen Infektion im Vordergrund, wobei die Inzision der Zyste zur Entlastung der Eiterung angezeigt sein kann. In diesem Fall ist es wichtig, sich bereits über die später vorgesehene Zystenoperation im klaren zu sein und den Schnitt zur Eröffnung der Zyste nur so zu legen, daß er in die geplante Schnittführung der definitiven Operation einbezogen werden kann.

In der Behandlung bestehen grundsätzlich keine Unterschiede zwischen den einzelnen Zystenarten; die Therapieplanung hat davon auszugehen, daß Zystenbalg und Epithel im eigentlichen Sinne keine pathologischen Gewebe sind. Ihre Entfernung ist deshalb nicht unbedingt erforderlich; es genügt, wenn die Zyste eröffnet und in der Folgezeit offengehalten wird, damit das weitere Wachstum unterbunden und eine Rückbildung angeregt wird. Andererseits kann eine Zyste natürlich auch vollständig exstirpiert werden. Von beiden Möglichkeiten wird bei der operativen Behandlung der Kieferzysten Gebrauch gemacht, wobei es für jede der beiden Methoden ganz bestimmte Indikationen gibt. Um Verwechslungen zu vermeiden, sollte man bei Erhaltung des Balges nur von *Zystostomie* (griechisch: stoma = Mund, Spaltöffnung) bzw. Zystenfensterung, bei Entfernung des Balges von *Zystektomie* (griechisch: ektemno = ich schneide heraus) bzw. Radikaloperation der Zyste sprechen.

Probeexzision und histologische Untersuchung

Auf die Bedeutung der Probeexzision und histologischen Untersuchung wurde bereits eingegangen. Über ihre Notwendigkeit für die richtige Therapiewahl besteht weitgehende Übereinstimmung. Dabei sollten folgende Regeln beachtet werden [21]:

- Grundsätzlich soll jeder Zystenbalg der histologischen Untersuchung zugeführt werden.
- Soweit es Ausdehnung und Lokalisation der Zyste zulassen, soll der Zystenbalg vollständig entfernt (Zystektomie) und vollständig histologisch untersucht werden.
- Bei Durchführung einer Zystostomie mit nur teilweiser Entfernung des Zystenbalges (z. B. bei einer follikulären Zyste im Wechselgebiß) wird der entfernte Teil der Zyste der histologischen Untersuchung zugeführt.
- Erweckt der klinische und röntgenologische Befund den Verdacht auf eine Keratozyste, ein Ameloblastom oder einen sonstigen Tumor, so wird das „Zystengewebe" möglichst vollständig entfernt und histologisch untersucht. Die Knochenhöhle bleibt unverschlossen und wird wenigstens so lange offen behandelt, bis der endgültige Befund Klarheit über das weitere Vorgehen erbracht hat.
- Dies gilt auch dann, wenn der Verdacht auf einen andersartigen Prozeß erst durch den Operationsbefund erweckt wird (mehrkammerige Zyste, Proliferationen des Zystenbalges, ein mit „Tumorgewebe" gefüllter Hohlraum). In diesem Fall ist es falsch, eine Zystostomie ohne histologische Kontrolle durchzuführen oder die vermeintliche Zystenhöhle nach Entfernung des Gewebes primär zu verschließen.
- Das entnommene Gewebe wird in 10%ige Formalin-Lösung gegeben und dem Pathologen zugesandt. Für diesen sind die Angaben zur Anamnese, der klinische, Röntgen- und Operationsbefund wichtig.

Die chirurgischen Verfahren zur Behandlung der Kieferzysten gehen in ihrem Prinzip auf die beiden von PARTSCH angegebenen Methoden (Zystostomie und Zystektomie) zurück [218, 219]. Diese bilden die Grundlagen aller später entwickelten Operationsverfahren, die als Modifikationen der PARTSCH-Operationen anzusehen sind.

Zystostomie

Der Zystostomie (Methode nach PARTSCH I [218]), bei der der Zystenbalg erhalten wird, liegt das Prinzip der offenen Behandlung zugrunde, die Zyste wird durch Resektion ihrer vestibulären oder palatinalen Wand zu einer Nebenhöhle der Mundhöhle gemacht.

Der Rand der über der Zyste gespaltenen Schleimhaut wird am knöchernen Rand der eröffneten Zyste mit Nähten fixiert, so daß die Schleimhaut mit dem in der Zystenhöhle belassenen Zystenbalg, der nach ca. 3–6 Wochen zu Mundschleimhautepithel metaplasiert [277, 328], verwachsen kann. Nach diesem Eingriff hört der durch die Zyste auf den Knochen ausgeübte Druck auf. Der Knochen reagiert darauf mit lumenwärts gerichteter Knochenapposition, wodurch sich die Zystenbucht je nach Lage und Größe der Zyste und Alter des Patienten im allgemeinen nach ca. 2–3 Jahren, in einzelnen Fällen jedoch auch früher, abflacht und in günstig gelagerten Fällen ganz verschwindet.

Vorteile. Bei der Zystostomie handelt es sich um ein schnell durchzuführendes und schonendes Operationsverfahren; durch die Belassung des Zystenbalges wird die Wundfläche sehr klein gehalten, postoperative Schwellung und Beschwerden sind deshalb gering. Der Zyste benachbarte Gewebe (Zähne, Nervus alveolaris inferior, Nasenboden, Kieferhöhlenboden) werden nicht in Mitleidenschaft gezogen [16, 90].

Nachteile. Es muß fast immer eine lange, den Patienten belästigende Nachbehandlungszeit in Kauf genommen werden [19, 104, 216, 260]. Bereits ab dem 20. Lebensjahr ist mit der vollständigen Ausfüllung des Knochendefektes nach Zystostomie nicht mehr mit Sicherheit zu rechnen [261, 263]; bei älteren Patienten ist sie eher unwahrscheinlich. Bei großen Zysten kann der vorzeitige Verschluß der Zystenhöhle zum Rezidiv führen und zwingt dann zur Nachoperation. Ein wesentlicher Nachteil ist schließlich die unvollständige Entfernung des Zystenbalges, wodurch besonders bei großen, nicht in allen Teilen einsehbaren und kontrollierbaren Zysten die Möglichkeit besteht, daß Keratozysten, Ameloblastome oder eventuell sogar Zystenkarzinome übersehen werden. Mit Recht wird deshalb immer wieder auf die Unzulänglichkeit der Zystostomie hingewiesen.

Zystektomie

Das Prinzip der Zystektomie (Methode nach PARTSCH II [219]) besteht in der vollständigen Entfernung des Zystenbalges mit anschließendem dichten Wundverschluß und Heilung über die Organisation des in der Knochenhöhle befindlichen Blutkoagulums.

Einer der ursprünglichen Nachteile der Zystektomie waren die der Zystengröße proportionalen Häufungen von Heilungsstörungen, auf die bereits PARTSCH hinwies [218, 219]. Die Aufdeckung der Ursachen der bei größeren Zysten häufigeren Wundheilungsstörungen, die durch die Retraktion des Blutkoagulums verursacht werden, und die erfolgreiche Lösung dieses Problems durch Stabilisierung des Koagulums oder die Ausfüllung der Knochenhöhle mit xeno-, allo- und autogenen Materialien oder alloplastischen Knochenersatzmaterialien konnte die Indikation der Zystektomie auch auf großvolumige Zysten erweitern.

Bei der operativen Behandlung großer Kieferzysten sollte man nur die Zähne in die Therapie einbeziehen, die einen Sensibilitätsverlust zeigen [92].

Vorteile. Die Vorteile dieser Methode für den Patienten sind unverkennbar, wenn die Wunde bei der Zystektomie durch Naht verschlossen wird und eine primäre Heilung eintritt. Die Nachbehandlungszeit ist nach ca. 10 Tagen mit der Entfernung der Wundnähte abgeschlossen. Die über das organisierte Koagulum ablaufende Knochenregeneration bleibt für den Patienten unbemerkt und stört sein Wohlbefinden nicht. Die Regeneration des Knochens ist, auch bei älteren Patienten mit verminderter Regenerationsleistung des Gewebes, vollständig oder nahezu vollständig. Die Rezidivgefahr ist gering; durch die Möglichkeit der histologischen

Untersuchung des gesamten Zystengewebes ist die Gefahr, einen schwerwiegenden Befund zu übersehen, praktisch ausgeschlossen.

Nachteile. Die Heilungsaussichten werden unsicher, wenn die Zyste einen Durchmesser von ca. 2 cm überschreitet. Die Komplikationsrate ist deshalb größer als bei der Zystostomie. Die postoperative Infektion des Blutkoagulums läßt sich nicht immer vermeiden und zwingt dann zur nachträglichen Umwandlung der Knochenhöhle in eine Nebenbucht der Mundhöhle. Je nach Lokalisation und Ausdehnung der Zyste besteht bei Entfernung des Zystenbalges die Gefahr der Schädigung benachbarter Organe und Gewebe (vitale Nachbarzähne; Schädigung oder Verlust verlagerter Zähne oder Zahnkeime bei follikulären Zysten, besonders im Wechselgebiß; Verletzung des Nervus alveolaris inferior; unbeabsichtigte Eröffnung der Kiefer- oder Nasenhaupthöhle).

Wahl des Operationsverfahrens

Die Therapie der Wahl ist die Zystektomie. Sie ist angezeigt bei:

– allen kleinen Zysten mit einem Durchmesser bis zu 2 cm, wenn die Zystenhöhle allseitig von festem Knochen umgeben ist und keine Nachbarzähne usw. geschädigt werden können
– allen mittleren und großen Zysten, wenn die Schädigung von Nachbarorganen ausgeschlossen, die Zyste allseitig knöchern begrenzt und die völlige Ausfüllung mit einem stabilisierten Koagulum gewährleistet ist
– Keratozysten mit Revision der Knochenwandung, bei der solitären und aneurysmatischen Knochenzyste, bei letzterer, wenn die Kontinuitätsresektion nicht angezeigt oder nicht durchführbar ist

Die *Zystostomie* ist angezeigt bei:
– Zysten, deren vollständige Entfernung die Schädigung von Nachbarorganen wahrscheinlich macht; dies sind insbesondere follikuläre Zysten im Wechselgebiß, bei denen der schuldige Zahn und verdrängte (verlagerte) Nachbarzähne erhalten werden sollen
– Oberkieferzysten entsprechender Größe und Lokalisation, die zweckmäßiger zur Nebenbucht der Kieferhöhle oder der Nasenhaupthöhle hin operiert werden
– Zysten, deren vollständige Entfernung wegen Unzugänglichkeit nicht möglich ist

Die *modifizierte Zystostomie* ist angezeigt bei:

– akut infizierten Zysten, wobei die Zyste zunächst lediglich eröffnet und nach Abklingen der akutentzündlichen Erscheinungen die reguläre Zystektomie oder Zystostomie angeschlossen wird
– großen Zysten als zweizeitiges Vorgehen, wobei in der ersten Phase eine Zystostomie vorgenommen und nach entsprechender Verkleinerung der Zyste eine Zystektomie angeschlossen wird
– ungeklärter Diagnose; nach Entfernung des Zystengewebes wird die Knochenhöhle bis zur Sicherung der Diagnose offen behandelt

Aufgrund der erheblichen Nachteile der Zystostomie ist bis auf die wenigen genannten Fälle die Zystektomie grundsätzlich zu bevorzugen, da die Größe einer Zyste nach den neueren klinischen Erfahrungen keine Kontraindikation mehr für eine Zystektomie darstellt.

Versorgung der Knochenwunde

Jede Zystenoperation hinterläßt eine der ursprünglichen Zystengröße entsprechende Knochenhöhle, die sich post operationem durch neugebildeten Knochen auffüllen soll. Erstes Ziel jeder Behandlung nach Beseitigung der Zyste muß daher die möglichst vollständige Regeneration des Knochens sein. Je nach gewählter Operationsmethode bestehen unterschiedliche Zustände, die jeweils einer speziellen Nachsorge bedürfen.

Behandlung der offenen Knochenhöhle. Eine offene Knochenhöhle liegt nach Zystostomie vor, wenn die Zyste zur Nebenbucht der Mundhöhle, Kieferhöhle oder Nasenhaupthöhle gemacht wird. Das Besondere dieser Situation ist die primäre Bedeckung der Knochenwand durch den belassenen Zystenbalg, so daß nur eine relativ kleine offene Wundfläche im Randbereich des Zystenfensters vorliegt. Da die Regeneration des Knochens von peripher erfolgt, muß zur Verhütung eines Rezidivs die operativ geschaffene Öffnung der Zyste so lange offengehalten werden, bis die Höhle muldenförmig abgeflacht ist.

Das Hauptanliegen der Nachbehandlung ist daher das genügend lange Offenhalten des Zystenfensters mit Tamponaden oder gegebenenfalls einem Zystenobturator.

Unmittelbar nach der Operation wird die Höhle mit einem Salbenstreifen (Jodoform-Salbengaze) *tamponiert,* der den eingeschlagenen Mukoperiostlappen auf seiner Unterlage fixieren, die offenen Wundflächen abdecken und das Eindringen von Speichel, Speiseresten und Keimen verhindern soll. Die Tamponade muß zweimal wöchentlich gewechselt werden, bis der Zystenbalg die Beschaffenheit normaler Mundschleimhaut angenommen hat und nahtlos in die Epithelauskleidung der Mundhöhle übergeht. Dieser Vorgang nimmt etwa 2–3 Wochen in Anspruch; danach kann die Tamponade entfernt werden. Da die Abflachung solcher Buchten im Unterkiefer mehrere Monate dauert, sind während dieser Zeit nach jeder Mahlzeit Spülungen notwendig, um die Höhle sauber zu halten. Hierbei kann dem Patienten eine rezeptierte Einmalspritze eine wirkungsvolle Hilfe sein.

Bei größeren Zysten, z. B. im Bereich des Unterkieferastes, besteht die Gefahr, daß sich der operativ geschaffene Eingang vorzeitig verengt, weil sich Musculus masseter und Musculus pterygoideus medialis vor den Eingang legen und so eine narbige Schrumpfung begünstigen, bevor die Höhle in der Tiefe abgeflacht ist. Bei solchen Zysten wird der Zysteneingang durch einen *Obturator* aus Kunststoff offengehalten, der den Eingang ausfüllen, den Boden der Zystenbucht aber hohl lassen soll. Der Obturator wird nach Abheilung der Wundflächen eingegliedert und so lange getragen, bis die Höhle sich so weit abgeflacht hat, daß ein narbiger Verschluß des Eingangs nicht mehr zu befürchten ist. Dabei muß der Obturator in 8–14tägigen Abständen, entsprechend dem Verlauf der Knochenregeneration, gekürzt oder gegebenenfalls erneuert werden, um seine Form der sich langsam abflachenden Höhle laufend anzupassen. Es ist selbstverständlich, daß Obturator und Zystenbucht nach jeder Mahlzeit vom Patienten gereinigt werden müssen. Nicht festsitzende Obturatoren müssen durch Zahnklammern oder Haltefäden gesichert werden, damit sie nicht aus der Höhle herausrutschen und vom Patienten versehentlich verschluckt werden können. In Einzelfällen kann im zahnlosen oder teilbezahnten Kiefer der Obturator auch direkt an der Prothese angebracht werden.

Zysten, die zu einer Nebenbucht der Kieferhöhle oder der Nasenhaupthöhle gemacht werden, bedürfen einer besonderen Nachbehandlung, die bei den betreffenden Operationsmethoden besprochen wird.

Wird bei der modifizierten Zystostomie der Balg ganz oder teilweise entfernt, sollte die Wundbehandlung so lange mit Tamponaden erfolgen, bis der Wundgrund von Granulationsgewebe bedeckt und überwiegend epithelisiert ist. Erst dann ist das Einbringen eines Obturators angezeigt.

Behandlung der geschlossenen Knochenhöhle. Die Nachteile der Zystostomie waren der Anlaß, nach Möglichkeiten zu suchen, die eine Anwendung der Zystektomie auch bei größeren Zysten gestatten, um dem Patienten insbesondere die lange Nachbehandlungszeit zu ersparen. Durch gleichzeitige allgemeine und gelegentlich auch lokale Antibiotikagaben kann die Infektionsgefahr weitgehend eingeschränkt werden. Es zeigt sich jedoch, daß das Hauptproblem in der Kontraktion des Blutkoagulums und in dem damit zurückbleibenden Serum liegt. Um diesen Nachteil zu vermeiden, ist eine Stabilisierung des Blutkoagulums durch Einlagerung resorbierbarer Materialien in die Knochenhöhle angezeigt.

Bereits PARTSCH hatte festgestellt, daß die Zystektomie für Zysten bis etwa 2 cm Durchmesser geeignet, und aseptisches Vorgehen die Voraussetzung für die komplikationslose Heilung über das Blutkoagulum ist [219]. Die Organisation und knöcherne Regeneration nimmt ihren Ausgang vom Endost der bei der Operation eröffneten Knochenmarkräume und verläuft zentripetal [260, 261]. Unter der dicht verschlossenen Schleimhaut-Periost-Bedeckung verlaufen die Wundheilung und die knöcherne Regeneration des Defektes unbemerkt für den Patienten. Für Arzt und Patienten ist die Behandlung der Zyste somit nach etwa 10–14 Tagen abgeschlossen, sofern keine Infektion eintritt [162, 221]. Die Wurzeln der schuldigen Zähne lassen sich bei diesem Eingriff leicht durch Wurzelspitzenresektion mit chirurgischer Wurzelfüllung versorgen.

Aufgrund der unbestrittenen Vorteile der Zystektomie hat es nicht an Versuchen gefehlt, ihre Indikation auch auf mittlere bis großvolumige Zysten auszudehnen, wobei die Gefahr der Sekundärinfektion mit zunehmender Größe der Knochenhöhle steigt [258, 259]. Jenseits der kritischen Größe von etwa 2 cm kommt es im Knochenhohlraum zum retraktionsbedingten Abreißen der Fibrinfäden von der Knochenwandung und zu einer randständigen Isolierschicht durch das ausgepreßte Serum. Dadurch wird das Einwandern von Mesenchymzellen und damit der bindegewebige Ersatz des Blutgerinnsels verhindert.

Um diesen Gefahren zu begegnen, hat man versucht, den *Knochenhohlraum aufzufüllen oder*

einzuengen. Hierbei haben sich die erstmals von GURALNICK und BERG [119] sowie THOMA und SLEEPER [300] angegebenen Verfahren, die dann von SCHULTE [258, 259, 260, 262] klinisch und experimentell weiter ausgebaut wurden, prinzipiell bewährt [207, 226]. Die Stabilisierung des Blutkoagulums wird mit einem resorbierbaren denaturierten *Gelatineschwamm* (Gelastypt®, Gelaspon®, Marbagelan®) unter Zusatz von Penicillin und mindestens 50 NIH/ml Thrombin (Topostasin®) erreicht. Vorher wird der Gelatineschwamm mit dem Blut des Patienten getränkt, das sich in der Höhle ansammelt oder aus einer Vene entnommen wird. Als Infektionsschutz haben sich in hoher lokaler Konzentration 20 000–30 000 IE/ml eines wasserlöslichen *Depotpenicillins* bewährt (75% Prokainpenicillin und 25% Penicillin-G-Kalium). Die Wunde muß durch eine gut zu adaptierende Naht verschlossen werden. Im allgemeinen empfiehlt sich eine *Antibiotikaprophylaxe* parenteral oder oral über wenigstens fünf Tage in ausreichend hoher Dosierung. *Gewebekleber (Fibrinkleber)* können zusätzlich das Eindringen von Speichel verhindern, was auch während der Operation unbedingt vermieden werden sollte. Erfolgt eine primäre Heilung, so wird der resorbierbare Schwamm bindegewebig durchwachsen, resorbiert und schließlich knöchern substituiert.

Für ausgedehnte Zysten empfiehlt SCHULTE, statt Nativblut eine dichte Blutsuspension zu benutzen, die durch Zentrifugieren des mit Penicillin versetzten Eigenblutes gewonnen wird [262]. Der Vorteil dieses verbesserten Verfahrens ist die dichtere

(gegenüberliegende Seite) ▷

Abb. 22   Knochenregeneration nach Zystektomie großvolumiger Unterkieferzysten und Ausfüllung der entstehenden Knochenhöhlen mit autogener Beckenkammspongiosa.

a) Große stabilitätsgefährdende, vom retinierten Zahn 38 ausgehende follikuläre Zyste im linken Kieferwinkel bei einem 80jährigen Patienten.
b) Befund nach Zystektomie und gleichzeitiger Knochenhohlraumfüllung mit autogener Beckenkammspongiosa.
c) Befund 36 Monate nach der Operation: vollständige Rekonstruktion des betroffenen Unterkiefers, Ausbildung physiologischer Knochenstrukturen.
d) Große stabilitätsgefährdende, apikale radikuläre Zyste im linken Unterkiefer ausgehend von Zahn 36 bei einem 47jährigen Patienten.
e) Befund nach Zystektomie, Extraktion des Zahnes 36 und gleichzeitiger Knochenhohlraumfüllung mit autogener Beckenkammspongiosa.
f) Befund 18 Monate nach der Operation: vollständige Rekonstruktion des betroffenen Unterkiefers, Ausbildung physiologischer Knochenstrukturen.

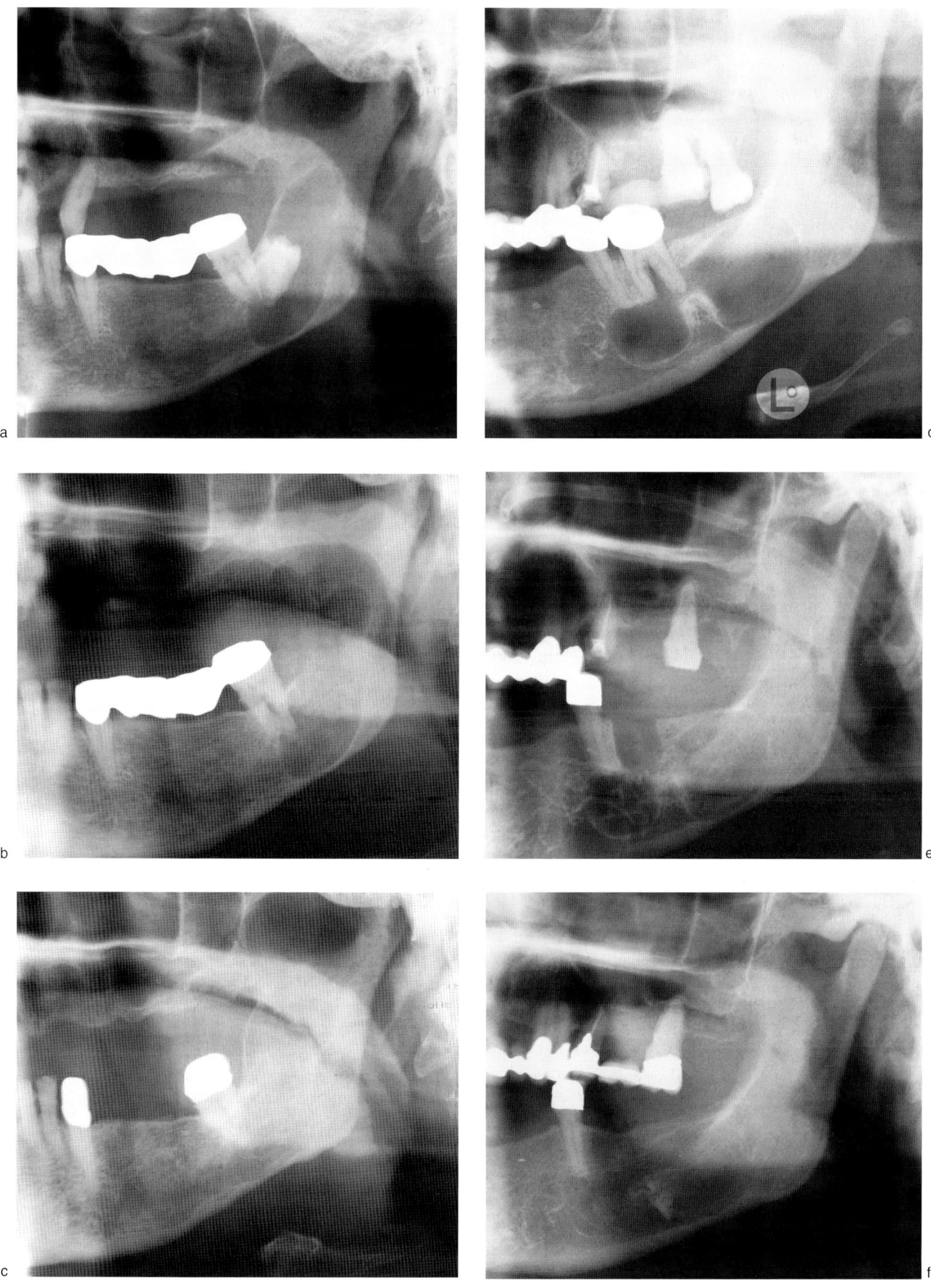

Lagerung der Blutzellen in den Schwammporen, wodurch die Organisation des implantierten Materials erleichtert wird. Der denaturierte Gelatineschwamm kann allerdings zu unerwünschten granulomatösen Gewebereaktionen führen, weshalb weitere Substanzen zur Defektfüllung erprobt werden.

Trotz ständiger Verbesserungen kann dieses Verfahren bei großvolumigen Zysten nicht die Erfolgssicherheit der Zystostomie erreichen; es ist wegen des teilweise apparativen Aufwandes auch weniger für die Praxis geeignet.

Es kommt vor, daß nach ca. 8–14 Tagen, manchmal sogar später, im Bereich der Naht eine *Fistel* auftritt, aus der sich meistens seröses, selten eitriges Sekret entleert. In solchen Fällen muß die Höhle eröffnet und tamponiert werden. Der zu diesem Zeitpunkt noch nicht organisierte Inhalt der Knochenhöhle ist vorsichtig auszuräumen; die weitere Behandlung wird wie nach einer Zystostomie durchgeführt.

Insbesondere bei großvolumigen Zysten wird nach Zystektomie gerne autogene Knochenspongiosa vom Beckenkamm zur Ausfüllung des enoralen Knochendefektes verwandt (Abb. 22). Diese *Spongiosatransplantation* ist zweifellos bezüglich der Wundheilung und der anschließenden Knochenregeneration, insbesondere im regenerationsschwachen Lager, als bestes Verfahren anzusehen [53, 120, 236, 257]. Die Aufwendigkeit der Entnahme körpereigener Beckenkammspongiosa (Zweit-Parallel-Eingriff) hat jedoch die Anwendung dieser Methode stets auf wenige ausgewählte Fälle beschränkt, so daß sie zur Routinebehandlung größerer Kieferzysten nicht empfohlen werden kann und sich in der Regel auf hospitalisierte Patienten beschränkt. Sie kommt am ehesten noch in Frage zur Behandlung größerer Zysten des Oberkiefer-Frontzahnbereiches, bei denen sowohl die vestibuläre als auch die palatinale Knochenwand fehlen, und bei bereits eingetretenen pathologischen Frakturen des Unterkiefers bei sehr großen dünnwandigen Zysten [19, 78, 148]. Auch bei aneurysmatischen Knochenzysten, deren biologisches Verhalten zu radikalerem Vorgehen am Knochen zwingt, wird die autogene Knochenplastik empfohlen [36, 68, 136, 153, 227, 245, 327], wobei die Erhaltung des Nervus alveolaris inferior auch bei der Kontinuitätsresektion des Unterkiefers in Einzelfällen möglich ist (Abb. 23).

Nach neueren experimentellen und klinischen Untersuchungen wird über die erfolgreiche Behandlung großer zystischer Kieferknochendefekte mit Fibrinklebesystemen (Tissucol®, Beriplast®) mit anschließendem Primärverschluß berichtet, die eine ausreichend hohe Konzentration an Fibrinogen und Faktor XIII enthalten [63, 64, 74, 75, 256]. Die Fibrinauffüllung der Knochendefekte scheint wegen der geringen Gefahr von Nachblutungen besonders bei Patienten mit Gerinnungsstörungen oder vaskulären Blutungsneigungen indiziert.

Hohe Primärheilungsraten (ca. 81–94%) bei der Defektversorgung von großvolumigen Knochenhöhlen nach Zystektomie werden auch nach Anwendung xenogenen Kollagens *(Kollagenvlies)* allein oder in Kombination mit allogenem Fibrinkleber berichtet [52, 147].

Die Entwicklung moderner alloplastischer (keramischer) Materialien, die entweder vollständig knöchern integriert oder vollständig resorbiert und durch lamellären Knochen ersetzt werden, hat in den letzten Jahren bei der Füllung großer enoraler Knochendefekte an Bedeutung gewonnen [89, 150, 160, 161, 213, 238, 325]. Die in die ossären Defekte eingebrachten Implantate sollen im Vergleich zur spontanen Defektorganisation eine beschleunigte und möglichst vollständige Wiederherstellung der ursprünglichen knöchernen Strukturen bewirken und dabei entweder integraler Bestandteil des neugebildeten, den Defekt ausfüllenden Knochens werden oder dem in den Defekt einsprossenden Knochenregenerat als temporäres Gerüst bzw. Leitschiene dienen. Darüber hinaus soll das implantierte Material als Kristallisationskeim bzw. Substrat für das Knochenregenerat fungieren. Neben den materialspezifischen morphologischen, biologischen und physiko-elektrochemischen Eigenschaften der Knochensubstitute [14] ist die spontane Regenerationsfähigkeit der den Defekt umgebenden Knochen- und Weichgewebsstrukturen, das sogenannte Defektlager, für die Organisation und Integration der Defektfüllmaterialien und die Heilung der Knochenwunde von wesentlicher Bedeutung. So wird ein regenerationsstarkes Defektlager ein zur reparativen Osteogenese wenig befähigtes Defektfüllmaterial eher tolerieren als ein regenerationsschwaches.

Aus der Fülle der zur Verfügung stehenden Knochenersatzmaterialien haben sich letztendlich bis heute nur wenige in der klinischen Routineanwendung bewährt [152, 213]. So scheinen das bioaktive resorbierbare, phasenreine alpha-TCP-Keramikgranulat (α-Trikalziumphosphat-Keramikgranulat, Biobase®) sowie eine granuläre HA-Keramik (Hydroxylapatit-Keramik, Allotropat 50®) als Knochen-

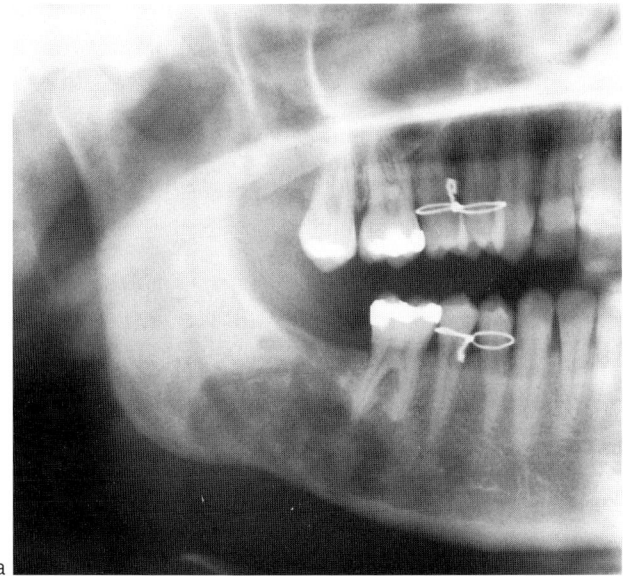
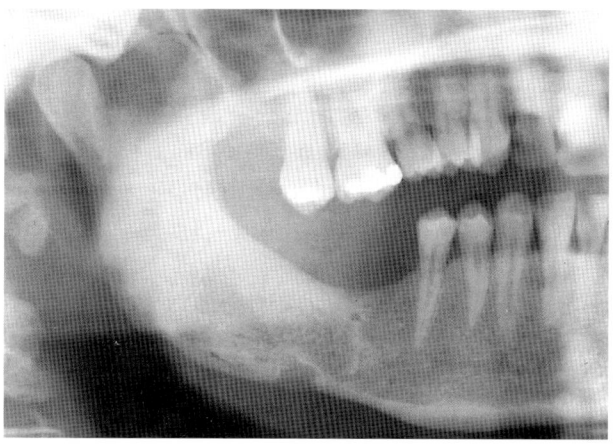
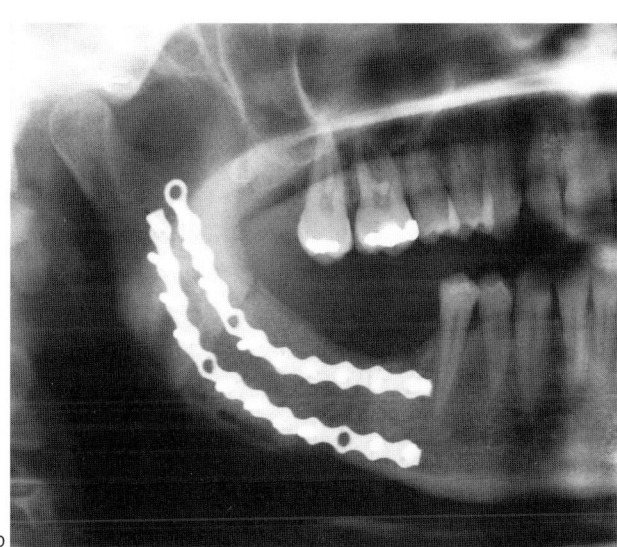
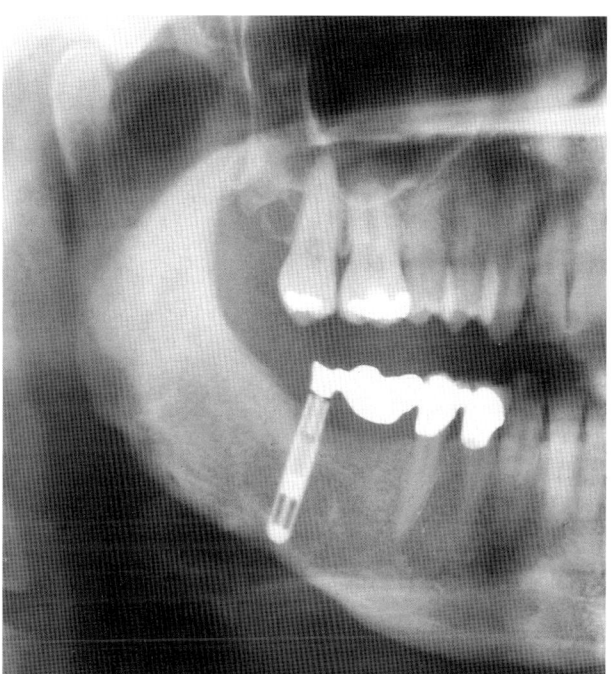

Abb. 23 Behandlung einer rezidivierenden aneurysmatischen Knochenzyste des rechten Unterkiefers.

a) Zweites Rezidiv nach Exkochleation und Ausfüllung des Knochendefektes mit autogener Beckenkammspongiosa, partielle Auflösung der basalen Kompaktalamelle.

b) Unterkieferrekonstruktion mit einem freien autogenen Beckenkammtransplantat nach Unterkieferteilresektion, Stabilisierung durch Miniplattenosteosynthesen.

c) Befund 13 Monate nach der Operation: vollständige Rekonstruktion des betroffenen Unterkiefers.

d) Versorgung der verkürzten Zahnreihe durch implantatgestützten, festsitzenden Zahnersatz 1,6 Jahre post operationem.

ersatzmaterialien zur Auffüllung großer Kieferdefekte auch nach Zystektomie geeignet zu sein [140, 142, 159, 166, 197, 296].

Tierexperimentelle Untersuchungen konnten zeigen, daß mit granulärer HA-Keramik aufgefüllte Knochendefekte bereits nach 10wöchiger Liegedauer vollständig knöchern durchbaut sind, wobei in der näheren Nachbarschaft zum Defektrand bereits reifer Lamellenknochen und zum Defektzentrum hin Geflechtknochen die einzelnen Granula

bündig umschließen, so daß ein keramo-ossäres Regenerat entsteht [197]. Die knöcherne Defektorganisation beginnt bei der HA-Keramik immer am originären Lagerknochen, sie ist also zentripetal orientiert [342], wobei in Abhängigkeit von der Defektgröße die osteogenetische Potenz sich zu erschöpfen scheint, so daß zentrale Restdefekte verbleiben können. Daneben besteht ein sogenannter osteokonduktiver Effekt im Sinne einer Leitschiene, der zu einer beschleunigten und vollständigen

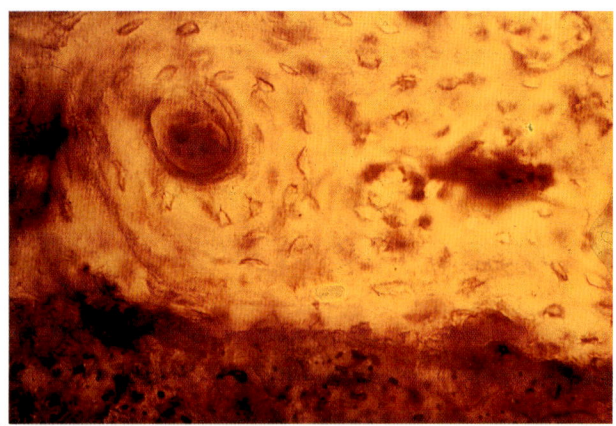

knöchernen Defektkonsolidierung führt. Diese vollständige knöcherne Umbauung der resorptionsstabilen HA-Keramik-Granulate darf allerdings nicht darüber hinwegtäuschen, daß sich die histologische Architektur des keramo-ossären Regenerates deutlich von der physiologischen trabekulär-trajektoriellen Spongiosastruktur unterscheidet. Daraus können sich unter Dauerbelastung möglicherweise negative Konsequenzen für die Biomechanik sowie die knöcherne Remodellation des entsprechenden Knochenabschnittes ergeben. Da der reparativen Osteogenese bei sehr großen Knochendefekten

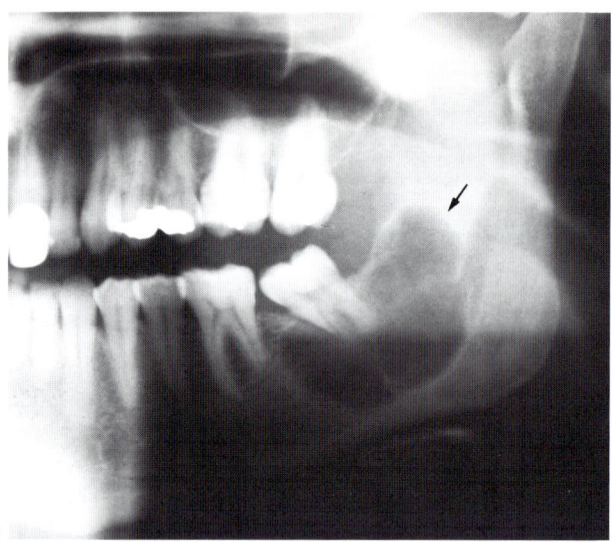

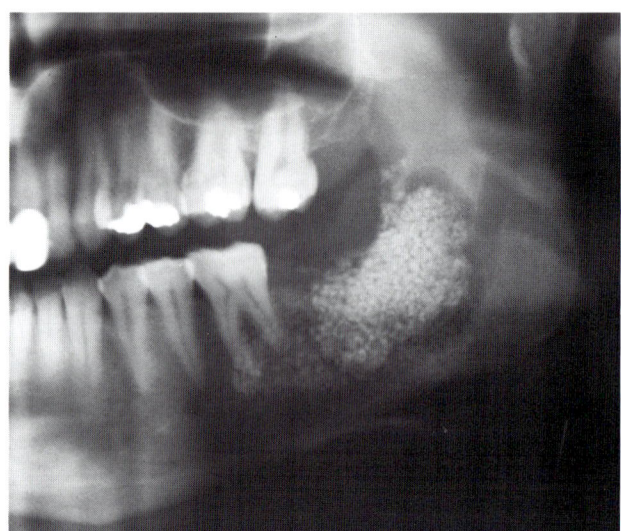

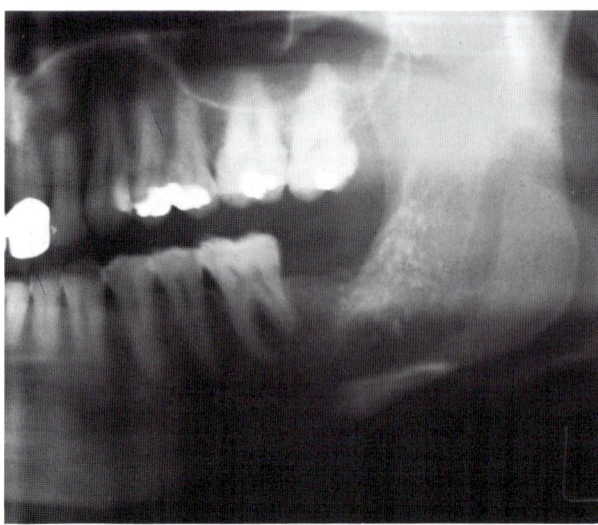

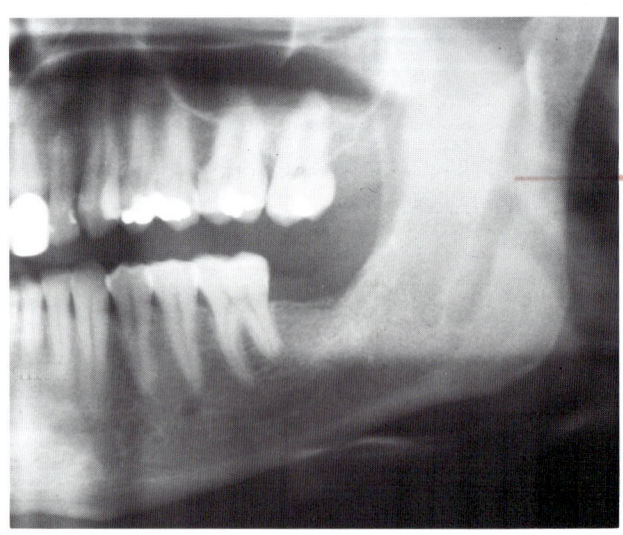

Abb. 24   Knochenregeneration nach Implantation von resorbierbarem TCP-Keramikgranulat.

a) Primäre Osteogenese direkt auf der Oberfläche des TCP-Keramikgranulates.
b) Radikuläre Zyste im linken Kieferwinkelbereich ausgehend von Zahn 38. Kippung des Zahnes 38 mit Verlust des Desmodontalspaltes, deutliche Resorption der distalen Wurzel des Zahnes 36.
c) Befund ein Tag nach Zystektomie, Extraktion des Zahnes 38 und TCP-Granulat-Füllung.
d) Befund 22 Monate nach der Operation: fast vollständige Resorption des TCP-Granulates.
e) Befund 33 Monate nach der Operation: vollständige knöcherne Regeneration, die Eigenstruktur des TCP-Granulates ist nicht mehr erkennbar.

wahrscheinlich Grenzen gesetzt sind, wird auch die Vermischung von HA-Granulat mit autogener Spongiosa (HA: Spongiosa = 1 : 1) empfohlen [77]. Sogenannte osteoinduktive bzw. osteogenetische Eigenschaften sind bei der HA-Keramik nicht nachweisbar.

Demgegenüber konnten HORCH und STEEGMANN [140] an resorbierbarem TCP-Keramikgranulat in der klinischen Anwendung zeigen, daß eine deutliche Korrelation zwischen der Resorbierbarkeit des Implantates und der Knochenneubildung in Abhängigkeit von der Dichte und Reinheit der Keramik, der Größe des Defektes, der Art des Ersatzlagers und der individuellen osteogenetischen Potenz des Knochens besteht.

In morphologischen Untersuchungen konnte DONATH ergänzend zeigen, daß die pathophysiologischen Parameter, wie sie für die autogene Knochentransplantation ermittelt wurden, ebenso ihre Gültigkeit für granuläre Knochenersatzmaterialien haben [72]. Nach drei Monaten war auf den Oberflächen von dichter und poröser TCP-Keramik neben einer ausgeprägten Keramikauflösung in den Korngrenzen und Resorption durch mehrkernige Riesenzellen auch eine Knochenanlagerung sichtbar (Abb. 24).

Die beobachteten klinischen Komplikationen bei diesem neuen Verfahren in Form von Fistelungen (ca. 12%) liegen in Höhe der auch bei anderen Verfahren bekannten Wundheilungsstörungen [140, 155].

Aufgrund der vorliegenden experimentellen und klinischen Ergebnisse können damit granuläre Biokeramiken zur Auffüllung größerer Knochendefekte nach Ektomie ausgedehnter Kieferzysten empfohlen werden. Der Vorteil der Anwendung bioaktiver Kalziumphosphatkeramiken liegt in der Einfachheit der Methode sowie der Vermeidung eines Zweit-(Parallel-)Eingriffs, der bei der autogenen Spongiosaplastik obligat ist. Infolge der primären Stabilität der Keramik ist bereits etwa 2 Monate nach der Implantation die Eingliederung schleimhautgetragenen Zahnersatzes möglich [139].

Trotz aller Fortschritte auf dem Gebiet der alloplastischen Implantatwerkstoffe ist das frische, autogene Spongiosatransplantat weiterhin als unübertroffenes osteoplastisches Ersatzmaterial mit alleiniger osteoinduktiver Potenz anzusehen [265].

Auch die Verwendung von aufbereiteten und konservierten allogenen Knochenersatzmaterialien (tiefgekühlter oder chemisch konservierter Knochen, lyophilisierter oder demineralisierter Knochen) erfordert einen erheblichen organisatorischen Aufwand (Auswahl gesunder Spender, Garantie einer suffizienten Transplantatdeponierung, forensische Auflagen, Slow virus disease), so daß sich die Anwendungsmöglichkeiten nur auf Ausnahmefälle reduzieren [51, 102, 111]. Erste klinische Ergebnisse mit autolysiertem, antigen-extrahiertem, allogenem Knochen (AAA-Bone) scheinen dagegen die hohe Osteoinduktivität dieses Knochenpulvers zu belegen, wodurch es eine Alternative zur Auffüllung von großen Knochenhöhlen nach Zystektomie darstellt [173, 315]. Unter *Osteoinduktion* versteht man dabei die Differenzierung mesemchymaler, perivaskulärer Zellen in knochenbildende Vorläuferzellen; sie wird durch Knochenmatrixproteine ausgelöst, die als Bone Morphogenetic Protein (BMP) bezeichnet werden [172, 314]. Auch zur Füllung von Knochendefekten nach Zystektomie werden Knochenmatrixproteine klinisch bereits erfolgreich erprobt [251].

Die xenogenen Füllmaterialien, wie Kalziumphosphate natürlichen Ursprungs sowie unterschiedliche tierische Knorpel- und Knochenpräparationen (z. B. Kieler Knochenspan) haben insgesamt enttäuscht, da sie trotz perioperativer antibiotischer Behandlung nur in einem Teil der Fälle zu einer reaktionslosen Heilung führen [15, 152, 265]. Darüber hinaus scheint für die xenogenen Implantate ein potentielles Risiko zur Übertragung spongiformer Enzephalopathien zu bestehen [168].

Nach Zystektomie größerer Unterkieferzysten kann man auch bei primärem Nahtverschluß die bukkalen Weichteile in die von vestibulär eröffnete Knochenhöhle einschlagen [107, 133, 205, 248] und durch *Saugdrainage* oder durchgreifende Matratzennähte fixieren. Dazu wird ein Saugschlauch in die Knochenhöhle eingelegt, dessen Ende mit einer Spezialnadel durch die Weichteildecke nach außen geführt wird, wobei ein luftdichter Abschluß entsteht. Der Schlauch wird nach dichter Schleimhautnaht mit einer evakuierten Saugflasche verbunden (Redon-Saugdrainage), die gleichzeitig das abgesonderte Wundsekret absaugt und die Weichteile in die Knochenhöhle hineinsaugt, so daß kein toter Knochenhohlraum zurückbleibt (Abb. 25).

Knochenregeneration

Die Regeneration des Knochens nach Zystenoperationen läuft außerordentlich langsam ab. Selbst bei jugendlichen Patienten beträgt die mittlere Regenerationszeit bei großen Zysten mehr als zwei Jahre, wobei die völlige knöcherne Defektausfüllung sogar

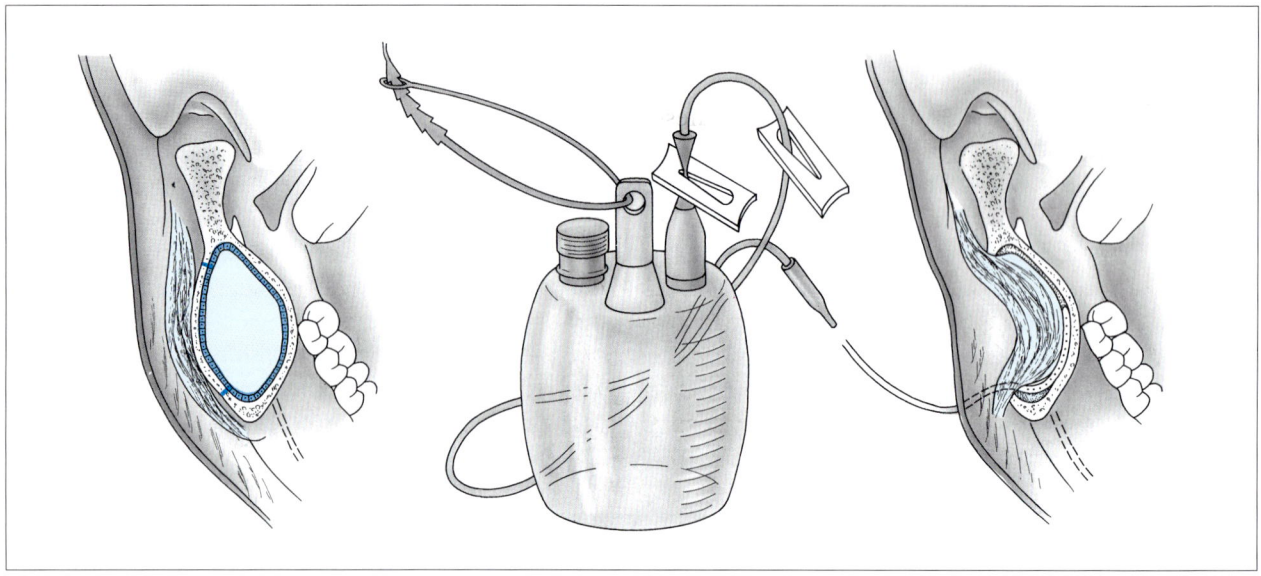

Abb. 25 Zystektomie einer Zyste des Unterkieferastes mit Saugdrainage (nach [205, 248]). Die Wangenweichteile werden in die Knochenhöhle hineingesaugt und damit der erhaltenen Knochenwand adaptiert.

erst nach 2–5 Jahren erfolgen kann [169, 260, 282]. Lediglich für kleinere Zysten werden kürzere Regenerationszeiten angegeben [134]. Wesentlich abhängig sind Regeneration und Regenerationszeit von der Größe des Defektes, der Art des Ersatzlagers und der individuellen osteogenetischen Potenz des Knochens. So kann z. B. die beste Knochenneubildung im seitlichen Unterkieferkörper und im Unterkieferast, die schlechteste im Oberkiefer-Frontzahnbereich festgestellt werden [19, 140, 147, 169, 260, 261, 326]. Diese Diskrepanz der Knochenregeneration in den verschiedenen Regionen des Ober- und Unterkiefers ist wahrscheinlich neben der individuellen Regenerationspotenz des Knochens auf die unterschiedlichen typischen Zystenformen zurückzuführen. Da die Regeneration und die Regenerationszeit vom Verhältnis Defektoberfläche zu Defektvolumen abhängen, kann die kürzere Regenerationszeit bei den elliptischen Unterkieferzysten u. a. durch die bei gleichem Volumen größere Oberfläche erklärt werden. Morphometrische Untersuchungen zeigen, daß die ossäre Regenerationsrate vom 7.–9. Monat mit 64 % am höchsten ist [240].

Da sich die Regenerationszeiten nach Zystostomie und Zystektomie nicht wesentlich unterscheiden, liegen die eindeutigen Vorteile der Zystektomie mit anschließendem primärem Nahtverschluß bei der nur kurzen, etwa zweiwöchigen Nachbehandlungszeit und der in der Regel fast vollständigen Defektregeneration.

Die Operationstechniken zur oralen Zystostomie und Zystektomie haben keine Änderung erfahren und wurden bereits von HORCH ausführlich beschrieben [137, 138].

Operationstechnik bei Keratozysten

Wegen ihres besonderen Wachstumsverhaltens und ihrer außergewöhnlichen Rezidivneigung trotz des relativ niedrigen Anteils von etwa 11 % nimmt die odontogene Keratozyste eine Sonderstellung innerhalb der Kieferzysten ein. Daher soll auf ihre Therapie gesondert eingegangen werden.

Die Rezidive treten nach Zystektomie oder Zystostomie gleichermaßen auf; auch zu Alter des Patienten, Zystengröße oder Lokalisation lassen sich keine Beziehungen ermitteln [43, 224]. Die Rezidive finden sich naturgemäß meistens im Kieferknochen, jedoch ist auch über Rezidivwachstum in den Weichteilen berichtet worden [85, 95, 271, 272, 285, 286, 287, 322].

Die Rezidivneigung der Keratozyste erklärt sich durch verschiedene Faktoren; so ist die vermehrte Wachstumsaktivität des Epithels verhornender Zysten nachgewiesen [188, 308]. Ebenso kann verbleibendes Zystenepithel zu Rezidiven Anlaß geben, daneben sind epitheliales Tiefenwachstum im Zystenbalg und die Bildung kleinerer und größerer Tochterzysten bekannt. Bei der einfachen Zystektomie können sehr leicht Epithelausläufer im Knochen verbleiben; hinzu kommt noch die verminderte Reißfestigkeit des dünnen Zystenbalges, die eine exakte Enukleation in der üblichen Weise oftmals auch wegen der Mehrkammerigkeit der Zyste häufig unmöglich macht. Wegen dieser Besonderheiten wird die Wertung der Keratozysten als benigne Neoplasien diskutiert [217, 283].

Aus diesen Gründen kann bei der Behandlung der Keratozysten die alleinige Zystektomie und Zystostomie nicht empfohlen werden. Ein einheitliches Therapiekonzept gibt es bisher ebenfalls nicht. Das Spektrum der zur Verfügung stehenden Verfahren reicht von der Kieferteilresektion über eine Kryofixierung bis zur Anwendung CARNOYscher Lösung [103, 146, 322, 323]. Nach neueren Untersuchungen scheint die *Mitentfernung der bedeckenden Schleimhaut bei intraoperativer Fixierung des Zystenbalges vor der Zystektomie mit* CARNOYscher *Lösung* (= VAN GEHUCHTENS Gemisch: 6 ml ab-

soluter Alkohol, 3 ml Chloroform, 1 ml Eisessigsäure, 1 g Eisen[III]-chlorid) empfehlenswert zu sein. Danach wird der Zystenbalg in toto mit den sichtbaren Tochterzysten entfernt und der umliegende Knochen geschont. Bei jeder Kompakta-Perforation muß die darüberliegende Schleimhaut mitentfernt werden. Bei der Anwendung CARNOYscher Lösung für Zystenfüllungen muß allerdings beachtet werden, daß diese zum Beispiel den Nervus alveolaris inferior schädigen kann, wenn sie in seine unmittelbare Nähe gerät [101, 130].

Bei mehrkammerigen Zysten und beim Mißlingen der Zystektomie in toto sollte zunächst auf eine Kieferresektion verzichtet und im Sinne der *exspektativen Zystektomie-Therapie* bei engmaschiger Kontrolle ein eventuelles, beherrschbares Rezidiv abgewartet und nachoperiert werden [88, 178, 212, 287]. Durch diese Behandlung können in der Regel

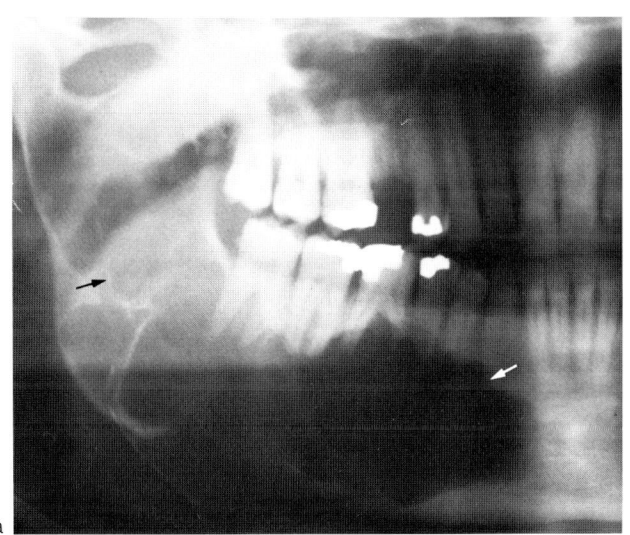

a

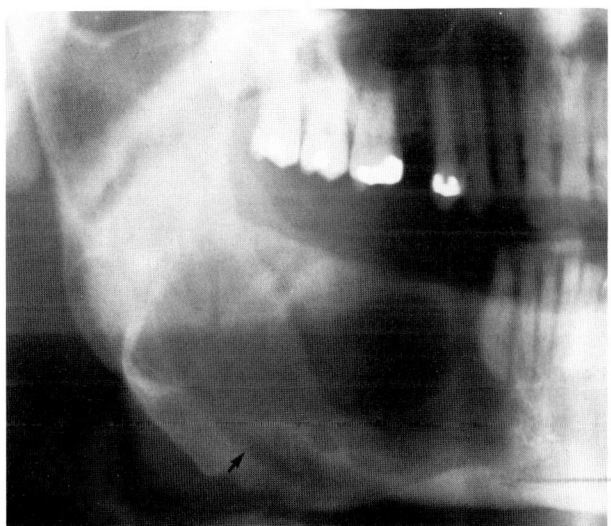

b

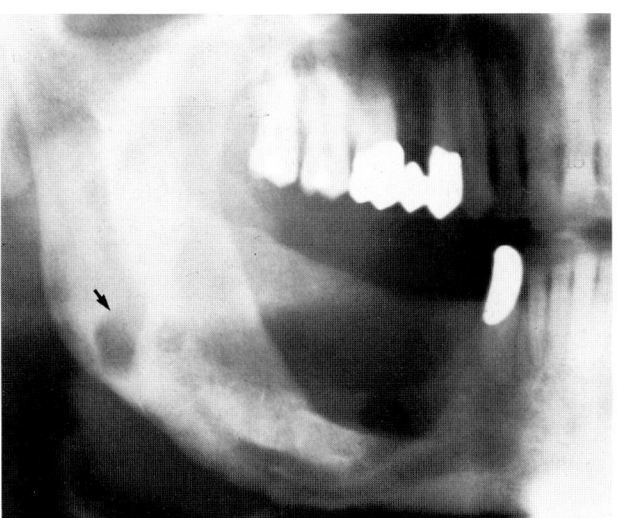

c

Abb. 26 Exspektative Zystektomie bei ausgedehnter, mehrkammeriger Keratozyste im rechten Unterkiefer.

a) Polyzyklisch begrenzte Osteolyse vom Frontzahnbereich in den Unterkieferast und Processus muscularis reichend. Deutliche Verdünnung, Vorwölbung und partielle Arrosion der kaudalen Unterkieferkompakta und Wurzelresorptionen an den Zähnen 44, 45 und 46.
b) Befund nach Zystektomie und Extraktion der Zähne 44 bis 48. Der verlagerte Mandibularkanal ist nun deutlich als Aufhellung zu sehen.
c) Deutliche Knochenregeneration 1,5 Jahre nach Zystektomie. Glättung der Unterkieferkonturen bei weiterhin kaudal verlagertem Mandibularkanal. Persistierende zystoide Läsion im Kieferwinkelbereich mit Rezidivgefahr.

radikalchirurgische Maßnahmen bei Keratozysten (Kontinuitätsresektionen) und somit schwerwiegende funktionelle und ästhetische Beeinträchtigungen des Patienten vermieden werden (Abb. 26).

Auch die Kombination von Zystektomie und Kryotherapie hat bisher keine Verbesserung der Rezidivrate ergeben [146]. Das Anfrischen des Knochens nach Zystektomie bewirkt eine Senkung der Rezidivrate [87].

Die Behandlung von Keratozysten gehört in die Hand des erfahrenen Mund-Kiefer-Gesichtschirurgen und nicht in eine zahnärztliche Praxis. Sie muß immer auf die vollständige chirurgische Entfernung ausgerichtet sein.

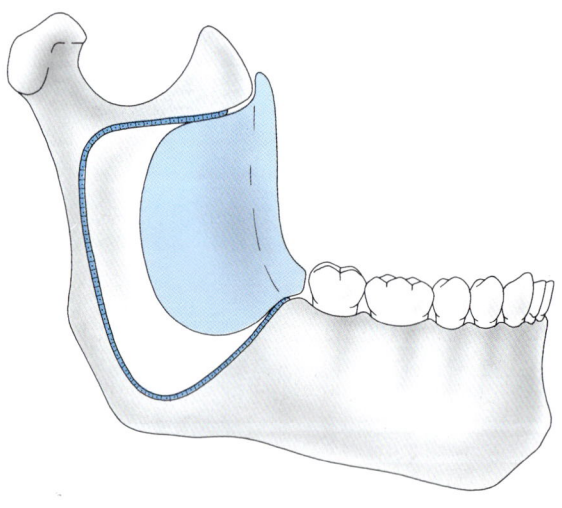

Abb. 27   Obturator zum Offenhalten einer großen Zyste des Unterkieferastes nach Zystostomie.

Nachbehandlung bei Zystostomie und Zystektomie

Die Nachbehandlung bei der *Zystostomie* erstreckt sich von der Entfernung der Tamponade etwa eine Woche post operationem bis zu dem Zeitpunkt, da die Zystenhöhle weitgehend abgeflacht ist und somit keine Rezidivgefahr mehr besteht und keine Speisereste retiniert werden. Diese Nachbehandlungsphase kann sich über Monate und Jahre erstrecken, wobei es besonders wichtig ist, daß der Patient in dieser Zeit sorgsam auf die Mundhygiene achtet und den Zystenhohlraum nach jeder Nahrungsaufnahme säubert. Zysten, die nicht bis zum größten Umfang abgetragen wurden, müssen wegen der Gefahr eines Rezidivs mit einem Obturator versorgt werden, der den Zugang zur Zyste offenhalten, nicht jedoch die Zyste ausfüllen soll (Abb. 27). Der Obturator darf auch nicht die Wurzelspitzen vitaler Zähne traumatisieren, die in die Zyste hineinragen. Ein Obturator wird nach Abformung mit elastischer oder thermoplastischer Masse aus Kunststoff hergestellt und möglichst mit einer Prothese kombiniert (Abb. 28).

Während eine antibiotische Allgemeinbehandlung nach Zystostomie in der Regel nicht notwendig ist, hängt diese nach *Zystektomie* von mehreren Faktoren ab. So wird man nach Enukleation von Riesenzysten stets eine antibiotische Therapie beginnen, um eine Allgemeininfektion über die große Knochenwunde und eine lokale Infektion des Operationsgebietes zu verhindern. Nach Entfernung mittelgroßer Zysten im unteren Weisheitszahngebiet empfiehlt sich ein *antibiotischer Infektionsschutz* ebenso wie bei infizierten Zysten. Bei infi-

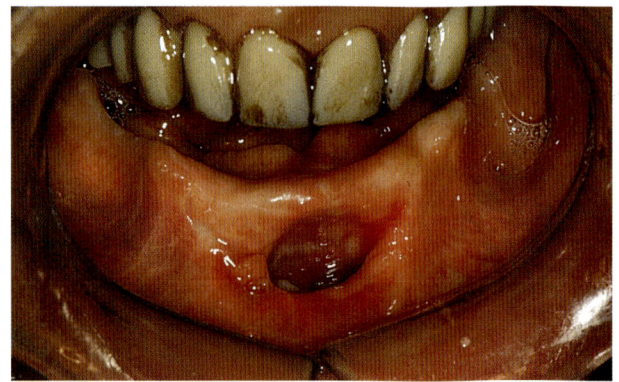

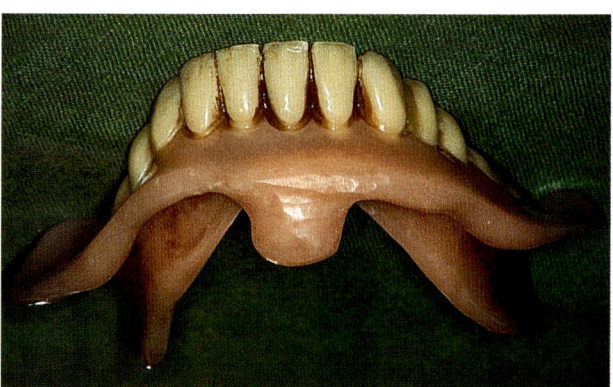

a   b

Abb. 28   Versorgung eines Unterkieferdefektes im Frontzahnbereich nach Zystostomie mit einer Obturatorprothese.

a) Unterkieferdefekt nach Zystostomie, der belassene Zystenbalg hat zwei Wochen nach der Operation den Charakter der Mundschleimhaut angenommen.

b) Zur Abdeckung des Defektes erhielt die untere Totalprothese einen entsprechenden Obturatorfortsatz.

zierten Zysten sollte man nach einer präoperativen bakteriologischen Untersuchung des Zysteninhalts nur unter gezieltem Antibiotikaschutz (Antibiogramm) aktiv chirurgisch vorgehen. Bei Oberkieferzysten wird man sich wegen der guten Heilungstendenz und der geringeren Infektionsgefahr seltener zu einer antibiotischen Behandlung entschließen. Die Indikation zur systemischen Antibiotikabehandlung hängt wesentlich vom Allgemeinzustand und der Abwehrlage des Patienten ab.

Differentialindikation der verschiedenen Operationsverfahren

Da mit allen beschriebenen Verfahren eine Heilung von Kieferzysten möglich ist, kann die Wahl der geeigneten Operationsmethode schwierig sein. Jede Zystenoperation weist bestimmte Vor- und Nachteile auf, die unter verschiedenen Umständen unterschiedlich ins Gewicht fallen. So überwiegen die Vorteile einer Zystektomie kleinerer Zysten

Tabelle 1 Differentialindikation der verschiedenen Operationsmöglichkeiten bei Kieferzysten.

kleine Zysten (bis zu 2 cm Durchmesser) ohne Beziehung zu vitalen Nachbarzähnen	– Zystektomie, eventuell mit Stabilisierung des Blutkoagulums
alle übrigen Zysten	
Zysten des Unterkieferastes	– Zystostomie mit Nachbehandlung durch einen Obturator – Zystektomie mit Auffüllung des Knochenhohlraumes oder Einlagerung der bukkalen Weichteile
Zysten des Unterkieferkörpers ohne Beziehung zu den Wurzelspitzen erhaltungswürdiger vitaler Nachbarzähne	– Zystektomie mit Auffüllung des Knochenhohlraumes
Zysten des Unterkieferkörpers mit Beziehung zu den Wurzelspitzen erhaltungswürdiger vitaler Nachbarzähne	– Zystostomie – Zystektomie mit Auffüllung des Knochenhohlraumes
Zysten des Unterkiefers mit extremer Knochenresorption und Gefahr einer Spontanfraktur	– Zystenfensterung, später Zystostomie oder Zystektomie wie oben angegeben – Zystektomie und gleichzeitige autogene Spongiosaplastik
Zysten des Oberkiefer-Frontzahnbereiches mit knöcherner Trennwand zur Nase (auch mit Beziehung zu den Wurzelspitzen erhaltungswürdiger vitaler Nachbarzähne)	– Zystektomie mit Auffüllung des Knochenhohlraumes, Zugang von der knochenärmeren Seite vestibulär oder palatinal
Zysten des Oberkiefer-Frontzahnbereiches mit fehlender knöcherner Trennwand zur Nase	– Rhinozystostomie, Rhinozystektomie – Zystostomie mit Verstärkung des Nasenbodens durch Einschlagen eines vestibulären oder palatinalen Lappens, Zugang von der knochenärmeren Seite vestibulär oder palatinal – Zystektomie mit Auffüllung des Knochenhohlraumes, bei Resorption der vestibulären und palatinalen Knochenwand – Zystektomie und gleichzeitige autogene Spongiosaplastik
Zysten des Oberkiefer-Seitenzahnbereiches ohne Beziehung zu den Wurzelspitzen erhaltungswürdiger vitaler Nachbarzähne mit stabiler knöcherner Trennwand zur Kieferhöhle	– Zystektomie mit Auffüllung des Knochenhohlraumes – nasale Zystostomie unter Vereinigung der Zyste mit der Kieferhöhle – Zystektomie unter Vereinigung der Knochenhöhle mit der Kieferhöhle
Zysten des Oberkiefer-Seitenzahnbereiches mit Beziehung zu den Wurzelspitzen erhaltungswürdiger vitaler Nachbarzähne und (ohne) papierdünner bzw. fehlender knöcherner Trennwand zur Kieferhöhle	– nasale Zystostomie unter Vereinigung der Zyste mit der Kieferhöhle – Zystektomie unter Vereinigung der Knochenhöhle mit der Kieferhöhle
Zysten im Wechselgebiß	– Zystostomie und eventuelle kieferorthopädische Behandlung – eventuell Zystektomie mit Zahntransplantation
Keratozysten	– Zystektomie bei intraoperativer Fixierung des Zystenbalges mit CARNOYscher Lösung und Anfrischen des Knochens; bei Kompakta-Perforationen Mitentfernung der bedeckenden Schleimhaut, evtl. Kieferteilresektion

ganz eindeutig, so daß man für diese keine Zystostomie erwägen wird. Für die Gruppe der mittelgroßen Zysten werden sowohl die Zystostomie als auch die Zystektomie mit unterschiedlichem Nachdruck empfohlen. Es ist jedoch unverkennbar, daß die Zystektomie heute vorwiegend durchgeführt wird, wenn sie ohne Nachteile für den Patienten möglich ist. *Ihr ist grundsätzlich gegenüber der Zystostomie der Vorzug zu geben.* Die Zystektomie gewinnt zum einen wegen der verminderten Infektionsgefahr durch antibiotischen Schutz und die neueren Möglichkeiten zweckmäßiger Versorgung der entstehenden Knochenhöhlen, zum anderen wegen der Zunahme bekanntgewordener Fälle maligner Entartung von Kieferzysten immer mehr Befürworter.

Wenn auch im Einzelfall bei der Wahl der Operationsmethode die individuellen Verhältnisse sorgfältig abgewogen werden müssen, so gibt es doch allgemeingültige Regeln für die Differentialindikation der verschiedenen Operationsmöglichkeiten, die im wesentlichen durch Größe und Lokalisation der Kieferzyste und ihre Beziehungen zu den Zahnwurzeln benachbarter Zähne und zur Nasen- oder Kieferhöhle bestimmt werden (Tab. 1).

Zur Differentialindikation zwischen Zystektomie und Zystostomie sind nicht zuletzt auch Alter und Allgemeinzustand des Patienten zu berücksichtigen; im höheren Alter wird man sich eher einmal zur wenig belastenden und schnell durchzuführenden Operation mit Erhaltung des Balges entschließen.

In der zahnärztlichen Praxis sollten nur solche Zysten operiert werden, die den Alveolarfortsatz nicht wesentlich überschreiten.

Weichteilzysten

Klinisches Bild und Diagnostik der Weichteilzysten

Bei den Weichteilzysten stehen, im Gegensatz zu den Kieferzysten, die klinischen Symptome im Vordergrund. Die einzige Ausnahme davon ist die Retentionszyste der Kieferhöhlenschleimhaut, bei der das Röntgenbild für die Diagnostik unentbehrlich ist. Aber auch die Sinuskopie leistet hier wertvolle Dienste.

Aus diesem Grunde ist es für die Weichteilzysten sinnvoller, klinisches Bild und Symptomatik bei den einzelnen Zystenformen abzuhandeln und nur

einiges Grundsätzliches über ihr Erscheinungsbild und ihre spezielle Diagnostik voranzustellen.

Die Lippen-, Mundboden-, Hals- und Speicheldrüsenregionen sind Prädilektionsstellen typischer Weichteilzysten. Hier entstehen langsam an Größe zunehmende, in der Mehrzahl gut abgegrenzte, schmerzlose Schwellungen von weicher bis prallelastischer Konsistenz, die gelegentlich Fluktuation erkennen lassen. Mit zunehmender Größe kommt es zu Funktionsstörungen, während Schmerzen und weitere entzündliche Reaktionen erst als Zeichen einer sekundären Infektion zu werten sind. Die in der Mundhöhle submukös gelegenen Zysten schimmern graublau bis rotblau (Schleimzysten) oder mehr gelblich (Dermoid- und Epidermoidzysten) durch die dünne Schleimhaut. Die subkutan liegenden Zysten sind unter der Haut fast stets verschieblich, gelegentlich aber am Zungenbein (mediane Halszysten) oder an Muskeln adhärent. Diese „äußeren" Halszysten werden mit Halslipomen, Lymphangiomen und besonders oft mit unspezifischen oder spezifischen Lymphknotenschwellungen verwechselt. Wichtige Hinweise kann hier die Anamnese geben, die bei den medianen und lateralen Halszysten und Halsfisteln oft bis in die frühe Kindheit reicht.

Die in der Mundhöhle gelegenen Zysten haben meistens eine kürzere Anamnese, wobei der Patient angibt, daß sich „die Geschwulst plötzlich entleert habe" oder „plötzlich verschwunden sei", sich dann aber wieder gefüllt habe und zur ursprünglichen Größe gewachsen sei. So können sich Weichteilzysten der Mundhöhle durch traumatische Insulte (Bißverletzungen, harte Nahrungsmittel) spontan entleeren, was zum Symptom der „rezidivierenden Schwellung" führt. Nicht selten sind Weichteilzysten mit Weichteilfisteln kombiniert, oder es treten letztere an typischer Stelle isoliert auf. Nur bei sekundärer Infektion der Zyste bzw. Fistel stehen dann Schmerzen und die weiteren Symptome der akuten Entzündung im Vordergrund.

Für die Diagnostik von Weichteilzysten sind Punktion und Kontrastdarstellung nicht in jedem Fall erforderlich; die Ausdehnung und der Verlauf von Fisteln durch die Röntgenkontrastdarstellung werden gut erfaßt. Neben der konventionellen Röntgendiagnostik haben sich auch die neueren bildgebenden Untersuchungsverfahren wie Sonographie, Computertomographie und Kernspintomographie bewährt [199, 267]. Daneben hat bei Zysten der großen Speicheldrüsen die Sialographie diagnostische Bedeutung.

Extravasations-(Retentions-)zysten

Die ursprüngliche Annahme, daß es sich bei Schleim-, Speichel- und Talgzysten um reine Retentionszysten handeln würde, kann nach histomorphologischen und experimentellen Untersuchungen nicht aufrechterhalten werden. Der Verschluß (z. B. Unterbindung) eines Drüsenausführungsganges führt nicht durch Sekretretention zur Zystenbildung, sondern zur Atrophie des zugehörigen Drüsenparenchyms und zur Verödung der Drüse. Nur der intermittierende Verschluß einer Drüse kann möglicherweise eine echte Retentionszyste hervorrufen. Wie experimentelle Untersuchungen gezeigt haben, führt die Schleim- oder Speichelparapedese in das periazinäre Gewebe entweder zu resorptiven Granulomen mit Lymphozytenwall oder zu einer Schleim- bzw. Speichelzyste [268]. Pathogenetisch ist also die Voraussetzung für die Bildung einer Extravasationszyste demnach die Verletzung oder Fehlbildung von Drüsengängen und der Sekretaustritt in das umgebende Gewebe. Die Extravasationszyste ist deshalb nur mit einer abgeflachten, endothelartigen Zellschicht ausgekleidet, während die echte Retentionszyste eine regelrechte Epithelauskleidung besitzt.

Schleimzyste (Mukozele) der Mundschleimhaut

Entzündliche oder traumatische Gangobstruktionen (Bißverletzungen) führen zum Schleimaustritt in das Drüseninterstitium und damit zur Zystenbildung *(Extravasationszyste).*

Klinisches Bild. Die meist linsen- bis erbsengroßen Zysten finden sich vorwiegend im Bereich der Unterlippe am Übergang des Lippenrotes in die Mundschleimhaut oder im Lippenrotbereich (Abb. 29) [58]. Die Schleimzysten schimmern meist bläulich durch die dünne, deckende Schleimhaut, die sie halbkugelig vorwölben, und werden vorwiegend im dritten Lebensjahrzehnt bei Männern und Frauen etwa gleich häufig beobachtet [20]. Bei Lokalisation an der Unterseite der Zungenspitze werden sie als BLANDIN-NUHNsche Zysten bezeichnet [230]. Durch Bißverletzung oder traumatische Schädigung bei der Nahrungsaufnahme können die Zysten platzen und eine farblose, schleimige Flüssigkeit entleeren.

Histologische Befunde. Die zystischen Hohlräume sind mit einem einschichtigen, flachen, endothelartigen Epithel ausgekleidet, dem sich nach außen eine lockere Bindegewebszone anschließt.

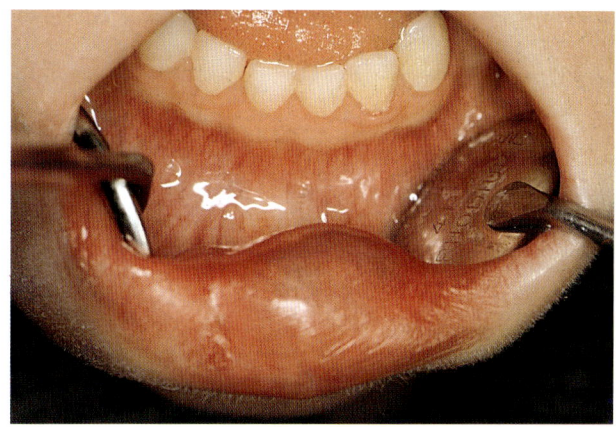

Abb. 29 Schleimzyste der Unterlippe.

Differentialdiagnose. Es sind Geschwülste, insbesondere Speicheldrüsentumoren, abzugrenzen.

Therapie. Die Behandlung besteht in der vollständigen Exstirpation der Zyste im gefüllten Zustand. Die Präparation muß sehr vorsichtig erfolgen; wegen des äußerst zarten Zystenbalges bersten diese Schleimzysten leicht und sind dann in ihrer Ausdehnung nicht mehr genau zu übersehen. Bloße Inzisionen, Ätzversuche und nach unvollständiger Operation verbliebene Zystenreste führen zum Rezidiv. Die Zweitoperation kann dann nach Wiederfüllung der Zyste vorgenommen werden.

Ranula

Die Ranula (Fröschleingeschwulst) ist eine in Beziehung zur Glandula sublingualis stehende und im vorderen Mundbodenbereich (Plica sublingualis), lateral vom Frenulum linguae gelegene, Schleim- und Gewebeflüssigkeit enthaltende *Extravasationszyste* (Abb. 30).

Sie ist keine echte Retentionszyste, sondern entsteht wie die Mukozelen der Mund- und Lippenschleimhaut durch die Extravasation von Schleim bzw. Speichel in das periazinäre Gewebe [196, 230, 268]. So vermißte bereits VON HIPPEL in der Zyste Speichelbestandteile und nahm deshalb die Transsudation von Gewebeflüssigkeit in das Zysteninnere an [132]. Die Ranula wird vorwiegend im Kindes- und Jugendalter mit einem Gipfel nach der Pubertät, bei Mädchen häufiger als bei Jungen, beobachtet. Sie liegt fast immer paramedian oder oberhalb des Musculus mylohyoideus im Bereich

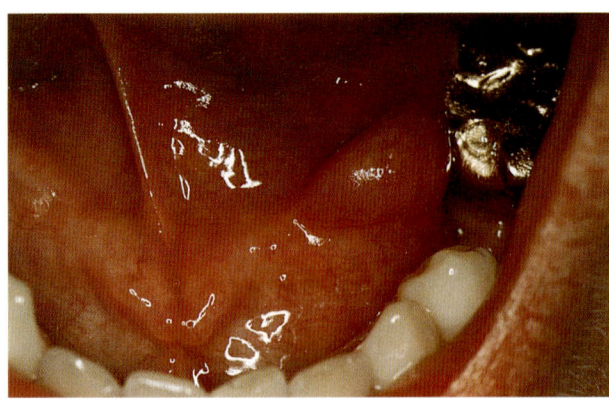

Abb. 30   Ranula im vorderen Mundbodenbereich links.

der Plica sublingualis. Bei größerer Ausdehnung kann sie die Mittellinie überschreiten und wird dann vom Zungenbändchen eingeschnürt. Nach DUTESCU dehnt sie sich nicht durch den Musculus mylohyoideus hindurch aus, sondern vergrößert sich auch dorsalwärts oberhalb des Mundbodenmuskels und erreicht über dessen Hinterrand eventuell die Submandibularregion [79]. Bei entsprechender Größe kann die Ranula Funktionsstörungen wie Schluckbeschwerden, Sprechstörungen und Einschränkungen der Zungenbeweglichkeit hervorrufen. Hin und wieder entleeren sich die Zysten spontan, um sich jedoch stets wieder aufzufüllen.

Histologische Befunde. Die Hohlräume sind mit einer flachen, endothelartigen Epithelschicht, in seltenen Fällen auch mit mehrschichtigem Epithel kleiner Schleimzysten oder Plattenepithel ausgekleidet. In der umgebenden Bindegewebszone liegen gelegentlich vereinzelt Talgdrüsen.

Differentialdiagnose. Es sind entzündliche Prozesse (sublinguales Infiltrat, Abszeß), der Verschluß des WHARTONschen Ganges durch einen Speichelstein, des weiteren Dermoidzysten, Lymphangiome, pleomorphe Adenome der Glandula sublingualis, beim Neugeborenen und Kleinkind ein Lymphangioma colli cysticum congenitum (zystisches Hygrom) und insbesondere ein Mundbodenhämangiom auszuschließen.

Therapie. Nur die totale Exstirpation der Ranula verhindert mit Sicherheit das Rezidiv, eine breite Fensterung (Marsupialisation) birgt die Gefahr eines Rezidivs. Bei größeren Zysten, die regelmäßig in

enger Beziehung zur Glandula sublingualis stehen, ist es zweckmäßig, diese mitzuentfernen. Auf die Schonung des Ausführungsganges der Glandula submandibularis und des Nervus lingualis ist dabei zu achten, weshalb dieser Eingriff nur von einem Mund-Kiefer-Gesichtschirurgen vorgenommen werden sollte.

Retentionszyste der Kieferhöhlenschleimhaut

Retentionszysten der Kieferhöhlenschleimhaut sind dünnwandige Schleimzysten, die auf der Basis entzündlicher Prozesse entstehen (s. Bd. 10/I). Dabei kommt es zu Schleimretentionen in den kleinen Drüsen der Kieferhöhlenschleimhaut. Sie sind gut begrenzt, wölben sich halbkugelig in die Kieferhöhle vor, ohne diese ganz auszufüllen und ohne eine Deformierung des Knochens zu verursachen. Sie sind mit klarem, gelblichem, dünnflüssigem Inhalt gefüllt, der sich manchmal spontan durch die Nase entleert. Hauptsächlich sind sie am Boden und an der lateralen Wand der Kieferhöhle lokalisiert. Schleimzysten werden oft durch eine apikale Ostitis an einem oberen Seitenzahn ausgelöst (Abb. 31). Sie sind in der Regel Zufallsbefunde und nur behandlungsbedürftig, wenn Beschwerden (Kopfschmerzen, neuralgiforme Beschwerden) davon auszugehen scheinen.

Fakultative oder nicht-odontogene Zysten in voroperierten Kieferhöhlen werden als *Okklusionszysten* oder *postoperative Mukozelen*, in nicht operierten Kieferhöhlen als *Mukozelen, Pseudozysten, Retentionszysten* und *Pneumozelen* bezeichnet (s. Bd. 10/I) [175].

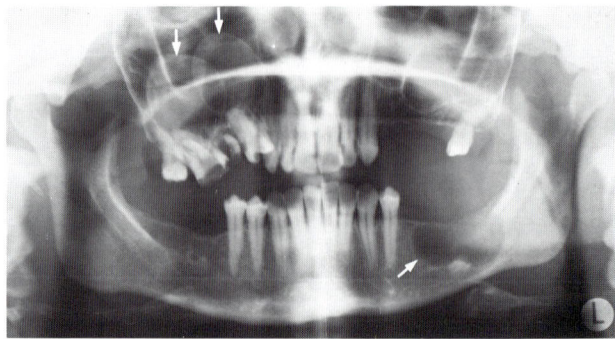

Abb. 31   Basale Retentionszysten der Kieferhöhlenschleimhaut, ausgehend von den devitalen Zähnen 14, 15 und 16. Doppelt kranial konvexe homogene Teilverschattung der rechten Kieferhöhle. Scharfe Begrenzung der beiden Zysten. Verlust der Desmodontalspalten der Zähne 14 bis 17. Im linken Unterkiefer glatt begrenzte Aufhellung, die einer Residualzyste entspricht.

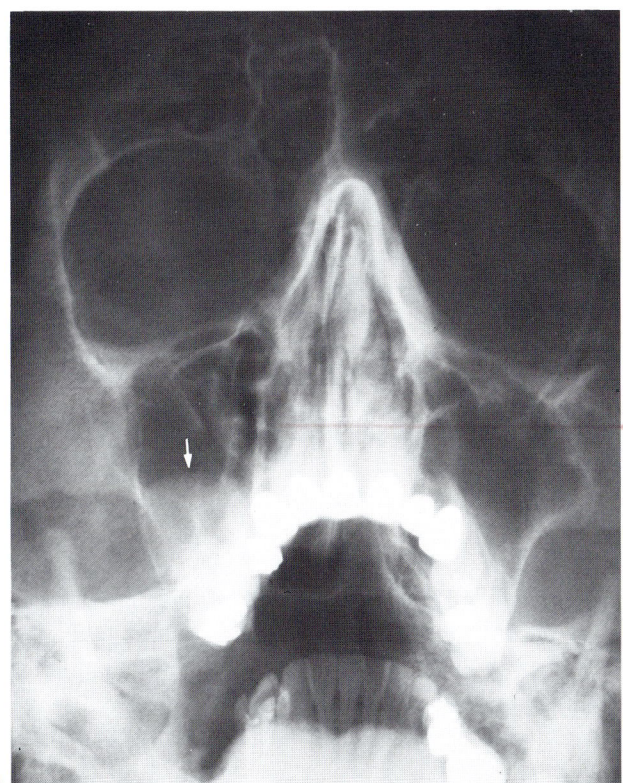

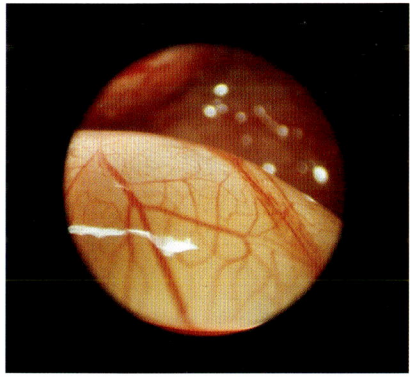

Abb. 32 Solitäre Schleimhautzyste der rechten Kieferhöhle.

a) Auf der Nasennebenhöhlenaufnahme kranial konvexe homogene Verschattung am Boden der rechten Kieferhöhle.
b) Sinuskopischer Befund zeigt basale dünnwandige Schleimzyste der Kieferhöhle, gut erkennbare Gefäßzeichnung.

Diagnostik. Röntgenologisch zeigt die Nasennebenhöhlenaufnahme eine gut begrenzte, kuppelförmige Verschattung mit zumeist nur schwachem Röntgenkontrast und fehlender knöcherner Begrenzung. Die differentialdiagnostische Abgrenzung gegen odontogene Zysten läßt sich durch die Sensibilitätsprüfung der Zähne, den klinischen Befund (fehlende Auftreibungen) und durch den Zahnfilm leicht erbringen. Die von vestibulär in Lokalanästhesie durchgeführte Sinuskopie erleichtert die

Diagnostik wesentlich, so daß auf eine Kontrastfüllung der Kieferhöhle oder ihre Eröffnung aus diagnostischer Indikation verzichtet werden kann (Abb. 32).

Therapie. Die Entfernung der Zyste kann meistens bei der Sinuskopie erfolgen; selten ist eine operative Eröffnung der Kieferhöhle erforderlich. Die schuldigen Zähne sind entsprechend zu behandeln (Wurzelspitzenresektion, Extraktion).

Speicheldrüsenzyste (Sialozele)

Sieht man von der Ranula ab, findet man nur selten Extravasationszysten der Speicheldrüsen. Meistens handelt es sich um dysontogenetische Zysten, die durch Torsion oder Segmentation der Drüsenausführungsgänge entstehen. Der Verschluß der Ausführungsgänge kann auch auf entzündlicher Basis durch narbige Stenosierung zustande kommen und dadurch zur Sekretstauung führen. Die *Retentionszysten der Speicheldrüsen* werden überwiegend in der Glandula submandibularis und sublingualis, selten in der Glandula parotis angetroffen.

Histologische Befunde. Sialozelen sind mit einem stark abgeflachten Epithel ausgekleidet und von einer Bindegewebszone umgeben. Sezernierendes Drüsenepithel ist in der Regel nicht mehr vorhanden; es findet sich nur im Anfangsstadium der Zystenbildung und atrophiert schnell unter dem Druck der Sekretstauung.

Plattenepithelzysten in der Glandula parotis, in deren Bindegewebsschicht sich reichlich lymphatisches Gewebe findet, werden den branchiogenen Zysten zugeordnet und als lymphoepitheliale Zysten bezeichnet [28, 29, 32, 112]. Diese treten auch beim erworbenen Immundefektsyndrom (AIDS) nach HIV-Infektion auf [190, 191, 279, 295].

Diagnostik. Klinisch werden die Speicheldrüsenzysten häufig nicht bemerkt oder treten als weiche bis prall-kugelige Vorwölbungen in Erscheinung. Auch bei Zuhilfenahme der Sialographie sind sie von Tumoren nicht zu unterscheiden; die Diagnostik wird durch die Sonographie, Computer- oder Kernspintomographie deutlich verbessert. Differentialdiagnostisch muß an eine chronische Speicheldrüsenentzündung (Sialoadenitis) oder an einen Tumor der entsprechenden Speicheldrüse gedacht werden.

Therapie. Sie besteht in der vollständigen Exstirpation, wobei bei Zysten der Glandula submandibularis die gesamte Drüse von einem submandibulären Schnitt aus entfernt wird. Parotiszysten werden von einem präaurikulär-submandibulären Schnitt aus nach Aufklappung der Wangenhaut unter Schonung des Nervus facialis aus dem Parotisgewebe vollständig ausgeschält.

Atherom

Atherome (Grützbeutel, Balggeschwulst) sind entweder Retentionszysten der Talgdrüsen (falsche Atherome) oder Dermoide der Haut (echte Atherome). In ihrer Symptomatik sind sie kaum voneinander zu unterscheiden; noch schwieriger ist die Abgrenzung von den echten dysgenetischen Gesichtsdermoiden, die vorwiegend im Bereich der Augenwinkel, der Nasenwurzel und der Knochennähte sitzen.

Klinisch finden sich die Atherome überwiegend in der Gesichtshaut sowie der behaarten Haut des Schädels und erscheinen als halbkugelige, schmerzlose Vorwölbungen, die gelegentlich Walnuß- und Hühnereigröße erreichen können.

Die *falschen Atherome* sind oft ausdrückbar (intermittierender Gangverschluß) und zeigen dann einen schwarzen Punkt an ihrer Oberfläche. Histologisch sind sie mit einem mehrschichtigen Plattenepithel ausgekleidet; der Zysteninhalt besteht aus Talg.

Die *echten Atherome* zeigen histologisch den Aufbau einer Dermoidzyste mit Plattenepithel, Papillarkörper, Talgdrüsen und Lanugohaaren.

Durch Aufbruch der Zystenwand, z.B. durch Kratzen, Reiben und Pressen, kann sich der Inhalt

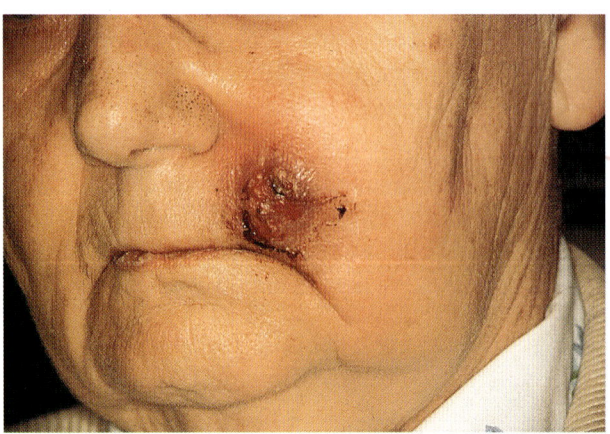

Abb. 33   Infiziertes Atherom im Bereich der linken Nasolabialfalte.

der Atherome in das umgebende Bindegewebe entleeren und dort eine entzündliche Reaktion mit Fremdkörperriesenzellen hervorrufen (Abb. 33). Es ist dann eine sofortige Behandlung durch Inzision und Streifeneinlage angezeigt. Die endgültige Therapie besteht in der völligen Exstirpation der Zyste, wobei die mit dem Atherom fest verwachsene Haut ovalär umschnitten und mitentfernt werden muß. Nach alleiniger Inzision des Atheroms kommt es zum sicheren Rezidiv.

Lymphoepitheliale Zysten

Die sogenannten lymphoepithelialen Zysten, die sich vorwiegend im vorderen Zungen- und Mundhöhlenbereich befinden und denen nach Bhaskar auch die branchiogenen Zysten zuzurechnen sind [31], sind klinisch von Schleimzysten nicht zu unterscheiden. Sie sollen bei Männern doppelt so häufig wie bei Frauen vorkommen und werden praktisch in jedem Lebensalter beobachtet.

Histologisch handelt es sich um Plattenepithelzysten, die von reichlich lymphatischem Gewebe, das Lymphfollikel und Keimzentren enthält, umgeben sind. Die äußeren Zystenwandanteile bestehen aus faserreichem Bindegewebe. Pathogenetisch sollen die lymphoepithelialen Zysten aus Epithel entstehen, das Speicheldrüsen entstammt und während der Embryogenese in Lymphknoten eingeschlossen wird [28, 29, 31, 32].

Die Therapie besteht in der vollständigen Exstirpation der Zyste.

Magen-Darm-Schleimhautzysten

Heterotopische Inseln der Schleimhaut des Magen-Darm-Traktes sind als falsch gelagerte embryonale Schleimhautanlagen in allen Abschnitten des Magen-Darm-Kanals, so auch in der Mundhöhle, anzutreffen. Sie führen in der Mundhöhle sehr selten zu Zystenbildungen und werden vorwiegend im Mundvorhof und in der Zunge gefunden [22]. Gelegentlich besteht eine Verbindung von Zystenlumen und Mundhöhle in Form einer Fistel. Histologisch sind diese Zysten mit Plattenepithel und mehr oder weniger mit Magenschleimhaut ausgekleidet, die dem Typ nach der Antrum- und Fundusschleimhaut des Magens entsprechen kann. Klinisch sind sie von Schleimzysten nicht zu unterscheiden. Ihre Therapie besteht in der vollständigen Exstirpation.

Mediane Halszysten(-fisteln), Zysten des Ductus thyreoglossus

Die medianen Halszysten und -fisteln sind die Folge einer Entwicklungsstörung der Zungen- und Schilddrüsenanlage. Pathogenetisch entstammen sie persistierenden Resten des Ductus thyreoglossus, der sich gegen Ende der dritten Embryonalwoche dorsal des mittleren Zungenwulstes entwickelt und von hier (Foramen caecum) kaudalwärts bis in die spätere Schilddrüsenregion wandert. Entsprechend werden diese Zysten und Fisteln auch vom Foramen caecum linguae bis in die kaudale Halsregion gefunden. Es ist bisher umstritten, ob sich die Zysten und Fisteln von vornherein unterschiedlich entwickeln oder ob die Fisteln erst sekundär nach Infektion oder vergeblicher Operation aus Zysten entstehen [9, 112, 222].

Meistens sind sie dicht unterhalb des Zungenbeins gelegen und fast immer an diesem fixiert. Die Zysten sind bei Männern und Frauen etwa gleich häufig, während die Fisteln bei Männern häufiger vorkommen sollen [9]. Die meisten Zysten und Fisteln werden im ersten und vor allem im zweiten Lebensjahrzehnt beobachtet.

Klinisches Bild. Die Zysten liegen meist oberflächlich unter der Haut, sind weich bis prall-elastisch und stehen direkt oder mit strangartigen Fortsätzen in Verbindung mit dem Zungenbein, gelegentlich auch mit dem Foramen caecum. Beim Schlucken oder beim Herausstrecken der Zunge gleitet die Zyste nach oben.

Histologische Befunde. Die Wand der medianen Halszysten, die Schleim oder wäßrige Flüssigkeit enthalten können, ist aus Plattenepithel, mehrreihigem Zylinder- und Flimmerepithel aufgebaut. In der Bindegewebszone können sich muköse Drüsen und dystopisches Schilddrüsengewebe befinden.

Differentialdiagnose. Es sind vergrößerte Lymphknoten und Lymphknotenabszesse, suprahyoidale Dermoid- und Epidermoidzysten, aber auch laterale Halszysten oder -fisteln sowie Tumoren des Ductus thyreoglossus auszuschließen.

Therapie. Es muß die vollständige Exstirpation der Zyste oder Fistel vorgenommen werden, wobei der Zungenbeinkörper, an welchem Zyste oder Fistel stets fixiert sind, mitentfernt werden muß [129, 264]. Die Rezidivquote sinkt von 25% auf 5%, wenn der mittlere Teil des Zungenbeins reseziert wird

[118], was für den Patienten keinerlei nachteilige funktionelle Folgen hat.

Mediane Halsfisteln. Sie befinden sich in Höhe des Zungenbeins und überwiegend in der Medianebene; sie haben ein typisches Fistelmaul, aus dem sich zeitweilig ein klares oder nur wenig getrübtes Exsudat entleert. Die Therapie besteht hier auch in der vollständigen Exstirpation der Fistel in Verbindung mit der Teilresektion des mittleren Zungenbeinkörpers.

Laterale Halszysten(-fisteln), branchiogene Zysten

Die lateralen Halszysten und -fisteln sind Entwicklungsstörungen des branchialen Apparates, wobei die *Obliterationszysten* aus Resten des Zervikalbläschens, das sich bei der Überlagerung des Sinus cervicalis durch den Operkularfortsatz des zweiten Kiemenbogens bildet, entstehen sollen, während die Fisteln aus persistierenden Resten des Ductus cervicalis hervorgehen. Der Sinus cervicalis, der sich beim Menschen völlig zurückbildet, besteht aus Anteilen der zweiten, dritten und vierten Kiemenfurche. Enge topographische Beziehungen bestehen zur Thymusanlage, womit die Herkunft des in der Umgebung branchiogener Zysten immer reichlich vorhandenen lymphatischen Gewebes erklärt wird [334]. Neuere immunhistologische Befunde stützen die Annahme einer Entstehung lateraler Halszysten innerhalb präexistenter zervikaler Lymphknoten, möglicherweise als Folge heterotoper oder tonsillogener, lymphogen verschleppter Epitheleinschlüsse [289, 290, 333, 335].

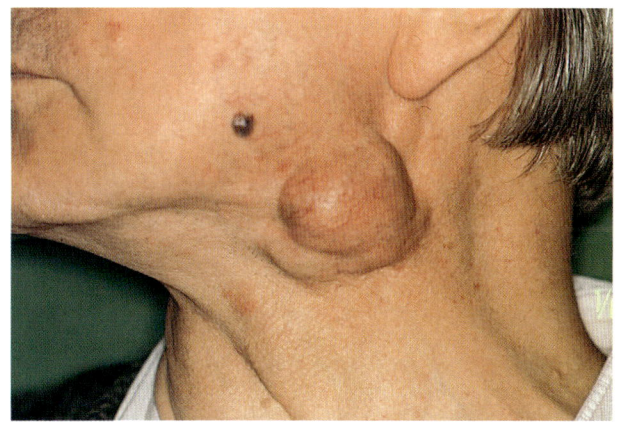

a

Abb. 34 Große infizierte laterale Halszyste links.

a) Klinischer Befund unterhalb des linken Kieferwinkels am Vorderrand des Musculus sternocleidomastoideus. Hämangiom im Bereich der linken Wange.
b bis d) Siehe folgende Seite.   ▷

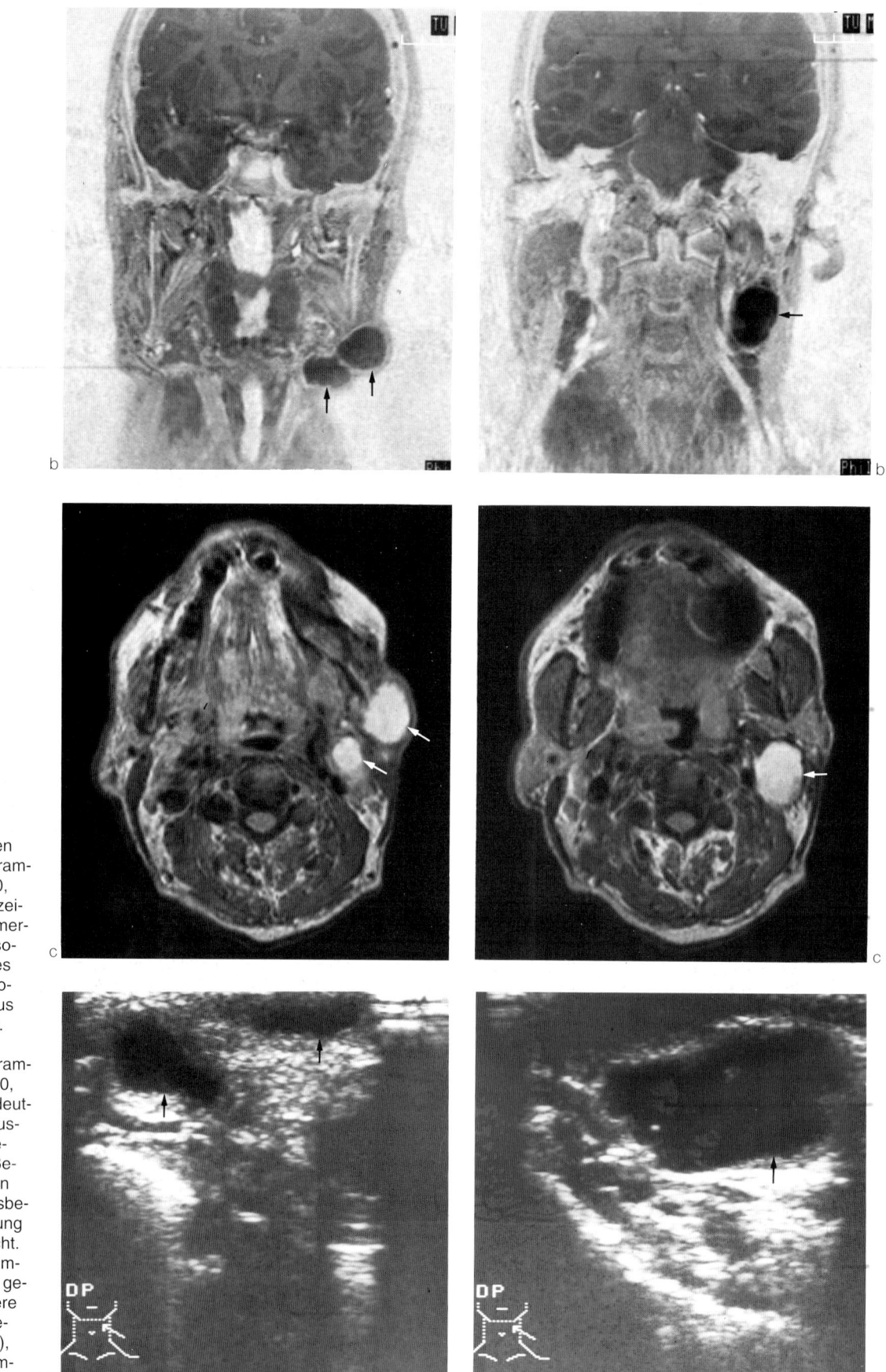

Abb. 34
Fortsetzung
b) Die koronaren
Kernspintomogram-
me (TR IR 1420,
TE 30, TI 100) zei-
gen die gekammer-
te äußere und so-
litäre, medial des
Musculus sterno-
cleidomastoideus
gelegene Zyste.
c) Die axialen
Kernspintomogram-
me (TR SE 2000,
TE 30) zeigen deut-
lich die Tiefenaus-
dehnung der ge-
kammerten äuße-
ren und solitären
Zyste im Karotisbe-
reich in Beziehung
zur Tonsillarbucht.
d) Die Sonogram-
me zeigen eine ge-
kammerte äußere
(1) und tiefer ge-
legene ovale (2),
echoarme Raum-
forderung.

Die Anhäufung von lymphatischem Gewebe in der Nachbarschaft branchiogener Zysten hat dazu geführt, daß diese auch als lymphoepitheliale Zysten klassifiziert wurden [28, 29]. Danach sollen die Zysten aus Speicheldrüsenepithel entstehen, das während der Embryogenese in Lymphknoten eingeschlossen wird. Auch soll die oberflächliche Lage dieser Zysten für diese Hypothese sprechen. Gerade die im oberen seitlichen Halsdreieck vor oder zum Teil unter dem Musculus sternocleidomastoideus gelagerte Zyste hat ihr Hauptvolumen aber in den tieferen Halsgeweben. Außerdem erhebt sich die Frage, warum diese Zysten, bei der Vielzahl von Lymphknoten im gesamten Halsgebiet, fast stets an typischer Stelle erscheinen und welche Pathogenese dann den Halsfisteln zugrunde liegen soll [183].

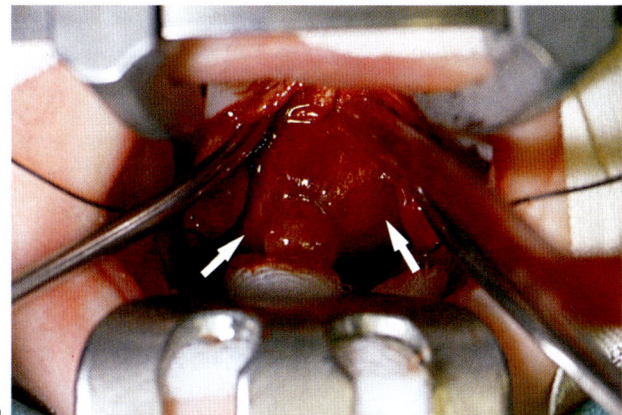

a

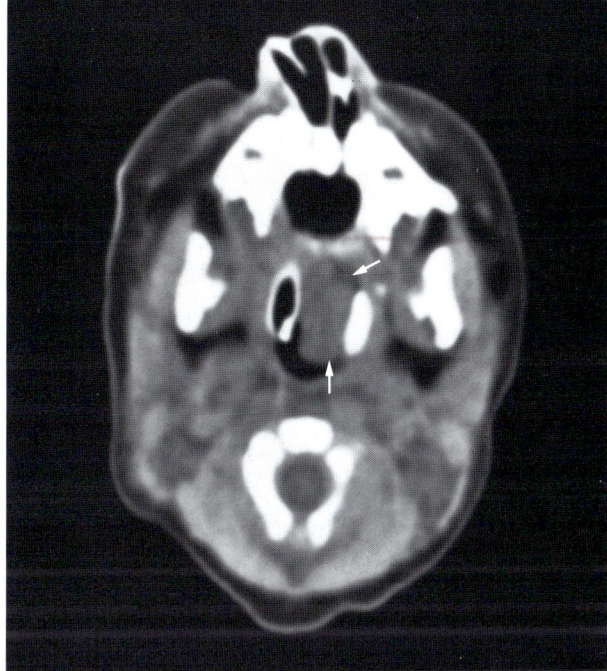

b

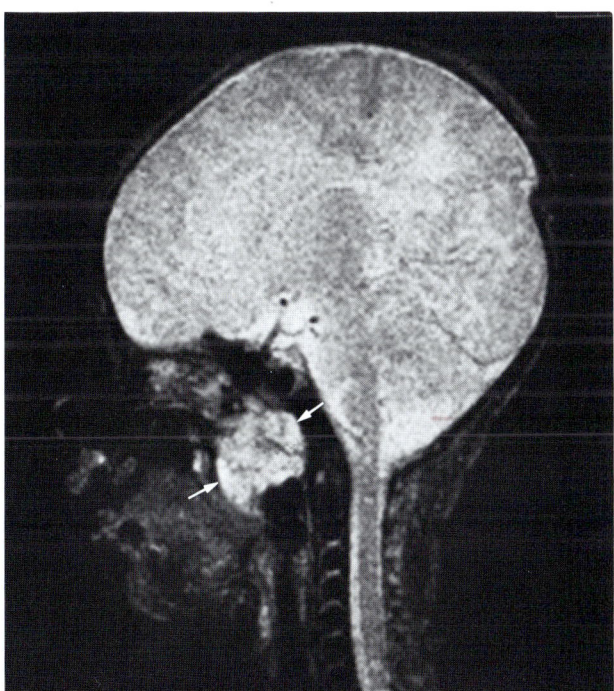

c

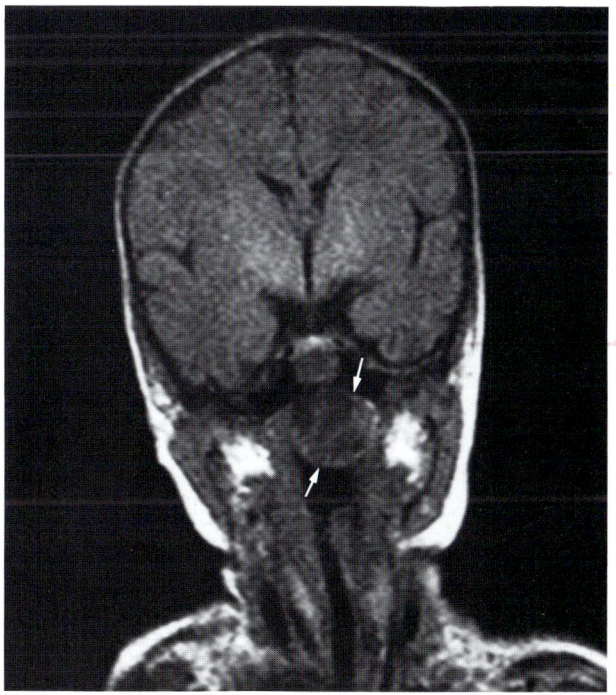

d

Abb. 35 Benignes kongenitales Teratom (Dermoidzyste) im Bereich des Nasopharynx bei einem weiblichen Neugeborenen.

a) Operationsbefund: nach medianem transpalatinalem Zugang Darstellung des am Rachendach im Bereich der Bursa pharyngealis gestielten Tumors.
b) Das axiale Computertomogramm zeigt den fast vollständig verlegten Nasopharynx durch den Tumor, der sich in der Mittellinie befindet.

c) Das sagittale Kernspintomogramm (TR SE 637, TE 55) zeigt die volle Ausdehnung des Tumors im Nasopharynx ohne Verbindung zum intrakraniellen Raum.
d) Das koronare Kernspintomogramm (TR SE 550, TE 30) zeigt die Ausdehnung des Tumors im Nasopharynx mit Adhäsion am Rachendach. Auch hier keine Verbindung zum intrakraniellen Raum nachweisbar.

Klinisches Bild. Die lateralen Halszysten liegen als rundliche bis längsovale Gebilde unterhalb des Kieferwinkels, am Vorderrand des Musculus sternocleidomastoideus (Abb. 34). Sie wachsen langsam, sind gut begrenzt und von prall-elastischer Beschaffenheit. Die Zysten selbst wie auch die bedeckenden Weichteile sind frei verschiebbar. Regelmäßig findet man an der Zyste einen strangartigen Gang, der durch die Karotisgabel bis in den Bereich der Tonsilla palatina zieht. Bei weiter kaudal gelegenen Zysten läßt sich dieser Strang teilweise durch die Haut tasten.

Histologische Befunde. Die Zystenauskleidung besteht aus nicht verhornendem Platten-, gelegentlich aus Zylinderepithel. Der Balg zeigt ein dickes Bindegewebe, in das reichlich Lymphfollikel, Keimzentren, Lymphsinus sowie Talg- und Schleimdrüsen, bisweilen sogar Knorpel eingelagert sind. Als Zysteninhalt findet man eine gelbliche, seröse bis schleimige Flüssigkeit mit oder ohne Cholesterinkristalle.

Differentialdiagnose. Es sind Lymphknotenerkrankungen, spezifische Entzündungen mit Fistelbildung, Tumoren und Erkrankungen der Glandula submandibularis auszuschließen. Solitäre zystische Halslymphknotenmetastasen bei klinisch noch nicht manifestem Tonsillenkarzinom und branchiogene Karzinome können primär mit einer lateralen Halszyste verwechselt werden [189].

Therapie. Sie besteht in der vollständigen Exstirpation der lateralen Halszyste einschließlich des in die Tonsillarregion ziehenden Stranges von einem submandibulären Schnitt aus.

Laterale Halsfisteln. Die Halsfisteln sind häufiger als die Halszysten angeboren und treten im ersten oder zweiten Lebensjahrzehnt klinisch in Erscheinung. Die lateralen Halszysten werden dagegen am häufigsten im dritten Lebensjahrzehnt beobachtet. Bei inkompletten Fisteln kann das Fistelmaul in der seitlichen Pharynx-Tonsillenregion *(innere Fistel)* oder im Bereich des Vorder- oder Hinterrandes des M. sternocleidomastoideus *(äußere Fistel)* liegen. Die *komplette Fistel* hat ein äußeres und ein inneres Fistelmaul. Aus den Fisteln entleert sich von Zeit zu Zeit eine gelblich-weiße, wäßrige oder mehr schleimige Flüssigkeit. Bei längerem Bestehen der Fisteln ist die Haut in der Umgebung meist ekzematös verändert.

Dermoid- und Epidermoidzysten

Dermoid- und Epidermoidzysten entstehen aus Epitheleinschlüssen im Bereich embryonaler Gesichtsfurchen und -spalten. Die komplizierten Entwicklungsvorgänge im Bereich der Gesichtsfortsätze und im Bereich des Kiemendarmes erklären die Häufigkeit der Dermoide im Gesichts-Halsbereich. Etwa 25% aller Dermoide werden hier beobachtet [112]. Die Dermoidzysten wachsen daher häufig in der Mittellinie und gelten auch als Variante gutartiger Weichteilteratome. Sie können schon bei der Geburt vorhanden sein (Abb. 35) oder sich in der frühen Kindheit oder bei jungen Erwachsenen entwickeln. Frauen sind häufiger befallen. Die Entwicklung der Weichteilteratome aus extragonadalen Keimzellen wird diskutiert [86]. Seltener entstehen Dermoid- oder Epidermoidzysten durch die traumatische Verlagerung von Epithel in die Tiefe des Gewebes *(traumatische Epithelzyste)*.

> Als *Epidermoidzysten* werden Zysten definiert, die aus verhornendem Plattenepithel *ohne Hautanhangsgebilde* bestehen. *Dermoidzysten* bestehen aus verhornendem Plattenepithel *mit Hautanhangsgebilden* (Haare, Talgdrüsen, Schweißdrüsen). Zysten, die außerdem noch mesenchymale Gewebe aufweisen (Knochen, Zähne), werden als *Teratoide* bezeichnet.

Klinisches Bild. Entsprechend ihrer Genese findet man Dermoidzysten im Mundbodenbereich, in der Zunge (selten), am Orbitarand, im Bereich der Nase, am Tragus und vor dem Ohr, in der Wangenmitte, am Hals unterhalb der Glandula submandibularis und am Jugulum.

Dermoide manifestieren sich selten vor der Pubertät; sie werden gehäuft im 15.–25. Lebensjahr, aber auch später beobachtet. Die Dermoide und Epidermoide erscheinen als prallderbe, schmerzlose Vorwölbung.

Histologische Befunde. Die Innenauskleidung besteht aus einem mehrschichtigen Plattenepithel, das eine Differenzierung wie in der Epidermis aufweist. Ein Stratum basale, ein Stratum spinosum und ein Stratum granulosum sind ausgebildet. Reteleisten können auftreten. Im Inneren zeigt das Epithel eine ausgeprägte Verhornung. Es lassen sich Hautanhangsgebilde (Talg- und Schweißdrüsen, Haare) nachweisen, während dies bei Epidermoidzysten nicht der Fall ist. Beide Formen haben einen dickwandigen bindegewebigen Balg. Bei den Dermoidzysten besteht der Inhalt aus Hornmassen, Talg und Haaren. Große Dermoidzysten können den Musculus mylohyoideus durchbohren und eine hantel- oder sanduhrförmige, sublingual oder submental gelegene Zyste bilden [247].

Therapie. Sie besteht in der vollständigen Exstirpation.

Sublinguale Dermoidzyste

Sublinguale Dermoidzysten liegen hauptsächlich in der Mitte des Mundbodens, den sie halbkugelig vorwölben. Unter allmählicher Größenzunahme entsteht eine gut begrenzte, relativ derbe, nicht schmerzhafte Mundbodenschwellung, die aufgrund ihrer Verwachsung mit dem Unterkiefer nicht oder nur wenig verschiebbar ist. Bei entsprechender Größe kommt es zu Störungen beim Sprechen (kloßige Sprache), bei der Nahrungsaufnahme und bei Verlagerung der Zunge nach dorsal zur Behinderung der Atmung. Differentialdiagnostisch sind vor allem die Ranula und echte Geschwülste auszuschließen. Die lateralen Dermoide sind seltener und meist von geringerer Größe, sie liegen zwischen der Außenseite des Musculus geniohyoideus und dem Musculus mylohyoideus.

Die Therapie besteht in der vollständigen Exstirpation der Zyste von *intraoral*.

Submentale Dermoidzyste

Die submentalen Dermoidzysten liegen zwischen dem Kinn und dem Zungenbein und können an beiden fixiert sein. Im submentalen Raum entwickelt sich eine ständig an Größe zunehmende Schwellung („Doppelkinn") mit deutlicher Abgrenzung zur Umgebung. Sie ist von derber bis prall-elastischer Konsistenz, mehr oder weniger gut verschiebbar und nicht schmerzhaft. Erst im weiteren Verlauf treten Funktionsstörungen auf. Sehr große submentale Dermoidzysten können auch den Musculus mylohyoideus durchbrechen und sich in den sublingualen Raum ausdehnen. Differentialdiagnostisch müssen mediane Halszysten, Tumoren und Lymphknotenerkrankungen ausgeschlossen werden.

Die Therapie besteht in der vollständigen Exstirpation der Zyste von einem *submentalen Hautschnitt*.

Nasendermoid

Die Nasendermoide treten bei etwa 13% aller Kopf- und Halsdermoide auf [22] und sollen durch die Verlagerung epidermaler Elemente während des intramembranösen Wachstums der Nasenknochen oder durch in die Tiefe aberrierende Hautanhangsgebilde entstehen [156, 184]. Sie werden den Gesichtsspalten zugerechnet und bilden häufig nach Infektionen Fistelgänge, die sich bis in das Siebbein oder die Stirnhöhlenregion erstrecken können. Entstellung und häufige Infektionen sind die Gründe für eine vorsichtige Exstirpation dieser Gebilde bereits im Kindes- und Jugendlichenalter, die möglichst gewebeschonend vorgenommen werden soll, um Wachstumsstörungen der Nase zu vermeiden [62].

Literatur

[1] Ackermann, G. L., Cohen, M., Altini, M.: The paradental cyst: a clinicopathologic study of 50 cases. Oral Surg. Oral Med. Oral Path. 64 (1987), 308.

[2] Ackermann, G. L., Altini, M., Shear, M.: The unicystic ameloblastoma: a clinicopathological study of 57 cases. J. Oral Path. 17 (1988), 541.

[3] Aisenberg, M. S., Inman, B. W.: Ameloblastoma arising within a globulomaxillary cyst. Oral Surg. Med. Path. 13 (1960), 1352.

[4] Allard, R. H. B.: Non-odontogenic cysts of the oral regions. Thesis, Free University of Amsterdam, Naarden 1982.

[5] Al-Talabani, N. G., Smith, C. J.: Experimental dentigerous cysts and enamel hypoplasis: Their possible significance in explaining the pathogenesis of human dentigerous cysts. J. Oral Path. 9 (1980) 82.

[6] Altini, M., Cohen, M.: The follicular primordial cyst (odontogenic keratocyst). J. Dent. Res. 59D (1980), 1915 (Abstr.).

[7] Altini, M., Cohen, M.: The follicular primordial cyst (odontogenic keratocyst). Int. J. Oral Surg. 11 (1982), 175.

[8] Altini, M., Farman, A. G.: The calcifying odontogenic cyst. Oral Surg. 40 (1975), 751.

[9] Amr, M.: Cervical cysts, sinuses and fistulae of branchial, pharyngothymic duct and thyreoglossal duct origin. Brit. J. Plast. Surg. 17 (1964), 148.

[10] Angelopoulos, A. P., Tilson, H. B., Stewart, F. W., Jaques, W. E.: Malignant transformation of the epithelial lining of the odontogenic cysts. Oral Surg. 22 (1966), 415.

[11] Anneroth, G., Nordenrath, A.: Calcifying odontogenic cyst. Oral Surg. 39 (1975), 794.

[12] Axhausen, G.: Zur Diagnostik der großen Zysten im aufsteigenden Ast. Dtsch. Zahn-Mund-Kieferheilk. 1 (1934), 201.

[13] Axhausen, G.: Die Allgemeine Chirurgie in der Zahn-, Mund- und Kieferheilkunde. Lehmann, München 1940.

[14] Bagambisa, F. B., Joos, U.: In-vitro-Ausscheidung ex-

trazellulärer Matrix auf Hydroxylapatit- und Titan-oberflächen durch osteogenetische Zellen. Z. Zahn-ärztl. Implantol. 6 (1990), 205.

[15] Bauermeister, A. (Hrsg.): Experimentelle Grundlagen für den Aufbau einer neuen Knochenbank. Springer, Berlin–Göttingen–Heidelberg 1958.

[16] Baumann, M.: Langzeiterfahrungen mit der Marsupialisation großer Unterkieferzysten zur Mundhöhle. Schweiz. Mschr. Zahnheilk. 86 (1976), 1280.

[17] Becker, J., Reichart, P., Ernst, R., Löning, Th.: Immunhistologische Untersuchungen von chronisch apikalen Parodontitiden und radikulären Zysten. Dtsch. zahnärztl. Z. 40 (1985), 586.

[18] Becker, R.: Die Wachstumsstörungen des Unterkiefers, Hüthig, Heidelberg 1966.

[19] Becker, R.: Verschiedene Methoden der Zystenoperation. Indikation und Ergebnisse. Zahnärztl. Rdsch. 80 (1971), 106.

[20] Becker, R.: Behandlung und Behandlungsergebnisse bei 38 Ameloblastomen. In: Schuchardt, K. (Hrsg.): Fortschritte der Kiefer- und Gesichtschirurgie, Bd. 15, S. 211. Thieme, Stuttgart 1972.

[21] Becker, R.: Zysten im Kiefer- und Gesichtsbereich. In: Haunfelder, D., Hupfauf, L., Ketterl, W., Schmuth, G. (Hrsg.): Praxis der Zahnheilkunde, Bd. 2, B 7, S. 1. Urban & Schwarzenberg, München–Wien–Baltimore 1973.

[22] Becker, R., Morgenroth, K.: Pathologie der Mundhöhle. Thieme, Stuttgart–New York 1986.

[23] Becker, R., Pertl, A.: Zur Therapie des Ameloblastoms. Dtsch. Zahn-Mund-Kieferheilk. 49 (1967), 423.

[24] Becker, S., Lambrecht, J. Th., Sterry, W.: Extreme Verläufe beim Gorlin-Goltz-Syndrom und Vorschläge zur Vorsorge. Dtsch. zahnärztl. Z. 40 (1958), 531.

[25] Bernier, J. L., Bhaskar, S. N.: Aneurysmal bone cyst of the mandible. Oral Surg. 11 (1958), 1018.

[26] Berthold, H., Burkhardt, A., Läng, H.: Einfache (solitäre) Knochenzysten im Kieferbereich. Dtsch. Z. Mund-Kiefer-Gesichts-Chir. 11 (1987), 278.

[27] Beyer, D., Herzog, M., Zanella, F. E., Bohndorf, K., Walter, E., Hüls, A. (Hrsg.): Röntgendiagnostik von Zahn- und Kiefererkrankungen. Springer, Berlin–Heidelberg–New York–London–Paris–Tokyo 1987.

[28] Bhaskar, S. N., Bernier, J. L.: Histogenesis of branchial cysts. J. Dent. Res. 37 (1958), 21.

[29] Bhaskar, S. N., Bernier, J. L.: Histogenesis of branchial cysts – a report of 468 cases. Amer. J. Pathol. 35 (1959), 407.

[30] Bhaskar, S. N.: Gingival cyst and keratinizing ameloblastoma. Oral Surg. 19 (1965), 796.

[31] Bhaskar, S. N.: Lymphoepithelial cysts of the oral cavity. Oral Surg. 21 (1966), 120.

[32] Bhaskar, S. N.: Synopsis of oral pathology, 3. ed. Mosby, St. Louis 1969.

[33] Bhaskar, S. N.: Synopsis der Mundkrankheiten, S. 191. Medica, Stuttgart 1980.

[34] Blair, A. E., Wadsworth, W.: Median mandibular developmental cyst: report of case. J. Oral Surg. 26 (1968), 735.

[35] Böhme, K., Morgenroth, K.: Retrospektive histologische Klassifikation von Kieferzysten. Dtsch. zahnärztl. Z. 48 (1993), 177.

[36] Bollmann, L., Möbius, G., Henneberg, H.: Zur Klinik und Pathologie der aneurysmatischen Knochencyste. Chirurg 38 (1967), 171.

[37] Bradley, N., Thomas, D. M., Antoniades, K., Anavi, Y.: Squamous cell carcinoma arising in an odontogenic cyst. Int. J. Oral Maxillofac. Surg. 17 (1988), 260.

[38] Brandt, M., Lehmann, W.: Häufigkeit und Rezidivneigung der solitären Knochenzyste. Dtsch. zahnärztl. Z. 40 (1985), 566.

[39] Brannon, R. B.: The odontogenic keratocyst: A clinicopathologic study of 312 casas, part I: Clinical features. Oral Surg. 42, 54 (1976); part II: Histologic features. Oral Surg. 43 (1977), 233.

[40] Broca, A.: Traité de tumeurs, part II, p. 35. Paris 1869.

[41] Broca, P., Magitot, E. (1872): Zitiert bei Kallenberger [149].

[42] Browne, R. M.: The pathogenesis of the odontogenic keratocyst. Fourth Proceedings of the International Academy of Oral Pathology, 1969, S. 28.

[43] Browne, R. M.: The odontogenic keratocyst: Clinical aspects. Brit. Dent. J. 128 (1970), 225.

[44] Browne, R. M.: The origin of cholesterol in odontogenic cysts in man. Arch. Oral Biol. 16 (1971), 107.

[45] Browne, R. M.: Metaplasia and degeneration in odontogenic cysts in man. J. Oral Path. 1 (1972), 145.

[46] Browne, R. M.: The pathogenesis of odontogenic cysts: A review. J. Oral Path. 4 (1975), 31.

[47] Browne, R. M.: Some observations on the fluids of odontogenic cysts. J. Oral Path. 5 (1976), 74.

[48] Browne, R. M., Gough, N. G.: Malignant change in the epithelium lining odontogenic cysts. Cancer 29 (1972), 1199.

[49] Buchner, A.: The central (intraosseus) calcifying odontogenic cyst: an analysis of 215 cases. J. Oral Maxillofac. Surg. 49 (1991), 330.

[50] Buchner, A., Hansen, L. S.: The histomorphologic spectrum of the gingival cyst in the adult. Oral Surg. Oral Med. Oral Path. 48 (1979), 532.

[51] Burchard, H.: The biology of bone graft repair. Clin. Orthop. 174 (1983), 28.

[52] Buser, D., Berthold, H.: Knochendefektfüllung im Kieferbereich mit Kollagenvlies. Dtsch. Z. Mund-Kiefer-Gesichts-Chir. 10 (1986), 191.

[53] Campbell, L. P.: Autogenous bone to repair mandibular cyst defects. J. Oral Surg. 23 (1965), 265.

[54] Chaudhry, A. P., Reynolds, D. H., Lachapelle, C. F., Vickers, R. A.: A clinical and experimental study of mucocele (retention cyst). J. Dent. Res. 39 (1960), 1253.

[55] Chretien, P. B., Carpenter, D. F., White, N. S., Harrah, J. D., Lightbody, P. M.: Squamous carcinoma arising in a dentigerous cyst. Oral Surg. 30 (1970), 809.

[56] Christ, Th. F.: The globulomaxillary cyst: an embryologic misconception. Oral Surg. Oral Med. Oral Path. 30 (1970), 515.

[57] Clough, J. R., Price, C. H. G.: Aneurysmal bone cyst: Pathogenesis and long term results of treatment. Chir. Orthop. 97 (1973), 52.

[58] Cohen, L.: Mucoceles of the oral cavity. Oral Surg. 19 (1965), 365.

[59] Cohen, M. A., Shear, M.: Histological comparison of parakeratinized and orthokeratinized primordial cysts (keratocysts). J. Dent. Ass. S. Afr. 35 (1980), 161.

[59a] Cohen, D. A., Neville, B. W., Damm, D. D., White, D. K.: The lateral periodontal cyst. J. Periodont. 55 (1984), 230.

[60] Craig, G. T.: The paradental cyst: A specific inflammatory odontogenic cyst. Brit. Dent. J. 141 (1976), 9.

[61] David, V. C., O'Connell, J. E.: Nasolabial Cyst. Clin. Otolaryngol. 11 (1986), 5.

[62] Dennecke, H. J., Meyer, R.: Plastische Operationen an Kopf und Hals, Bd. 1: Korrigierende und rekonstruktive Nasenplastik. Springer, Berlin 1964.

[63] Dickmeiß, B., Hauenstein, H.: Knochendefektfüllung mit Humanfibrinkonzentrat bei großen Kieferzysten. Dtsch. Z. Mund-Kiefer-Gesichts-Chir. 8 (1984), 250.

[64] Dickmeiß, B., Hauenstein, H., Schettler, D.: Knochendefektfüllung mit Humanfibrinkonzentrat bei großen Kieferzysten. Dtsch. zahnärztl. Z. 40 (1985), 653.

[65] Dielert, E., Fischer-Brandies, E.: Zum Vorgehen bei statischen Knochenhöhlen. Dtsch. zahnärztl. Z. 40 (1985), 579.

[66] Dielert, E., Meister, P.: Die statische (latente) Knochenhöhle. Dtsch. zahnärztl. Z. 33 (1978), 396.

[67] Dominok, G. W., Knoch, H. G.: Knochengeschwülste und geschwulstähnliche Knochenerkrankungen, 2. Aufl. Fischer, Jena 1977.

[68] Donaldson, W. F.: Aneurysmal bone cyst. J. Bone Joint Surg. 44A (1962), 25.

[69] Donath, K.: Diagnose, Differentialdiagnose und Prognose odontogener Kieferzysten. Pathologe 1 (1980), 63.

[70] Donath, K.: WHO-Klassifikation der odontogenen Zysten. Dtsch. Z. Mund-Kiefer-Gesichts-Chir. 4 (1980), 191.

[71] Donath, K.: Odontogene und nicht-odontogene Kieferzysten. Dtsch. zahnärztl. Z. 40 (1985), 502.

[72] Donath, K.: Der Einbau von Knochenersatzmaterialien im Kieferknochen – Morphologische Befunde. Dtsch. zahnärztl. Z. 43 (1988), 16.

[73] Donath, K., Kleinhans, V., Gundlach, K. K. H.: Zur Pathogenese der calcifizierenden odontogenen Cyste (Gorlin-Cyste). Virchows Arch. Path. Anat. Histol. 384 (1979), 307.

[74] Draf, W., Rudolph, H. (Hrsg.): Gewebekleber – Laser in der Plastischen Chirurgie – Möglichkeiten der interdisziplinären Zusammenarbeit. Thieme, Stuttgart–New York 1993.

[75] Drommer, R. B., Hotz, G. (Hrsg.): Fibrinklebung in der Mund-, Zahn- und Kieferheilkunde. Springer, Berlin–Heidelberg 1991.

[76] Düker, J.: Ultraschalluntersuchung am Beispiel der Kieferhöhle. In: Schwenzer, N., Pfeifer, G. (Hrsg.): Fortschritte der Kiefer- und Gesichts-Chirurgie, Bd. 32, S. 127. Thieme, Stuttgart–New York 1987.

[77] Dumbach, J.: Unterkieferrekonstruktion mit Titangitter, autogener Spongiosa und Hydroxylapatit. Hanser, München 1988.

[78] Dumbach, J., Steinhäuser, E. W.: Behandlungsmöglichkeiten und -ergebnisse nach Frakturen bei Unterkieferzysten. Dtsch. zahnärztl. Z. 40 (1985), 633.

[79] Dutescu, N: Beitrag zur Entstehung und Therapie der Ranula suprahyoidea. Dtsch. zahnärztl. Z. 23 (1968), 1014.

[80] Eichhorn, W., Gehrke, G., Schwenzer, N., Kaiserling, E.: Die Keratozyste in der Kieferhöhle. Dtsch. zahnärztl. Z. 43 (1988), 1282.

[81] Eickbohm, J.-E., Bumann, A.: Die Keratozyste in der Kieferhöhle. Dtsch. zahnärztl. Z. 43 (1988), 1286.

[82] El-Deeb, M., Sedano, H. O., Waite, D. E.: Aneurysmal bone cyst of the jaws. Report of a case associated with fibrous dysplasia and review of the literature. Int. J. Oral Surg. 9 (1980), 301.

[83] Eliasson, S., Isacsson, G., Köndell, P. A.: Lateral periodontal cysts. Clinical, radiographical and histopathological findings. Int. J. Oral Maxillofac. Surg. 18 (1989), 191.

[84] Ellis, D. J., Walters, P. J.: Aneurysmal bone cyst of the maxilla. Oral Surg. 34 (1972), 26.

[85] Emerson, T. G., Whitlock, R. I. H., Jones, J. H.: Involvement of soft tissue by odontogenic ceratocysts (primordialcysts). Brit. J. Oral Surg. 9 (1972), 181.

[86] Enzinger, F. M.: Histological typing of soft tissue tumours. WHO, Geneva 1969.

[87] Eufinger, H., Machtens, E.: Die odontogene Keratozyste – Auswertung von 107 Zysten bei 49 Patienten. Dtsch. zahnärztl. Z. 49 (1994), 172.

[88] Ewers, R., Härle, F.: Die exspektativ therapeutische Entfernung der Keratozysten. Dtsch. zahnärztl. Z. 40 (1985), 645.

[89] Fallschüssel, G. K. H.: Kalziumphosphatkeramiken in der Zahnmedizin. Quintessenz, Berlin–Chicago–London–São Paulo–Tokyo 1987.

[90] Farmand, M.: Indikation und Ergebnisse der Marsupialisation großer Zysten. Dtsch. zahnärztl. Z. 40 (1985), 626.

[91] Fejerskov, O., Krogh, J.: The calcifying ghost cell odontogenic tumor – or the calcifying odontogenic cyst. J. Oral Pathol. 1 (1972), 273.

[92] Fenner, R., Tetsch, P.: Sensibilität und Mobilität von Zähnen nach Zystenoperationen. Dtsch. zahnärztl. Z. 40 (1985), 631.

[93] Ficarra, G., Chou, L., Panzoni, E.: Glandular odontogenic cyst (sialoodontogenic cyst) A case report. Int. J. Oral Maxillofac. Surg. 19 (1990), 331.

[94] Fischer-Brandies, E., Dielert, E.: Beitrag zur Diagnostik und Therapie solitärer Knochenzysten. Dtsch. zahnärztl. Z. 40 (1985), 570.

[95] Forssell, K.: The primordial cyst: A clinical and radiographic study. Proc. Finn. Dent. Soc. 76 (1980), 129.

[96] Forssell, K., Forssell, H., Happonen, R.-P., Neva, M.: Simple bone cyst – Review of the literature and analysis of 23 cases. Int. J. Oral Maxillofac. Surg. 17 (1988), 21.

[97] Forssell, K., Forssell, H., Kahnberg, K.-E.: Recurrence of keratocysts – a longterm follow-up study. Int. J. Oral Maxillofac. Surg. 17 (1988), 25.

[98] Forssell, K., Sainio, P.: Clinicopathological study of keratinized cysts of the jaws. Proc. Finn. Dent. Soc. 75 (1979), 36.

[99] Forssell, K., Sorvary, T. E., Oksala, E.: An analysis of the recurrence of odontogenic keratocysts. Proc. Finn. Dent. Soc. 70 (1974), 135.

[100] Freedman, P. D., Lumerman, H., Gee, J. K.: Calcifying odontogenic cyst. Oral Surg. 40 (1975), 93.

[101] Frerich, B., Ehrenfeld, M., Cornelius, C. P., Wiethölter, H., Schwenzer, N., Donath, K.: Zur Therapie von

Keratozysten im Milch- und Wechselgebiß. Dtsch. zahnärztl. Z. 46 (1991), 80.

[102] Friedlaender, G. E., Mankin, H. J., Sell, K. W.: Osteochondral allografts – biology, banking and clinical applications. Little, Brown and Comp., Boston 1983.

[103] Fritzemeier, C. U., Bethmann, I., Wimmer, L.: Ist die Unterkieferresektion bei Keratozysten indiziert? Dtsch. zahnärztl. Z. 41 (1986), 724.

[104] Fröhlich, E.: Die operative Behandlung der Kieferzysten. Dtsch. zahnärztl. Z. 12 (1957), 217.

[105] Fröhlich, E.: Vorgänge am Knochen bei Kieferzysten. Dtsch. Zahn-Mund-Kieferheilk. 26 (1957), 369.

[106] Fröhlich, E.: Zur Morphologie und Genese des Ductus und der Zysten des Ductus nasopalatinus. Dtsch. Zahn-Mund-Kieferheilk. 37 (1962), 231.

[107] Gabka, J., Harnisch, H.: Zur operativen Behandlung odontogener Zysten. Zahnärztl. Welt/Reform 58 (1957), 247, 279, 309.

[108] Gardner, A. F.: The odontogenic cyst as a potential carcinoma: A clinicopathologic appraisal. J. Amer. Dent. Ass. 78 (1969), 746.

[109] Gardner, D. G., O'Neill, P. A.: Inability to distinguish ameloblastomas from odontogenic cysts based on expression of blood cell carbohydrates. Oral Surg. Med. Path. 66 (1988), 480.

[110] Gardner, D. G., Kessler, H. P., Morency, R., Schaffner, D. L.: The glandular odontogenic cyst: an apparent entity. J. Oral Path. 17 (1988), 359.

[111] Glowacki, J., Murray, J. E., Kaban, L. B., Folkman, J., Mulliken, J. B.: Application of the biological principle of induced osteogenesis for craniofacial defects. Lancet 2 (1981), 959.

[112] Gorlin, R. J.: Cysts of the jaws, oral floor and neck. In: Thoma, K. H. (ed.): Thoma's oral pathology, 6th ed. Mosby, St. Louis 1970.

[113] Gorlin, R. J., Goltz, R. W.: Multiple nevoid basal cell epithelioma, jaw cysts and bifid rib. New Engl. J. Med. 262 (1960), 908.

[114] Gorlin, R. J., Pindborg, J. J., Clausen, F. P., Vickers, R. A.: The calcifying odontogenic cyst – a possible analogue of the cutaneous calcifying epithelioma of Malherbe. Oral Surg. 15 (1962), 1235.

[115] Greer, R. O., Johnson, M.: Botryoid odontogenic cyst: clinicopathologic analysis of ten cases with three recurrences. J. Oral Maxillofac. Surg. 46 (1988), 574.

[116] Gruskin, S. E., Dahlin, D. C.: Aneurysmal bone cyst of the jaws. J. Oral Surg. 26 (1968), 253.

[117] Günzl, H.-J., Horn, H., Vesper, M., Hellner, D.: Diagnose und Differentialdiagnose der sialo-odontogenen (glandulär-odontogenen) Zyste. Pathologe 14 (1993), 346.

[118] Guleke, N.: Die allgemein-chirurgischen Eingriffe am Halse. In: Zenker, R. (Hrsg.): Allgemeine und spezielle chirurgische Operationslehre, Bd. 5, 2. Aufl., S. 527. Springer, Berlin 1953.

[119] Guralnick, W. C., Berg, L.: Gelfoam in oral surgery. Oral Surg. Med. Path. 1 (1948), 632.

[120] Hall, H. C., Phillips, R. M., Chase, D. C.: Bone graft of large cystic defects in the mandible. J. Oral Surg. 29 (1971), 146.

[121] Hammer, H.: Über folliküläre Zahnzysten. Meusser, Berlin 1920.

[122] Hammer, H.: Zur Pathogenese und Therapie der Follikularzysten. Dtsch. zahnärztl. Z. 10 (1956), 608.

[123] Hansen, L. S., Sapone, J., Sproat, R. C.: Traumatic bone cysts of the jaw. Oral Surg. 37 (1974), 899.

[124] Hardt, N., Hofer, B.: Grenzen und Möglichkeiten der Knochenszintigraphie im Kiefer-Gesichts-Bereich. In: Schwenzer, N., Pfeifer, G. (Hrsg.): Fortschritte der Kiefer- und Gesichts-Chirurgie, Bd. 32, S. 161. Thieme, Stuttgart–New York 1987.

[125] Hardt, N., Steinhäuser, E. W.: Zur Therapie und Prognose zirkumskripter Ameloblastome in odontogenen Zysten. Dtsch. Z. Mund-Kiefer-Gesichts-Chir. 3 (1979), 139.

[126] Harris, M., Goldhaber, P.: The production of a bone resorbing factor by dental cysts in vitro. Brit. J. Oral Surg. 10 (1973), 334.

[127] Harris, M., Jenkins, M. V., Bennett, A., Wills, M. R.: Prostaglandin production and bone resorption by dental cysts. Nature 245 (1973), 213.

[128] Hauenstein, H., Schettler, D.: Untersuchungen über Prostaglandine bei Kieferzysten. Zur Schmerzausschaltung bei Zystektomie. Dtsch. zahnärztl. Z. 40 (1985), 595.

[129] Haym, J.: Halsfisteln und Halszysten. Stoma 7 (1954), 145.

[130] Hellner, D., Schmelzle, R., Cierse, W., Kraemer, B.: Schädigung des N. alveolaris inferior durch die Carnoysche Lösung. Dtsch. Z. Mund-Kiefer-Gesichts-Chir. 14 (1990), 375.

[131] Herberhold, C.: Endoscopy of the maxillary sinus. J. Maxillofac. Surg. 1 (1973), 125.

[132] v. Hippel, R.: Über Bau und Wesen der Ranula. Arch. Klin. Chir. 55 (1897), 164.

[133] Hjørting-Hansen, E., Schou, S., Worsaae, N.: Suction drainage in the postsurgical treatment of jaw cysts. J. Oral Maxillofac. Surg. 51 (1993), 630.

[134] Hofer, O., Langer, H.: Die Resultate der konservativ-chirurgischen Zystenoperation nach Partsch. Z. Stomatol. 35 (1937), 362.

[135] Hoffmeister, B., Härle, F.: Zysten im Kiefer-Gesichtsbereich – eine katamnestische Studie an 3353 Zysten. Dtsch. Zahnärztl. Z. 40 (1985), 610.

[136] Hoppe, W.: An aneurysmal bone cyst of the mandible. Oral Surg. 25 (1968), 1.

[137] Horch, H.-H.: Zysten im Mund-Kiefer-Gesichtsbereich. In: Horch, H.-H, Hupfauf, L., Ketterl, W., Schmuth, G. (Hrsg.): Praxis der Zahnheilkunde, Bd. 9, 2. Aufl., S. 279 – 346, Urban & Schwarzenberg, München 1989.

[138] Horch, H.-H.: Chirurgie der Zysten im Kiefer- und Gesichtsbereich. In: Hausamen, J.-E., Machtens, E., Reuther, J. (Hrsg.): Kirschnersche allgemeine und spezielle chirurgische Operationslehre, 3. Aufl., S. 47–70, Springer, Berlin– Heidelberg–New York–Tokyo 1995.

[139] Horch, H.-H., Köster, K.: Resorbierbare Kalziumphosphatkeramik zur Füllung enoraler Knochendefekte. Eine neue Methode der Behandlung großer Kieferzysten? Dtsch. Z. Mund-Kiefer-Gesichts-Chir. 7 (1983), 143.

[140] Horch, H.-H., Steegmann, B.: Erfahrungen mit dem resorbierbaren TCP-Keramikgranulat zur Füllung

größerer Knochendefekte nach Zystektomie im Kieferbereich. Dtsch. zahnärztl. Z. 40 (1985), 672.

[141] Hosseini, M.: Two atypical solitary bone cysts. Brit. J. Oral Surg. 16 (1978–1979), 262.

[142] Howell, R. E., Handlers, J. P., Aberle, A. M., Abrams, A. M., Melrose, R. J.: CEA immunoreactivity in odontogenic tumors and keratocysts. Oral Surg. Med. Path. 66 (1988), 576.

[143] Immenkamp, E., Kriens, O., Hinüber, E. v.: Zentrale epitheliale Unterkiefertumoren. In: Schuchardt, K. (Hrsg.): Fortschritte der Kiefer- und Gesichts-Chirurgie, Bd. 15, S. 138. Thieme, Stuttgart 1972.

[144] Jaffé, H. L.: Giant cell reparative granuloma, traumatic bone cysts, and fibrous (fibro-osseous) dysplasia of the jaw bones. Oral Surg. 6 (1953), 159.

[145] Jend-Rossmann, I.: Zur Symptomatik und Differentialdiagnose von Pseudozysten im Kieferbereich. Dtsch. zahnärztl. Z. 40 [1985], 562.

[146] Jensen, J., Sindet-Pedersen, St., Simonsen, E. K.: A comparative study of treatment of keratocysts by enucleation or enucleation combined with cryotherapy. J. Cranio-Max.-Fac. Surg. 16 (1988), 362.

[147] Joos, U.: Die Knochenregeneration nach Zystenoperationen. Dtsch. zahnärztl. Z. 40 (1985), 661.

[148] Kallenberger, K.: Osteoplastische Behandlung von Kieferzysten. Zahnärztl. Prax. 5 (1954), 1.

[149] Kallenberger, K.: Zur Pathogenese und Diagnose der Follikularcysten. Dtsch. zahnärztl. Z. 12 (1957), 212.

[150] Kallenberger, K.: Die Wirkung von Biokeramik (Kalzium-Phosphat-Keramik) auf kultivierte Kaninchenfibroblasten. Schweiz. Mschr. Zahnheilk. 88 (1978), 90.

[151] Karmiol, M., Walsh, R. F.: Incidence of static bone defect of the mandible. Oral Surg. 26 (1968), 225.

[152] Katthagen, B.-D.: Knochenregeneration mit Knochenersatzmaterialien. Eine tierexperimentelle Studie. Springer, Berlin 1986.

[153] Killey, H. C., Kay, L. W.: Benign cystic lesions of the jaws. Livingstone, Edinburgh–London 1966.

[154] Klammt, J.: Die Keratozysten der Kiefer. Dtsch. Stomat. 22 (1972), 501.

[155] Klammt, J.: Zysten des Kieferknochens. Barth, Leipzig 1976.

[156] Klestadt, W.: Embryologische und literarische Studie zur Genese der Gesichtsspaltenzysten und ähnlicher Gebilde. Z. Ohrenheilk. 81 (1921), 330.

[157] Ködel, G.: Zur malignen Umwandlung odontogener Kieferzysten. Dtsch. Zahn-Mund-Kieferheilk. 36 (1961), 89.

[158] Ködel, G.: Karzinomatöse Umwandlung einer odontogenen Kieferzyste. Dtsch. Zahn-Mund-Kieferheilk. 43 (1964), 97.

[159] Köhler, St., Kusicka, B., Berger, G.: Zweijährige klinische Studie zum Verhalten von Calciumphosphatkeramikgranulat Mediceram® in umschriebenen Knochendefekten nach Zystektomie im Kieferbereich. Dtsch. Z. Mund-Kiefer-Gesichts-Chir. 9 (1985), 355.

[160] Köster, K., Ehard, H., Kubicek, J., Heide, H.: Experimentelle Anwendung von Kalziumphosphatgranulat zur Substitution von konventionellen Knochentransplantaten. Z. Orthop. 118 (1979), 398.

[161] Köster, K., Heide, H., König, R.: Resorbierbare Calciumphosphatkeramik im Tierexperiment unter Belastung. Langenbecks Arch. Klin. Chir. 343 (1977), 173.

[162] Kövári, F.: Die chirurgische Therapie größerer Kieferzysten. Fogorv. Szle 56 (1963), 4.

[163] Koskinen, E. V. S., Visuri, T. I., Holmstroem, T., Ronjula, M. A.: Aneurysmal bone cyst. Evaluation of resection and of curettage in 20 cases. Clin. Orthop. 118 (1976), 136.

[164] Kramer, J. R. H.: Changing views on oral disease. Proc. R. Soc. Med. 67 (1974), 271.

[165] Kramer, J. R. H., Pindborg, J. J., Shear, M.: Histological typing of odontogenic tumours, 2nd ed. Springer, Berlin–Heidelberg 1992.

[166] Krause, A., Wehrbein, H., Jacobs, H. G., Morich, S.: Trikalziumphosphat Keramik der α-Modifikation zur Auffüllung von großen Knochendefekten nach Zystektomie im Oberkieferfrontbereich. Dtsch. Z. Mund-Kiefer-Gesichts-Chir. 10 (1986), 108.

[167] Kreidler, J., Haase, S., Kamp, W.: Karzinogenese in Kieferzysten. Dtsch. zahnärztl. Z. 40 (1985), 548.

[168] Kretzschmar, H. A., Dahme, E.: BSE. Die spongiformen Enzephalopathien und die Prionhypothese. Dtsch. Ärztebl. 87 (1990), 1981.

[169] Kristen, K.: Die Regeneration der Kieferknochen nach Zystenoperation unter der Berücksichtigung der Einflüsse der Funktion. Dtsch. zahnärztl. Z. 8 (1953), 653.

[170] Krüger, E.: Das Epithel im apikalen Granulom. Ein Beitrag zur Genese radikulärer Zysten. Dtsch. Zahn-Mund-Kieferheilk. 35 (1961), 97.

[171] Krüger, E.: Das zentrale Unterkieferkarzinom. In: Schuchardt, K. (Hrsg.): Fortschritte der Kiefer- und Gesichts-Chirurgie, Bd. 15, S. 161. Thieme, Stuttgart 1972.

[172] Kübler, N., Urist, M. R., Reuther, J.: Subperiostale Knochenneubildung durch Knochenmatrixproteine (Bone Morphogenetic Protein). Dtsch. Z. Mund-Kiefer-Gesichts-Chir. 16 (1992), 265.

[173] Kübler, N., Steveling, H., Reuther, J., Bialas, M., Urist, M. R.: Auffüllung von Kieferzysten mit autolysiertem, Antigen-extrahiertem allogenem Knochen (AAA-Bone). Dtsch. Z. Mund-Kiefer-Gesichts-Chir. 17 (1993), 95.

[174] Kuntz, A. A., Reichart, P. A.: Adenomatoid odontogenic tumor mimicking a globulo-maxillary cyst. Int. J. Oral Maxillofac. Surg. 15 (1986), 632.

[175] Lambrecht, J. Th., Godbersen, G. S., Hausmann, M.-L.: Zysten, Pseudozysten und Mukozelen der Kieferhöhle. Dtsch. zahnärztl. Z. 43 (1988), 1278.

[176] Lartschneider, J.: Die Zahnfollikelzysten. Z. Stomat. 25 (1927), 1139.

[177] Lartschneider, J.: Die sog. „Malassezschen paradentären Epithelnester" und ihre biologische und pathogene Bedeutung. Beiträge zur Kenntnis des Wesens und der Entstehung der multilokulären Kieferkystome, Odontome, Adamantinome und der kongenitalen Epuliden. Z. Stomat. 27 (1929), 476.

[178] Lechien, P., Piette, E., Courtois, J.: Le kerato-kyste odontogénique, aleas diagnostiques et attitude chirurgicale. Acta Stomatol. Belg. 77 (1980), 277.

[179] Lehnert, S.: Zur Genese und Klinik der dysontogenetischen Alveolarfortsatzzysten des Oberkiefers

(sog. globulomaxilläre Zysten). Stoma 20 (1967), 253.

[180] Lentrodt, J., Immenkamp, E.: Die Bedeutung von Zahnwurzelresorptionen in der Differentialdiagnose von zystischen Knochenprozessen im Röntgenbild. Dtsch. zahnärztl. Z. 26 (1971), 378.

[181] Lichtenstein, L.: Bone tumors, 5. ed. Mosby, St. Louis 1977.

[182] Lindh, C., Larsson, A.: Unusual jaw-bone cysts. J. Oral Maxillofac. Surg. 48 (1990), 258.

[183] Little, J. W., Rickles, N. H.: The histogenesis of branchial cyst. Amer. J. Path. 50 (1967), 533, 765.

[184] Littlewood, A. H. M.: Congenital nasal dermoid cysts and fistulas. Plast. Reconstruct. Surg. 27 (1961), 471.

[185] Lucas, R. B.: Pathology of tumours of the oral tissues. Churchill, London 1964.

[186] Luhr, H.-G., Schlote, H.-H.: Die maligne Entartung von Zysten im Kieferbereich. In: Schuchardt, K. (Hrsg.): Fortschritte der Kiefer- und Gesichts-Chirurgie, Bd. 15, S. 224. Thieme, Stuttgart 1972.

[187] Lustmann, J., Bimstein, E., Yatziv, S.: Dentigerous cyst and radiolucent lesions of the jaw associated with Hunter's syndrome. J. Oral Surg. 33 (1975), 679.

[188] Main, D. M. G.: The enlargement of epithelial jaw cysts. Odont. Revy 21 (1970), 29.

[189] Makek, M., Vinzenz-Kuster, A. G.: Maligne Halszyste. Eine diagnostische Falle für Kliniker und Pathologen. Dtsch. Z. Mund-Kiefer-Gesichts-Chir. 12 (1988), 177.

[190] Mandel, L., Reich, R.: HIV parotid gland lymphoepithelial cysts. Review and case reports. Oral Surg. Oral Med. Oral Path. 74 (1992), 273.

[191] Marcusen, D., Sooy, C.: Otolaryngologic and head and neck manifestations of acquired immunodeficiency syndrome (AIDS). Laryngoscope 95 (1988), 401.

[192] Marsden, J. L.: Fracture of the mandible due to radicular and residual odontogenic cysts. Brit. J. Oral Surg. 2 (1965), 71.

[193] Matejka, M., Porteder, H., Lill, W., Watzek, G., Sinzinger, H.: Prostaglandin(PG)-Synthese im Balg odontogener Zysten. Dtsch. zahnärztl. Z. 40 (1985), 592.

[194] Mehnert, H.: Beobachtungen an follikulären Zysten. Österr. Stomatol. 62 (1965), 360.

[195] Menzel, H. G.: Einige Überlegungen zur Ätiologie der statischen Knochenhöhlen. Dtsch. zahnärztl. Z. 23 (1968), 58.

[196] Meranus, H., Kisis, A., Seldin, R.: Extravasation cysts. Oral Surg. 26 (1968), 427.

[197] Merten, H.-A., Hönig, J. F., Halling, F., Lasaridis, N.: Knochendefektfüllung mit xenogenem Kollagen, humanem Fibrin, nativem Eigenblut sowie granulärer Hydroxylapatit-Keramik im ersatzstarken Lager – tierexperimentelle Untersuchungen beim Göttinger Minischwein. In: Drommer, R. B., Hotz, G. (Hrsg.): Fibrinklebung in der Mund-, Zahn- und Kieferheilkunde S. 142, Springer, Berlin 1991.

[198] Mertmann, P. C.: Untersuchungen zur Ätiologie von Kieferzysten. Med. Diss., Münster 1970.

[199] Mohr, Ch., Kuhn, P., Schettler, D., Hornung, G.: Zur Aussagekraft der Kernspintomographie im Bereich der Nasennebenhöhlen. Dtsch. Z. Mund-Kiefer-Gesichts-Chir. 11 (1987), 251.

[199a] Moll, R.: Differenzierung und Entdifferenzierung im Spiegel der Intermediärfilament-Expression: Untersuchungen an normalen alterierten und malignen Epithelien mit Betonung der Cytokeratine. Verh. Dtsch. Ges. Path. 75 (1991), 446.

[200] Mortensen, H., Winther, J. E., Birn, H.: Periapical granulomas and cysts. Scand. J. Dent. Res. 78 (1970), 241.

[201] Moskow, B. S., Bloom, A.: Embryogenesis of the gingival cyst. J. Clin. Periodont. 10 (1983), 119.

[202] Motamedi, M. H. K., Yazdi, E.: Aneurysmal bone cyst of the jaws: Analysis of 11 cases. J. Oral Maxillofac. Surg. 52 (1994), 471.

[203] Mourshed, F.: A roentgenographic study of dentigerous cysts. I. Incidence in a population sample. Oral Surg. 18 (1964), 47.

[204] Müller, S., Waldron, C. A.: Primary intraosseous squamous carcinoma. Int. J. Oral Maxillofac. Surg. 20 (1991), 362.

[205] Nasteff, D.: Beitrag zur Therapie der Kieferzysten. Zahnärztl. Prax. 9 (1958), 61.

[206] New, G. B., Brich, J. B.: Dermoid cysts of head and neck. Surg. Gynec. Obstet. 65 (1937), 48.

[207] Niederdellmann, H.: Klinische Erfahrungen mit einem Rivanol-imprägnierten Gelatineschaumpräparat Gelastypt M in der kieferchirurgischen Praxis. Dtsch. Z. Mund-Kiefer-Gesichts-Chir. 4 (1980), 116.

[208] Niemeyer, K., Schlien, H.-P., Habel, G., Mentler, O.: Behandlungsergebnisse und Langzeitbeobachtungen bei 62 Patienten mit Keratozysten. Dtsch. zahnärztl. Z. 40 (1985), 637.

[209] Oehlers, F. A. C.: Periapical lesions and residual dental cysts. Brit. J. Oral Surg. 8 (1970), 103.

[210] Olech, E.: Median mandibular cysts. Oral Surg. Med. Path. 10 (1957), 69.

[211] Oliver, L. P.: Aneurysmal bone cyst. Oral Surg. 35 (1973), 67.

[212] Olson, R. E., Thomson, S., Lin, L. M.: Odontogenic keratocyst treated by the Partsch operation and delayed enucleation: report of case. J. Amer. Dent Ass. 94 (1977), 321.

[213] Osborn, J. F.: Implantatwerkstoff Hydroxylapatitkeramik – Grundlagen und klinische Anwendung. Quintessenz, Berlin–Chicago–London–São Paulo–Tokyo 1985.

[214] Osborn, J. W., Ten Cate, A. R.: Advanced dental histology. Wright, Bristol 1976.

[215] Otten, J. E., Joos, U., Schilli, W.: Karzinomentstehung auf dem Boden des zystenbildenden odontogenen Epithels. Dtsch. zahnärztl. Z. 40 (1985), 544.

[216] Pape, K.: Zur Operationstechnik großer Kieferzysten. Dtsch. Stomatol. 13 (1963), 574.

[217] Partridge, M., Towers, J. F.: The primordial cyst (odontogenic keratocyst): Its tumour-like characteristic and behaviour. Brit. J. Oral Maxillofac. Surg. 25 (1987), 271.

[218] Partsch, C.: Über Kieferzysten. Dtsch. Mschr. Zahnheilk. 10 (1892), 271.

[219] Partsch, C.: Zur Behandlung der Kieferzysten. Dtsch. Mschr. Zahnheilk. 28 (1910), 252.

[220] Patron, M., Colmenero, C., Larrauri, J.: Glandular

odontogenic cyst: clinicopathologic analysis of three cases. Oral Surg. Oral Med. Oral Path. 72 (1991), 71.

[221] Petropoulos, G.: Kritische und statistische Studien über Entstehung, Vorkommen und Heilerfolge bei zystischen Entartungen am Kiefer an Hand eines fünfjährigen Materials der Klinik. Zahnärztl. Rdsch. 52 (1943), 970.

[222] Pfeifer, G.: Angeborene Fehlbildungen des Gesichtes, der Kiefer und der Mundhöhle. In: Opitz, H., Schmid, F. (Hrsg.): Handbuch der Kinderheilkunde, Bd. IX, S. 347. Springer, Berlin 1968.

[223] Philipsen, H. P.: Om keratocyster (kolesteatomer) i kaeberne. Tandlaegebladet 60 (1956), 963.

[224] Pindborg, J. J., Hansen, J.: Studies on odontogenic cyst epithelium. 2. Clinical and roentgenologic aspects of odontogenic keratocysts. Acta Path. Microbiol. Scand. (A) 58 (1963), 283.

[225] Pindborg, J. J., Hjørting-Hansen, E.: Atlas of diseases of the jaws. Saunders, Philadelphia 1974.

[226] Ploke, G., Lentrodt, J.: Untersuchungen zur koagulumstabilisierenden Knochendefektfüllung mit dem neuen Gelastypt M nach Zystektomie großvolumiger Kieferzysten und nach Entfernung verlagerter Zähne. Dtsch. zahnärztl. Z. 35 (1979), 892.

[227] Prein, J., Remagen, W., Spiessl, B., Uehlinger, E.: Atlas der Tumoren des Gesichtsschädels. Springer, Berlin–Heidelberg–New York–Tokyo 1985.

[228] Pulver, W. H., Taubman, M. A., Smith, D. J.: Immune components in human dental periapical lesions. Arch. Oral Biol. 23 (1978), 435.

[229] Rasmusson, L. G., Magnusson, B. C., Borrman, H.: The lateral periodontal cyst. A histopathological and radiographic study of 32 cases. Brit. J. Oral Maxillofac. Surg. 29 (1991), 54.

[230] Rauch, S., Seifert, G., Gorlin, R. J.: Diseases of the salivary glands. In: Gorlin, R. J., Goldmann, H. M. (eds.): Thoma's Oral Pathology, Vol. 2, 6. ed., p. 962. Mosby, St. Louis 1970.

[231] Reff, G., Donath, K.: Zur pathohistologischen Diagnostik nichtentzündeter und entzündeter odontogener Keratozysten. Dtsch. Z. Mund-Kiefer-Gesichts-Chir. 7 (1983), 267.

[232] Reff-Eberwein, G., Donath, K., Schmitz, R.: Die odontogene Keratozyste (OKC) – histologische und klinische Nachuntersuchung. Dtsch. zahnärztl. Z. 40 (1985), 514.

[233] Rehrmann, A.: Kombiniertes, konservativradikales Vorgehen bei einem Fall von übergroßem Adamantinom des Unterkiefers. Dtsch. Zahnärztebl. 10 (1956), 728.

[234] Rehrmann, A.: Die Klinik der Tumoren der Kiefer und der umgebenden Weichteile. In: Häupl, K., Meyer, W., Schuchardt, K. (Hrsg.): Die Zahn-, Mund- und Kieferheilkunde, Bd. III/2, S. 857. Urban & Schwarzenberg, München 1959.

[235] Reichart, P.: Gingivazysten. Rasterelektronenmikroskopische Beobachtungen am Zystenepithel. Dtsch. Z. Mund-Kiefer-Gesichts-Chir. 4 (1980), 210.

[236] Reichenbach, E., Taege, F.: Kritik weiterer Erfahrungen mit der osteoplastischen Behandlung von Kieferzysten. Dtsch. Zahn-Mund-Kieferheilk. 28 (1958), 121.

[237] Remagen, W., Morscher, E., Rösli, A.: Primäre und

[238] sekundäre Tumoren der Knochen und Gelenke. In: Kuhlencordt, F., Bartelheimer, H. (Hrsg.): Handbuch der inneren Medizin, Bd. VI/1B. Springer, Berlin–Heidelberg–New York 1980.

[238] Rettig, H.: Biomaterialien und Nahtmaterial. Springer, Berlin–Heidelberg–New York–Tokyo 1984.

[239] Ritchey, B., Balint, O.: Cysts of gingiva. Oral Surg. 6 (1953), 765.

[240] Rixecker, H., Otten, J.-E., Schilli, W.: Morphometrische Auswertung von Orthopantomogrammen bei Kieferzysten. In: Schwenzer, N., Pfeifer, G. (Hrsg.): Fortschritte der Kiefer- und Gesichts-Chirurgie, Bd. 32, S. 34. Thieme, Stuttgart–New York 1987.

[241] Robinson, H. B. G.: Cysts of the oral cavity. In: Archer, W. H. (ed.): Manual of oral surgery, 3. ed. Saunders, Philadelphia 1961.

[242] Roed-Petersen, B.: Nasolabial cysts. Brit. J. Oral Surg. 7 (1969/70), 84.

[243] Röthler, G., Waldhart, E., Norer, B.: Karzinomatöse Entartung einer Residualzyste. Z. Stomatol. 81 (1984), 113.

[244] Roggan, R., Donath, K.: Klinik und Pathomorphologie odontogener follikulärer Zysten. Nachuntersuchung von 239 Fällen. Dtsch. zahnärztl. Z. 40 (1985), 536.

[245] Romaniuk, K., Becker, R.: Two cases of aneurysmal bone cysts of the jaws. Int. J. Oral Surg. 1 (1972), 48.

[246] Rosen, M. D.: Naso-alveolar cyst. Oral Surg. Med. Path. 14 (1961), 148.

[247] Rosenthal, W.: Die benignen Tumoren des Mundbodens. In: Schuchardt, K. (Hrsg.): Fortschritte der Kiefer- und Gesichtschirurgie, Bd. 4, S. 271. Thieme, Stuttgart 1958.

[248] Rosenthal, W.: Zur Frage der Operation von Kieferzysten. Dtsch. Stomatol. 14 (1964), 117.

[249] Rudelt, H.-G.: Das Keimspektrum der infizierten Zyste. Dtsch. zahnärztl. Z. 40 (1985), 590.

[250] Sadeghi, E. M., Weldon, L. L., Kwon, P. H., Sampson, E.: Mucoepidermoid odontogenic cyst. Int. J. Oral Maxillofac. Surg. 20 (1991), 142.

[251] Sailer, H. F., Kolb, E.: Application of purified bone morphogenetic protein (BMP) in cranio-maxillofacial surgery. J. Cranio-Max.-Fac.-Surg. 22 (1994), 2.

[252] Sander, A., Horch, H.-H., Gössner, W.: Diagnostische und therapeutische Aspekte zur aneurysmatischen Knochenzyste des Kiefers. Dtsch. Z. Mund-Kiefer-Gesichts-Chir. 14 (1990), 407.

[253] Sauerwein, E.: Zur Histogenese odontogener Kieferzysten. Dtsch. zahnärztl. Z. 15 (1960), 1498.

[254] Schilli, W., Krekeler, G.: Der verlagerte Zahn. Quintessenz, Berlin 1984.

[255] Schlien, H.-P., Niemeyer, K., Habel, G., Happle, R.: Keratozysten bei jugendlichen Patienten – Frühsymptome für die Diagnose des Basalzellnaevussyndroms? Dtsch. zahnärztl. Z. 40 (1985), 521.

[256] Schmelzle, R., Riediger, D., Schmidt, U.: Die Behandlung von Kieferzysten unter Verwendung von Fibrinkleber. Dtsch. zahnärztl. Z. 40 (1985), 657.

[257] Schröder, F., Schwenzer, N.: Die Ergebnisse nach Operation großer Zysten im Unterkiefer mit gleichzeitiger Knochentransplantation. Österr. Z. Stomatol. 67 (1970), 140.

[258] Schulte, W.: Die Eigenblutfüllung: Eine neue Me-

thode zur Versorgung größerer Knochendefekte nach intraoralen Eingriffen. Dtsch. zahnärztl. Z. 15 (1960), 910.

[259] Schulte, W.: Die Retraktion des Blutgerinnsels und ihre Bedeutung für die primäre Heilung von Kieferknochendefekten. Hanser, München 1964.

[260] Schulte, W.: Fragen der Knochenregeneration nach der Ausschälung großer Kieferzysten. Dtsch. zahnärztl. Z. 20 (1965), 620.

[261] Schulte, W.: Die Knochenregeneration nach der Ausschälung großer Kieferzysten und ihre Konsequenzen für die Operationstechnik. Dtsch. Zahn-Mund-Kieferheilk. 45 (1965), 177.

[262] Schulte, W.: Zentrifugiertes Eigenblut zur Füllung großer Knochendefekte – eine Modifikation der Eigenblutmethode. Dtsch. zahnärztl. Z. 24 (1969), 854.

[263] Schulte, W.: Die Kieferzysten. Diagnose, Differentialdiagnose und Therapie. In: Harndt, E. (Hrsg.): Deutscher Zahnärztekalender, 29. Jg., S. 88, Hanser, München 1970.

[264] Schwarthoff, H.: Erfahrungen der Universitäts-Hals-Nasen-Ohren-Klinik Münster bei der Behandlung von medianen und lateralen Halsfisteln und -zysten. Med. Diss., Münster 1966.

[265] Schweiberer, L.: Experimentelle Untersuchungen von Knochentransplantaten mit unveränderter und mit denaturierter Knochengrundsubstanz. Ein Beitrag zur kausalen Osteogenese. Hefte Unfallheilk. 103, Springer, Berlin 1970.

[266] Schwenzer, N., Ehrenfeld, M., Roos, R.: Über die sogenannte solitäre Knochenzyste. Dtsch. zahnärztl. Z. 40 (1985), 573.

[267] Schwenzer, N., Pfeifer, G. (Hrsg.): Fortschritte der Kiefer- und Gesichts-Chirurgie, Bd. 32 – Bildgebende Untersuchungsverfahren in der Mund-Kiefer- und Gesichts-Chirurgie. Thieme, Stuttgart–New York 1987.

[268] Seifert, G.: Mundhöhle, Mundspeicheldrüsen, Tonsillen und Rachen. In: Doerr, W., Uehlinger, E. (Hrsg.): Spezielle Pathologische Anatomie, Bd. 1, S. 1. Springer, Berlin 1966.

[269] Shafer, W. G., Hine, M. K., Levy, B. M.: Cysts and tumors of odontogenic origin. In: Textbook of oral pathology, 3. ed. Saunders, Philadelphia 1974.

[270] Shaw, W., Smith, M., Hill, F.: Inflammatory follicular cysts. J. Dent. Child. 47 (1980), 97.

[271] Shear, M.: Cysts of oral regions, 3rd ed. Wright, Oxford 1992.

[272] Shear, M.: The odontogenic keratocyst: recent advances. Dtsch. zahnärztl. Z. 40 (1985), 510.

[273] Shear, M., Pindborg, J. J.: Microscopic features of the lateral periodontal cyst. Scand. J. Dent. Res. 83 (1975), 103.

[274] Shear, M., Singh, S.: Age-standardized incidence rates of ameloblastoma and dentigerous cyst on the witwatersrand, South Africa. Comm. Dent. Oral Epidemiol. 6 (1978), 195.

[275] Sicher, H.: Anatomy and oral pathology. Oral Surg. Oral Med. Oral Path. 15 (1962), 1264.

[276] Sikken, J., Schmid, F., Löblich, H.-J.: Eine aneurysmale Knochenzyste des Kiefers. Therapie und Verlauf über 11 Jahre. Dtsch. zahnärztl. Z. 40 (1985), 576.

[277] Sikora-Gierowska, J.: Mikroskopische Untersuchungen des Zystenbalges und eingeklappten Lappens nach der Partsch-I-Operation. Dtsch. Stomatol. 10 (1960), 346.

[278] Sonnenburg, I., Sonnenburg, M.: Die Wertigkeit der Sinuskopie im Rahmen der Therapieplanung bei entzündlichen Kieferhöhlenerkrankungen. Dtsch. Z. Mund-Kiefer-Gesichts-Chir. 11 (1987), 42.

[279] Sperling, N., Lin, P. T., Lucente, F.: Cystic parotid masses in HIV infections. Head Neck 12 (1990), 337.

[280] Stafne, E. C.: Bone cavities situated near the angle of the mandible. J. Amer. Dent. Ass. 29 (1942), 1969.

[281] Stanley, H. R., Krogh, H., Pannkuk, E.: Age changes in the epithelial components of follicles (dental sacs) associated with impacted third molars. Oral Surg. Med. Path. 19 (1965), 128.

[282] Steiner, J.-E.: Beobachtungen von Heilungsprozessen nach Zystenoperationen. Dtsch. Zahnärztebl. 15 (1961), 404.

[283] Stenman, G., Magnusson, B., Lennartson, B., Juberg-Ode, M.: In vitro growth characteristics of human odontogenic keratocysts and dentigerous cysts. J. Oral Path. 15 (1986), 143.

[284] Stern, M. H., Mackler, B. F., Dreizen, S.: A quantitative method for the analysis of human periapical inflammation. J. Endodont. 7 (1981), 70.

[285] Stoelinga, P. J. W.: Kaakzysten. Staflen u. Tholen, Leiden 1971.

[286] Stoelinga, P. J. W.: Recurrence and multiplicity of cysts. In: Kay, L. W. (ed.): Oral survey, vol. IV, p. 77. Munksgaard, Kopenhagen 1973.

[287] Stoelinga, P. J. W., Bronkhorst, F. B.: The incidence, multiple presentation and recurrence of aggressive cysts of the jaws. J. Cranio-Max.-Fac. Surg. 16 (1988), 184.

[288] Stoll, P.: Die Dignität der Keratozysten beim Gorlin-Goltz-Syndrom. Dtsch. zahnärztl. Z. 40 (1985), 525.

[289] Stoll, W: Laterale Halszysten und laterale Halsfisteln: Zwei verschiedene Krankheitsbilder. Laryngol. Rhinol. Otol. 61 (1980), 272.

[290] Stoll, W., Hüttenbrink, K. B.: Die laterale Halszyste: Eine Lymphknotenerkrankung. Laryngol. Rhinol. Otol. 61 (1982), 272.

[291] Stoneman, D. W., Worth, H. M.: The mandibular infected buccal cyst – molar area. Dent. Radiograph. Photograph. 56 (1983), 1.

[292] Struthers, P. J., Shear, M.: Aneurysmal bone cyst of the jaws. II. Pathogenesis. Int. J. Oral Surg. 13 (1984), 92.

[293] Takeda, Y., Suzuki, A., Yamamoto, H.: Histopathologic study of epithelial components in the connective tissue wall of unilocular type of calcifying odontogenic cyst. J. Oral Path. Med. 19 (1990), 108.

[294] Tanimoto, K., Tomita, S., Aoyama, M., Furuki, Y., Fujita, M., Wada, T.: Radiographic characteristics of the calcifying odontogenic cyst. Int. J. Oral Maxillofac. Surg. 17 (1988), 29.

[295] Terry, J., Loree, T., Thomas, M., Marti, J.: Major salivary gland lymphoepithelial lesions and the acquired immunodeficiency syndrome. Amer. J. Surg. 162 (1991), 324.

[296] Thieme, V., Müller, E.-I., Mägdefessel, U., Raabe, G., Berger, G.: Zur Füllung zystischer Knochendefekte

mit oberflächenmodifiziertem α-Trikalziumphosphat. Dtsch. Z. Mund-Kiefer-Gesichts-Chir. 12 (1988), 18.

[297] Thoma, K. H.: Facial cleft or fissural cyst. Int. J. Orthodont. 23 (1937), 83.

[298] Thoma, K. H.: Oral pathology. A histological, roentgenological and clinical study of the diseases of the teeth, jaws and mouth, 1st ed., p. 918. Mosby, St. Louis 1941.

[299] Thoma, K. H.: The circumferential dentigerous cyst. Oral Surg. 18 (1964), 368.

[300] Thoma, K.-H., Sleeper, E. L.: Gelatin sponge in the obliteration of cavities resulting from the excision of cysts and tumors of the jaws. Oral Surg. Med. Path. 1 (1948), 24.

[301] Tilson, H. B., Bauerle, J. E.: Median mandibular cyst: report of case. J. Oral Surg. 28 (1970), 519.

[302] Toller, P. A.: Experimental investigation into factors concerning the growth of cysts of the jaws. Proc. Roy. Soc. Med. 41 (1948), 681.

[303] Toller, P. A.: Radioactive isotope and other investigations in a case of haemorrhagic cyst of the mandible. Brit. J. Oral. Surg. 2 (1964/65), 86.

[304] Toller, P. A.: Epithelial discontinuities in cysts of the jaws. Brit. Dent. J. 120 (1966), 74.

[305] Toller, P. A.: Origin and growth of cysts of the jaws. Ann. Roy. Coll. Surg. 40 (1967), 316.

[306] Toller, P. A.: The osmolality of fluids from cysts of the jaws. Brit. Dent. J. 129 (1970), 275.

[307] Toller, P. A.: Protein substances in odontogenic cysts. Brit. Dent. J. 128 (1970), 317.

[308] Toller, P. A.: Autoradiography of explants from odontogenic cysts. Brit. Dent. J. 131 (1971), 57.

[309] Toller, P. A.: Newer concepts of odontogenic cysts. Int. J. Oral Surg. 1 (1972), 3.

[310] Toller, P. A., Holborow, E. J.: Immunoglobulins and immunoglobulins-containing cells in cysts of the jaw. Lancet (1969/2), 178.

[311] Traeger, K. A.: Cyst of gingiva (mucocele). Oral Surg. 14 (1961), 243.

[312] Uehlinger, E.: Die pathologische Anatomie der Knochengeschwülste. Helv. Chir. Acta 26 (1959), 597.

[313] Urban, M.: Reallexikon der Medizin. Urban & Schwarzenberg, München–Berlin–Wien 1966.

[314] Urist, M. R.: Bone morphogenetic protein induced bone formation and the bone – bone marrow consortium. In: Aebi, M., Regazzoni, P. (Hrsg.): Bone transplantation, p. 185, Springer, Berlin–Heidelberg 1989.

[315] Urist, M. R., Mikulski, A., Boyd, S. D.: A chemosterilized antigen-extracted autodigested alloimplant for bone banks. Arch. Surg. 110 (1975), 416.

[316] Van der Waal, I., Ranhamaa, R., van der Kwast, W. A. M., Snow, G. B.: Squamous cell carcinoma arising in the lining of odontogenic cysts. Report of 5 cases. Int. J. Oral Surg. 14 (1985), 146.

[317] Vedtofte, P., Holmstrup, P.: Inflammatory paradental cysts in the globulomaxillary region. J. Oral Path. Med. 18 (1989), 125.

[318] Vedtofte, P., Praetorius, F.: Recurrence of the odontogenic keratocysts in relation to clinical and histological features. Oral Surg. 8 (1979), 412.

[319] Vedtofte, P., Praetorius, F.: The inflammatory paradental cyst. Oral Surg. Oral Med. Oral Path. 68 (1989), 182.

[320] Verbeck, C.: Histomorphologische Grundlagen für die Therapie von Ameloblastomen. In: Schuchardt, K. (Hrsg.): Fortschritte der Kiefer- und Gesichtschirurgie, Bd. 15, S. 191. Thieme, Stuttgart 1972.

[321] Vesper, M., Günzl, H.-J., Hellner, D., Schmelzle, R.: Die sialo-odontogene (glandulär-odontogene) Zyste. Dtsch. Z. Mund-Kiefer-Gesichts-Chir. 18 (1994), 254.

[322] Voorsmit, R. A. C. A.: The incredible keratocyst. Thesis, University of Nijmegen, B. V. Los, Naarden 1984.

[323] Voorsmit, R. A. C. A.: The incredible keratocyst: A new approach to treatment. Dtsch. zahnärztl. Z. 40 (1985), 641.

[324] Voorsmit, R. A. C. A., Stoelinga, P. J. W., Haelst v. V. J. G. M.: The management of keratocysts. J. Maxillofac. Surg. 9 (1981), 228.

[325] Wagner, W.: Vergleich der verschiedenen Calciumphosphatkeramiken, ihre Wertigkeit innerhalb der übrigen Biomaterialien und ihre Möglichkeiten und Grenzen in der Mund-, Kiefer- und Gesichts-Chirurgie. Med. Habil.-Schrift, Mainz 1988.

[326] Wagner, W., Wahlmann, U. W.: Vergleichende tierexperimentelle Untersuchungen zur Knochen-Regeneration nach der Implantation verschiedener Kalziumphosphat-Keramiken. Dtsch. zahnärztl. Z. 40 (1985), 664.

[327] Wang, S. Y.: An aneurysmal bone cyst in the maxilla. Plast. Reconstruct. Surg. 25 (1960), 62.

[328] Wassmund, M.: Methoden zur operativen Behandlung großer Kieferzysten. Dtsch. zahnärztl. Wschr. 36 (1933), 5, 29.

[329] Wassmund, M.: Zur Physiologie und Pathologie des Zahndurchbruchs mit besonderer Berücksichtigung der Vorgänge am Weisheitszahn. Zahnärztl. Welt 43 (1934), 236, 287.

[330] Wassmund, M.: Lehrbuch der praktischen Chirurgie des Mundes und der Kiefer, Bd. 1. Meusser, Leipzig 1935.

[331] Watzke, I., Chiari, F. M.: Die aneurysmatische Knochenzyste. Ein seltenes Krankheitsbild. Dtsch. Z. Mund-Kiefer-Gesichts-Chir. 12 (1988), 477.

[332] Weathers, D. R., Waldron, C. A.: Unusual multilocular cysts of the jaws (botryoid odontogenic cysts). Oral Surg. 36 (1973), 235.

[333] Wehrmann, M., Gehrke, G., Eichhorn, W., Lenarz, A., Kaiserling, E., Horny, H.-P., Bültmann, B.: Laterale Halszysten. Immunhistologische Befunde, gleichzeitig ein Beitrag zur formalen Pathogenese. Dtsch. Z. Mund-Kiefer-Gesichts-Chir. 18 (1994), 66.

[334] Wenglowski, R.: Über Halszysten und Fisteln. Arch. klin. Chir. 98 (1912), 151; Arch. klin. Chir. 100 (1913), 789.

[335] Wild, G. A., Mischke, D.: Biochemische Untersuchungen zur epithelialen Auskleidung von sogenannten lateralen Halszysten. Arch. Oto Rhino Laryngol., Suppl. II (1985), 142.

[336] Winiker-Blanck, E., Biedermann, F., Grimm, H., Rühlmann, B.: Erbliche Komponente bei echten Zystenbildungen sowie pseudocystischen Veränderun-

gen im Kieferknochen. Dtsch. Zahn-Mund-Kiefer-heilk. 60 (1973), 167.

[337] Winter, W. A.: Kalzifizierende odontogene Zyste und fibromatöser Tumor. Dtsch. Z. Mund-Kiefer-Gesichts-Chir. 4 (1980), 225.

[338] Wright, J. M.: The odontogenic keratocyst: Ortho-keratinized variant. Oral Surg. 51 (1981), 609.

[339] Wysocki, G. P.: The differential diagnosis of globulo-maxillary radiolucencies. Oral Surg. Oral Med. Oral Path. 51 (1981), 281.

[340] Wysocki, G. P., Brannon, R. B., Gardner, D. G., Sapp, P.: Histogenesis of the lateral periodontal cyst and the gingival cyst of the adult. Oral Surg. Oral Med. Oral Path. 50 (1980), 327.

[341] Yokoya, M. M.: Complicated malignant neoplasm and globulomaxillary cyst. Oral Surg. Med. Path. 19 (1965), 10.

[342] Zeidler, Th., Löwicke, G., Knöfler, W., Graf, H.-L.: Fluoreszenzmikroskopische Untersuchungen zur Dynamik des Knochenanbaus in der Umgebung verschiedener Biomaterialien nach polychromer Sequenzmarkierung bei Meerschweinchen. Z. zahn-ärztl. Implantol. 6 (1990), 214.

Weiterführende Literatur

[1] Andrä, A., Bethmann, W., Heiner, H. (Hrsg.): Kiefer-chirurgie – Klinik, 2. Aufl. Barth, Leipzig 1985.

[2] Becker, R., Morgenroth, K.: Pathologie der Mundhöh-le. Thieme, Stuttgart–New York 1986.

[3] Klammt, J.: Zysten des Kieferknochens. Barth, Leip-zig 1976.

[4] Krüger, E.: Operationslehre für Zahnärzte. Quint-essenz, Berlin–Chicago–London–São Paulo–Tokyo 1986.

[5] Krüger, E.: Lehrbuch der chirurgischen Zahn-, Mund- und Kieferheilkunde, Bd. 1, 7. Auflage. Quintessenz, Berlin–Chicago–London–Rio de Janeiro–Tokyo 1993.

[6] Schwenzer, N., Grimm, G. (Hrsg.): Zahn-Mund-Kie-fer-Heilkunde, Bd. 2, 2. Auflage. Thieme, Stuttgart–New York 1990.

[7] Shear, M. (Hrsg.): Cysts of the oral regions, 3rd. ed. Wright, Oxford 1992.

Das Frontzahntrauma aus chirurgischer Sicht

von Hans-Henning Horch und Herbert Deppe

Inhaltsübersicht

Einleitung

Die Klassifikation der intraalveolären Zahnverletzungen erfolgt in Anlehnung an das System der Weltgesundheitsorganisation (WHO) und der Einteilung von HERFORTH [44] in intraalveoläre Verletzungen der Zahnhartsubstanz (Wurzelfrakturen) und Verletzungen des Zahnhalteapparates (Luxationen).

Entsprechend dem Entwicklungsstand des Wurzelwachstums, der auch ein Maß für die Verankerung des Zahnes im Alveolarknochen darstellt, können gleichartige Gewalteinwirkungen zu verschiedenen primären Schädigungen führen. Nach MÜLLER und TAATZ [67] läuft der Verletzungsmodus so ab, daß weiche Gewalteinwirkungen über das Polster der Lippen vorwiegend zu Wurzelfrakturen oder Luxationen führen, wogegen direkte, harte Traumen Frakturen der Zahnkrone nach sich ziehen (Abb. 1).

Neben der Richtung und Intensität der einwirkenden Gewalt bestimmen das Alter des Patienten, der Entwicklungszustand des Wurzelwachstums sowie der Mineralisationsgrad des Alveolarfortsatzes die primäre Traumafolge. Bei ähnlicher Verletzungsmechanik treten daher im Milch- und Wechselgebiß häufiger Zahnluxationen, im Jugendlichen- und Erwachsenenalter vermehrt Wurzelfrakturen auf.

Im Rahmen dieser Abhandlung bleiben jene Zustände unberücksichtigt, bei denen neben speziellen Zahnschäden erhebliche Läsionen der Gesichtsweichteile, Kieferfrakturen oder andere schwere Verletzungen zu verzeichnen sind; solche Patienten gehören sofort in klinische Behandlung (s. Bd. 10/I). Davon abgesehen handelt es sich auch sonst um ein vielschichtiges Gebiet mit oftmals weitreichenden Rücksichten und Konsequenzen, die aus der hier gebotenen Straffung des Themas nicht erschöpfend abgehandelt werden können. Daher ist das Studium spezieller Werke [2, 26, 28], einschlägiger Buchbeiträge [50, 52, 58, 67, 78, 97] oder ausführlicher Abhandlungen über kritische Teilfragen [5, 6, 9, 33, 40, 41, 64, 65, 87, 88, 95] zu empfehlen. Gemäß der Zielsetzung des vorliegenden Werkes, das notwendige Rüstzeug für die tägliche Praxis zu vermitteln, werden nur prinzipielle Aspekte erörtert und nur jene Situationen besprochen, die unter ambulanten Bedingungen ausreichend zu beurteilen und gegebenenfalls auch behandlungsfähig sind.

An einer repräsentativen Zahl von 15 335 Kindern (Abb. 2) wurden an 324 Zähnen Frakturen beobachtet [89]. Die Frakturquote ist bei Schülern mit 2,5% höher als bei Schülerinnen mit 1,6%. Die Häufig-

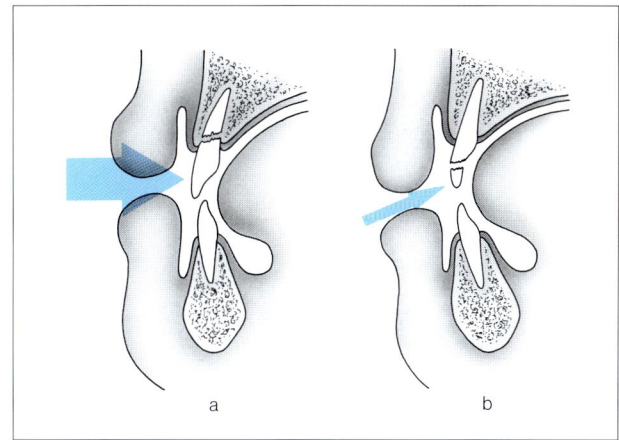

Abb. 1   Entstehungsmechanismus von Wurzelfraktur (a) und Kronenfraktur (b) in Abhängigkeit vom Charakter der auftreffenden Gewalteinwirkung (nach [67]).

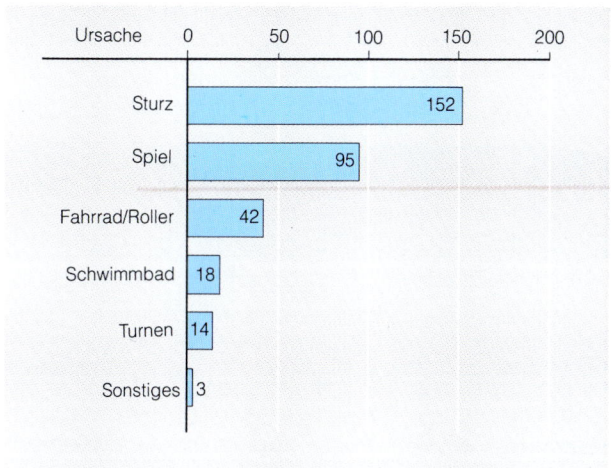

Abb. 2   Häufigkeit und Ursachen von Traumen an Frontzähnen (nach [89]). Von 15 335 Jugendlichen hatten 324 ($\triangleq$ 2,1%) solche Verletzungen erlitten.

keit von Zahnverletzungen weist ein Maximum zwischen dem 8. und dem 12. Lebensjahr auf, also gerade in jener Phase der Zahnentwicklung, in der z. T. das Wurzelwachstum der permanenten Frontzähne noch nicht abgeschlossen ist. Bei den Zahnarten rangieren die oberen mittleren Schneidezähne weit vorne (Abb. 3); sie werden zehnmal häufiger betroffen als ihre Antagonisten. Frakturen an seitlichen Schneidezähnen oder gar an Eckzähnen sind relativ selten.

Infolge der jahrelangen Bildungsperiode des Kiefersystems können Zähne verschiedener Entwicklungsphasen traumatisiert werden. Daher sind Milchzähne oder bleibende Zähne, eventuell auch beide zusammen, gefährdet. Durchgebrochene Zähne können während oder nach Beendigung des

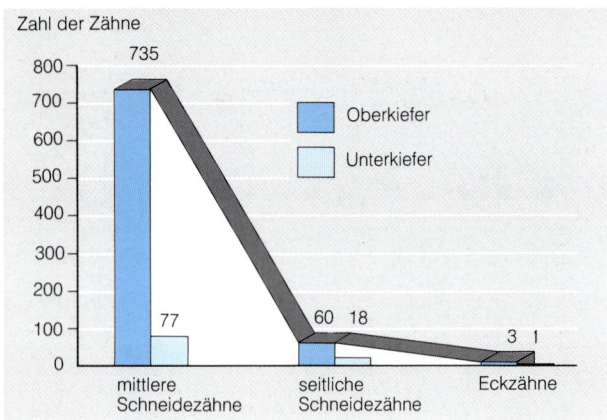

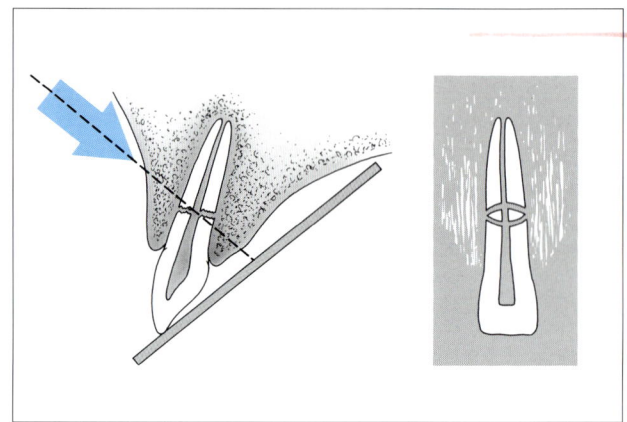

Abb. 3 Aufgliederung der Frontzahntraumen nach den betroffenen Zähnen (nach [89]).

Abb. 4 Röntgenologische Darstellung einer einfachen Wurzelfraktur im mittleren Drittel mit elliptischer Frakturlinie.

Wurzelwachstums betroffen werden, wobei obere Frontzähne in exponierter und häufig protrudierter Stellung nachweislich erhöht anfällig sind [12, 50, 71, 82, 94, 97].

Befunderhebung und Diagnostik

Die Diagnostik beginnt beim ansprechbaren Patienten zunächst mit der Erhebung der *Anamnese*. Erinnerungslücken, Bewußtseinsstörungen oder Übelkeit erfordern eine fachärztliche Abklärung, insbesondere zum Ausschluß einer intrazerebralen Beteiligung. In der kurzen allgemeinmedizinischen Anamnese wird auch der Impfstatus des Patienten erfragt, um gegebenenfalls eine Tetanusprophylaxe zu veranlassen.

Die *klinische Untersuchung* beginnt nach Reinigung von Schmutz- und Blutkrusten mit der extra- und intraoralen Inspektion. Weichteilwunden werden mit Hilfe stumpfer Sonden auf Tiefe und Ausdehnung der Gewebeschäden sowie auf eventuell eingedrungene Fremdkörper hin untersucht [69].

Durch aufmerksame Inspektion der Zähne können Kronenfrakturen und Verfärbungen (Verdacht der Pulpanekrose!), Eröffnungen der Pulpa und Stellungsänderungen der Zähne erkannt werden. Zusätzlich erfolgt natürlich die Überprüfung der Okklusion. Stehen Zähne außerhalb der Okklusionsebene (Nonokklusion oder Behinderung des Zusammenbisses), so spricht dies eher für eine Luxation.

Bei der *manuellen Untersuchung* der Zähne überprüft man die Perkussionsempfindlichkeit und Lockerung; beide Befunde sind sowohl bei Frakturen als auch bei Luxationen zu erheben. Bei Längsfrak-

turen ist in der Regel ein Auseinanderspreizen der Fragmente im Kronenbereich zu erkennen. Bei der Palpation des Alveolarfortsatzes können Einbrüche der Alveolenwand festgestellt werden.

Ein obligatorisches diagnostisches Hilfsmittel ist die *Sensibilitätsprüfung* unmittelbar nach dem Unfallereignis, wenn auch ihr Ergebnis nur bedingt verwertbar ist. Schuld an negativen oder kaum positiven Reaktionen trägt der Schockzustand des pulpalen Gewebes mit unterschiedlich ausgeprägter Funktionsschwäche der nervalen Elemente, bedingt durch ein reversibles Ödem in deren Markscheiden. Die fehlende Reaktion bei elektrischer oder thermischer Reizung ist deshalb kein sicherer Beweis für eine Pulpanekrose, denn nicht selten reagieren unfallgeschädigte, aber vital gebliebene Zähne erst wieder 4–6 Monate nach dem Trauma positiv bei der Sensibilitätsprüfung. Andererseits kann auch bei bereits nekrotischer Pulpa gelegentlich ein positiver Befund erhoben werden.

Die größte Bedeutung in der Diagnostik kommt dem *Röntgenbefund* zu. In der Regel werden Zahnfilme verwendet, gelegentlich auch Panoramaschichtaufnahmen. Bei queren und besonders bei schrägen Wurzelfrakturen ist häufig ein elliptischer Frakturspalt mit einer apikalen und einer koronaren Linie vorhanden (Abb. 4).

Die Überprüfung abnormer Beweglichkeiten erfolgt bei klinischem Verdacht auf Kieferfrakturen. In den meisten Fällen muß hierzu eine weitergehende radiologische Diagnostik Klarheit schaffen (s. Bd. 10/I).

Alle erhobenen Befunde müssen auch aus forensischen Gründen schriftlich dokumentiert werden; dazu eignen sich standardisierte Formblätter (Abb. 5).

FRONTZAHNTRAUMA Datum: ....

Name: .... Vorname: ....

Anschrift: ....

Geburtsdatum: ....

Zeitpunkt: .... Unfall: ....

Erste Behandlung: ....

Tetanusprophylaxe: erfolgt ○ nicht erfolgt ○ vorhanden ○

Angegebene Ursache: ....

Begleitperson: ....

S = Subluxation	53	52	51	61	62	63
D = Luxation mit	13	12	11	21	22	23
Dislokation	43	42	41	31	32	33
T = Totalluxation	83	82	81	71	72	73

Rö am: ....

an: ....

Sensibilitätsprobe Datum: .... Datum: .... Datum: ....
+ oder − ○ ○ ○

Foto: .... Datum: .... Datum: .... Datum: ....

FRAKTUR

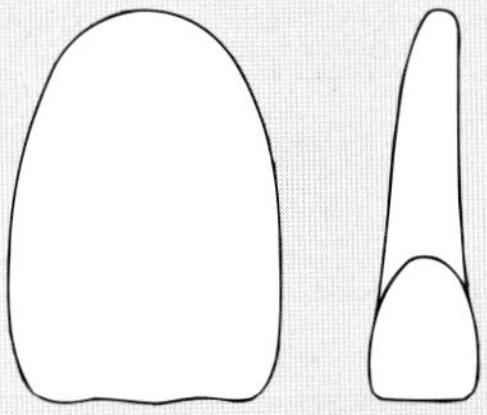

ZAHN

Schmelzsprung .... _____ Pulpa verschlossen......... ○
Schmelzfraktur................ _____ schimmert durch .... ○
Dentinfraktur.................. _____ eröffnet.................. ○
Wurzelfraktur .... _____ koronales Drittel .... ○
mittleres Drittel........... ○
apikales Drittel........... ○

Spez. Röntgenbefund ....

....

Kontusion ○
Subluxation ○ Intrusion ○ Exartikulation ○ Laterotrusion ○
Luxation ○

Schmerzen: kalt-warm ○ pulpitisch ○ klopfempfindlich ○

Weichteilverletzung: ....

Besonderheiten: ....

Antibiose: erforderlich: ja ○ nein ○ Präparat: ....

Geplante Therapie: ....

Eventuelle Spätschäden: ....

Bericht am: .... an: ....

Abb. 5 Befundbogen für Frontzahntrauma.

Der Bruchspalt wird nur als Linie abgebildet, wenn der Zentralstrahl parallel zur Ebene des Bruchspalts verläuft. Dies ist z. B. der Fall, wenn der Zentralstrahl bei Querfrakturen im rechten Winkel auf die Zahnwurzel gerichtet ist. Bei Schrägfrakturen ist je nach Lage des Frakturspalts eine Steil- oder Flacheinstellung notwendig. Dagegen werden Längsfrakturen dargestellt, wenn sie in vestibulo-oraler Richtung verlaufen. Mesial-distale Frakturen sind im Röntgenbild nur zu erkennen, wenn die Fragmente gegeneinander verschoben sind. Es können allerdings auch Fehldiagnosen gestellt werden, wenn sich eine Bruchlinie des Knochens bei Alveolarfortsatz- oder Kieferfrakturen über eine Zahnwurzel projiziert und damit eine Wurzelfraktur vortäuscht. Differentialdiagnostisch ist diese Situation durch zusätzliche mesial- oder distal-exzentrische Aufnahmen zu klären, wobei es sich um eine Knochenfraktur handelt, wenn sich Bruchspalt und Zahnwurzel gegeneinander verschieben.

Wurzelfrakturen (intraalveoläre Frakturen)

Klassifikation

Die nähere Einteilung der Wurzelfrakturen erfolgt nach der Lage des Frakturverlaufs, wobei man unterscheidet (Abb. 6):

- Frakturen im
  zervikalen Drittel
- mittleren Drittel
- apikalen Drittel
- Längsfrakturen

Bei Kindern und Jugendlichen sind Frakturen der Zahnwurzel relativ selten; dies gilt besonders für

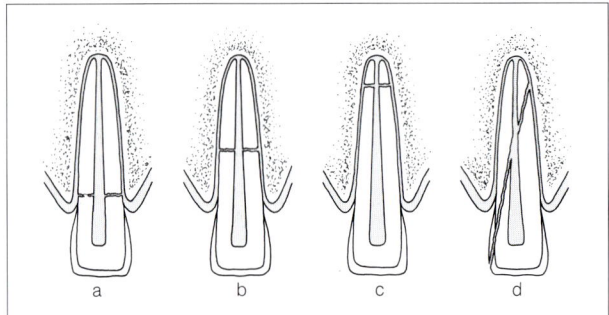

Abb. 6 Schematische Einteilung der Wurzelfrakturen nach der Lage des Frakturverlaufs:
a) Fraktur im zervikalen Wurzeldrittel.
b) Fraktur im mittleren Wurzeldrittel.
c) Fraktur im apikalen Wurzeldrittel.
d) Längsfraktur.

die Phase des Zahndurchbruchs und der Wurzelentwicklung. Die Häufigkeitsangaben schwanken zwischen 1 und 7% bei traumatischen Frontzahnverletzungen [2, 32, 39, 62, 77, 93, 106]. In dem von HERFORTH untersuchten Patientengut waren bei 506 Patienten mit 1037 traumatisch geschädigten Zähnen im Alter von 7–15 Jahren bei 23 Frontzähnen (2,2%) Wurzelfrakturen als Traumafolge aufgetreten [44]. Außerdem ist natürlich der Stand des Wurzelwachstums von Bedeutung, da die Wahrscheinlichkeit für eine derartige Fraktur von der Länge des Hebelarms, der Lage des Drehpunkts und der Verankerung des Zahnes im Kieferknochen abhängig ist. So treten Wurzelfrakturen mit etwa 61% bevorzugt erst nach Abschluß des Wurzellängenwachstums auf [44]. Weiterhin ist festzustellen, daß Frakturen im mittleren Wurzeldrittel mit 52% gegenüber Frakturen im apikalen Wurzeldrittel mit 39% und Frakturen im zervikalen Wurzeldrittel mit 9% am häufigsten vorkommen, was wahrscheinlich auf die große Elastizität des Alveolarknochens bei Jugendlichen zurückzuführen sein dürfte.

Wenn keine Verbindung zwischen Gingivasulkus und Frakturspalt besteht (geschlossene Fraktur), ist die Prognose für eine langjährige Erhaltung wurzelfrakturierter Zähne im jugendlichen Alter günstig [44]. Die Angaben verschiedener Autoren schwanken zwischen 17% und 64% Pulpanekrosen nach Wurzelfraktur [66, 77, 93, 106].

Der im Vergleich zu den Luxationen signifikant größere Anteil von überlebenden Pulpae nach Wurzelfraktur wird auf die Möglichkeit der schnelleren Revaskularisierung des Pulpagewebes über den Frakturspalt durch Gefäße des Desmodonts zurückgeführt [6]. Außerdem scheint die vergleichsweise geringe Traumatisierung des Gefäß-Nerven-Bündels am Foramen apicale ausschlaggebend zu sein [44].

Während die genannte Einteilung der Wurzelfrakturen nach topographisch-anatomischen Gesichtspunkten erfolgte, hat sich auch eine Einteilung im Hinblick auf differentialtherapeutische Konsequenzen durchgesetzt. Die Heilungsaussichten einer reparationsfähigen Wurzelfraktur sind grundsätzlich unter rein anatomischen Belangen von folgenden Voraussetzungen abhängig:

- Breite des Bruchspalts und damit Grad der
  Luxation des koronalen Fragments
- Infektionsgefährdung der Pulpa über das
  Desmodont

Nach diesen Kriterien werden die intraalveolären Wurzelfrakturen auch in gingiva- und apexnahe und zusätzlich als Frakturen ohne oder mit Dislokation unterschieden.

Heilung von Wurzelfrakturen

In mehreren tierexperimentellen Untersuchungen sowie an histologischen Einzelbefunden menschlicher Zähne wurden die Möglichkeiten einer „Heilung" nach Wurzelfraktur diskutiert [5, 8, 10, 13, 16, 17, 18, 19, 24, 27, 35, 41, 57, 59, 75, 80, 88, 98].

Die experimentellen Untersuchungen von HAMMER an wurzelfrakturierten Hunde- und Affenzähnen zeigten, daß hartgewebige „Heilungen" von Wurzelbrüchen generell möglich sind, eine Restitutio ad integrum, wie sie von der Knochenbruchheilung her bekannt ist, jedoch nicht eintritt [41]. BROSCH zeigte, daß bei Wurzelfrakturen vitaler Zähne pathohistologisch grundsätzlich die gleichen Vorgänge einer traumatischen Entzündung ablaufen wie bei einer Knochenfraktur [19]. Nur die anatomischen und physiologischen Besonderheiten des Zahnes und der ihn umgebenden Gewebe führen in Abhängigkeit von der Schwere des Traumas zu histologisch abweichenden Befunden.

Für eine Restitutio ad integrum wäre im Vergleich zur Knochenbruchheilung eine Überbrückung und Verbindung des Wurzelbruches endodontal durch Dentin und paradontal durch Zement erforderlich. Die Tatsache, daß weder Zement noch Dentin von einem Gefäß-Bindegewebe durchsetzt sind, ergibt für die resorptiven und appositionellen Vorgänge der traumatischen Entzündung bei Wurzelfrakturen andere Voraussetzungen, als sie bei der Heilung einer Knochenfraktur vorliegen. So ist eine Organisation des Wurzelfrakturspalts mit Bindegewebeproliferation, Dentin- und Zementresorption sowie Hartgewebeapposition nur aus dem Gefäß-Bindegewebe-System des Desmodonts oder von seiten des Pulpastromas möglich. Ein Ersatz von Schmelzsubstanz ist dagegen nicht möglich, da die Schmelzbildner beim fertigen Zahn nicht mehr existieren.

Die traumatische Verletzung des Odontoblastensaums gibt die Voraussetzung für eine Dentinresorption durch Granulationsgewebe des Pulpamesenchyms, da bei einem intakten Odontoblastensaum eine Dentinresorption durch die Pulpa nicht vorkommt [103]. Nach MEYER lassen die weitgehend nach funktionellen Erfordernissen ausdifferenzierten Faserbündel des Desmodonts mit in lockeres Bindegewebe eingelagerten Gefäßschlingen nach einer Wurzelfraktur eine langsamere Granulationsgewebebildung erwarten als von seiten des Pulpa-

mesenchyms [64]. Daraus resultiert eine häufig nur geringgradige oder auch fehlende Einsprossung von Granulationsgewebe vom Desmodont aus in den Frakturspalt. Die Tatsache, daß das Granulationsgewebe bei Wurzelbrüchen nur von dem Desmodontalspalt und der Pulpa aus unter resorptiven Vorgängen in den Frakturspalt einsprossen kann, führt häufig zu einer unvollständig organisierten und reparierten Fraktur. HERFORTH konnte bei verschiedenen histomorphologischen Stadien der Heilungsvorgänge zeigen, daß eine Heilung bei Zahnwurzelfrakturen entsprechend den anatomischen und physiologischen Besonderheiten des Zahnes und seines Halteapparats möglich ist und nach den Gesetzen der traumatischen Entzündung sowohl von seiten der Pulpa als auch des Desmodonts stattfinden kann [44]. Die resorptiven und appositionellen Vorgänge sind Leistungen des Gefäß-Bindegewebe-Apparats dieser Gewebe; die gebildete zellhaltige Hartsubstanz hat dementsprechend Knochencharakter.

Bei intraalveolären Frakturen ist demnach der Heilungsverlauf davon abhängig, ob die Vitalität des Zahnes erhalten geblieben ist oder ob der Zahn durch das Trauma devitali-

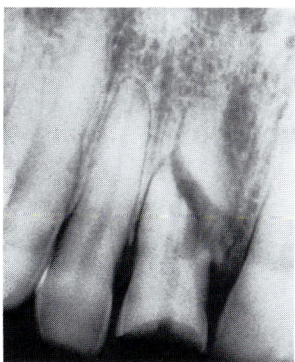

Abb. 7 Schräge Wurzelfraktur mit Dislokation des apikalen Fragments, Dentinaussprengung am mesialen Anteil des koronaren Fragments. Keine Erhaltungsfähigkeit.

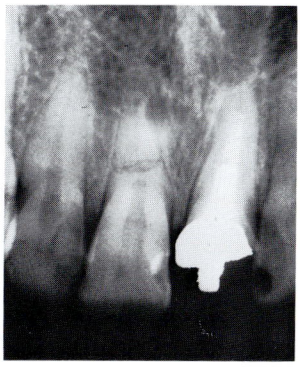

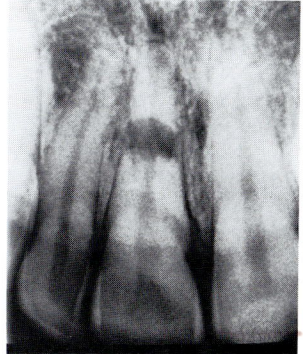

Abb. 8 Konsolidierte Wurzelfraktur von Zahn 11 mit geringgradiger Beeinträchtigung der Sensibilität.

Abb. 9 Unbehandelte Wurzelfraktur im mittleren Drittel von Zahn 11. Starke Resorption an beiden Fragmenten, keine Erhaltungsfähigkeit.

siert wurde bzw. bereits vorher devital war (Abb. 7–9).

Bei vitaler Pulpa werden die röntgenologischen Erscheinungsbilder nach ANDREASEN und HJØRTING-HANSEN in vier Kategorien untergliedert (Abb. 10) [5].

Heilung der Wurzelfraktur durch Hartgewebe. Das aus dem Granulationsgewebe im Bruchspalt entstehende Bindegewebe besitzt die Fähigkeit zur Hartsubstanzbildung. So kann man bei histologischer Untersuchung an den Bruchflächen teilweise die Auflagerung zementähnlicher Substanz finden. In besonders günstig gelagerten Fällen kann der gesamte Frakturspalt mit Hartsubstanz ausgefüllt werden. Hierbei handelt es sich dann allerdings

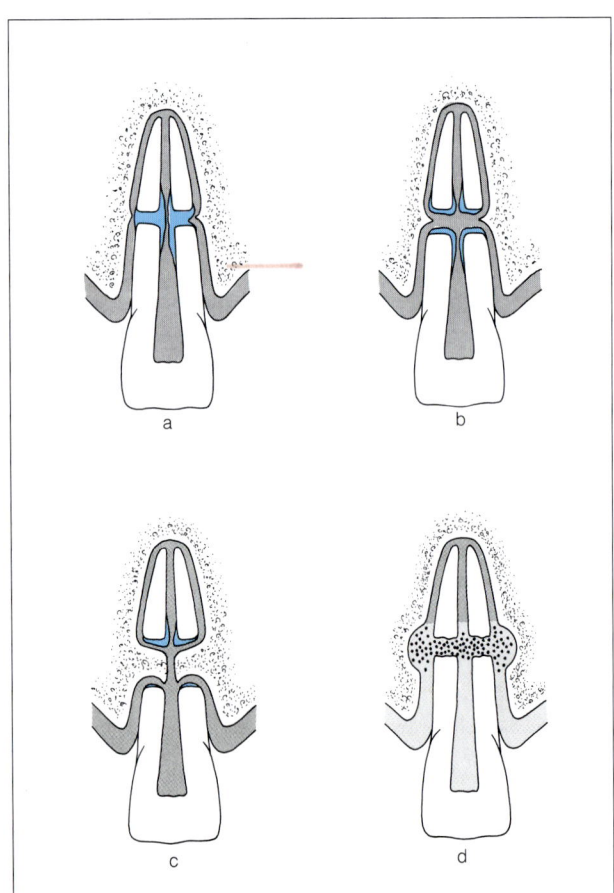

Abb. 10 Schema der Heilungsmöglichkeiten von Zahnwurzelfrakturen bei vitaler Pulpa (nach [5]).
a) Ausfüllung des Bruchspalts durch Hartsubstanz.
b) Einlagerung von Bindegewebe.
c) Knöcherne und bindegewebige Reparation.
d) Verbreiterung der Wurzelfraktur durch Granulationsgewebe zwischen den Fragmenten.

nicht um eine organische Verbindung wie bei der Heilung einer Knochenfraktur, sondern lediglich um eine Verkittung. Zweifellos ist die vollständige Ausfüllung des Frakturspalts mit Hartsubstanz die Ausnahme; in der Regel bleiben bindegewebige Partien bestehen. Obwohl eine Restitutio ad integrum mit Neubildung von kanalisiertem Dentin aus den oben dargelegten Gründen nicht möglich ist, so ist doch die Verbindung der Frakturflächen und die Überbrückung des Frakturspalts mit Hartsubstanz zumindest im klinischen Sinne als eine Heilung anzusehen. Das im Bruchspalt gebildete Hartgewebe ist stets eine osteozementartige Substanz und kein Ersatz-Dentin. Die Hartsubstanzablagerung ist bei jugendlichen Patienten intensiver als bei Erwachsenen.

Organisation der Wurzelfraktur durch Bindegewebe. Die Übergänge zu der zweiten Kategorie, der Organisation des Frakturspaltes durch Bindegewebe, sind sowohl im histologischen Befund als auch bei einer röntgenologischen Klassifizierung fließend. Die Hartgewebebildung beschränkt sich meist auf eine dünne Zementablagerung auf den Dentinflächen des Bruchspalts nach initialer oberflächlicher Resorption. Im Bruchspalt selbst verbleibt Bindegewebe ohne Hartsubstanz. Diese hartgewebige Verbindung der Frakturenden und bindegewebige Organisation des Frakturspaltes bedeuten im klinischen Sinne eine akzeptable Heilung bzw. Konsolidierung der Wurzelfraktur, die eine langjährige uneingeschränkte Funktionstüchtigkeit des traumatisch geschädigten Zahnes erwarten läßt (s. Abb. 8).

Organisation der Wurzelfraktur durch Knochen- und Bindegewebe. Sie kann eigentlich nicht als „Frakturheilung" interpretiert werden, da hierbei durch Einlagerung von spongiösem Knochen von parodontal her die beiden Frakturenden voneinander getrennt werden. So erfolgt vom Bruchspalt aus in beiden Fragmenten die Resorption von Dentin und Zementsubstanz und der Ersatz derselben durch Knochen. An den Resorptionsflächen bildet sich schließlich eine Zementschicht, anschließend entsteht zwischen dieser und der Knocheneinlagerung ein Parodontalspalt. Das die beiden Fragmente verbindende Pulpagewebe durchzieht die Knochenbrücke zwischen den Fragmentenden. Gelegentlich kann auch die Zahnwurzel durch Resorption vom Bruchspalt her ausgehöhlt und im Inneren durch Knochengewebe ersetzt werden. Erreicht dieser Prozeß die Zahnhalsregion, so bricht der Kronenanteil bei relativ geringer Belastung ab. Die Interposition von alveolärem Knochen in den Frakturspalt bedeutet klinisch, daß ein derartiger Zahn voll funktionstüchtig ist und die Sensibilitätsprüfung sogar positiv ausfallen kann.

Verbreiterung der Wurzelfraktur durch Granulationsgewebe. Sie ist als Komplikation und Mißerfolg nach Wurzelfraktur anzusehen. Hierbei ist eine Pulpanekrose im koronalen Fragment eingetreten, wogegen im apikalen Fragment durchaus vitales Pulpagewebe angetroffen werden kann [2, 75]. In Analogie zur apikalen Parodontitis infolge einer Pulpanekrose nach Trauma oder infolge bakterieller Infektion der Pulpa durch Karies bewirkt das nekrotische Pulpagewebe des koronalen Fragmentes eine entzündliche Granulationsgewebsreaktion im Bereich des Frakturspaltes und der parodontalen Gewebe. Eine klinische Symptomatik mit Schmerzen, Abszeß- oder Fistelbildung kann dabei fehlen. Die Zähne zeigen jedoch häufig eine erhebliche Lockerung, die ein therapeutisches Eingreifen in Form der Extraktion oder einer endodontischen Behandlung erforderlich machen.

Obgleich, wie hier dargestellt, nach Wurzelfrakturen die hartgewebige Überbrückung des Bruchspalts in den meisten Fällen unvollständig ist oder ganz ausbleibt, kann der Zahn doch als Kaueinheit erhalten bleiben, wenn er in seinem Wurzelhautbett durch die SHARPEYSCHEN Fasern genügend fixiert ist.

Beim devitalen Zahn kommt es in der Regel zu einer Infektion des Pulpagewebes und damit des Bruchspalts. Eine hartgewebige Heilung kann dann nicht erfolgen, weil die Infektion sich vom Pulpakavum über den Frakturspalt in die Wurzelhaut ausbreitet. Wird in solchen Fällen unmittelbar nach dem Trauma eine Wurzelfüllung beider Fragmente vorgenommen, so kann eine Infektion durchaus verhindert werden, so daß Heilungsvorgänge von der Wurzelhaut her möglich sind.

Nach ZACHRISSON und JACOBSEN heilen etwa 50–80% der quer gebrochenen Wurzeln unter Erhaltung der Pulpavitalität spontan aus. In etwa 20–40% der Fälle werden posttraumatische Pulpanekrose, partielle oder totale Obliteration des Pulpakavums oder Wurzelresorption beobachtet [106].

Wurzelfrakturen der Milchzähne

Wurzelfrakturen der Milchzähne sind außerordentlich selten [15, 28, 53, 97]. Sie treten vorzugsweise im zervikalen Drittel auf und sind an der stärkeren Beweglichkeit des peripheren Fragments erkennbar [26].

Aufgrund der Lagebeziehung von Milchzahn und Keim des permanenten Zahnes muß immer mit einer traumatischen Schädigung des Zahnkeimes gerechnet werden. Da die oberen Milchschneidezähne keine wichtige Platzhalterfunktion erfüllen [69], besteht im Milchgebiß nur eine eingeschränkte Indikation zur Zahnerhaltung.

Zeigt der Röntgenbefund an den frakturierten Milchfrontzahnwurzeln apikal noch keine Resorptionserscheinungen, so kann unter günstigen Bedingungen die Schienung der Milchzähne mit der von PFEIFER [74a] angegebenen Freihand-Kunststoff-Schiene empfohlen werden. Liegt keine Dislokation des koronalen Fragments und keine Funktionsstörung der Schneidezähne vor, so kann auf eine Schienung verzichtet werden.

In der Regel, vor allem ab dem 5. Lebensjahr, kommt bei stärkerer Dislokation des Kronenfragments nur die Extraktion in Frage. Das apikale Wurzelfragment kann hierbei im Alveolarknochen belassen werden, da es im Zuge des Zahnwechsels resorbiert wird. Durch die operative Entfernung des Wurzelfragments besteht die Gefahr der Zahnkeimschädigung [45].

Ist lediglich die Wurzelspitze abgesprengt, kann ohne weiteres abgewartet werden, denn die physiologische Wurzelresorption scheint dadurch keine Störung zu erleiden [97].

Wurzelfrakturen der permanenten Zähne

Die Therapie der intraalveolären Frakturen ist von der Lokalisation des Frakturspalts und vom Zustand der Pulpa abhängig (Abb. 11). Bei Längsfrakturen ist immer die Extraktion angezeigt.

Behandlung von Wurzelfrakturen vitaler Zähne

Zähne mit Wurzelfrakturen, die durch das Trauma ihre Vitalität nicht eingebüßt haben, werden durch einen Schienenverband für etwa 6–8 Wochen ruhiggestellt. Dieser Schienenverband stützt sich auf die festen Nachbarzähne ab und faßt die beteiligten Zähne so ein, daß sie beim Zusammenbeißen und Kauen nicht ausweichen können. Im allgemeinen ist eine sofortige Versorgung notwendig, so daß sich ein Schienenverband, der ohne Inanspruchnahme eines zahntechnischen Laboratoriums hergestellt werden kann, als äußerst zweckmäßig erwiesen hat. Gleichgültig, welche Schienungsmethode auch ge-

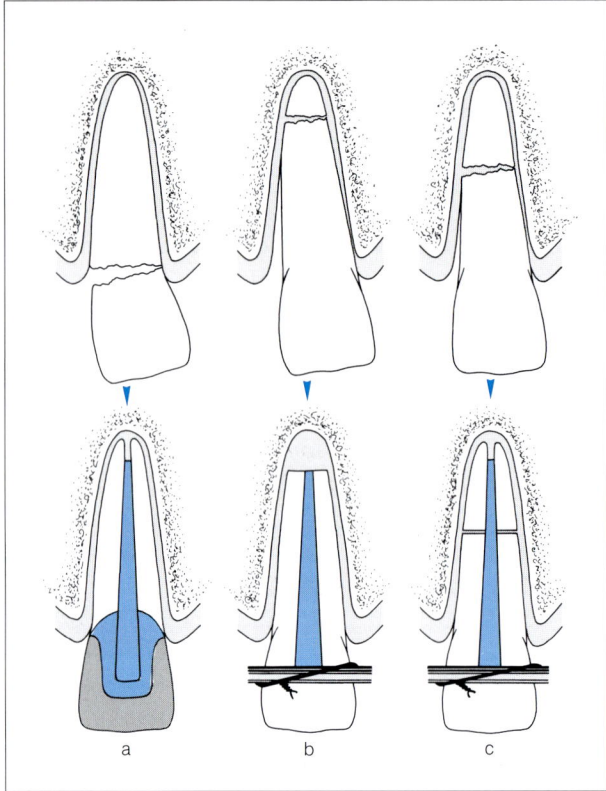

Abb. 11 Schematische Darstellung der Wurzelquerfrakturen und Therapiemöglichkeiten.

a) Wurzelfraktur im zervikalen Drittel mit Versorgung durch Mantelkrone mit Stiftaufbau.
b) Fraktur im apikalen Drittel mit Wurzelfüllung, Wurzelspitzenresektion und Schienung.
c) Fraktur im mittleren Drittel mit endodontischer Stabilisation und Schienung.

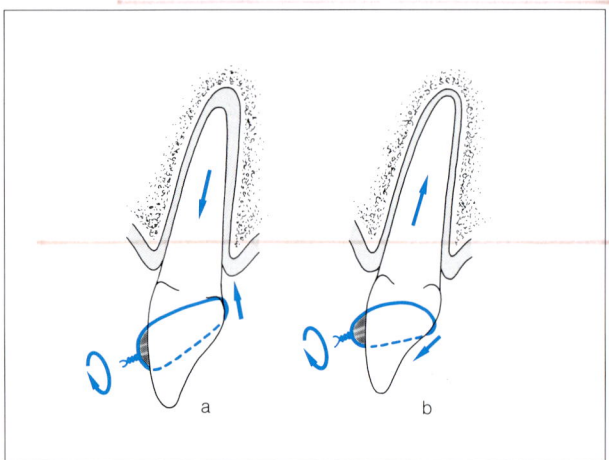

Abb. 12 Wirkungsweise der um den Zahn geschlungenen Drahtligatur bei Fixation mit einer individuell angepaßten Draht-Kunststoff-Schiene am Beispiel einer Subluxation (nach [67]).

a) Beim Anziehen der unter dem Tuberculum dentale gelegten Ligatur wird der Zahn aus der Alveole herausgezogen.
b) Beim Anziehen der über dem Tuberculum dentale gelegten Ligatur wird der Zahn in die Alveole hineingepreßt.

wählt wird, der Schienenverband sollte laufende Sensibilitätskontrollen und eine eventuelle Trepanation des geschädigten Zahnes gestatten.

Notfalls kann eine einfache, fortlaufende Achterligatur angelegt werden, die man zur besseren Fixierung mit schnellhärtendem Kunststoff verkleidet. Zuverlässiger haben sich jedoch die Draht-Kunststoff-Schiene nach SCHUCHARDT, im Milch- und Wechselgebiß die Kunststoff-Kappenschiene nach PFEIFER, die Miniplast-Schiene nach DRUM und insbesondere die Fixation der betroffenen Zähne durch Drahtbügel und orthodontische Brackets, die mit Hilfe der Adhäsivtechnik an den Zähnen befestigt werden, klinisch bewährt (s. Bd. 10/I).

Grundlage der *Draht-Kunststoff-Schiene* nach SCHUCHARDT ist eine vorgefertigte Sprossenschiene aus weichem Stahl. Die Schiene wird dem Zahnbogen so adaptiert, daß der Drahtbogen den labialen bzw. bukkalen Kronenflächen etwa in der Mitte zwischen Gingivalsaum und Kauflächen eben anliegt. Sie wird dann mit Drahtligaturen an den einzelnen Zähnen so eingebunden, daß die Drahtenden über der Schiene zusammengedreht und nach Kürzung auf etwa 3 mm an den Drahtbogen adaptiert werden können. Die so eingebundene Schiene wird mit selbsthärtendem Kunststoff (Paladur®) überzogen. Der flüssige Kunststoff sollte die labialen bzw. bukkalen Interdentalräume soweit wie möglich ausfüllen, ohne dabei die Zahnfleischpapillen zu tangieren. Der Drahtbogen und die Enden der Drahtligaturen sollten dünn mit Kunststoff umkleidet werden. Nach Abhärtung des Kunststoffs werden die auf den Kauflächen liegenden Drahtsprossen mit einem Fissurenbohrer dicht am Drahtbogen abgeschnitten. Die Schiene kann dann nicht mehr gingivalwärts abrutschen, weil sie durch den Kunststoffüberzug zu einer individuell angepaßten Schiene geworden ist, die durch die Ligaturen und durch die Abstützung in den Interdentalräumen absolut sicher fixiert ist. Gegenüber anderen Ligaturenverbänden hat die SCHUCHARDT-Schiene den Vorteil, daß sie das marginale Parodontium freiläßt und daher keine Parodontalschäden setzt.

Bei den Drahtligaturen an den einzelnen Zähnen ist unbedingt darauf zu achten, daß diese nicht unter dem Tuberculum dentale liegen, da sonst bei deren Anziehen das periphere Fragment nach außen bewegt wird. Die ausreichende Fixation ist auch ohne Umgreifen des Tuberculum dentale möglich, wenn das Abgleiten der Ligaturen, wie beschrieben, mit schnellhärtendem Kunststoff verhindert wird (Abb. 12).

Als besonders vorteilhaft haben sich auch nach Abdrucknahme individuell angepaßte Draht-Kunststoff-Schienen erwiesen, wenn sie möglichst ohne großen Zeitverlust im zahntechnischen Laboratorium hergestellt werden können. Diese werden dann in der beschriebenen Technik mit Drahtligaturen an den einzelnen Zähnen eingebunden. Der Vorteil dieser indirekt, im Laboratorium vorgefertigten individuellen Draht-Kunststoff-Schienen liegt in der absolut genauen Anpassung an den Zahnbogen und in der völlig komplikationslosen Entfernung des Schienenverbands.

Bevor die Schienung begonnen wird, müssen natürlich die Okklusionsverhältnisse berücksichtigt werden, damit der fertige Schienenverband nicht den Zahnreihenschluß stört. Hier ist besonders auf einen Überbiß der Frontzähne zu achten; falls ein Deckbiß vorhanden sein sollte, muß die Schiene im Unterkiefer eventuell auf der lingualen Seite eingebunden werden.

Jeder Schienenverband, auch die Fixierung durch Drahtbügel und Brackets, muß grundsätzlich so weit reichen, daß im Frontzahn- und Prämolarenbereich auf jeder Seite wenigstens zwei intakte Zähne in den Verband einbezogen werden.

Während der Tragedauer von etwa 6–8 Wochen sollte der Schienenverband möglichst einmal wöchentlich kontrolliert werden, um einer eventuellen Lockerung rechtzeitig vorbeugen zu können. In dieser Zeit kann es auch unter dem Kunststoff zu Entkalkungen des Schmelzes kommen, so daß sich prophylaktisch die mehrmalige Touchierung der Zahnkronen mit Natriumfluorid-Lack (Duraphat®-Lack) unmittelbar vor der Schienung und noch etwa 2–3mal während der Tragedauer bewährt hat.

Die *Kunststoff-Kappenschiene* nach PFEIFER ist im Milch- und Wechselgebiß indiziert, wenn Drahtligaturen an den konisch geformten Zahnkronen keinen Halt finden. Die Schiene wird freihändig nach Art eines Wachsbisses aus selbsthärtendem Kunststoff hergestellt und außerhalb des Mundes so bearbeitet, daß sie die Gingivalränder freiläßt. Kauflächenwärts wird die Schiene so weit ausgeschliffen, daß leichte Mahlbewegungen möglich werden. Die fertig ausgeschliffene Schiene wird dann poliert, mit dünn angerührtem selbsthärtendem Kunststoff beschickt und eingesetzt. Der hervorquellende Kunststoff muß sofort entfernt werden, damit keine Schädigung des Parodontiums erfolgt. Dann läßt

man den Patienten zusammenbeißen und wartet, bis der Kunststoff fest geworden ist. Diese Art der Befestigung mit Kunststoff hat sich klinisch eher als die Fixierung mit Zahnzement bewährt. Es ist empfehlenswert, an der Kunststoff-Kappenschiene einen Faden anzubringen, der extraoral an der Wange mit einem Leukoplaststreifen fixiert werden soll, damit die Schiene im Falle einer vorzeitigen Lockerung nicht verschluckt werden kann.

Falls eine sofortige Versorgung nicht unbedingt erforderlich ist, kann die Kunststoff-Kappenschiene natürlich auch im Labor auf einem nach Abdruck gewonnenen Modell hergestellt werden.

In der täglichen klinischen Routine hat sich nach Abdrucknahme auch die *Miniplast-Schiene* nach DRUM als besonders einfach und schnell herstellbar erwiesen. Diese wird aus einer 1 mm dicken Miniplast-Folie im Vakuum-Tiefziehverfahren direkt auf ein Modell aus Hartgips gepreßt. Die primär zur Parodontalbehandlung entwickelte Schiene entspricht nach Entfernung des Überschusses der Kunststoff-Kappenschiene. Die Elastizität der dünnen Kunststoff-Folie gestattet die Ausnutzung der unter sich gehenden Stellen, so daß die Schiene beim Aufdrücken auf die Zahnreihe federnd einschnappt.

Die Fixierung der betroffenen Zähne durch *Drahtbügel* und *orthodontische Brackets* mit Hilfe der Adhäsivtechnik hat sich bei sofortiger Versorgung zunehmend bewährt, da diese Methode schnell und auch bei wenig kooperativen Patienten anwendbar ist. Daneben besteht auch gerade bei nicht kooperativen Patienten die Möglichkeit, eine ähnliche Schienung durch Verwendung der am Zahnschmelz haftenden *Composites* zu erreichen. Hierbei können die Composites ohne und mit Drahtverstärkung zur Schienung verwendet werden.

Nach Entfernung der Schienenverbände muß die Sensibilität erneut überprüft werden; außerdem ist eine Röntgenkontrolle zweckmäßig. Erweist sich der Zahn als sensibel und fest, so war die Behandlung erfolgreich. Es kann dann damit gerechnet werden, daß der Zahn noch lange als Kaueinheit erhalten bleibt, auch wenn der Bruchspalt im Röntgenbild weiterhin zu erkennen ist.

Dies zeigt, daß lediglich eine bindegewebige Konsolidierung der Fragmente erfolgt ist, weshalb dann die Spuren der ehemaligen Wurzelfraktur zeitlebens sichtbar bleiben. Bei solchen Wurzeln kann es im

Laufe der Zeit wie bei replantierten Zähnen ohne Wurzelhautüberzug zu Resorptionen der Zahnsubstanz mit anschließendem knöchernen Ersatz vom Bruchspalt aus kommen. Ergibt sich bei der Nachuntersuchung, daß der Zahn doch devital ist, so kann noch nachträglich eine Wurzelfüllung erfolgen, wenn der Zahn nicht gelockert und frei von entzündlichen Veränderungen ist. Gegebenenfalls muß er auch entfernt werden.

Behandlung von Wurzelfrakturen devitaler Zähne

Steht von vornherein fest, daß der Zahn durch das Trauma devitalisiert wurde (z. B. bei breitem Frakturspalt und negativer Sensibilitätsprüfung) oder bereits vor dem Unfall devital war, so hängt die Art der Behandlung von der Lokalisation der Fraktur ab (Abb. 13 a–c).

Bei einer Fraktur im zervikalen Drittel wird man das Kronenfragment entfernen, den Wurzelkanal abfüllen und die Krone prothetisch ersetzen. Bei Frakturen im subgingivalen Bereich liegt der Wurzelstumpf tief im Knochen. Zur Schaffung einer ausreichend langen Friktionsfläche kann man die zu kurze Wurzel durch orthodontische Maßnahmen extrudieren (sog. forcierte Extrusion, Abb. 13 d). Hierfür wird nach Wurzelfüllung ein Metallkern in die Wurzel eingelassen, der am besten durch Einschrauben verankert wird. An den benachbarten Zähnen wird mit Hilfe von Brackets ein Drahtbogen fixiert, der die Lücke mit der Wurzel überbrückt. Durch einen Gummizug, der an dem Drahtbogen und an einem Haken des Metallkerns der Wurzel befestigt wird, kann dann in der Regel die Wurzel innerhalb von sechs Wochen so weit extrudiert werden, daß eine prothetische Rekonstruktion möglich wird. Zur Retention wird die Wurzel noch für etwa 2–3 Monate durch eine Drahtligatur fixiert, bevor die Schiene abgenommen und der Stiftaufbau und die Krone ausgefertigt werden.

Die Extrusion ist auch auf chirurgischem Wege möglich. Dazu wird die Wurzel vorsichtig luxiert und nach okklusal verlagert. Die Heilungsaussichten entsprechen denen der traumatischen Luxation [104].

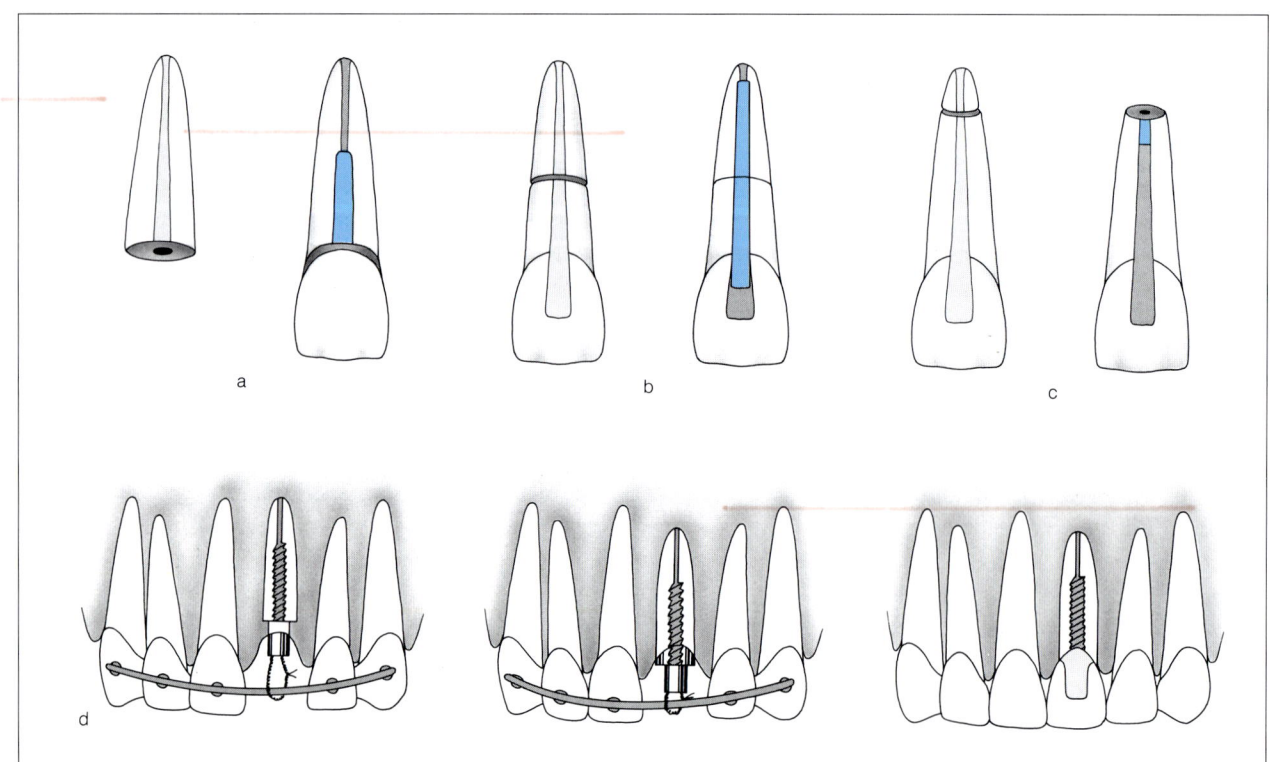

Abb. 13   Behandlung von Wurzelfrakturen devitaler Zähne.
a) Versorgung einer Zahnhalsfraktur durch einen Stiftaufbau und eine Krone.
b) Versorgung einer Wurzelfraktur im mittleren Drittel durch intradentale Schienung mit einem Metallstift.
c) Versorgung einer Wurzelfraktur im apikalen Drittel durch Wurzelspitzenresektion und biokompatiblen Stiftsystem.
d) Extrusion einer subgingival frakturierten Zahnwurzel mit Hilfe eines Gummizuges, anschließender Retention und Anfertigung eines Stiftzahnaufbaues und einer Krone.

Bei einer *Fraktur im apikalen Wurzeldrittel* wird eine Wurzelspitzenresektion vorgenommen. Dabei wird das apikale Fragment entfernt und der Wurzelkanal mit einer Wurzelfüllung und einem apikalen biokompatiblen Stiftsystem versehen (s. S. 193 f.).

Die Behandlung einer *Fraktur im mittleren Wurzeldrittel* ist am schwierigsten. Sie wird grundsätzlich durch endodontale Schienung mittels Einzementieren eines individuell gegossenen oder besser eines genormten Stiftes, z. B. aus Chromvanadium, vorgenommen. Hierbei ist es wichtig, vor definitiver Verankerung des Stiftes Kalziumhydroxid-Paste in den Kanal einzurotieren, um so dem Eindringen von Phosphatzement in den Bruchspalt nach Möglichkeit vorzubeugen. Zusätzlich empfiehlt es sich, den betreffenden Zahn durch einen Schienenverband für etwa 6–8 Wochen ruhigzustellen. Ein so versorgter Zahn kann mitunter noch Jahre funktionsfähig bleiben. Silberstifte haben sich als nicht besonders geeignet erwiesen, denn sie zeigen sich den Belastungsanforderungen nicht gewachsen [49].

Obwohl diese Methode wenigstens aus statisch-mechanischer Sicht sinnvoll erscheint, erheben sich andererseits biologische Bedenken. Da Bruchspalt wie auch Wurzelkanal als infiziert gelten müssen, sind keine produktiven Leistungen zur bindegewebigen oder knöchernen Fixation der Fragmente zu erwarten. Dies schon deswegen nicht, weil die Reparation der Wurzelfraktur ein zweckmäßig gesteuertes Gemeinschaftswerk von Pulpa und Desmodont ist und jetzt der Faktor Pulpa ausfällt. Man kann daher nicht von einer Methode der Wahl sprechen. Indessen ist diesem Verfahren jedoch eine gewisse Interimsberechtigung dann einzuräumen, wenn der kieferorthopädische Lückenschluß ausscheidet, das Kieferwachstum aber gefährdet ist oder wenn mehrere Zähne betroffen sind [28].

Eine andere Methode, die sogenannte *Stiftverbolzung* [91, 92], besteht darin, das apikale Fragment – es kann bis zur Hälfte der Wurzel betragen – zu entfernen, den zurückgebliebenen Wurzelteil mit einem kräftigen Metallstift nach apikal gleichsam zu verlängern und durch Anlage an den gesunden Knochen zu fixieren. Das Prinzip besteht also nicht in der Eintreibung des Stiftes in den Knochen. Der Erfolg kann sich in der allmählichen knöchernen Einmauerung des Stiftes zeigen. Auf diese Weise konnten Zähne mit Wurzelfraktur noch über mehrere Jahre funktionstüchtig erhalten werden [2, 5, 72, 73, 91, 92]. Dieses Verfahren eignet sich für alle jene Fälle, bei denen im Wege krankhafter Vorgänge eine extreme Wurzelverkürzung oder eine

Schwächung des parodontalen Halteapparats eingetreten ist, z. B. als Folgezustände nach unvollendetem Wurzelwachstum, nach Wurzelspitzenresektion oder zur Verbesserung solcher Eingriffe [92].

Schließlich sei noch die *transdentale bzw. transradikuläre Fixation* (intradentale Stiftimplantation, endodontische Implantation) erwähnt, bei der mit Hilfe eines durch den Wurzelkanal bis in den Knochen reichenden Metallstiftes eine Stabilisierung erzielt wird (Abb. 14) [72, 73, 102, 107]. Beim ZWK-System (Fa. Friatec, Mannheim) werden die Wurzelkanäle von orthograd so weit aufbereitet, bis die genormten Titanwurzelstifte leichtgängig eingebracht werden können. Nach erfolgter Wurzelspitzenresektion bzw. Entfernung des apikalen Wurzelfragments erfolgt dann kanalikulär die Bildung eines Bohrlochs im apikalen Knochen mit einem Normbohrer. Die Länge des Knochenkanals hängt von den anatomischen Gegebenheiten ab und sollte so lang wie möglich sein. Anschließend wird der Wurzelstift so weit nach apikal über den Neoapex vorgeschoben, wie er im gegenüberliegenden Knochen verankert werden kann. Dabei wird dünnfließender Zement zwischen Stift und Kanalwand eingebracht, so daß aufgrund der leicht konischen Paßform des Wurzelstiftes ein exakter und dichter Abschluß am Apex erreicht wird. Überschüsse lassen sich nach dem Aushärten des Füllmaterials entfernen, ohne daß das Verbleiben von Zementanteilen im knöchernen Bohrloch befürchtet werden muß. Aufgrund des im koronalen Stiftteil vorhandenen Gewindes und entsprechend passender Kronenaufbauten kann noch, falls erforderlich, in der gleichen Sitzung eine provisorische Kronenversorgung eingegliedert werden [23, 107].

Daneben hat sich auch das Transfixations-Instrumentarium nach Wirz klinisch bewährt, das in Form eines zylindrischen Schraubenimplantates nach Wurzelspitzenresektion in den subapikalen Knochen eingedreht werden kann [105].

Als ebenso aussichtsreich kann die *endodontale Kompressionsverschraubung* angesehen werden, bei der beide Wurzelteile mit einer Spezialschraube zusammengepreßt werden. Tierexperimentell konnte nachgewiesen werden, daß es bei optimaler Adaptierung der Bruchflächen und Stabilisierung der Fragmente trotz fehlender Pulpa zu einer Überbrückung des Bruchspalts durch neugebildete Hartgewebe kommen kann [60, 61].

Für Wurzelfrakturen an Zähnen, die bereits vor dem Trauma devital waren, gelten etwa die gleichen Behandlungsprinzipien, wenn Entzündungserschei-

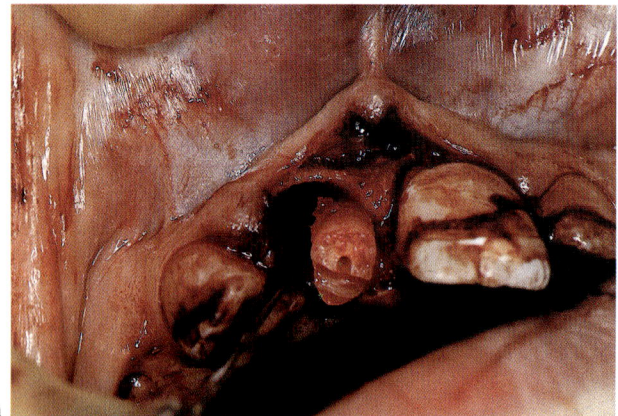

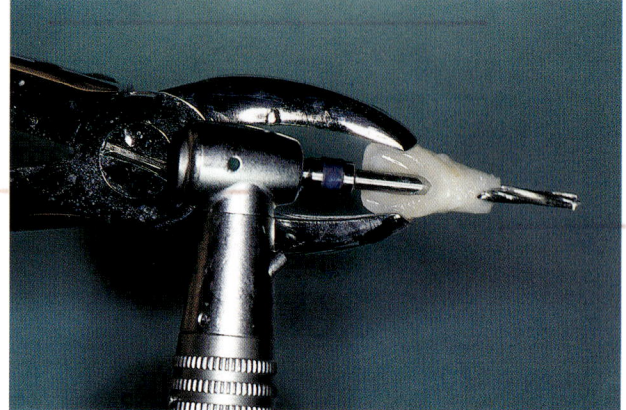

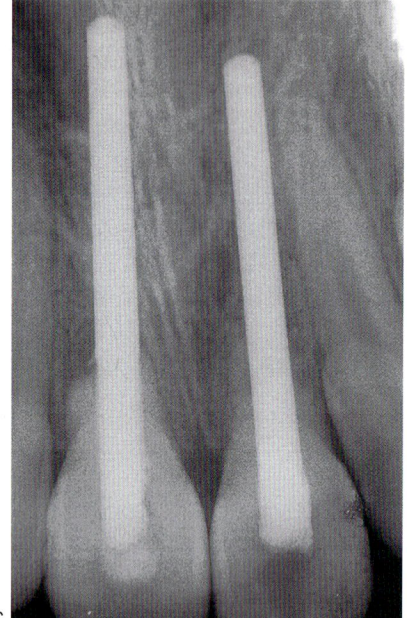

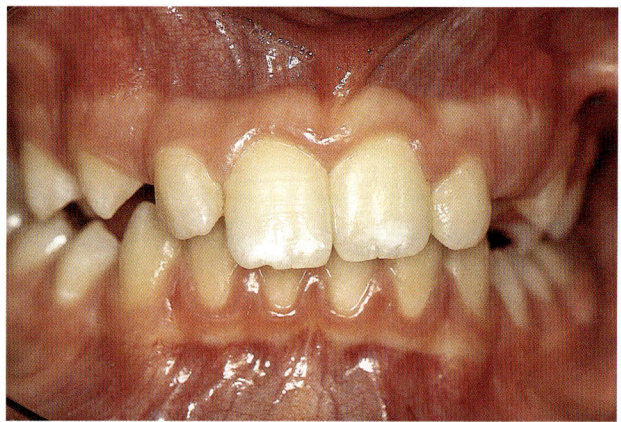

Abb. 14 Darstellung der Behandlung von Wurzelfrakturen bei Zahn 11 und 21 am Übergang vom mittleren zum apikalen Drittel durch transdentale Fixation [23, 107].

a) Luxation des apikalen Fragments mit dem Periotom.
b) Aufbereitung des koronalen Fragments von orthograd.
c) Postoperative Röntgenkontrolle.
d) Klinischer Befund 6 Monate post operationem.

nungen fehlen. Hier wird man von Fall zu Fall entscheiden müssen, ob eine vorhandene Wurzelfüllung bei Brüchen im zervikalen oder apikalen Drittel vor der Eingliederung eines Stiftzahnes oder während der Wurzelspitzenresektion zu erneuern ist. Bei Frakturen im mittleren Wurzeldrittel muß die alte Wurzelfüllung in jedem Fall entfernt und durch eine Metallstiftfüllung ersetzt werden. Ergibt das Röntgenbild einen Anhalt für eine apikale oder marginale Entzündung, so muß mit einem ungünstigen Heilungsergebnis gerechnet werden, so daß der Zahn besser entfernt wird.

Behandlung der sogenannten Zementrißfrakturen

Bei der sogenannten Zementrißfraktur („Funktionsfraktur") [30] finden sich abgelöste kleine Anteile des Zementmantels ohne oder mit Dentinpartien.

Die Ursachen dafür beruhen auf dem Bau und der Funktion des Parodontiums [38]. Derartige Vorgänge sollen jedoch nur bei transversalen Kräften möglich sein unter der Voraussetzung eines primären Schadens am Zahnhalteapparat [76]. Da solche Insulte aber nur im Lückengebiß denkbar sind, wird vermutet, daß sie stets aus der Richtung der normalen Beanspruchung des Zahnes kommen. Jedenfalls spielen von außen einwirkende Kräfte keine Rolle [38, 76]. Bei unvollständigen Formen entsteht über eine bindegewebige Matrix Osteozement, das für eine feste Verbindung zwischen dem abgelösten Zementteil und der Wurzel sorgt [57]. Nach einem gesamten Abriß kann der Zementmantel unter Bildung eines neuen Desmodontalspalts bindegewebig einheilen [38]. Im allgemeinen haben derartige Läsionen keine nennenswerte klinische Bedeutung und erfordern daher keine Therapie.

Behandlung von Wurzelinfrakturen und gingivanahen Querbrüchen

Schließlich gibt es noch die sogenannten Infrakturen der Wurzel, die besonders bei Stiftkronen auftreten können. Dabei ist es entweder beim Einsetzen der Stiftkrone oder funktionell zu einer Teilfraktur der Wurzel am apikalen Ende des Metallstiftes gekommen. Solche Läsionen umfassen nicht den gesamten Wurzelquerschnitt, sondern, vor allem bei einseitiger extremer Ausschachtung des Wurzelkanals zur Aufnahme des Stiftes, lediglich den geschwächten Wurzelteil. In der Regel müssen derartige Zähne entfernt werden.

Gingivanahe Querbrüche führen fast regelmäßig zu einer Infektion des Bruchspalts über die Zahnfleischtasche. Das koronale Bruchstück muß dann entfernt werden. Handelt es sich um einen vitalen Zahn, ist die Durchführung einer Vitalexstirpation erste Voraussetzung für die mögliche Erhaltung des Wurzelteils. Natürlich muß vorher entschieden werden, ob die Wurzel noch mit einer Stiftkrone zu fassen ist. Manchmal gelingt dies, wenn man das Zahnfleisch im Sinne einer Lappenoperation zurückklappt und das koronale Ende der Wurzel unter Entfernung von Knochen freilegt (s. Bd. 4). Besonders wichtig ist es, bis zur definitiven Versorgung der Wurzel durch ein Provisorium das Überwachsen des Wurzelteils mit Gingiva zu verhindern.

Wenn keine Verbindung zwischen Gingivasulkus und Frakturspalt besteht (geschlossene Fraktur), ist die Prognose für eine langjährige Erhaltung wurzel-

fakturierter Zähne besonders im jugendlichen Alter günstig, wie zahlreiche Einzelbefunde und Nachuntersuchungsergebnisse gezeigt haben [44].

Verletzungen des Zahnhalteapparates (Luxationen)

Klassifikation

Berücksichtigt man die Tatsache, daß jede Traumatisierung eines Zahnes als eine dentoalveoläre Verletzung anzusehen ist, kommen Schädigungen des Zahnhalteapparates nach Frontzahntrauma am häufigsten vor. In Anlehnung an die Gelenkpathologie werden die traumatischen Zahnschädigungen ohne Zahnfraktur in Abhängigkeit von dem Schädigungsgrad der desmodontalen Gewebe eingeteilt in (Abb. 15):

- Kontusion (Stauchung)
- Luxation ohne Dislokation (Subluxation)
- Luxation mit Dislokation
- partielle periphere Luxation
- totale periphere Luxation (Exartikulation)
- zentrale Luxation (Intrusion)

Während die Kontusion sinngemäß durch desmodontale Quetschungen gekennzeichnet ist, versteht man unter der Zahnluxation dessen gewaltsame Lockerung mit vollständiger oder unvollständiger Zerreißung des Desmodonts und damit die ganze oder teilweise Lösung des Zahnes aus seinem Halteapparat.

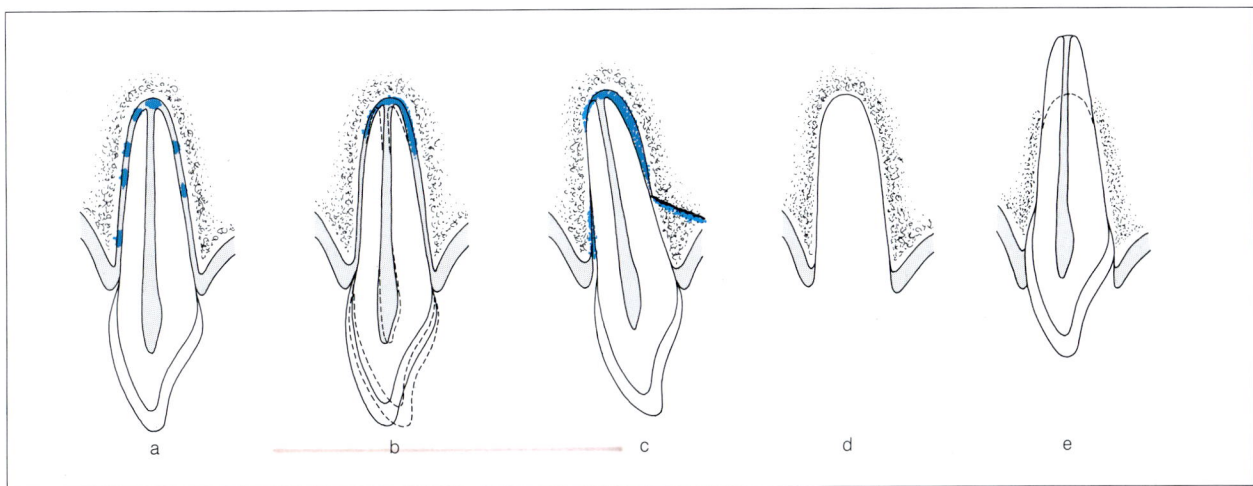

Abb. 15 Schematische Darstellung der Verletzungen des Zahnhalteapparats.

  a) Kontusion.
  b) Luxation ohne Dislokation (Subluxation).
  c) Partielle periphere Luxation mit Dislokation.
  d) Totale periphere Luxation (Exartikulation).
  e) Zentrale Luxation (Intrusion).

Kontusion

Kontusionen (Stauchungen), auch als Konkussionen (Erschütterungen) des Zahnes bezeichnet [81], stellen den geringsten Schädigungsgrad bei traumatischen Frontzahnverletzungen dar. Sie können auf ein Trauma zurückgehen, das außer einer kurzdauernden Klopfempfindlichkeit des betroffenen Zahnes sonst keinerlei pathologischen Befund bietet. Häufig ist die Gewalteinwirkung relativ gering, z. B. reflektorisch stärkeres Aufeinandertreffen der Zähne während des Kauaktes oder der Biß auf ein unvermutet hartes Gebilde.

Klinisch und röntgenologisch sind in den meisten Fällen keine Anzeichen einer Verletzung vorhanden. Eine abnorme Zahnbeweglichkeit besteht nicht. Die Diagnose wird oft als Zufallsbefund bei Röntgenaufnahmen oder Sensibilitätsprüfungen gestellt. Die Patienten geben gelegentlich ein taubes oder „summendes" Gefühl in dem geschädigten Zahn direkt nach dem Trauma an. Zuweilen deutet auch eine Verfärbung der Krone auf die ehedem erlittene Kontusion hin. In der Folge ist sogar das allmähliche Absterben der Pulpa zu befürchten, wobei das verursachende Trauma zeitlich weit zurückliegen und dann gar nicht mehr eruierbar sein kann. Trotz der geringgradigen Schädigung des betroffenen Zahnes kann es zu Blutungen in den Desmodontalspalt kommen, die besonders bei apikaler Lokalisation und aufgrund von Zirkulationsstörungen die Ursache für eine Pulpaschädigung sein können. So werden z. B. extreme Mineralisationen im Pulpakavum, manchmal sogar dessen völlige Obliteration oder die Nekrose des Pulpagewebes beobachtet.

Bei Blutungen in den Desmodontalspalt wird der Zahn nur gering aus dem Alveolarfach gehoben und schmerzt bei funktioneller Belastung. Röntgenologisch zeigt sich dann eine minimale Verbreiterung des apikalen Wurzelhautspalts unter Erhalt der Lamina dura. Da bei Luxationen meist zwei oder mehr Zähne betroffen sind, sollte bei Zähnen, die neben traumatisch luxierten Zähnen stehen, immer an eine Kontusion und damit die Möglichkeit eines Spätfolgeschadens gedacht werden.

SZPRINGER konnte bei einer Nachuntersuchung von 734 bleibenden Zähnen, die an 354 traumatisch geschädigten Zähnen bei 186 Kindern im Alter von 5–15 Jahren angrenzten, in 12 Fällen (1,6%) einen Spätfolgeschaden feststellen [96]. ANEHILL und Mitarbeiter berichten sogar über eine Komplikationsrate von 19% bei 105 Zähnen mit einer traumatischen Kontusion [7].

Hieraus ergibt sich die Notwendigkeit auch aus gutachtlichen und versicherungsrechtlichen Gesichtspunkten, grundsätzlich bei der klinischen und röntgenologischen Untersuchung und Nachuntersuchung traumatisch luxierter Zähne die benachbarten Zähne mit in die Prüfung einzubeziehen.

Therapie. Der im Sinne einer Kontusion nicht gelockerte, aber meist klopfempfindliche Zahn bedarf zunächst keiner besonderen Therapie. Gegebenenfalls kann er durch Einschleifen aus einem scharfen okklusalen Kontakt herausgenommen werden, insbesondere, wenn es durch ein Ödem oder Blutungen im Desmodontalspalt zur Elongation des Zahnes gekommen ist. In diesen Fällen sollte auch eine Ruhigstellung des geschädigten Zahnes für etwa 2–3 Wochen erfolgen, wobei prinzipiell dieselben Schienungsmethoden indiziert sind, wie sie schon bei den intraalveolären Wurzelfrakturen zur Sprache kamen (s. S. 279 ff.).

Die Reaktion der Pulpa muß durch regelmäßige Sensibilitätskontrollen über mindestens ein Jahr überwacht werden. Röntgenkontrollen zeigen, ob sich an Zähnen mit nicht abgeschlossenem Wurzelwachstum die Zahnwurzel weiterentwickelt und ob sich am verletzten Zahn eventuell periapikale Veränderungen im Sinne einer apikalen Parodontitis einstellen. Bei ausbleibender Resensibilisierung soll eine Wurzelkanalbehandlung nur dann durchgeführt werden, wenn sich die Zahnkrone verfärbt oder sich die Symptome einer Pulpitis oder einer apikalen Parodontitis einstellen. Bei nachgewiesener Pulpanekrose werden Zähne mit abgeschlossenem Wurzelwachstum wurzelkanalbehandelt, beim Vorliegen einer apikalen Parodontitis gegebenenfalls wurzelspitzenreseziert. Bei Zähnen mit nicht abgeschlossenem Wurzelwachstum wird der Wurzelkanal mit Composite abgefüllt, wozu jedoch eine chirurgische Wurzelkanalbehandlung erforderlich ist. Eine spätere Resorption der Zahnwurzel kann dadurch größtenteils verhindert werden.

Kontusionen von Milchzähnen bedürfen keiner speziellen Behandlung.

Luxationen der Milchzähne

Derartige Verletzungsformen im Milchzahnsystem haben ihre besonderen Belange und Probleme. Kaum merkliche Luxationen bedürfen keiner speziellen Behandlung.

Sie erfordern wegen drohender allmählicher Pulpanekrose lediglich periodische Nachkontrollen.

Bei stärkerer Lockerung oberer Frontzähne, meist verbunden mit einer leichten Kippung, bilden sich manchmal Okklusionsstörungen und progene Verzahnungen aus. Hier wird man nach Abklingen der ersten Beschwerden vorsichtig einschleifen [97]. Bei Subluxationen mit deutlicher Kippung der Krone oberer Frontzähne wird zuweilen die labiale Alveolarwand frakturiert und die Gingiva verletzt. In anderen Fällen bleibt der Knochen zunächst intakt, doch können ihn chronische apikale Prozesse allmählich abbauen, so daß schließlich die Wurzelspitze sichtbar wird. Manchmal kommt es auch zur Hyperplasie der umgebenden Schleimhaut, die sich dann wie eine Schürze über den Apex legt [100]. In beiden Fällen kommt nur die Extraktion in Betracht.

Subluxationen unterer Frontzähne stellen sich anders dar als jene im Oberkiefer. Bedingt durch den Unfallmechanismus tritt die Kippung der Krone vorwiegend labialwärts ein, wobei in der Regel ein Bruch der labialen Alveolenwand unausbleiblich ist. Dadurch geht der Kontakt mit der lingualen Alveolenwand und zum Fundus der Alveole verloren, während labialwärts die Verbindung bleibt. Die Notwendigkeit einer Behandlung von Subluxationen und stärkeren Dislokationen richtet sich nach dem Alter des Patienten. Jenseits des 5. Lebensjahres ist die Entfernung der Zähne geboten [28, 49, 52]. Je jünger der Patient ist, um so mehr ist ein Versuch der Erhaltung indiziert, wobei die Reposition und Einfügung eines geeigneten Schienenverbandes so bald wie möglich erfolgen muß. Hier hat sich besonders die bereits beschriebene Miniplast-Schiene klinisch bewährt.

Eine einfache und schnelle Schienungsmethode zur Fixation oberer Milchschneidezähne hat TAMMOSCHEIT [100] angegeben. Dabei drückt man einen Zinnfolienstreifen labial und palatinal so über die oberen Schneidezähne, daß sich diese grob abformen. In die so gewonnene Form wird ein selbsthärtender Kunststoff eingebracht und über die Zahnreihe geschoben. Kurz vor dem Abbinden des Autopolymerisats beißt der Patient zu und beugt so einer Bißsperre durch palatinal liegenden Kunststoff vor. Ist dieser erhärtet, zieht man die Zinnfolie ab und entfernt die störenden Überschüsse. Die physiologischen Interdentallücken geben Gewähr für einen guten Sitz der Schiene und damit für eine stabile Fixation des Zahnes. Verwendet man für diesen Zweck ein glasklares Autopolymerisat, läßt sich die Wundheilung ohne weiteres kontrollieren. Ebenso leicht kann notfalls der geschädigte Zahn trepaniert

werden. Dieser Schienenverband soll normalerweise drei Wochen belassen werden.

Verständlicherweise sind bei Milchzahnluxationen auch Schädigungen bleibender Zahnkeime möglich, deren Folgen denen nach zentraler Luxation (Intrusion) gleichkommen.

Bei intrudierten Milchschneidezähnen sollte keine aktive Reposition und Schienung durchgeführt werden, da häufig von selbst ein neuer Durchbruch der intrudierten Zähne erfolgt.

Vollständig luxierte Milchzähne werden nur ausnahmsweise replantiert. Einmal darf die Wurzel noch nicht der physiologischen Milchzahnresorption unterliegen, zum anderen muß eine zuverlässige Immobilisation möglich sein, die aber hier besondere Subtilität erfordert [25]. Mit Eintreten der Wurzelresorptionsphase ist eine Milchzahnreplantation wegen der Gefahr einer Stauchung der Keime der permanenten Zähne kontraindiziert [46].

Wegen der beschriebenen Schwierigkeiten wird man sich eher auf spätere kieferorthopädische Maßnahmen verlassen.

Luxation ohne Dislokation (Subluxation) der permanenten Zähne

Das klinische Bild der traumatischen Luxation ohne Dislokation, auch Subluxation genannt, ist dadurch gekennzeichnet, daß der Zahn nach dem Trauma keine fixierte Positionsänderung, jedoch eine verschieden stark ausgeprägte Lockerung aufweist (Abb. 16).

So sind bei der traumatischen Lageveränderung, die der Zahn in seiner Alveole durch die einwirkende Kraft erfahren hat, größere Anteile der SHARPEYschen Fasern gerissen, wodurch gleichzeitig eine Dehnung bzw. Stauchung des Alveolarknochens erfolgt. Eine fixierte Dislokation des Zahnes ist infolge einer selbsttätigen Rückstellung des Zahnes durch intakte SHARPEYsche Faserbündel und die Elastizität des Alveolarknochens nicht eingetreten. Gleichzeitig kann es zu einem Kontinuitätsverlust der gingivodentalen Verbindung kommen, was sich in einer marginalen Blutung manifestiert. Außerdem muß in Abhängigkeit von der Größe der Auslenkung mit Gefäßrupturen im Desmodontalspalt, insbesondere im apikalen Bereich, gerechnet werden, da bei horizontal einwirkenden Traumen die Abscherbewegungen infolge einer Rotation des Zahnes besonders groß sind. So kann es als Folge der Traumatisierung des Gefäßnervenbündels im

Wurzelspitzenbereich und der desmodontalen Gefäßschlingen zu Blutungen in den Desmodontalspalt mit einer temporären Störung der Sensibilität kommen [43, 94].

Hieraus wird verständlich, daß neben der Richtung und Intensität der einwirkenden Kraft auch der Zeitfaktor, nach dem eine ungehinderte Blut-

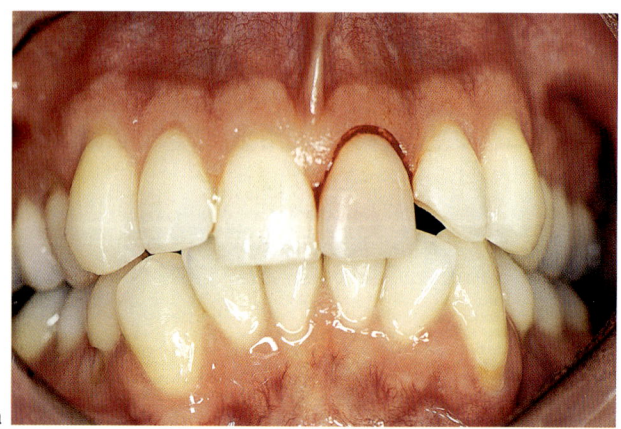

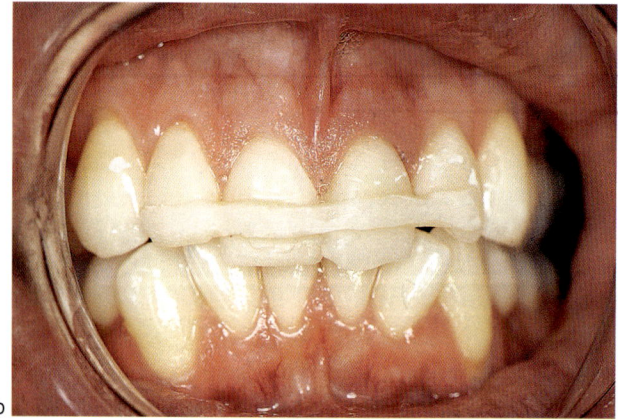

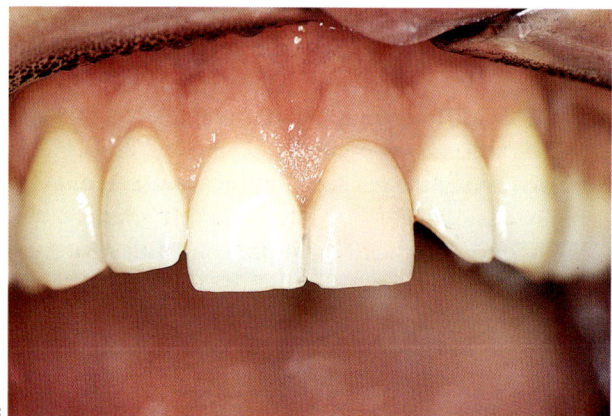

Abb. 16   Subluxation von Zahn 21 ohne Dislokation.

a) Klinisches Bild vor der Versorgung, Einblutung in das Kronendentin.
b) Fixation von Zahn 21 durch einfache Composite-Schiene.
c) Abschlußbefund nach Entfernung der Schiene.

versorgung des Pulpagewebes wieder stattfindet, für die Art und Häufigkeit von Spätfolgeschäden eine wichtige Rolle spielt.

Therapie.   Der unter Schmerzen bewegliche, aber nicht dislozierte Zahn (Subluxation) wird durch einen Schienenverband für 4–6 Wochen ruhiggestellt, zusätzlich sind regelmäßige Sensibilitäts- und Röntgenkontrollen für eine Zeit von 6–12 Monaten erforderlich. Die Indikation zur eventuellen Wurzelkanalbehandlung entspricht dem bei der Zahnkontusion bereits aufgeführten Therapiekonzept. Als Spätfolgeschäden nach Luxation ohne Dislokation der Zähne sind Pulpanekrosen und Pulpaobliterationen bekannt. Beide sind als irreversible traumatische Schädigungen des Pulpagewebes anzusehen. Auch ein röntgenologisch vollständig obliteriert erscheinendes Pulpakavum ist von Bindegewebssträngen durchzogen und bietet deshalb keinen sicheren Schutz vor fortschreitenden Infektionen [36]. Die Häufigkeit von Pulpanekrosen und Pulpaobliterationen nach traumatischer Luxation ohne Dislokation wird von HERFORTH mit 14% bzw. 32% angegeben [44]. Da eine endodontische Behandlung bei Zähnen mit einem obliterierten Pulpakavum in den meisten Fällen nicht möglich ist, kann auch die Indikation für eine Wurzelkanalbehandlung bei beginnender Pulpaobliteration diskutiert werden. Eine derartige Maßnahme scheint jedoch nur bei einem abgeschlossenen Wurzelwachstum indiziert zu sein.

Bei unvollständigem Wurzelwachstum treten nach Subluxation vermehrt Pulpaobliterationen auf, während bei Zähnen mit vollständigem Wurzelwachstum und gleicher Schädigung mehrheitlich Pulpanekrosen beobachtet werden [46].

Luxation mit Dislokation der permanenten Zähne

Klinisch unterscheidet sich die traumatische Luxation mit Dislokation des Zahnes von den Subluxationen dadurch, daß der Zahn nach der Auslenkung aus der Alveole, die in den meisten Fällen mit einer Fraktur der Alveolarwände einhergeht, in dieser abnormen Position fixiert bleibt.

Nach der Richtung der einwirkenden Kräfte unterscheidet man zwischen der partiell peripheren Luxation (nach vestibulär, oral und lateral), totalen peripheren Luxation (Exartikulation) und der zentralen Luxation (Intrusion).

Während der *partiell peripher luxierte* Zahn die Verbindung mit dem Zahnfach und dem Gingivalsaum noch nicht vollständig verloren hat, wurde infolge der einwirkenden Kraft bei der *totalen peripheren Luxation* der betroffene Zahn vollständig aus der Alveole herausgeschlagen. Unter dem Begriff der *zentralen Luxation* versteht man die Intrusion eines Zahnes, der in den Kiefer gewaltsam hineingetrieben wurde und meistens fest ist. Die Vitalität kann dabei erhalten sein.

Partielle periphere Luxation mit Dislokation

Da bei allen Luxationen mit Dislokation der Schädigungsmechanismus der gleiche ist wie bei den Subluxationen, ist lediglich die traumatisch fixierte Dislokation des Zahnes sowohl für die primäre Therapie als auch für die Langzeitprognose von entscheidender Bedeutung. So muß hier in Abhängigkeit von dem Ausmaß der Lageveränderung fast immer mit dem Kontinuitätsverlust des größten Anteils der SHARPEYschen Fasern, Frakturen des Alveolarknochens und einem Abriß des versorgenden Gefäßnervenbündels am Foramen apicale gerechnet werden. Dementsprechend ist auch die Prognose für ein Überleben der Pulpa sehr viel ungünstiger, zumal Luxationen mit Dislokation in Korrelation zu Subluxationen signifikant häufiger bei Zähnen mit abgeschlossenem Wurzelwachstum auftreten [44].

Therapie. Bei Luxationen mit Dislokation ist eine frühzeitige Reposition und Fixierung mit einer der bereits genannten Schienungsmethoden für 6–8 Wochen notwendig, wenn die Zahnerhaltung möglich und sinnvoll ist (Abb. 17 und 18). Da nach den Untersuchungen von HAMMER für das Wiederanwachsen eines Zahnes und das Ausmaß von Wurzelresorptionen eine direkte Abhängigkeit zu dem Schädigungsgrad des Desmodonts besteht, ist ein vorsichtiges Vorgehen für den Behandlungserfolg von ausschlaggebender Bedeutung [41]. Bei erheblichen Dislokationen mit Fraktur der vestibulären Alveolarwand gelingt eine vollständige Reposition der Zähne häufig nicht, wenn das Trauma bereits einige Stunden zurückliegt.

In diesen Fällen ist dann nach Einheilung der Zähne eine orthodontische Behandlung oder eine Korrektur der Zähne durch Einschleifen erforderlich.

Da bei *geringer Dislokation* auch die Vitalerhaltung der Pulpa möglich ist, sollte keine sofortige Wurzelkanalbehandlung durchgeführt werden. Um die zusätzliche Alteration der zuführenden Gefäße

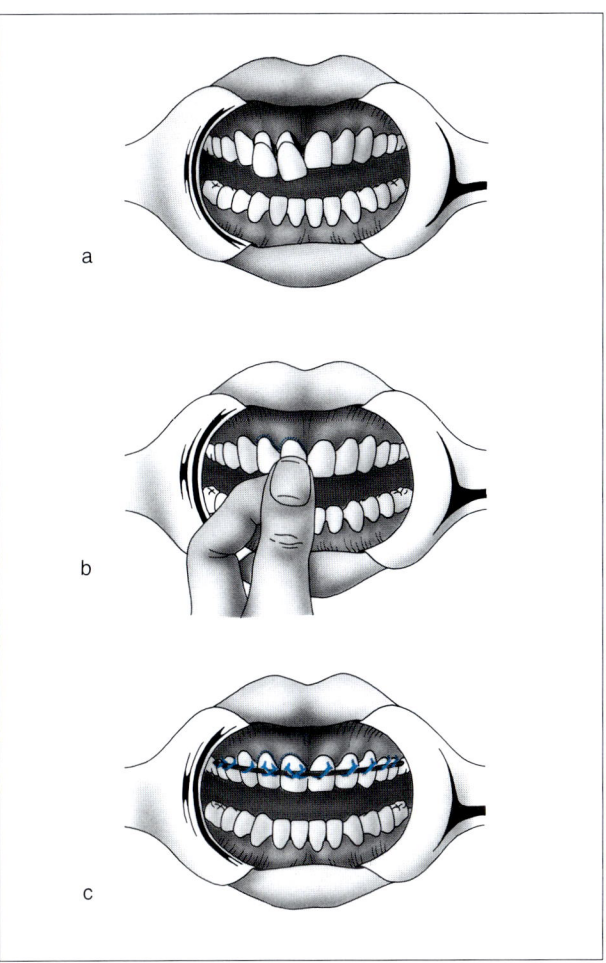

Abb. 17 Schematische Darstellung der Therapie einer partiellen peripheren Luxation mit Dislokation der Zähne 11 und 12.

a) Luxation mit Dislokation der Zähne 11 und 12.
b) Frühzeitige manuelle Reposition in Lokalanästhesie.
c) Fixierung der traumatisierten Zähne 11 und 12 durch Kreuzligaturen.

zu vermeiden, sollen zur Schmerzausschaltung Lokalanästhetika ohne vasokonstriktorischen Zusatz verwendet werden. Begleitverletzungen wie Kronenfrakturen oder Alveolarfortsatzbrüche sind entsprechend zu behandeln. Auch hier sind regelmäßige Sensibilitäts- und Röntgenkontrollen über mindestens ein Jahr notwendig. Die Indikation zur eventuellen Wurzelbehandlung ergibt sich wie bereits bei der Therapie der Zahnkontusion aufgeführt.

Die Häufigkeit von Pulpanekrosen und Pulpaobliterationen nach traumatischer Luxation mit Dislokation der Zähne wird im Schrifttum weitgehend übereinstimmend mit etwa 41% bzw. 35% angegeben [44].

Besonders häufig treten nach Luxationen mit Dislokation externe Wurzelresorptionen auf, die auf

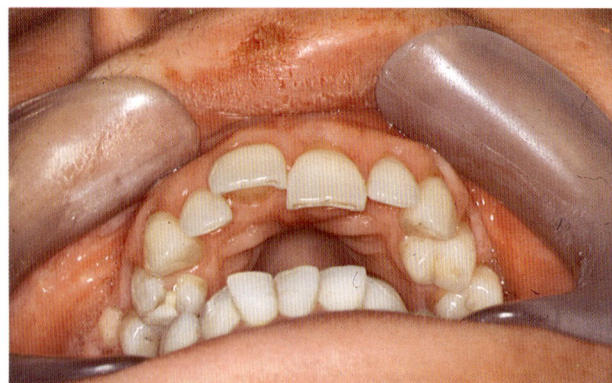

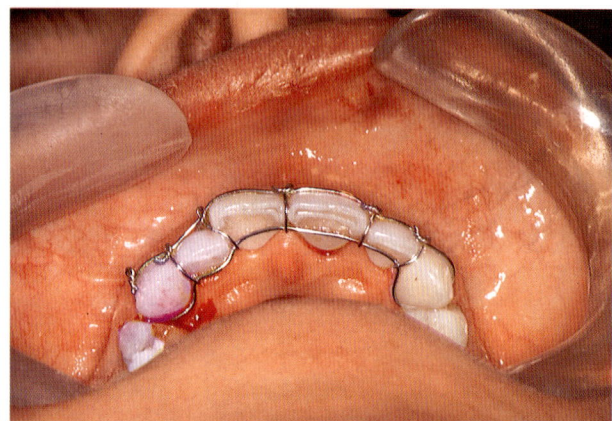

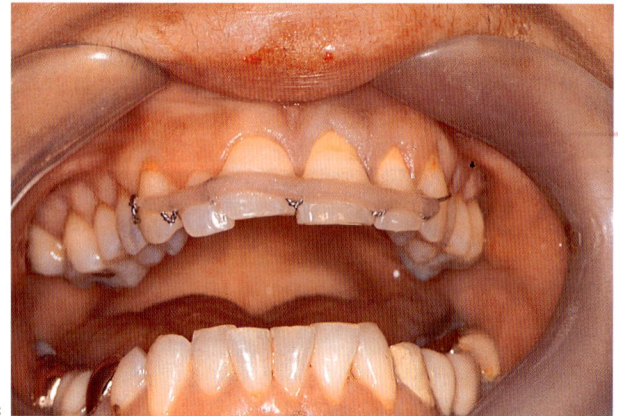

Abb. 18   Partielle periphere Luxation mit Dislokation von Zahn 11.

a) Klinisches Bild vor der Versorgung.
b) Fixation von Zahn 11 durch einfachen Ligaturenverband nach manueller Reposition.
c) Kunststoffverstärkung des Ligaturenverbands.

erhebliche Blutungen in den Desmodontalspalt zurückgeführt werden [2, 51, 55, 90].

Bei Zähnen mit unvollständigem Wurzelwachstum treten nach partieller peripherer Luxation mit Dislokation vermehrt Pulpaobliterationen auf, während bei Zähnen mit abgeschlossenem Wurzelwachstum und gleicher Schädigung vermehrt Pulpanekrosen entstehen [46].

Totale periphere Luxation

Bei der totalen peripheren Luxation ist der Zahn vollständig aus seinem Zusammenhang mit der Alveole gelöst. Gelegentlich hängt er noch an Gingivafasern, meist wird er jedoch vom Patienten in der Hand mitgebracht. Es handelt sich dann um eine der schwerwiegendsten und auch prognostisch problematischsten primären traumatischen Zahnschädigung, insbesondere im jugendlichen Alter. Da in erster Linie die oberen mittleren Schneidezähne, häufig noch in der Phase des Zahndurchbruchs, betroffen sind, stellt sich bei jedem vollständig luxierten Frontzahn die Frage nach der prognostisch sinnvolleren Therapie: Replantation des Zahnes oder kieferorthopädischer Lückenschluß. Für die Entscheidung des jeweiligen therapeutischen Vorgehens gibt es keine allgemeingültigen Richtlinien. Während zum kieferorthopädischen Lückenschluß gesondert Stellung genommen wurde [s. Bd. 3, 2. Aufl.], sollte im Zweifelsfall gerade in der ersten Phase des Wechselgebisses der Replantation der Vorzug gegeben werden. Entscheidend für den Replantationserfolg ist der Zeitraum zwischen Trauma und Wiedereinpflanzung, wobei dieser im wesentlichen von der Erhaltung des Wurzelhautüberzugs auf der Zementoberfläche des luxierten Zahnes abhängig ist.

Wird der Zahn innerhalb von 30 Minuten nach dem Unfallereignis replantiert, sind die Erfolgsaussichten am günstigsten; hat er sich länger als 90 Minuten ohne physiologisches Nährmedium außerhalb der Mundhöhle befunden, so ist mit vollständiger Nekrose seiner Wurzelhaut zu rechnen [108].

Die *Replantation* ist mit Aussicht auf eine längere Erfolgsdauer bei Zähnen durchführbar, die sich noch in der Mundhöhle befinden oder die von Patienten in Kenntnis der Problematik nach der Luxation z. B. in einem angefeuchteten Taschentuch transportiert wurden. Die häufig gegebene Empfehlung, den luxierten Zahn bis zur Wiedereinpflanzung in der Wangentasche oder zwischen Mundboden und Zunge aufzubewahren, sollte nur unter Vorbehalt erfolgen. Denn gerade bei aufgeregten und erschreckten Kindern besteht die Gefahr des Verschluckens oder der Aspiration. Ist die Wurzelhaut eingetrocknet und nekrotisch geworden, so sollte man von vornherein auf eine Replantation verzichten, da mit einer Erhaltungsdauer von lediglich 1½ bis ca. 3 Jahren gerechnet werden kann.

Ergibt der durch eine Röntgenaufnahme ergänzte klinische Befund, daß die Alveole des luxierten Zahnes soweit erhalten ist, daß die Replantation vorgenommen werden kann, erfolgt diese sofort, ohne vorherige Trepanation und Füllung des Wurzelkanals, damit die Wurzelhaut nicht noch zusätzlich geschädigt wird. Bei Zähnen, die sich außerhalb der Mundhöhle befunden haben, ist mit einer Verschmutzung und Keimbeladung zu rechnen, trotzdem wird der Zahn lediglich mit körperwarmer physiologischer Kochsalzlösung abgespült. Eine mechanische Reinigung oder Desinfektion erfolgt nicht, um alle anhängenden Desmodontalfasern zu schonen. Dagegen schadet das Eintauchen solcher Zähne für etwa 15 Minuten in Ringer-Lösung, der ein Antibiotikum (Penicillin oder Amoxicillin) zugesetzt ist, sicher nicht.

Nach erfolgter Replantation des Zahnes wird die Fixierung desselben mit einer der beschriebenen Schienungsmethoden für mindestens acht Wochen vorgenommen (Abb. 19). Eine postoperative Infektionsprophylaxe durch Gabe eines Breitbandantibiotikums (z. B. Amoxicillin) ist besonders wichtig. Kommt es trotz dieser Maßnahme zu einer Eiterung in der Umgebung des Zahnes, so muß dieser entfernt werden.

Hat sich der replantierte Zahn außerhalb der Mundhöhle befunden, so ist die Vornahme der Tetanusimmunisierung bzw. einer Wiederauffrischungsinjektion unbedingt erforderlich.

Da bei Erwachsenen mit einer Revitalisierung der Pulpa nicht gerechnet werden kann, wird die Wurzelfüllung erst nach Einheilen des Zahnes vorgenommen, vorausgesetzt, daß nicht Komplikationen von seiten des apikalen Parodontiums zur vorherigen Trepanation zwingen. Bei jugendlichen Patienten wartet man ab, ob eine Revaskularisierung eintritt. Hier wird der Zahn erst trepaniert, wenn Anzeichen einer apikalen Parodontitis auftreten oder wenn die Vitalität nach einem Jahr nicht wiedergekehrt ist. In diesen Fällen sind wiederholte Sensibilitätsprüfungen und Röntgenkontrollen angezeigt.

Gelegentlich wird die Behandlung des vollständig luxierten Zahnes mit einer bereits bei den Wurzelfrakturen beschriebenen transdentalen Fixation empfohlen (s. S. 279 ff.). Insbesondere endodontisch-transapikale Keramikstifte oder besser Titanstifte, die weniger bruchgefährdet sind, sollen die Langzeitergebnisse der Replantationstherapie erheblich verbessern [68, 69]. Bei Anwendung dieser Methoden muß jedoch berücksichtigt werden, daß der

Erfolg oder Mißerfolg auch hier vom Anteil des erhaltenen Desmodonts abhängt.

Wesentlich verlängerte Überlebenszeiten der Desmodontalzellen sind bei Aufbewahrung der luxierten Zähne in einem Zellkulturmedium mit antimikrobiellen Zusätzen zu erwarten. Die an der Gießener Zahnklinik entwickelte sogenannte Zahnrettungsbox enthält ein derartiges Nährmedium und kann über Apotheken bezogen werden [54].

Die Tatsache, daß replantierte Zähne zunächst fast regelmäßig wieder einheilen und auch zahlreiche Berichte über langzeitige erfolgreiche Replantationen vorliegen, wonach die Zähne über 10 Jahre und länger reaktionslos und funktionstüchtig in der Mundhöhle verblieben, hat die Replantation total peripher luxierter Zähne zu einer routinemäßigen Behandlung werden lassen [3, 70, 108].

Bei allen Luxationsformen, insbesondere aber nach totaler peripherer Luxation, muß, auch nach erfolgreicher Replantation, mit dem vorzeitigen Zahnverlust gerechnet werden. Man sollte deshalb, in Abhängigkeit von dem Zeitraum zwischen Luxation und Replantation, keine Prognose über 3 – 5 Jahre stellen. Darüber hinaus andauernde Einheilungen sind nicht die Regel, sondern die Ausnahme. Dies ist nicht nur von versicherungsrechtlicher Bedeutung (Spätverlust des Zahnes als mittelbare Verletzungsfolge), sondern beeinflußt ganz wesentlich die Indikationsstellung für die Replantation des Zahnes, der im allgemeinen als temporärer „Zahnersatz" und Lückenhalter anzusehen ist. Diese Funktion kann durchaus sinnvoll sein, wenn sich der kieferorthopädische Lückenschluß nicht anbietet oder wenn er nicht durchführbar scheint. Später, nach abgeschlossenem Wurzelwachstum der Zähne und Verkleinerung der Kronenpulpa, kann die entstehende Zahnlücke leichter und weniger gefährdend für die Pulpa der Pfeilerzähne, z. B. durch Brückenersatz oder Adhäsivbrücken, geschlossen werden.

Für die klinische und röntgenologische Beurteilung replantierter Zähne hat sich vor allem in prognostischer Hinsicht die Einteilung von ANDREASEN und HJØRTING-HANSEN bewährt [4]:

- Oberflächenresorption mit normalem Desmodontalspalt
- Substitutionsresorption mit Ankylosierung
- progressiv entzündliche Resorption

Hierbei kann die *Oberflächenresorption mit Ausbildung eines normalen Desmodontalspalts* als prognostisch günstigste Form der Einheilung nach

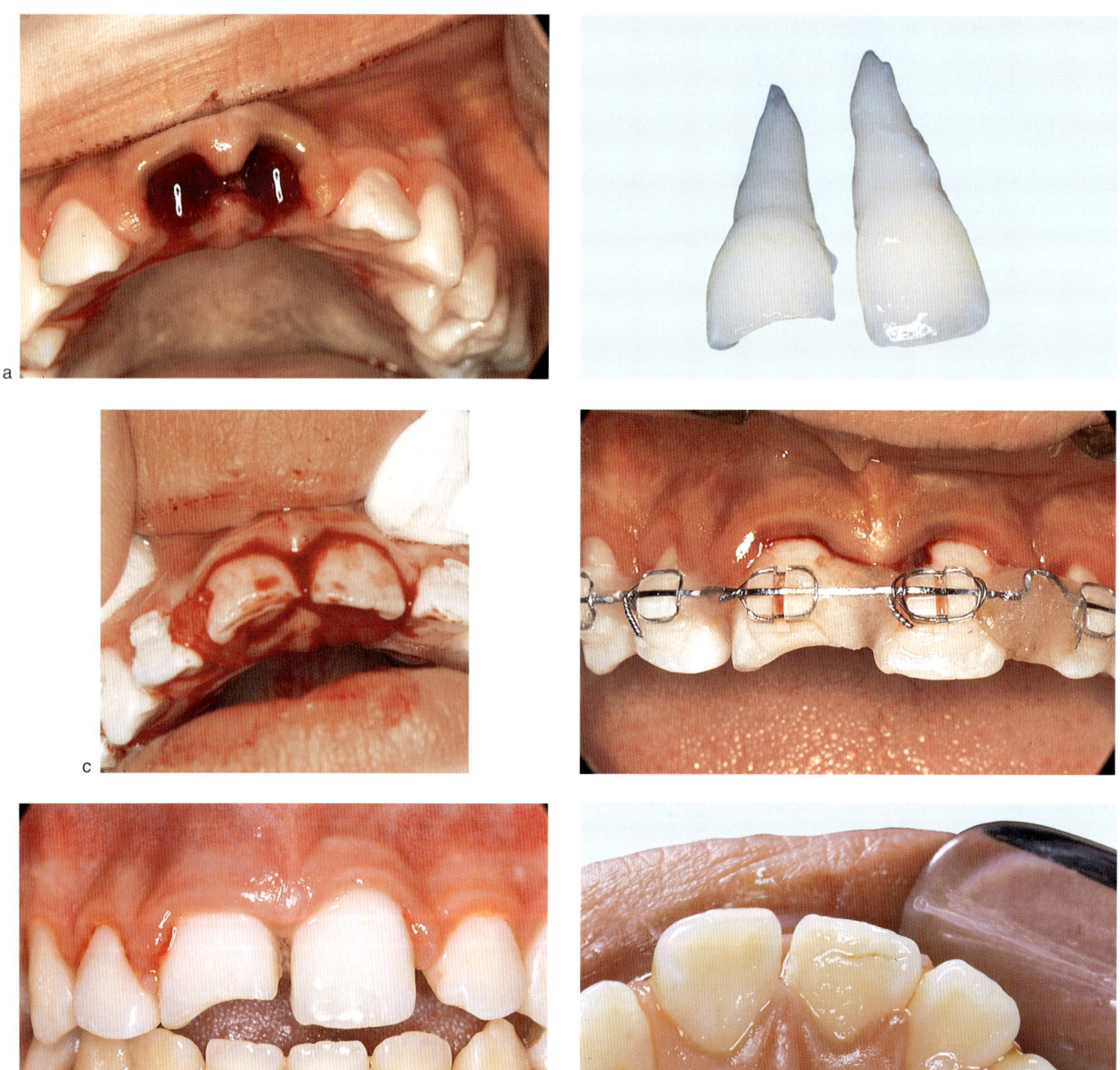

Abb. 19   Totale periphere Luxation der Zähne 11 und 21.

a) Leere Alveolen 011 und 021.
b) Exartikulierte Zähne 11 und 21 nach Reinigung mit physiologischer Kochsalzlösung.
c) Replantation der total luxierten Zähne 11 und 21.
d) Fixation der total luxierten Zähne 11 und 21 durch Bracket-Schienung mit Kunststoffverstärkung.
e) Einheilen nach Entfernung der Bracket-Schiene acht Wochen post operationem
(frontale Ansicht).
f) Palatinale Ansicht.

Replantation bezeichnet werden. Die Resorptionsbuchten werden nach Stillstand des resorptiven Vorgangs mit zellhaltigem Osteozement ausgefüllt. Derartige oberflächliche An- und Abbauvorgänge an der Zahnwurzel werden auch unter physiologischen Bedingungen gefunden [75, 81]. Die *Substitutionsresorption mit Ankylosierung* ist durch eine fortschreitende, meist über Jahre ablaufende, lakunäre Resorption der Zahnwurzel charakterisiert, wobei die abgebauten Wurzelpartien durch alveolären

Knochen substituiert werden. Resorptions- und Substitutionsphasen wechseln hierbei ab, wobei die Wurzelresorptionen meist nur langsam fortschreiten, so daß solche Zähne auch über Jahre fest im Alveolarknochen verankert bleiben können. Die *progressiv entzündliche Resorption* zeichnet sich besonders im jugendlichen Alter durch einen schnell fortschreitenden lakunären Abbau der Zahnwurzel aus (Abb. 20). In Folge der aktiven entzündlichen Resorptionsprozesse ist diese Art der Wurzelresorption prognostisch am ungünstigsten.

Grundsätzlich muß allerdings auch berücksichtigt werden, daß selbst an demselben Zahn an unterschiedlichen Stellen der Wurzel verschiedene Resorptionstypen gleichzeitig vorkommen und vor allen Dingen die Substitutionsresorptionen und progressiv entzündlichen Resorptionen in unvorhersehbarer zeitlicher Abfolge auch ineinander übergehen können. Nach den Untersuchungen von ANDREASEN und HJØRTING-HANSEN traten bei Replantationen innerhalb von 30 Minuten nach dem Trauma nur in 10%, innerhalb einer Stunde in 50% und nach über zwei Stunden in 95% der Fälle Wurzelresorptionen auf [4]. Dies unterstreicht die entscheidende Bedeutung des Zeitfaktors zwischen Trauma und Replantation für die Prognose replantierter Zähne. Es kann hierbei festgestellt werden, daß der größte Zeitverlust dadurch entsteht, daß in allgemeinen Krankenhäusern oder von praktischen Ärzten, die wegen äußerer Begleitverletzungen zunächst aufgesucht werden, in der Regel Zahnreplantationen nicht vorgenommen werden. Auch die Zahl der frei praktizierenden Zahnärzte, die in solchen Fällen eine Zahnreplantation vornehmen, ist immer noch verhältnismäßig klein.

Nach abgeschlossenem Kieferwachstum wird bei total peripher luxierten Zähnen auch die Indikation für *Einzelzahnimplantate* gestellt. Im Gegensatz zu anderen Implantationssystemen kommt hierbei das Sofortimplantationsverfahren zum Einsatz (s. Bd. 13). Durch diese Sofortimplantation erfolgt der Ersatz des total peripher luxierten Zahnes durch einen wurzelförmigen Fremdkörper. Das bekannteste Sofortimplantat ist das Tübinger Frialit-Implantat [83, 84, 85, 86]. Dabei wird unmittelbar nach traumatischem Zahnverlust mit Normbohrern die natürliche Alveole in ein artifizielles Implantatbett zur Aufnahme der genormten Implantate aus Aluminiumoxid-Keramik umgewandelt (Abb. 21).

Den Indikationsbereich für das runde einwurzelige Tübinger Frialit-Implantat bilden die Alveolen der Frontzähne und Prämolaren (Abb. 22). Bei

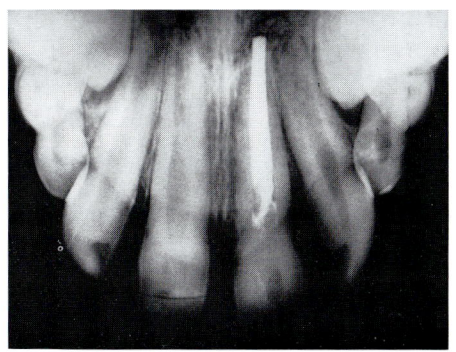
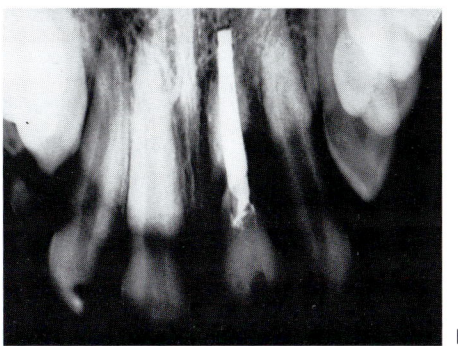

Abb. 20 Replantierter wurzelbehandelter Zahn 11.

a) Zustand post operationem.
b) Zustand nach 18 Monaten, weitgehende Wurzelresorption.

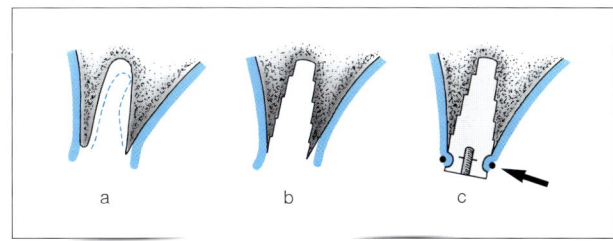

Abb. 21 Schematische Darstellung des schrittweisen Vorgehens bei der Sofortimplantation eines Tübinger Frialit-Implantats.

a) Mobilisation der Gingiva und Ausschachtung einer konischen Alveole nach totaler peripherer Luxation eines Frontzahnes.
b) Anlegen der stufenförmigen Alveole.
c) Implantation und Wundverschluß durch Naht.

traumatischem Zahnverlust mit stärkerer äußerer Schwellung oder Hämatombildung empfiehlt es sich, die Implantation für 8–10 Tage zurückzustellen (sog. verzögerte Sofortimplantation). Die Alveole bzw. der Pilotkanal wird dann zunächst mit einem konischen Normfräser zirkulär erweitert und auf einen runden Durchmesser gebracht. Anschließend wird mit einem genormten Stufenfräser das endgültige Implantatlager geschaffen. Bei der Anlage des knöchernen Implantatbettes kann in der Regel die Achsrichtung der Alveole des natürlichen Zahnes beibehalten werden. Nach dem Einsetzen

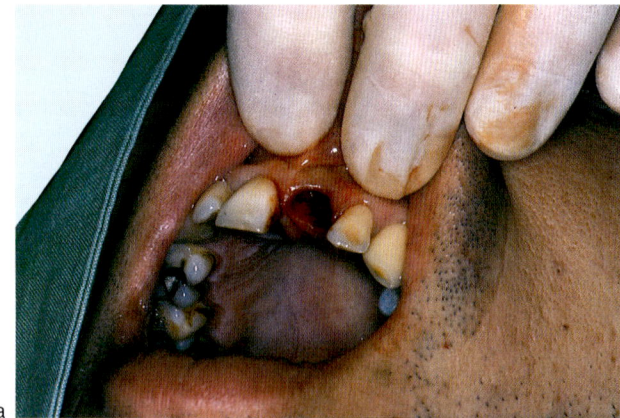

a

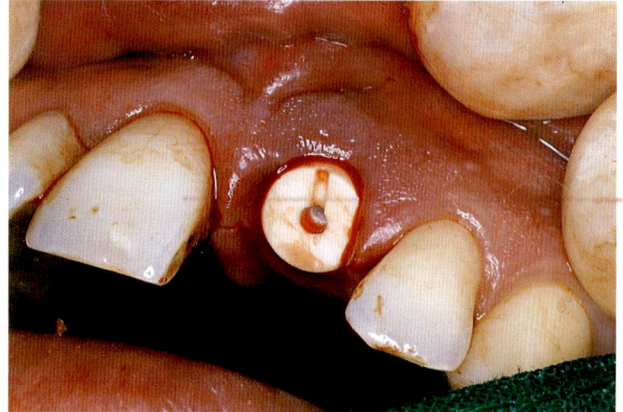

b

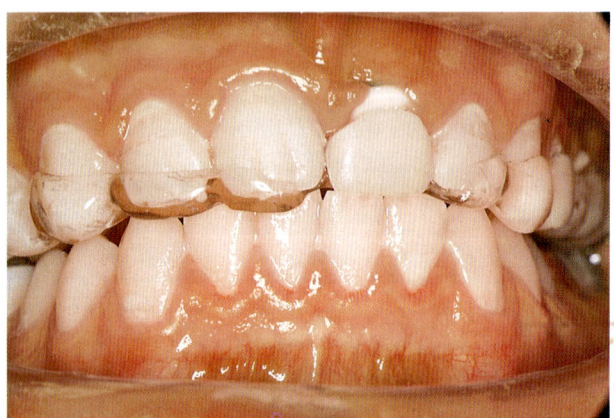

c

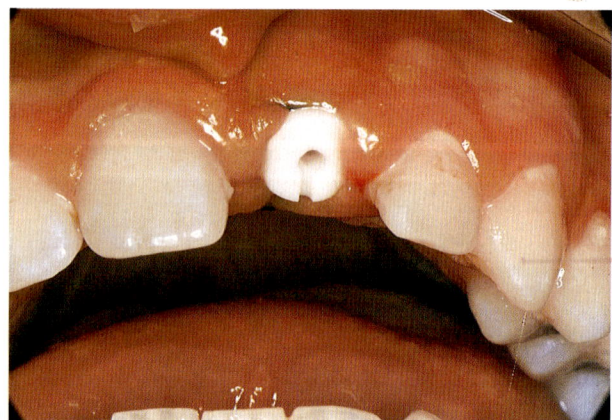

d

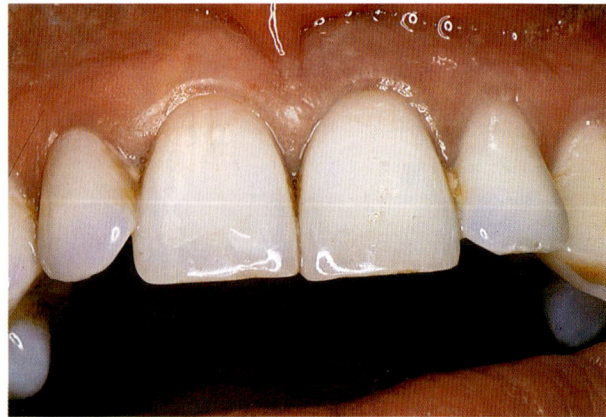

e

Abb. 22   Tübinger Sofortimplantat zum Ersatz von Zahn 21.

a) Klinischer Ausgangsbefund nach totaler peripherer Luxation von Zahn 21.
b) Eingebrachtes Implantat.
c) Prothetische Sofortversorgung durch provisorischen Zahnersatz.
d) Klinischer Befund drei Monate nach Implantation.
e) Definitive prothetische Versorgung durch Stiftkrone.

des Implantats muß die mobilisierte Gingiva durch Nähte unter leichter Spannung um den gekehlten Implantathals herum fixiert werden. Auch bei der Sofortimplantation ist unbedingt eine postoperative Antibiotikatherapie einzuleiten, ebenso ist auch hier an eine Tetanusimpfung zu denken.

Die volle Belastungsfähigkeit des Implantats ist erst nach drei Monaten erreicht. Vorher darf weder die Belastung des Implantats noch die Anfertigung einer prothetischen Suprastruktur erfolgen. Haben bei der Implantation Knochenhohlräume vorgelegen, muß das Implantat sogar für 4–6 Monate vor Belastungen geschützt werden. Da Interimsprothesen absinken und dann das Implantat vorzeitig belasten können, müssen das Implantat und die Interimsversorgung während der mehrmonatigen Einheilungsphase fortlaufend kontrolliert werden. Vor der Anfertigung der eigentlichen Suprastruktur wird das Tübinger Implantat mit einem Stiftkernaufbau versehen. Anschließend kann dann die Anfertigung der eigentlichen Suprastruktur erfolgen (s. Bd. 13).

Nach der Statistik des Arbeitskreises Implantologie innerhalb der Deutschen Gesellschaft für Zahn-, Mund- und Kieferheilkunde rechtfertigen Erfolgsquoten von 70–90% den Einsatz zahnärztlicher Implantate [20]. Danach verläuft gerade auch die Implantation von Tübinger Aluminiumoxid-Implantaten außerordentlich erfolgreich. Nach fünf Jahren beträgt die Erfolgsquote nach Ergebnissen der

Tübinger Klinik 91% [22]. Der Implantationserfolg ist dabei unabhängig vom Patientenalter und vom Geschlecht. Im Gegensatz zu dieser Mißerfolgsquote von 9% werden allerdings außerhalb der Tübinger Klinik auch langfristige Mißerfolgsquoten von 18,5% mit dem Tübinger Frialit-Implantat angegeben [42].

Nach einer neueren Auswertung beträgt die 10-Jahres-Verweildauerwahrscheinlichkeit bei diesem Implantat zwischen 59% und 71% [21]. Unter den Verlustursachen wurden zu 35,8% Implantatfrakturen festgestellt [101]. Bei der aus Titan gefertigten Weiterentwicklung zum Frialit-II-Implantat ist die Bruchgefährdung verringert. Weitere Systemverbesserungen, vor allem im Hinblick auf die prothetische Versorgbarkeit, lassen günstige Langzeitergebnisse erwarten.

Zur Wiederherstellung des Alveolarfortsatzes nach traumatisch bedingtem Knochenverlust und Totalluxation mehrerer Zähne ist ein hoher operativer und prothetischer Aufwand erforderlich. Dabei eignet sich zur knöchernen Rekonstruktion besonders autogene Beckenkammspongiosa. Die verlorenen Zähne werden dann durch enossal osteointegrierte Implantate mit einer geeigneten Suprakonstruktion ersetzt (Abb. 23).

Zentrale Luxation (Intrusion)

Von den verschiedenen Dislokationsmöglichkeiten nach traumatischer Luxation ergibt sich für die zentrale Luxation (Intrusion) sowohl für die primäre Therapie als auch hinsichtlich der Prognose eine besondere Problematik. Die Frage, ob ein zentral luxierter Zahn, der im Extremfall vollständig in den Kieferknochen intrudiert sein kann, primär reponiert werden oder zunächst unbehandelt belassen werden soll, um einen erneuten selbständigen Durchbruch abzuwarten oder ihn erst später orthodontisch wieder in die Okklusionsebene einzustellen, wird in der Literatur unterschiedlich beantwortet [2, 26, 28].

Im wesentlichen müssen zwei Kriterien berücksichtigt werden, die von dem Stand des Wurzelwachstums und dem Ausmaß der Intrusion abhängen:

– unvollständiges Wurzelwachstum mit vitalem Keimgewebe
– Anteil intakter Desmodontalfasern

Ein selbsttätiger neuer Zahndurchbruch, wie man ihn bei zentral luxierten Milchzähnen fast regel

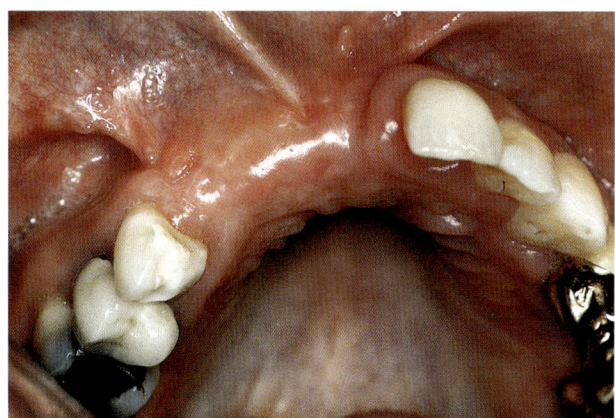

a

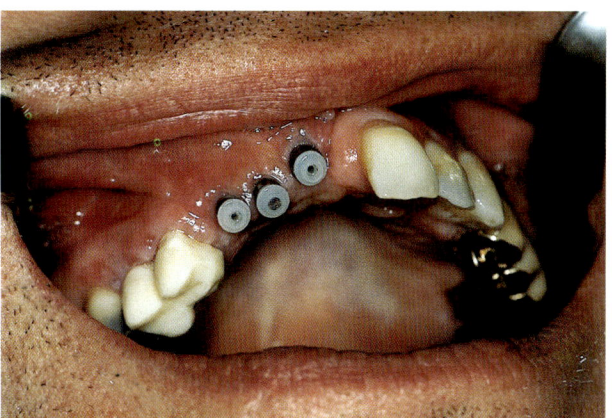

b

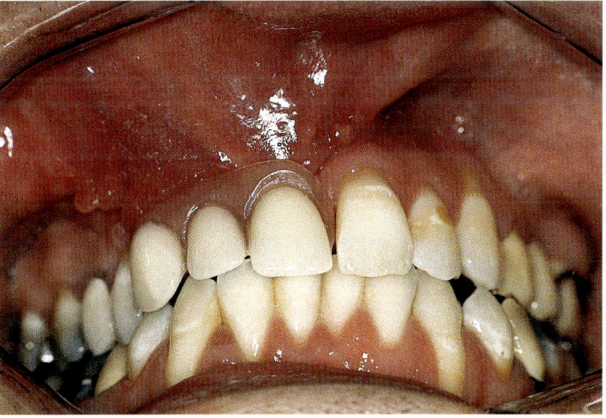

c

Abb. 23 Restauration der Oberkieferfront nach Trauma und partiellem Alveolarfortsatzverlust.

a) Operative Rekonstruktion mit autogener Beckenkammspongiosa.
b) Ersatz der verlorenen Zähne 11, 12 und 13 durch enossale Implantate (IMZ).
c) Prothetische Versorgung mit Hilfe einer kombiniert festsitzend-herausnehmbaren Suprastruktur.

mäßig beobachten kann, ist bei stärkeren Intrusionen bleibender Zähne nur dann zu erwarten, wenn sie sich zum Zeitpunkt des Traumas noch in der Durchbruchsphase befanden. Hier besteht neben divergierenden Wurzelwänden mit apikalem Keimgewebe noch keine funktionelle Ausrichtung des bindegewebigen Zahnhalteapparats. Bei durchgebrochenen Zähnen mit abgeschlossenem Wurzelwachstum ist bei starker bis vollständiger Intrusion mit dem Kontinuitätsverlust sämtlicher SHARPEYscher Fasern zu rechnen. Bei diesen Zähnen, die prognostisch wie vollständig peripher luxierte Zähne zu bewerten sind, ist mit einem erneuten Zahndurchbruch nicht mehr zu rechnen. Auch eine kieferorthopädische Einstellung des Zahnes wird problematisch, wenn eine Ankylosierung der Wurzel infolge der traumatischen Zerstörung des bindegewebigen Zahnhalteapparats eingetreten ist.

Deshalb sollte die Frage der sofortigen Reposition eines zentral luxierten Zahnes jeweils unter Berücksichtigung des Stands der Wurzelentwicklung und des Ausmaßes der Zerstörung des bindegewebigen Zahnhalteapparats getroffen werden. Bei nicht abgeschlossenem Wurzelwachstum ist die sofortige Reposition nicht indiziert, da bei einem weiteren Wurzelwachstum mit einem erneuten Zahndurchbruch gerechnet werden kann.

Entwicklungsstörungen an den bleibenden Zähnen können die Folge der zentralen Luxation von Milchzähnen sein. Die Schädigung des im Oberkiefer darüberliegenden Zahnkeims durch direkte Gewalteinwirkung über den intrudierten Milchzahn ist zwar selten, jedoch nicht immer auszuschließen. Klinisch und röntgenologisch gibt es keine exakten Kriterien für die zu erwartende Schädigung der wesentlich später durchbrechenden bleibenden Frontzähne. Daher können und müssen die konkreten Fragen der Eltern hinsichtlich der Folgeschäden der nachfolgenden bleibenden Front

zähne nur ausweichend beantwortet werden. Es empfiehlt sich, die Schädigungsmöglichkeit eindeutig aufzuzeigen und schriftlich festzuhalten.

Im Alter von etwa zwei Jahren sind keine Schädigungen der bleibenden Zähne zu erwarten, da bei axial gerichtetem Trauma der Milchzahn vestibulär am Zahnkeim des bleibenden Zahnes vorbeigeschoben wird (Abb. 24a). Aufgrund dieser altersbezogenen besonderen Lagebeziehungen zwischen Milchzahn und bleibendem Zahnkeim können sich auf den Milchzahn auftreffende mechanische Impulse nur bei besonderer Krafteinwirkung und -richtung auf den bleibenden Zahnkeim auswirken.

Dies gilt nicht mehr für die zentrale Luxation des Milchschneidezahnes nach dem 4. Lebensjahr. Durch das Wachstum des Alveolarfortsatzes in vertikaler Richtung rückt der Ersatzzahnkeim, gemäß der Topogenese, über den apikalen Bereich des Milchzahnes (Abb. 24b). Dadurch besteht jetzt die Möglichkeit, daß eine auftretende Gewalt direkt vom Milchzahn auf den bleibenden Zahnkeim übertragen wird. In diesem Stadium gefährdet somit jede Intrusion des Milchzahnes auch den bleibenden Zahnkeim.

Die Auswirkungen auf die bleibenden Zähne sind verschiedenartig. Kurz nach dem Trauma kann man selbst in dieser Altersklasse nichts über das Ausmaß der Schädigung aussagen. Die Schädigungen können zwar die weitere Entwicklung des bleibenden Zahnes stören, die Folgen werden jedoch erst nach mehreren Monaten im Röntgenbild sichtbar, einige Veränderungen sogar erst nach Durchbruch der klinischen Krone. Auf eine relativ leichte Form der Schädigung deuten später weißliche oder gelblichbraune Verfärbungen des Zahnschmelzes hin, der nur stellenweise, aber auch in seiner ganzen Ausdehnung tangiert sein kann [48, 52]. Diese mehr oder minder intensiven bräunlichen Flecken sind Ausdruck von Blutungen, deren Abbauprodukte (Hämosiderin) sich in die Zahnhartsubstanz eingelagert haben.

Von größerer klinischer Bedeutung sind folgende Schädigungen der bleibenden Frontzähne nach vorangegangenem Milchzahntrauma:

- Zahnkeimverlagerungen
- Zahndeformierungen
- ausbleibendes Wurzelwachstum
- Retention durch „ankylotische Verwachsung"

Ein ernstzunehmender Folgezustand ist die Verlagerung des Zahnkeims, d. h., der Zahn bricht schließlich an ungewohnter Stelle durch oder er verharrt in

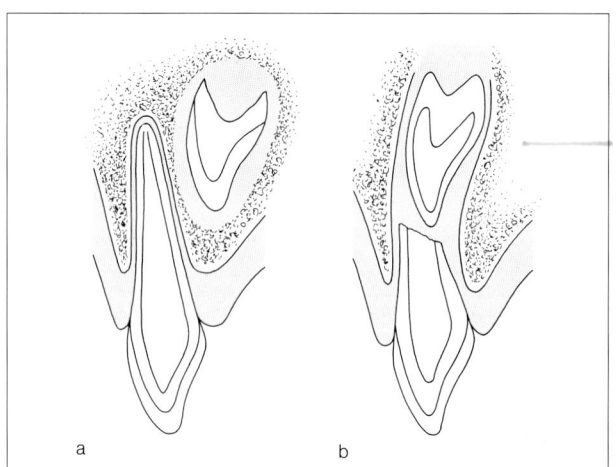

Abb. 24   Lagebeziehung des Milchzahnes zum Ersatzzahnkeim im Alter von zwei Jahren (a) und im 4. Lebensjahr (b) (nach [28]).

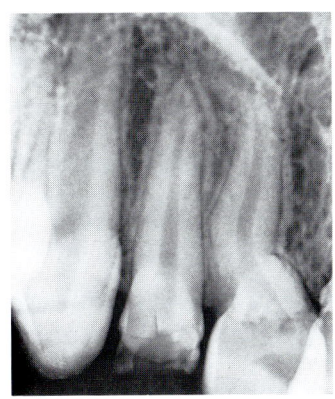

Abb. 25 Bajonett-
förmig abgesetzte
Wurzel von Zahn 11
nach Intrusion von
Zahn 51 im Alter
von drei Jahren.

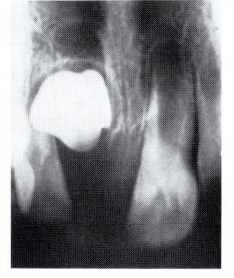
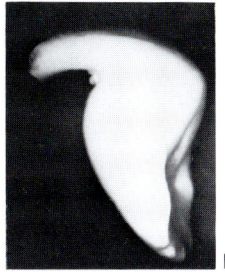

a   b

Abb. 26
a) Horizontal verlagerter Keim eines mittleren Schneidezahns
nach frühkindlichem Trauma.
b) Normale Ausbildung der Krone, die um 90° abgeknickte
Wurzel ist nur rudimentär angelegt.

seiner abwegigen Position. Wirkt die Kraft des
Traumas direkt auf den Zahnkeim ein, kommt es zu
Fehlbildungen. So können Deformierungen der
Zahnkrone, gestörtes oder aufgehobenes Wurzelwachstum, bajonettförmig abgebogene Wurzeln
[2, 34, 65, 94, 95, 99] labialwärtige Aufbiegung bis
zur Knickung des Zahnes im Halsbereich (Dilazeration) und schließlich die Keimzertrümmerung resultieren (Abb. 25 und 26). Vereinzelt werden sogar
Verwachsungen mit dem intrudierten Milchzahn
beschrieben [14].

Durch die Fortleitung der „Trauma-Energie" kann
es auch zur isolierten Schädigung des Zahnhalteapparats und der umgebenden Knochenbereiche ohne
Fehlbildung an Zahnkrone und Wurzel kommen.

Im Sinne einer „ankylotischen Verwachsung" resultiert auch hier eine Retention des sekundär traumatisierten bleibenden Zahnes.

Schädigungen im Sinne einer späteren Aufbiegung der Krone des bleibenden Zahnes sind nur
dann denkbar, wenn der Milchzahn gaumenwärts
intrudiert wird und dabei folgerichtig den Keim des
bleibenden Zahnes mehr oder weniger lädiert. Auf-
fälligerweise verläuft aber die Achse des deformier-
ten Zahnes entgegengesetzt. Dies ist so zu erklären,

daß labial am Zahnsäckchen eine Wunde, schließlich eine Vernarbung entsteht. Die Wurzel schiebt
aber weiter, weshalb es dann zur Verbiegung nach
Art einer Verhaltung auf der Labialseite kommt
[11, 65]. Im Falle nachhaltiger Zerstörung des umge-
benen Gewebes mit eventuell aufgepfropfter Infektion kann der Zahn auch ausgestoßen werden [1, 79].

Unter dem Begriff der *Dilazeration* verstand
TOMES ein Abreißen des partiell entwickelten
Zahnes von der Pulpa [31]. Andere Autoren verstehen darunter die traumatisch bedingte Knickung
eines Zahnes im Kronen- oder Wurzelbereich [2, 63].
Inzwischen wird dieser Terminus auch übergeordnet verwendet, indem man alle so verursachten
Deformationen von Zähnen in der Entwicklung hier
einreiht [14, 74].

Von der Regel der Reposition und Fixation geht
man bei der zentralen Luxation von Milchfrontzähnen ab, da sich in Achsenrichtung intrudierte
Zähne unter bestimmten Voraussetzungen vielfach
von selbst wieder regelrecht einstellen können. Man
kann daher zunächst die Rückwanderung des intrudierten Milchzahnes abwarten. Dies gilt insbesondere für das Kleinkindalter vom 2.–3. Lebensjahr.

> Aufgrund der erwähnten Gefahr der Zahn-
> keimschädigung ist die Indikation zur Ent-
> fernung intrudierter Milchzähne ab dem
> 4. Lebensjahr zu stellen.

Eine aktive Reposition und Fixation erübrigen sich,
da in dieser Altersperiode die Zähne im Frontzahnbereich keine Platzhalterfunktion mehr für die
nachfolgenden bleibenden Schneidezähne ausüben.

Neben der zentralen Luxation von Milchzähnen
gibt es natürlich auch die zentrale Luxation von
bleibenden Zähnen, fast ausnahmslos oberer Frontzähne. Der Zahn ist dann in den Alveolarfortsatz-
knochen eingetrieben. Die zentrale Luxation kann
in verschiedenem Ausmaß auftreten. Der Zahn
erscheint klinisch verkürzt und ist fest verkeilt. Der
Zahnhalteapparat ist mehr oder weniger mitver-
letzt. Bei geringfügiger Dislokation kann die Vitalität erhalten bleiben, die Sensibilität jedoch vorübergehend gestört sein. Bei stärkerer Verlagerung
ist die Vitalität in jedem Fall durch Abriß oder Quetschung des Gefäß-Nervenbündels am Foramen
apicale bleibend gefährdet.

Kriterien für oder gegen das aktive therapeutische
Vorgehen sind bei der Intrusion eines bleibenden
Frontzahnes in erster Linie der Zeitpunkt des jewei-

ligen Wurzelwachstums und die Weite des Foramen apicale. Bei weitem Foramen apicale und noch nicht abgeschlossenem Wurzelwachstum kann man eine abwartende Haltung einnehmen. Die intrudierten Zähne stellen sich gelegentlich in wenigen Monaten wieder in regelrechte Stellung ein. Wenn sich nach etwa einem halben Jahr keine Vertikalbewegung des intrudierten Zahnes zeigt, sollte man eine kieferorthopädische Behandlung mit Applikation von aktiven Kräften in gewünschter Richtung einleiten.

Ist das Wurzelwachstum des intrudierten bleibenden Zahnes jedoch als abgeschlossen zu bezeichnen, und befindet sich der Zahn in der Tiefe des Alveolarfortsatzes mit erheblicher Zerstörung des Desmodonts, ist eine chirurgische Intervention mit Freilegung und Anlegen einer Zugapparatur (z. B. Bracket mit Drahthäkchen) indiziert.

Bei extrem verlagerten Zahnkeimen (z. B. Kippung um 90°), deren zukünftiges Schicksal immer höchst fraglich sein wird, kann die Transplantation in ein operativ angemessen geformtes Knochenlager versucht werden [56]. Dabei ist es nicht unbedingt notwendig, den Zahn genau in seine endgültige Position zu bringen, da man ihn später durch orthodontische Maßnahmen einregulieren kann. Voraussetzung für das Gelingen einer derartigen Operation ist eine möglichst breite Wachstumszone, so daß die Pulpa ausreichend vaskularisiert und reinnerviert werden kann, sowie das Fehlen rechtwinkliger oder nahezu rechtwinkliger Abknickungen im Zahnhalsbereich. Klinische Untersuchungen haben gezeigt, daß die autogene Zahnkeimtransplantation auch in diesen Fällen eine Alternative gegenüber der prothetischen und kieferorthopädischen Therapie sein kann [29]. Es zeigt sich, daß der günstigste Zeitpunkt bei Ausbildung der Wurzel bis zu ungefähr ³/₄ ihrer Länge gegeben ist. Der Nachweis der Vitalität und damit des Erfolges wird frühestens nach vier Monaten, zuweilen auch erst nach acht Monaten gelingen. In dieser Zeit kann die Wurzel nur verkürzt gebildet werden. Es wurden auch Einengungen des Pulparaums beobachtet. Selbstverständlich sind hierbei regelmäßige Röntgenkontrollen unerläßlich, um eventuelle Pulpaschädigungen mit allen ihren Folgen rechtzeitig erfassen zu können.

Literatur

[1] Aleyt, G.: Milchzahnintrusion und mögliche Folgen an den oberen permanenten Schneidezähnen. Dtsch. Stomat. 19 (1969), 459.

[2] Andreasen, J. O.: Traumatic injuries of the teeth, 2nd. ed. Munksgaard, Copenhagen 1981.

[3] Andreasen, J. O.: Traumatologie der Zähne. Schlütersche V., Hannover 1988.

[4] Andreasen, J. O., Hjørting-Hansen, E.: Replantation of teeth. Acta odont. scand. 24 (1966), 263 und 287.

[5] Andreasen, J. O., Hjørting-Hansen, E.: Intraalveolar root fractures: radiographic and histologic study of 50 cases. J. oral Surg. 25 (1967), 414; Ref.: Zahnärztl. Welt 78 (1969), 368.

[6] Andreasen, J. O., Sundström, B., Ravn, J. J.: The effect of traumatic injuries to primary teeth on their permanent successors. I: A clinical and histologic study of 117 injured permanent teeth. Scand. J. dent. Res. 79 (1971), 219.

[7] Anehill, S., Lindal, B., Wallin, H.: Prognosis of traumatised permanent incisors in children. A clinical roentgenological after-examination. Svensk Tandlak. Tskr. 62 (1969), 367.

[8] Arwill, T.: Histopathologic studies of traumatized teeth. Odont. T. Göteborg 70 (1962), 91.

[9] Axhausen, G.: Die histologischen Gesetze der Wiedereinpflanzung replantierter Zähne. Dtsch. Zahn-, Mund- u. Kieferheilk. 4 (1937), 168.

[10] Bennett, D. T.: Repair following root fracture. Brit. dent. J. 107 (1959), 217.

[11] Berger, B., Fischer, C. H.: Frontzahntrauma und Zahnentwicklung. Dtsch. Zahn-, Mund- u. Kieferheilk. 49 (1967), 319.

[12] Berz, H., Berz, A.: Schneidezahnfrakturen und sagittale Schneidezahnstufe. Dtsch. zahnärztl. Z. 26 (1971), 940.

[13] Blackwood, H. J. J.: Tissue repair in intra-alveolar root fractures. Oral Surg. 12 (1959), 360.

[14] Bohatka, L.: Dilaceratio dentis. Stoma (Heidelberg) 23 (1970), 164.

[15] Borgmann, H.: Das akute Trauma im Milchgebiß. Dtsch. zahnärztl. Z. 14 (1959), 325.

[16] Bouyssou, M., Lepp, F. H., Zerosi, C.: Resorptions dentaires et biologie osseuse (Zahnresorptionen und Knochenbiologie). Sciences et lettres, Liège 1965.

[17] Bouyssou, M., Werelds, R. J.: Histomorphologic assessment of the three possible patterns of hard callus in the healing of dental root fractures. J. dent. Res. 48 (1969), 1143.

[18] Bouyssou, M., Werelds, R. J., Lepp, F. H., Soleilhavoup, J. P., Peyre, J.: Histologie comparative de la formation d'un cal dans les fractures dentaires et dans les fractures osseuses. Bull. internat. rech. Sc. stomat. 13 (1970), 317.

[19] Brosch, F.: Über die Anwendbarkeit der Gesetze der traumatischen Entzündung auf die Vorgänge nach dem Zahnwurzelbruch. Dtsch. Zahn-, Mund- u. Kieferheilk. 36 (1961), 169.

[20] Deutsche Gesellschaft für Zahn-, Mund- und Kieferheilkunde: Implantologie. Zahnärztl. Mitt. 73 (1983), 366.

[21] D'Hoedt, B.: Dentale Implantate aus polykristalliner Aluminiumoxidkeramik. – Einteilung und Langzeitergebnisse. Habil.-Schrift, Tübingen 1991.

[22] D'Hoedt, B., Lukas, D.: Statistische Ergebnisse des Tübinger Implantates. Dtsch. zahnärztl. Z. 36 (1981), 551.

[23] Dildei, H.-W.: Zweiteiliges Wurzelstift-Kronenaufbau-System aus Titan zur transdentalen Fixation und Wurzelspitzenresektion. Quintessenz 4 (1986), 1.

[24] Dreyer, C. J., Blum, L.: Effect of root fracture on the epithelial attachment. J. dent. Ass. S. Afr. 22 (1967), 103.

[25] Dunker, L.: Über die Behandlung unfallgeschädigter Milchzähne (unter besonderer Berücksichtigung der Replantation). Dtsch. Zahnärztebl. 21 (1967), 174.

[26] Ellis, R. G., Davey, K. W.: The classification and treatment of injuries to the teeth of children, 5th ed. Year Book Medical Publishers Inc., Chicago 1970.

[27] Engelhardt, H. G., Hammer, H.: Pathologie und Therapie der Zahnwurzelfrakturen. Dtsch. zahnärztl. Z. 14 (1959), 1278.

[28] Eschler, J.: In: Schilli, H., Witt, E. (Hrsg.): Die traumatischen Verletzungen der Frontzähne bei Jugendlichen, 3. Aufl. Hüthig, Heidelberg 1972.

[29] Eskici, A.: Replantation und Transplantation von Zähnen und Zahnkeimen. Dtsch. zahnärztl. Z. 35 (1980), 343.

[29a] Eskici, A.: Tierexperimentelle Untersuchungen und klinische Ergebnisse der Zahnkeimtransplantation. Fortschr. Kiefer-Gesichtschir. 28 (1983), 100.

[30] Euler, H.: Die Rißfraktur im Wurzelzement. Z. Stomat. 25 (1927), 801.

[31] Euler, H.: Die Anomalien, Fehlbildungen und Verstümmelungen der menschlichen Zähne. Lehmann. München 1939.

[32] Fialova, S., Jurecek, B.: Urazy zubu u dêti a naše zkušenosti s jejich lecenim. Prakt. zubui Lêk. 16 (1968), 171.

[33] Fischer, C.-H.: Beobachtungen und Überlegungen zur Biologie der Pulpa. Dtsch. zahnärztl. Z. 24 (1969), 173.

[34] Fischer, C. H.: Wurzelverkrümmung durch Trauma. Quintess. zahnärztl. Lit. 21 (1970), 4098.

[35] Fischer, C.-H.: Beobachtungen bei intra- und extraalveolärer Verletzung der Pulpa nach einem Frontzahntrauma. Dtsch. zahnärztl. Z. 25 (1970), 1135.

[36] Fischer, C.-H.: Resorption und Apposition von Hartsubstanz bei chronisch entzündeter Pulpa im Wurzelkanal. Dtsch. zahnärztl. Z. 29 (1974), 905.

[37] Fischer, R., Kellner, G.: Klinische und histologische Befunde bei Zahnwurzelfrakturen, Zahnärztl. Welt 80 (1971), 501.

[38] Fröhlich, E.: Über die Heilung der Zementrißfrakturen. Dtsch. zahnärztl. Z. 3 (1948), 385.

[39] Gelbier, S.: Injured anterior teeth in children. A preliminary discussion. Brit. dent. J. 123 (1967), 331.

[40] Hammer, H.: Der histologische Vorgang bei der Zahnreplantation. Dtsch. Zahn-, Mund- u. Kieferheilk. 1 (1934), 115.

[41] Hammer, H.: Die Heilungsvorgänge bei Wurzelbrüchen. Dtsch. Zahn-, Mund- u. Kieferheilk. 6 (1939), 297.

[42] Heners, M., Wörle, M.: Indikation verschiedener Implantationsverfahren – Ergebnisse einer klinischen Langzeitstudie. Dtsch. zahnärztl. Z. 38 (1983), 115.

[43] Herforth, A.: Zur Frage der Pulpavitalität nach Frontzahntrauma bei Jugendlichen – eine Longitudinaluntersuchung. Dtsch. zahnärztl. Z. 31 (1976), 938.

[44] Herforth, A.: Traumatische Schädigungen der Frontzähne bei Kindern und Jugendlichen im Alter von 7 bis 15 Jahren. Quintessenz, Berlin 1982.

[45] Herforth, A.: Wurzelfrakturen und Luxationen von Zähnen – I. Teil. ZWR 99 (1990), 440.

[46] Herforth, A.: Wurzelfrakturen und Luxationen von Zähnen – III. Teil. ZWR 99 (1990), 784.

[47] Hermann, D.: Schienung marginal parodontischer Zähne durch enossale Stiftfixation. Dtsch. zahnärztl. Z. 20 (1965), 1356.

[48] Hetzer, C., Irmisch, B.: Einige Beobachtungen nach Milchzahnintrusion. Dtsch. Stomat. 21 (1971), 35.

[49] Hoefig, W.: Möglichkeiten und Grenzen der Behandlung des Frontzahntraumas. Dtsch. Zahnärztekal., S. 28, Hanser, München 1971.

[50] Hollmann, K.: Traumatische Veränderungen der Zähne und Kiefer. In: Handbuch der medizinischen Radiologie, Bd. VII/2, S. 111. Springer, Berlin 1963.

[51] Hotz, R.: Die Bedeutung, Beurteilung und Behandlung beim Trauma im Frontzahngebiet vom Standpunkt des Kieferorthopäden. Dtsch. zahnärztl. Z. 13 (1958), 42, 401.

[52] Hotz, R.: Die traumatische Schädigung des Gebisses im Kindesalter. In: Harndt, E., Weyers, H. (Hrsg.): Zahn-, Mund- und Kieferheilkunde im Kindesalter, S. 335. Quintessenz, Berlin 1967.

[53] Irmisch, B., Hetzer, G.: Eine kleine Auswertung akuter Traumen im Milchgebiß und permanenten Gebiß. Dtsch. Stomat. 21 (1971), 28.

[54] Kirschner, H., Burkard, W., Pfütz, E., Pohl, Y., Obijou, C.: Frontzahntrauma. Aufbewahrung und Behandlung des verunfallten Zahnes. Schweiz. Monatsschr. Zahnmed. 102 (1992), 209.

[55] Kloeppel, J.: Diagnosis and treatment of traumatic injuries of the teeth among children. Int. dent. J. 13 (1963), 684.

[56] Ködel, G.: Über die Transplantation traumatisch verlagerter Frontzähne mit unvollendetem Wurzelwachstum. Dtsch. zahnärztl. Z. 20 (1965), 1149.

[57] Kronfeld, R.: Beitrag zur Kenntnis der Heilungsvorgänge nach Zahnfrakturen. Z. Stomat. 29 (1931), 418.

[58] Künzel, W.: Unfallverletzungen der Zähne. In: Künzel, W., Toman, J. (Hrsg.): Kinderstomatologie, S. 352. Verlag Volk und Gesundheit, Berlin 1965.

[59] Lehnert, S.: Ein Beitrag zur Pathologie der Zahnwurzelfrakturen. Dtsch. Zahnärztebl. 18 (1964), 451.

[60] Luhr, H.-G.: Endodontale Kompressionsverschraubungen bei Zahnwurzelfrakturen. Dtsch. zahnärztl. Z. 27 (1972), 927.

[61] Luhr, H.-G., Bull, H.-G., Mohaupt, K.: Histologische Untersuchungen nach endodontaler Kompressionsverschraubung bei Zahnwurzelfrakturen. Dtsch. zahnärztl. Z. 28 (1973), 365.

[62] Magnusson, B., Holm, A. K.: Traumatised permanent teeth in children – a fallow-up. Svensk tandläk. T. 62 (1969), 61.

[63] Mathis, H.: Dilazeration oder Knickung? Dtsch. Zahn-, Mund- u. Kieferheilk. 4 (1937), 317.

[64] Meyer, W.: Zahnfraktur. In: Häupl, K., Meyer, W., Schuchardt, K. (Hrsg.): Die Zahn-, Mund- und Kieferheilkunde, Bd. I, S. 647. Urban & Schwarzenberg, München 1958.

[65] Meyer, W.: Pathologie der Zähne und des Gebisses. In:

Häupl, K., Meyer, W., Schuchardt, K. (Hrsg.): Die Zahn-, Mund- und Kieferheilkunde, Bd. I, S. 472 u. 689. Urban & Schwarzenberg, München 1958.

[66] Michanowicz, A. E., Michanowicz, J. P., Abou-Rass, M.: Cementogenic repair of root fractures. J. Amer. Dent. Ass. 82 (1971), 569.

[67] Müller, W., Taatz, H.: Die traumatischen Verletzungen der Zähne und ihre Behandlung. In: Reichenbach, E. (Hrsg.): Traumatologie im Kiefer-Gesichtsbereich, S. 185. Barth, Leipzig 1969.

[68] Nentwig, G.-H.: Möglichkeiten und Grenzen der Zahnerhaltung nach traumatischer Schädigung aus chirurgischer Sicht. Dtsch. zahnärztl. Z. 43 (1988), 357.

[69] Nentwig, G.-H.: Die initiale chirurgische Versorgung beim Trauma im dento-alveolären Bereich. Dtsch. zahnärztl. Z. 49 (1994), 235.

[70] Natiella, J. R., Armitage, J. E., Greene, G. W.: The replantation and transplantation of teeth. Oral Surg. 29 (1970), 397.

[71] O'Mullane, D. M.: Some factors predisposing to injuries of permanent Incisors in school children. Brit. dent. J. 134 (1973), 328.

[72] Orlay, H. G.: Endodontic splinting treatment in periodontal diseases. Brit. dent. J. 108 (1960), 118.

[73] Orlay, H. G.: Befestigung von lockeren Zähnen mit endodontischen Implantaten. Schweiz. Mschr. Zahnheilk. 78 (1968), 580.

[74] Peckert, H.: Dilaceration. In: Kantorowicz, A. (Hrsg.): Handwörterbuch der gesamten Zahnheilkunde, Bd. I, S. 533, Barth, Leipzig 1929.

[74a] Pfeifer, G.: Freihändige Kunststoffschienung bei Alveolarfortsatzfrakturen und Luxationen im Milchgebiß. In: Schuchardt, K. (Hrsg.): Fortschritte der Kiefer- und Gesichts-Chirurgie 5 (1959), 328.

[75] Pindborg, J. J.: Pathology of the dental hard tissues. Munksgaard, Kopenhagen 1970.

[76] Pritz, W., Waechter, R.: Die Rißfraktur im Halteapparat des Zahnes. Öst. Z. Stomat. 64 (1967), 164.

[77] Ravn, J. J.: En klinisk og radiologisk undersögelse af 55 rodfrakturer i unge permanente incisiver. Tandlaegebladet 80 (1976), 391.

[78] Reichenbach, E.: Zähne, Kiefer, Gesicht. In: Bürkle de la Camp, H., Schwaiger, H. (Hrsg.): Handbuch der gesamten Unfallheilkunde, Bd. II, S. 174. Enke, Stuttgart 1966.

[79] Ring, A. L.: Über Unfallspätfolgen am Odonton. Dtsch. Zahnärztebl. 19 (1965), 95.

[80] Rottke, B., Hatifotiadis, D.: Spätergebnisse experimentell gesetzter Zahnfrakturen im Tierversuch. Fortschr. Kiefer-Gesichtschir. 12 (1967), 271.

[81] Schroeder, H. E.: Pathobiologie oraler Strukturen. Karger, Basel–München–Paris–London–New York–Tokyo–Sydney 1983.

[82] Schützmansky, G.: Unfallverletzungen an jugendlichen Zähnen. Dtsch. Stomat. 13 (1963), 919.

[83] Schulte, W.: Das Tübinger Implantat aus Frialit – fünfjährige Erfahrungen. Dtsch. zahnärztl. Z. 36 (1981), 544.

[84] Schulte, W.: Indikationen und Kontraindikationen des Tübinger Implantates. In: Implantate in der Praxis. Bay. Zahnärztetag 1983, Bay. Landeszahnärztekammer, München (1983), 47.

[85] Schulte, W., Heimke, G.: Das Tübinger Sofortimplantat. Quintessenz 27 (1976), 17.

[86] Schulte, W., Kleineikenscheidt, H., Lindner, K., Schareyka, R., Heimke, G.: Konzept und Prüfung des Tübinger Sofortimplantates. Dtsch. zahnärztl. Z. 33 (1978), 319.

[87] Schulze, Chr.: Klinisch-röntgenologischer Beitrag zur Frage der Heilungsvorgänge bei Wurzelbrüchen vitaler Zähne. Dtsch. zahnärztl. Z. 6 (1951), 595.

[88] Schulze, Chr.: Über die Heilungsvorgänge nach intraalveolären Frakturen vitaler Zähne. Dtsch. zahnärztl. Z. (1957), 666.

[89] Sigrist, H.: Die zahnärztliche Behandlung des Kindes. Sammelband der Referate und Diskussionsvoten am Kongreß der Schweizerischen Zahnärztegesellschaft auf dem Bürgenstock, Mai 1953.

[90] Skieller, V.: The prognosis for young teeth loosened after mechanical injuries. Acta odont. Scand. 18 (1960), 171.

[91] Staegemann, G.: Die Stiftverbolzung von Zähnen – Indikation, Methodik und Resultate. Dtsch. zahnärztl. Z. 15 (1960), 1094.

[92] Staegemann, G.: 15jährige Erfahrungen mit der enossalen Stiftverbolzung aus prothetischer Indikation. Dtsch. Stomat. 21 (1971), 454.

[93] Stålhane, J., Hedegard, B.: Traumatized permanent teeth in children aged 7–15 years. Part II. Swed. Dent. J. 68 (1975), 157.

[94] Strassburg, M.: Zahnerhaltung nach Trauma im kindlichen Gebiß. Dtsch. zahnärztl. Z. 23 (1968), 1235.

[95] Strassburg, M., Weise, W., Schübel, F.: Frontzahnverletzungen bei Jugendlichen. Hinweise zur Beurteilung unfallbedingter Frontzahnverletzungen bei Jugendlichen unter besonderer Berücksichtigung gutachterlicher Gesichtspunkte. Fortschr. Med. 87 (1969), 935.

[96] Szpringer, M.: Obserwacje zebów stalych sasia du jacych z zebami uszkodzouymi wskutek urazów. Czas. Stomat. 28 (1975), 1045.

[97] Taatz, H.: Verletzungen der Milchzähne und ihre Behandlung. In: Reichenbach, E. (Hrsg.): Kinderzahnheilkunde im Vorschulalter (Zahnärztl. Fortb., H. 16). Barth, Leipzig 1967.

[98] Taatz, H., Stiefel, A.: Zur Histologie der Zementrißfrakturen. Dtsch. zahnärztl. Z. 19 (1964), 281.

[99] Taatz, H., Taatz, H.: Feingewebliche Studien an permanenten Frontzähnen nach traumatischer Schädigung während der Keimentwicklung. Dtsch. zahnärztl. Z. 16 (1961), 995.

[100] Tammoscheit, U.-G.: Unfallfolgen an den oberen Milchfrontzähnen. Dtsch. zahnärztl. Z. 21 (1966), 838.

[101] Tetsch, P.: Enossale Implantationen in der Zahnheilkunde. Hanser, München 1990.

[102] Tetsch, P., Esser, E.: Die transdentale Fixation traumatisch geschädigter Frontzähne. Öst. Z. Stomat. 71 (1974), 59.

[103] Tiecke, R. W.: Oral pathology. McGraw-Hill, Toronto–Sidney–London–New York 1965.

[104] Voß, A.: Kronen- und Wurzelfrakturen im bleibenden Gebiß. Zahnärztl. Mitt. 79 (1989), 2600.

[105] Wirz, J.: Die transkanaläre Verschraubung von Pfeilerzähnen im Unterkiefer. Zahnärztl. Welt 83 (1974), 405.

[106] Zachrisson, B. U., Jacobsen, J.: Long-term prognosis of 66 permanent anterior teeth with root fracture. Scand. J. Dent. Res. 83 (1975), 345.

[107] Zimmermann, M. M., Nentwig, G.-H.: Der aktuelle Stand der transdentalen Fixation. Quintessenz 5 (1990), 1.

[108] Zimmermann, M. M., Nentwig, G.-H.: Überlebensrate desmodontaler Zellen in Abhängigkeit von der extraoralen Austrocknung. Schweiz. Monatsschr. Zahnmed. 99 (1989), 1007.

Weiterführende Literatur

Jacobs, H. G.: Zahnärztlich-kieferchirurgische Traumatologie. Hanser, München–Wien 1983.

Krüger, E.: Lehrbuch der chirurgischen Zahn-, Mund- und Kieferheilkunde, Bd. 2 (7. Aufl.) Quintessenz, Berlin–Chicago–London–Rio de Janeiro–Tokyo 1993.

Krüger, E.: Operationslehre für Zahnärzte. Quintessenz, Berlin–Chicago–London–São Paulo–Tokyo 1986.

Krüger, E., Schilli, W.: Oral and maxillofacial traumatology, Vol. 1. Quintessenz, Chicago–Berlin–Rio de Janeiro– Tokyo 1982.

Schwenzer, N. (Hrsg.): Zahn-Mund-Kiefer-Heilkunde, Bd. 4. Thieme, Stuttgart–New York 1985.

Schwenzer, N., Grimm, G. (Hrsg.): Zahn-Mund-Kiefer-Heilkunde, Bd. 2, (2. Aufl.), Thieme, Stuttgart–New York 1990.

Hemisektion und Wurzelamputation

von CLAUS LÖST

Inhaltsübersicht

Einleitung

Hemisektionen und Wurzelamputationen sind eng miteinander verwandte, zahnärztlich-chirurgische Eingriffe, die auf mehrwurzlige Zähne beschränkt sind und deren partielle Resektion zum Ziel haben. Im Unterschied zu der weniger radikalen Wurzelspitzenresektion wird bei Hemisektionen und Wurzelamputationen mindestens eine Wurzel des betroffenen, mehrwurzligen Zahnes vollständig entfernt. Je nach angewandter Methode fallen auch Zahnkronenanteile der Resektion anheim.

> Ziel von Hemisektionen und Wurzelamputationen ist es, die gesunden (und einer Funktion zuzuführenden) Anteile mehrwurzliger Zähne, deren Erhaltung in toto nicht möglich ist, vor definitivem Verlust zu bewahren.

Die Erhaltung funktionstüchtiger Zahnsegmente stellt in begründeten Fällen eine ernstzunehmende Alternative zum totalen und definitiven Zahnverlust dar. Der Zahnarzt, der auf eine möglichst weitgehende Erhaltung der natürlichen Dentition bedacht ist, erfährt durch Hemisektionen und Wurzelamputationen eine wertvolle Ergänzung seines Therapiespektrums.

Hemisektionen und Wurzelamputationen wurden in ihren Grundzügen bereits im vorigen Jahrhundert beschrieben [10, 26, 80]. Aber nur sehr wenige Praktiker machten in den Folgejahren tatsächlich Gebrauch von dieser Therapiemöglichkeit [19, 31, 50, 60, 63]. Ihre Renaissance erlebten Hemisektionen und Wurzelamputationen Ende der sechziger Jahre dieses Jahrhunderts. Es waren die Parodontologen, die sich beispielsweise fragten: „Warum einen dreiwurzligen Oberkiefermolaren in toto extrahieren, wenn die sehr tiefe, konventioneller Therapie nicht mehr zugängliche Knochentasche nur eine Wurzel involviert, die beiden anderen Wurzeln von den parodontalen Abbauvorgängen nicht oder nur unwesentlich betroffen sind?" Nach CUM-MINGS und Mitarbeiter sind z. B. Wurzelamputationen ein logischer Weg, eine schwache, erkrankte Wurzel zu eliminieren, um den stärkeren Wurzeln ein Überleben zu erlauben [18].

Definition

Wir bevorzugen eine Begriffsbestimmung, welche der eigentlichen Wortbedeutung am nächsten kommt und dabei anatomische Gesichtspunkte berücksichtigt.

> Unter einer Hemisektion versteht man die Halbierung eines Zahnes.

Eine Zahnhalbierung ergibt streng genommen nur bei zweiwurzligen Zähnen einen Sinn. Da erste Oberkieferprämolaren aus verschiedenen Erwägungen heraus nur selten für eine Hemisektion in Frage kommen [65], ist das eigentliche Anwendungsgebiet der Hemisektion der Unterkiefermolarenbereich. Die Hemisektion hat meist die anschließende Entfernung einer der beiden Zahnhälften zum Ziel. In Ausnahmefällen kann jedoch schon mit der Halbierung des Zahnes der therapeutische Zweck der Hemisektion erfüllt sein. Deshalb unterscheidet man *zwei Möglichkeiten nach Hemisektion* (Abb. 1):

– Belassung beider Zahnhälften (Prämolarisierung)
– Entfernung einer Zahnhälfte

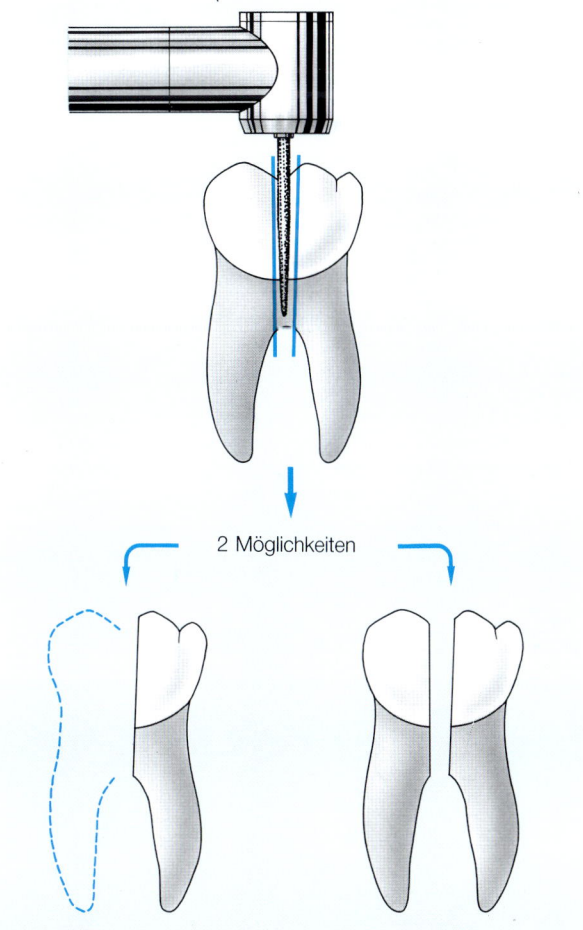

Abb. 1 Schematische Darstellung einer Hemisektion und der zwei sich daraus ergebenden Möglichkeiten.

Prämolarisierungen kommen indikations- und anatomiebedingt nur selten zur Anwendung. Im Fallmaterial des Autors nehmen sie einen Anteil von ca. 5% aller Hemisektionen ein [54].

> Unter einer Wurzelamputation versteht man die vollständige Entfernung einer Wurzel eines mehrwurzligen Zahnes.

Ihr Hauptanwendungsbereich sind die Oberkiefermolaren. Man unterscheidet im wesentlichen *zwei Vorgehensweisen* (Abb. 2):

- ausschließliche Entfernung der Wurzel; die Zahnkrone bleibt also intakt
- Entfernung der Wurzel mit zugehörigem Kronenanteil

An dieser Stelle ist noch eine weitere, allerdings selten geübte Operationsvariante, die *Wurzelseparation* (auch Trisektion [33]) zu nennen [1]. Grundlegender Gedanke ist, daß jede Wurzel eines mehrwurzligen Zahnes als eine parodontale Einheit betrachtet werden kann. So kann man eine schwer

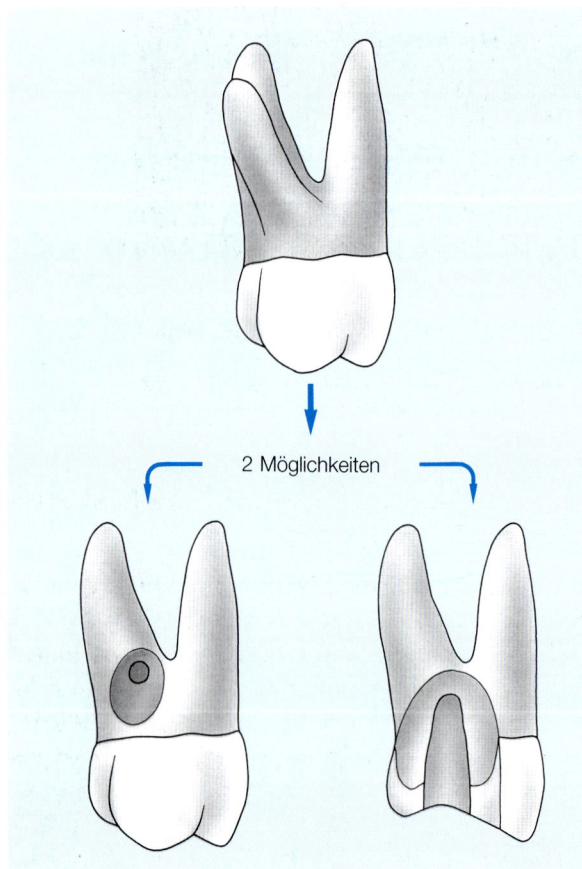

Abb. 2 Schematische Darstellung einer Wurzelamputation mit den zwei grundsätzlichen Vorgehensweisen.

einzuschätzende Furkationsbeteiligung bei einem Oberkiefermolaren abklären, indem man diesen in drei Segmente (parodontale Einheiten) zerlegt. Dadurch ergibt sich u. a. die Möglichkeit, jede parodontale Einheit auf ihr Restfundament und damit auf ihre Funktionstüchtigkeit hin genauer zu beurteilen.

Die Begriffe Hemisektion und Wurzelamputation werden in der Literatur (bezogen auf obige Definition) teilweise identisch [6, 20, 70], teilweise auch abweichend ausgelegt [34]. Vereinzelt findet der Terminus „Hemisektion" für dentale Resektionen Anwendung, bei denen Wurzel plus Kronenanteil entfernt wird, während der Begriff „Wurzelamputation" nur die Opferung von Wurzeln, nicht aber von Kronenanteilen umfaßt [4, 32, 43]. Zusätzliche Synonyma wie Dissektion [48, 73], Radektomie [4, 9] und Resektion [8], um nur die gebräuchlichsten zu nennen, verstärken die Verwirrung.

Fachspezifische Zuordnung

Eine Zuordnung der Hemisektionen/Wurzelamputationen zu einer bestimmten zahnärztlichen Disziplin ist schlecht möglich, da im Rahmen der Vorbehandlung, Durchführung und der postoperativen Versorgung endodontische, chirurgische, prothetische und in seltenen Fällen auch orthodontische Maßnahmen erforderlich werden. Die endodontischen und chirurgischen Komponenten sind allerdings essentiell, so daß viele Autoren daher Hemisektionen und Wurzelamputationen unter dem Sammelbegriff „endodontische Chirurgie" einreihen.

Die *endodontische Chirurgie* umfaßt folgende Techniken [25]:

- Inzision und Drainage
- Periradikuläre Chirurgie
- Korrigierende Chirurgie
- Intentionelle Replantation

Manche Autoren rechnen auch noch die transdentale Fixation hinzu. Hemisektionen und Wurzelamputationen werden zusammen mit der Reparatur von Perforationen der korrigierenden Chirurgie zugerechnet. Die Endochirurgie ist somit ein Sammelbegriff für zahnärztlich-chirurgische Eingriffe, in deren Rahmen entweder eine vorausgegangene endodontische Maßnahme korrigiert oder ergänzt wird oder bestimmte, den Zahnerhalt gefährdende, parodontale Probleme mehrwurzliger Zähne gelöst werden, was wiederum eine endodontische Vorbehandlung der betroffenen Zähne erforderlich macht.

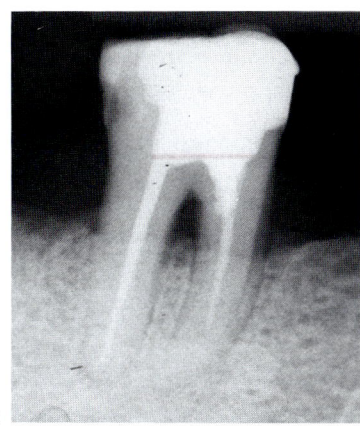
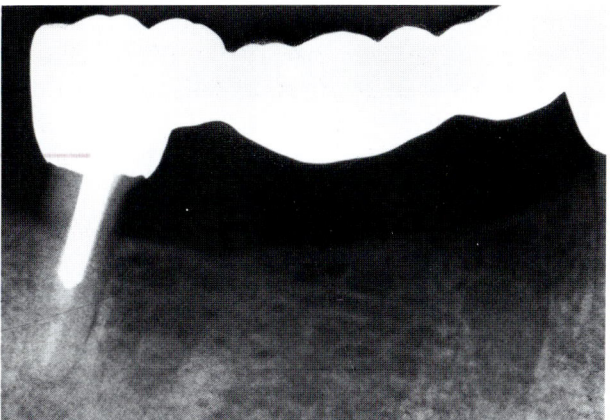

a   b

Abb. 3 Hemisektion bei geplanter prothetischer Versorgung. Zahn 47 soll in eine neue Brücke integriert werden.

a) Ausgangsbefund: Bifurkationsbefall Grad III; die Nichtinstrumentierbarkeit einer der beiden mesialen Wurzelkanäle erhöht die unsichere Prognose des Gesamtzahns.
b) Konservierung der distalen Zahnhälfte und Lückenschluß durch festsitzenden Ersatz. Zustand sieben Jahre nach Hemisektion. Trotz relativ weitspanniger Brücke weder klinisch noch röntgenologisch negative parodontale Veränderungen feststellbar.

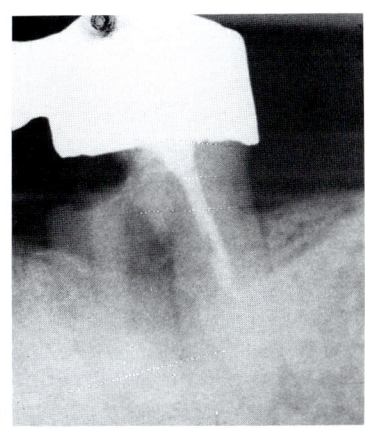
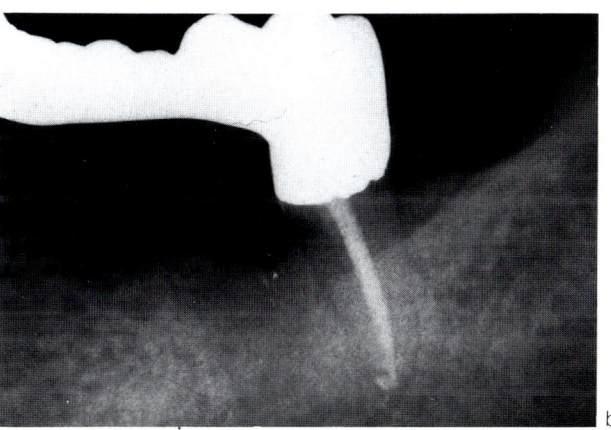

a   b

Abb. 4 Hemisektion bei geplanter prothetischer Versorgung.

a) Ausgangsbefund des endständigen Brückenankers 37: Karies von mesial her bis in Furkation eingedrungen. Zahn in toto nicht mehr restaurierbar.
b) Durch Hemisektion mit anschließender Entfernung der mesialen Zahnhälfte noch einmal festsitzender Ersatz möglich. Zustand ein halbes Jahr nach Revision der Wurzelkanalbehandlung und Hemisektion.

Indikationen

Hemisektionen und Wurzelamputationen sind indiziert, wenn

– konservierende oder andere, weniger radikale chirurgische Maßnahmen zur Erhaltung eines mehrwurzligen Zahnes schon gescheitert sind oder zu scheitern drohen
– Zahnanatomie sowie Art und Ausdehnung des die Therapie erforderlich machenden, pathologischen Prozesses oder Umstandes eine partielle Resektion zulassen

– wichtige Gründe gegen eine vollständige Entfernung des Zahnes sprechen.

Mit durch Hemisektion/Wurzelamputation erhaltenen Zahnsegmenten lassen sich prothetisch aufwendige Versorgungen vermeiden (Beispiel: Beibehaltung der Zahnbogenintegrität durch Amputation einer Oberkiefer-Molarenwurzel, s. Abb. 14 und 15) bzw. insgesamt günstigere prothetische Lösungen realisieren. Hier ist in erster Linie an die Möglichkeit gedacht, durch die Erhaltung eines funktionstüchtigen Molarensegmentes den betroffenen Patienten noch einmal festsitzend versorgen zu können (Abb. 3 und 4, s. a. Abb. 9, 11 und 20) [24].

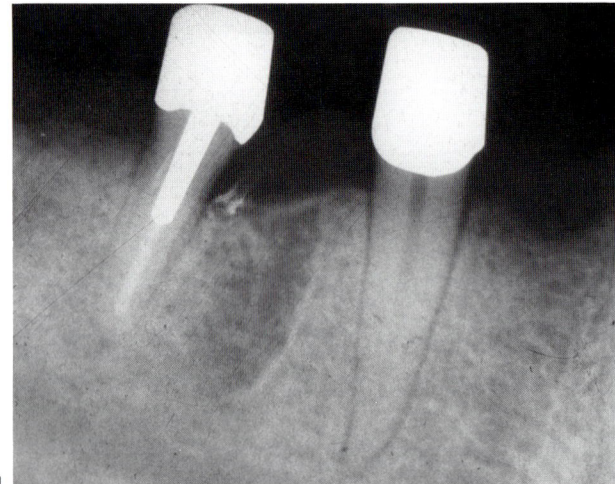

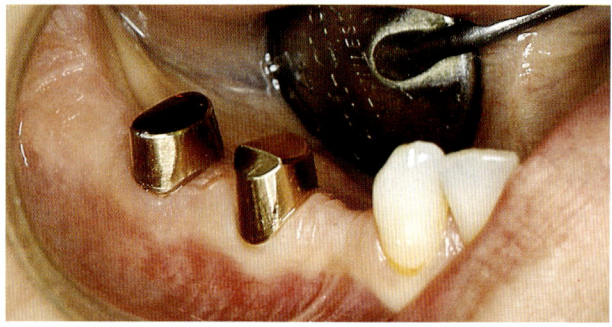

Abb. 5 Die erhaltene Zahnhälfte verbessert die prothetischen Möglichkeiten.

a) Röntgenkontrolle ein halbes Jahr nach Hemisektion von Zahn 46 und anschließender Entfernung der mesialen Zahnhälfte.
b) Klinische Situation: Die distale Hälfte von Zahn 46 dient als zusätzliches Abstützungs- und Retentionselement einer parodontal-gingival gelagerten Teilprothese (Sammlung: Dr. J. Berger).

Nach MUTSCHELKNAUSS verleiht die Verwendung einzelner Molarenwurzeln als Stützpfeiler der festsitzenden Brücke eine neue Dimension [62]. Weiterhin erhöht ein distales Zahnsegment die Retention und Stabilität einer herausnehmbaren Prothese; hemisezierte und wurzelamputierte Zähne können eine von der Statik und Parodontalprophylaxe her günstigere abnehmbare Konstruktion ermöglichen (Abb. 5). Nur eine einzige erhaltene, mit wenig rekonstruktivem Aufwand, z. B. als Pfeiler einer Over-Denture-Prothese [27, 43, 71] fungierende Unterkiefer-Molarenwurzel vergrößert Stabilität und Halt des Ersatzes.

Spezielle Indikationen

Die zahlreichen speziellen Indikationen für Hemisektionen/Wurzelamputationen lassen sich am besten nach kausalen Gesichtspunkten ordnen. Rein zahlenmäßig imponieren die Indikationen aus dem parodontalen und endodontalen Ursachenkomplex.

Parodontale Indikationen

- isolierte, tiefe Knochentaschen [23, 53, 61]
- Furkationsbefall Grad II (mit Einschränkungen) und III nach LINDHE [23, 53]

Knochentaschen indizieren eine Hemisektion/Wurzelamputation, wenn sie sich bereits als behandlungsresistent erwiesen haben, wenn sie erfahrungsgemäß aufgrund ihrer Lokalisation und/oder Konfiguration auf konventionelle parodontalchirurgische Maßnahmen nicht im Sinne einer parodontalen Ausheilung ansprechen oder mindestens eine Wurzel des betroffenen mehrwurzligen Zahns nicht oder nur unwesentlich in die parodontalen Abbauvorgänge involviert ist.

Über eine Hemisektion/Wurzelamputation soll der unzugängliche Schlupfwinkel „*Furkationskammer*" eröffnet werden. Aber:

> Hemisektionen/Wurzelamputationen sind keinesfalls obligate Behandlungsmittel bei Furkationsbefall Grad II und III, und eine prophylaktische Anwendung bei geringfügigen Furkationsproblemen ist kontraindiziert (s. S. 310).

Im Zusammenhang mit profunden Parodontitiden dienen Hemisektionen/Wurzelamputationen primär dem Zweck, destruktionsbedingte, bakterielle Schlupfwinkel zu eliminieren, die anderweitig – sieht man von der Extraktion ab – nicht zu beherrschen sind.

Gerade im Molarenbereich ergeben sich oftmals Situationen, die eine Instrumentierung aller infizierten Wurzeloberflächen unmöglich machen. Ein Extrembeispiel in diesem Zusammenhang ist die tiefe Knochentasche zwischen dem ersten und zweiten Oberkiefermolaren bei gleichzeitigem Vorliegen einer anatomischen Situation, welche man im Angelsächsischen mit dem Begriff „root proximity" umschreibt. Hierbei liegen über eine lange Strecke hin die distobukkale Wurzel des ersten und die mesiobukkale Wurzel des zweiten oberen Molaren sehr eng beieinander. Eine marginale Parodontitis in diesem Bereich resultiert sehr rasch in einem tiefen approximalen Krater. Eine Instrumentierung der approximalen bzw. der palatinalen Oberflächen dieser Wurzeln ist ausgeschlossen. Das Fortschreiten der parodontalen Destruktion ist in solchen Fällen nur durch Amputation einer bzw. beider beteiligten Wurzeln zu erreichen. Sie schafft Platz für eine Kürettage der übrigen infizierten und nun erreichbaren Wurzeloberflächen. Zudem ermöglicht der durch die Amputation erweiterte Interdentalraum eine effektive postoperative Plaquekontrolle.

Endodontale Indikationen

Bedingt durch den erschwerten Zugang wie durch die oftmals komplizierte Wurzelkanalanatomie ist gerade der Molarenbereich prädestiniert für unliebsame Zwischenfälle im Zuge einer endodontischen Behandlung. Dementsprechend ist hier die Komplikationsquote sicher höher anzusetzen als im Frontzahn- oder Prämolarenbereich. Denkbare Indikationen für Hemisektionen/Wurzelamputationen sind:

- Undurchführbarkeit einer orthograden Wurzelkanalbehandlung durch Obliteration eines Wurzelkanals (s. Abb. 3 a); sie kann durch Reizdentin oder z. B. einen Wurzelkanalstift verursacht sein. Eine chirurgische Maßnahme ist erst berechtigt, wenn Bemühungen zur Erschließung des Kanals gescheitert sind oder Komplikationen, wie Wurzellängsfrakturen, drohen
- Postendodontische Mißerfolge
  - unzureichende, aber auf konservativem Wege nicht revidierbare Wurzelkanalfüllung
  - periradikuläre, endodontisch bedingte Parodontitis, die auf eine Wurzelkanalbehandlung nicht anspricht bzw. sich nach Wurzelkanalbehandlung neu entwickelt
- Zwischenfälle im Zuge einer Wurzelkanalbehandlung
  - Instrumentenfraktur, die zu Beschwerden führt oder röntgenologisch erkennbare Veränderungen im Parodontium zur Folge hat; konservative Korrekturversuche blieben erfolglos [78]
  - Perforationen ins Parodontium, die konservativ oder chirurgisch nicht zu versorgen sind (Abb. 6 a, s. a. Abb. 13 und 15) bzw. nach Therapie mit persistierenden oder neu aufgetretenen pathologischen Veränderungen korreliert sind
  - grobe, eine chirurgische Therapie erfordernde Überfüllung

Sonstige Indikationen

Hierbei handelt es sich um eine Aufzählung von Situationen und Umständen, die auch mittels Hemisektion/Wurzelamputation therapiert werden können. Sie sind, mit Ausnahme der Wurzelkaries,

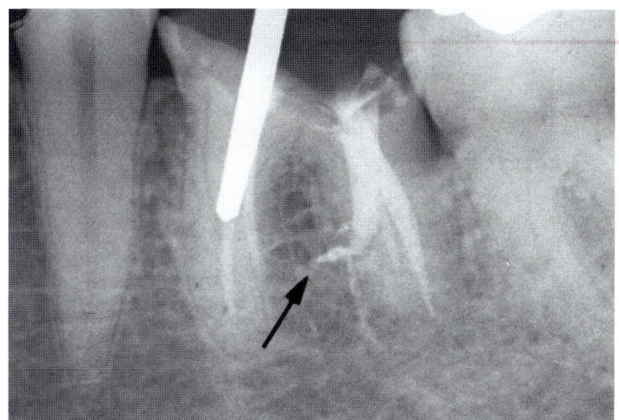

a

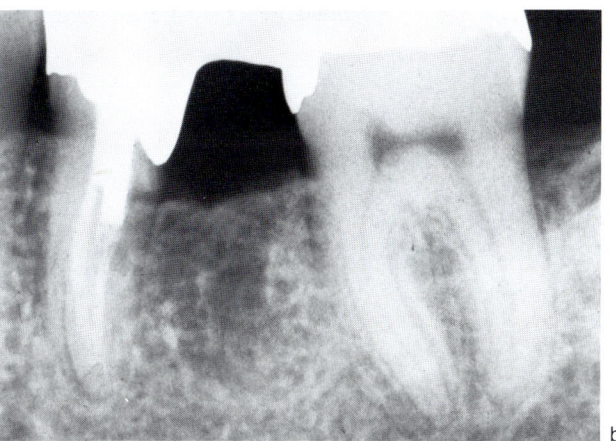

b

Abb. 6 Mögliche Indikation einer Hemisektion.
a) Beim alio loco durchgeführten Aufbereitungsversuch der distalen Wurzel von Zahn 36 zur Aufnahme eines Wurzelstiftes wurde breitflächig perforiert. Der Pfeil deutet auf die provisorisch versorgte Perforationsstelle (30jähriger Patient).
b) Zustand nach Hemisektion und Entfernung der distalen Hälfte des Zahnes 36 und anschließender Brückenversorgung. Die Erhaltung der mesialen Zahnhälfte ermöglicht eine Versorgung, die den völlig intakten Zahn 35 unberührt läßt.

zahlenmäßig eher unbedeutend und haben lediglich gemeinsam, daß sie den beiden ersten Ursachenkomplexen nicht zuzuordnen sind:

- Wurzelkaries oder andere Wurzeldefekte, die anderweitig nicht oder nur unter Mißachtung parodontaler Belange versorgt werden können [69]
- in die Furkation eingedrungene Karies (s. Abb. 4 a)
- interne/externe Wurzelresorptionen
- Zahnfrakturen
- Kieferfrakturen mit Molarenbeteiligung
- Notwendigkeit zur Zahnbogenverkürzung im Rahmen kieferorthopädischer Chirurgie
- Fälle aus dem Formenkreis der endodontalparodontalen Erkrankungen [11, 39, 56]
- Konsequenzen aus Behandlungsfehlern [51]

Kontraindikationen

Auf Hemisektionen/Wurzelamputationen sollte man verzichten, wenn

- der Allgemeinzustand des Patienten eine u. U. komplexe und mehrere Behandlungssitzungen erfordernde Maßnahme verbietet
- der Patient trotz intensiver Aufklärung den Sinn der geplanten Maßnahmen nicht einsieht oder dauernde mangelhafte Mundhygiene den Langzeiterfolg gefährdet
- der Gesamtbehandlungsplan durch die Erhaltung von Zahnsegmenten keine wesentliche Besserung erfährt

Darüber hinaus sind Hemisektionen/Wurzelamputationen unzulässig, wenn sich die Wurzelkanäle im zu erhaltenden Zahnsegment als endodontisch inoperabel erweisen. Eine sehr weit apikal liegende Furkation oder gar eine Wurzelfusion stellen absolute Kontraindikationen dar. Vor jeder Hemisektion/Wurzelamputation ist zu überprüfen, ob das verbleibende Zahnsegment adäquat zu restaurieren ist bzw. seine Wurzeln von ihrer Form her geeignet sind, der zugedachten funktionellen Belastung standzuhalten.

Endodontische Vorbehandlung

Ist eine Hemisektion/Wurzelamputation an einem vitalen Molaren vorgesehen, so hat dem chirurgischen Eingriff eine Wurzelkanalbehandlung im verbleibenden Zahnsegment vorauszugehen. Versuche, z. B. nach Wurzelamputation die Pulpa im verbleibenden Zahnsegment vital zu erhalten, sind mehrfach beschrieben worden [35, 37, 72]. Wenn auch in einigen Fällen eine Vitalerhaltung der Pulpa über 10 Jahre und mehr nachgewiesen werden konnte [36], ist dieses Vorgehen aufgrund seiner möglichen Risiken [2] und Unannehmlichkeiten für den Patienten als Routinemaßnahme abzulehnen [20, 29, 79].

> In der Literatur herrscht weitgehend Einigkeit darüber, daß das verbleibende Zahnsegment eine endodontische Behandlung erfahren und diese vor Beginn der chirurgischen Maßnahmen abgeschlossen sein sollte [71, 76].

Die klinische Erfahrung zeigt, daß es vorteilhaft ist, endodontische und chirurgische Behandlung nacheinander in zwei zeitlich aufeinanderfolgenden Sitzungen durchzuführen. Dieses Vorgehen

- stellt sicher, daß die Wurzelkanäle im zu erhaltenden Zahnsegment tatsächlich instrumentell aufzubereiten sind
- läßt die aseptischen Kautelen bei der Wurzelkanalbehandlung leichter einhalten
- hilft, diagnostische Probleme zu ersparen, die Beschwerden nach optisch einwandfreier Wurzelfüllung bei gleichzeitiger Wundsetzung durch Hemisektion oder Wurzelamputation aufwerfen können

In diese endodontische Vorbehandlungsphase lassen sich Maßnahmen integrieren, die sich im späteren Operationsverlauf als vorteilhaft erweisen oder in ergonomischer Weise restaurative Behandlungsschritte vorwegnehmen (s. S. 318 ff. und Abb. 10, 11, 14 und 15).

Wird die Hemisektion/Wurzelamputation auf eine Folgesitzung terminiert, so ist der vitale Pulpastrang im zu entfernenden Zahnsegment bakteriendicht abzudecken, um pulpitischen Beschwerden vorzubeugen. Eine vollständige Entfernung des Pulpagewebes (sie erfordert eine Wurzelkanalaufbereitung bis zur apikalen Konstriktion) wäre eine noch sicherere, aber angesichts des Zeitaufwandes kaum gerechtfertigte Maßnahme.

Operationsprinzipien

Hemisektionen/Wurzelamputationen verlangen ein durchdachtes, sorgfältiges, an der Zahnanatomie ausgerichtetes Vorgehen mit folgenden Zielen:

- Die Restaurationsmöglichkeit der verbleibenden Zahnsegmente ist sicherzustellen
- Es müssen Präparationsformen geschaffen werden, die eine komplikationslose Heilung und darüber hinaus die Möglichkeit zu effektiver Plaquekontrolle gewährleisten. Sie sind für den Anfänger ungewohnt. Ein vorweggenommenes Üben, z. B. an extrahierten Molaren, erscheint ratsam [15, 32].

Zur Durchführung einer Hemisektion/Wurzelamputation steht ein großes Spektrum an möglichen speziellen Vorgehensweisen zur Verfügung (s. S. 311 ff.). Allen übergeordnet sind die folgenden wenigen Operationsprinzipien:

- Hemisektion mit anschließender *Entfernung einer Zahnhälfte.* Operationsprinzip ist die bukkolinguale Zahndurchtrennung auf Kosten der zu entfernenden Zahnhälften (s. Abb. 7 und 9). Hierbei handelt es sich um eine Vorsichtsmaßnahme, die dem zu erhaltenden Zahnsegment genügend Zahnsubstanz für eine adäquate Kronenpräparation sichern soll. Dieses Prinzip erübrigt sich, wenn beide Furkationseingänge klinisch sichtbar sind oder gar eine die Furkation penetrierende Sonde eine visuelle Orientierungshilfe für die Durchtrennung liefert.

- Hemisektion mit *Belassung beider Zahnhälften.* Operationsprinzip ist die Durchtrennung eines Zahnes im Zenit der Bifurkation mit dem Ziel, zwei möglichst gleich proportionierte Zahnhälften zu erhalten (s. Abb. 12 und 13). Voraussetzungen für diese selten geübte Hemisektionstechnik sind gespreizte, ausreichend lange Wurzeln und eine möglichst weit koronal lokalisierte Bifurkation. Als spezielle Indikationen sind Bifurkationsbefall und Perforation der Furkation zu nennen.

- Wurzelamputation *ohne Abtragung von Kronenanteilen.* Operationsprinzip ist die Abtrennung der Wurzel vom Wurzelstamm in einer gedachten Verbindungslinie zwischen koronalstem Punkt der Furkation und approximaler Schmelz-Zement-Grenze (s. Abb. 14 und 15). Diese Amputationsebene impliziert per definitionem, daß der Beitrag dieser Wurzel an der Gestaltung der Furkationskammer *vollständig* eliminiert wird. Diese Technik eignet sich in all den Fällen, in denen die Wurzelamputation helfen soll, die Zahnbogenintegrität zu bewahren.

- Wurzelamputation mit *Entfernung des zugehörigen Kronenanteils.* Operationsprinzip ist die vollständige Entfernung einer Wurzel eines mehrwurzligen Zahnes unter Einschluß der ihr zugehörigen Wurzelstammpartien und der von ihr gestützten Kronenanteile (s. Abb. 16 – 19).

Technische Durchführung

Die im vorausgehenden Kapitel genannten Operationsprinzipien lassen sehr viel Freiraum für mannigfaltige Variationsmöglichkeiten bei der technischen Durchführung von Hemisektionen und Wurzelamputationen. Die spezielle Vorgehensweise wird unter anderem geprägt vom vorliegenden Befund, der beabsichtigten späteren Verwendung des persistierenden Zahnsegmentes und den persönlichen Behandlungsgewohnheiten des Zahnarztes

bzw. seiner klinischen Erfahrung. Aus der Vielzahl von möglichen Vorgehensweisen werden im folgenden einige „step by step" beschrieben und näher erläutert.

Hemisektion mit anschließender Entfernung einer Zahnhälfte
(einfache Variante Abb. 7, s. a. Abb. 9)

Ausgangssituation: Die mesiale Hälfte von Zahn 36 soll entfernt werden. Angenommene Indikation: mit pathologischen Veränderungen korrelierte Wurzelperforation.

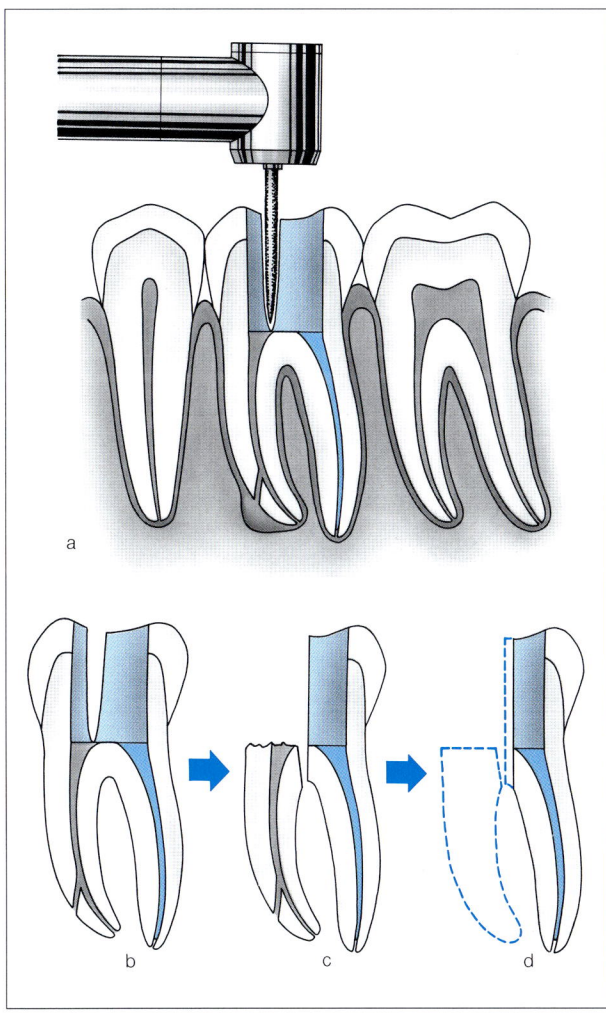

Abb. 7   Hemisektion von Zahn 36 mit anschließender Entfernung der mesialen Zahnhälfte.

a) Vorbehandlung: Wurzelkanalfüllung distal, provisorischer Verschluß der Kavität mit einem Zement.
b) Hemisektion auf Kosten der zu entfernenden Zahnhälfte (zunächst bis auf Gingivaniveau).
c) Nach Entfernung des mesialen Kronensegmentes (bessere Einsichtmöglichkeit) Vervollständigung der Hemisektion.
d) Extraktion der mesialen Wurzel, Inspektion der Teilungsstelle, Beischleifen der „Restfurkation", Glätten scharfer Ränder.

Vorbehandlung: Wurzelkanalfüllung in distaler Zahnhälfte.

- Einen spitz zulaufenden, konischen Schleifkörper etwas mesial von der gedachten Verbindungslinie der Furkationseingänge bukkal (oder lingual) ansetzen.
- In Gingivahöhe verbleibend das rotierende Instrument mit wischenden, okklusalwärts gerichteten Bewegungen zur gegenüberliegenden Zahnfläche führen.
- Entfernung der mesialen *Kronen*hälfte (z.B. mit einer LUERschen Hohlmeißelzange). Dieses mesiale Kronensegment ist durch vorausgegangene Kavitätenpräparation wie durch die Hemisektion selbst sehr geschwächt. Bei der abschließenden Extraktion der mesialen Zahnhälfte erweist sich der koronale Anteil erfahrungsgemäß als wenig hilfreich, da er beim ersten Extraktionsversuch frakturiert. Die Entfernung der mesialen Kronenhälfte in diesem Stadium der Hemisektion erlaubt dagegen eine direkte Einsichtnahme in den Hemisektionsspalt und eine Führung des Instrumentes unter Sichtkontrolle in die subgingivalen Regionen.
- Vervollständigung der Hemisektion. Durch vorsichtiges Auseinanderhebeln der beiden Zahnteile überprüfen, ob sie sich getrennt voneinander bewegen lassen. Ein Knackgeräusch verrät, daß noch letzte Hartsubstanzbrücken bestanden haben. Dann ist eine Erweiterung der Frakturstelle mit dem Schleifkörper ratsam, denn dies beugt einem Verhaken der beiden Zahnsegmente bei der nachfolgenden Extraktion vor.
- Extraktion der mesialen Wurzel.
- Sorgfältige Inspektion der Teilungsstelle am distalen Zahnsegment: Verletzungsgefahr für Zunge oder Wange durch scharfe Kanten oder Übergänge? Ist das Furkationsdach vollständig beseitigt? Wenn man eine dünne, gebogene Sonde mit ihrer Spitze auf die Mesialfläche der distalen Wurzel aufsetzt (sofern dies ohne vorausgehende Ostektomie möglich ist) und nach koronal führt, darf diese Bewegung nicht mehr durch Reste des ehemaligen Furkationsdaches behindert werden. Letztere sind schwer zugängliche Plaqueretentionsstellen, die parodontale Probleme nach sich ziehen [9].
- Korrigierende Maßnahmen im Sinne des vorhergehenden Punktes. Vorher leere Alveole austamponieren, damit keine Zahn- oder Füllungspartikel hineingelangen.

Mögliche operative Ergänzungen

Bildung eines bukkalen und lingualen Zahnfleischlappens.
Diese Maßnahme empfiehlt sich immer dann, wenn die Lage der Furkationseingänge nicht exakt bestimmbar ist bzw. bei Wurzelengstand. Auf diese Weise umgeht man eine falsche Positionierung der Hemisektion bzw. eine Verletzung der zu erhaltenden Wurzel.

Präoperative Kürzung der gesamten Zahnkrone bis wenige Millimeter über Gingivaniveau.
Plant der Behandler eine Rekonstruktion, die eine Versorgung der verbleibenden Zahnhälfte mit einem gegossenen Stiftstumpfaufbau vorsieht, und ist der Dentinkern der distalen Zahnhälfte bereits weitgehend zerstört, so ist dieses Vorgehen durchaus berechtigt. Die der Operation vorausgehende Abtragung von Kronensubstanz ermöglicht einen besseren intraoperativen Überblick und eine raschere Durchtrennung des Zahnes.

Intraoperative Röntgenkontrolle.
Ist die Zahnkrone bis auf Gingivaniveau durchtrennt und die Furkationstopographie schlecht einschätzbar, so zeigt eine Röntgenaufnahme, ob der Initialschliff günstig zur Furkation liegt oder nicht. In diesem Hemisektionsstadium sind Richtungskorrekturen noch möglich.

Postoperative Röntgenkontrolle.
Sie dient hauptsächlich dem Zweck, etwaige übersehene Furkationsüberhänge noch aufzuspüren. Bei guter Einsicht- und Kontrollmöglichkeit kann auf die Aufnahme verzichtet werden.

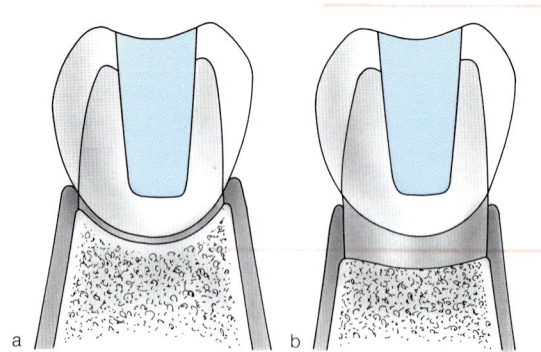

Abb. 8 a und b Schematische Darstellung der Situation in Abbildung 7 d in der Ansicht von mesial. Die Spitze des Interradikularknochens und die Präparationsgrenze liegen nur um Parodontalspaltbreite auseinander (a). Die Abtragung von ca. 2 mm Knochen (ohne Verletzung der Wurzel) (b) ermöglicht eine effektive Überprüfung des Operationsergebnisses (Furkationsüberhänge?) und schafft ausreichend Platz für einen neuen dentogingivalen Verschluß in diesem Bereich.

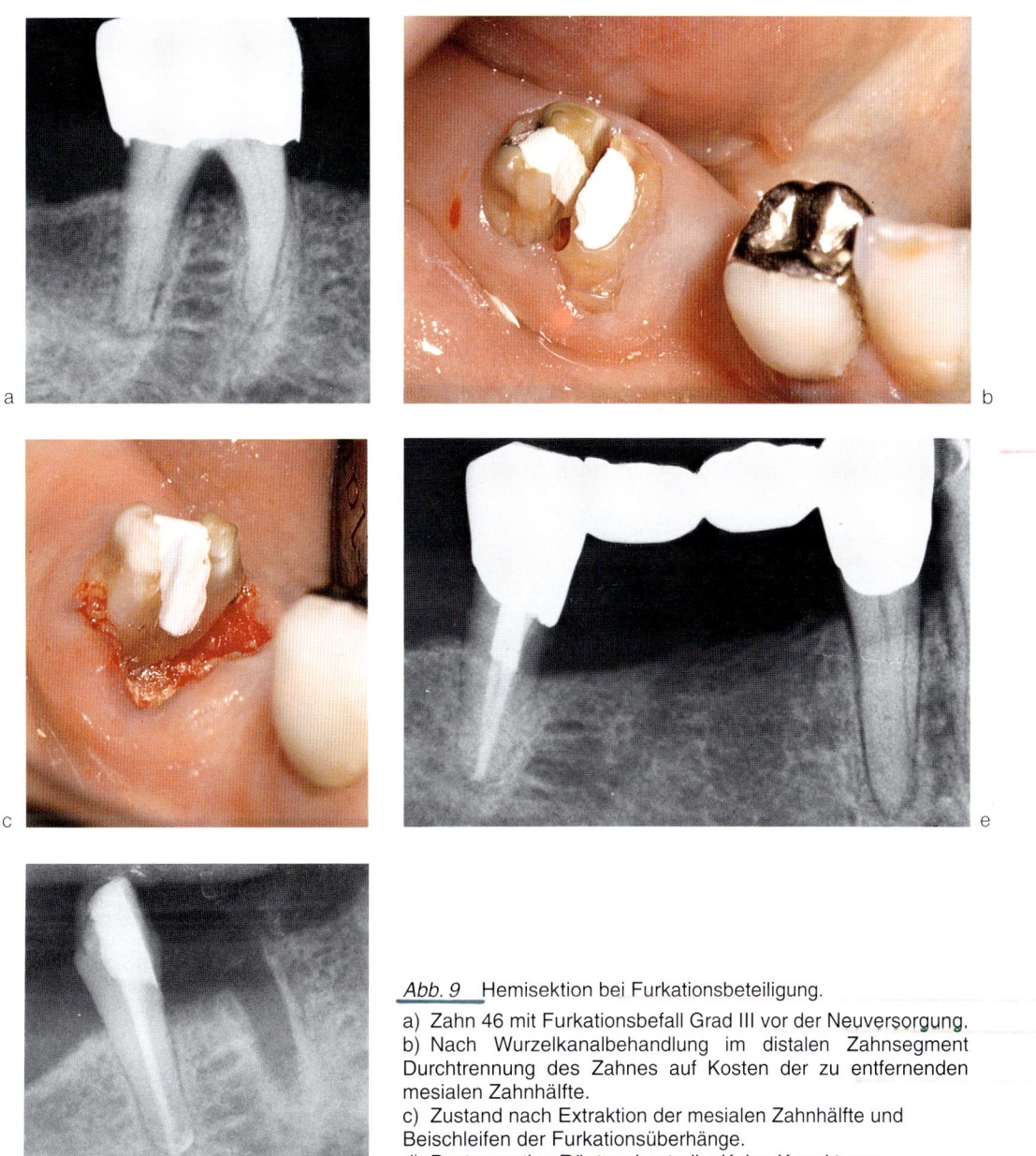

Abb. 9 Hemisektion bei Furkationsbeteiligung.
a) Zahn 46 mit Furkationsbefall Grad III vor der Neuversorgung.
b) Nach Wurzelkanalbehandlung im distalen Zahnsegment Durchtrennung des Zahnes auf Kosten der zu entfernenden mesialen Zahnhälfte.
c) Zustand nach Extraktion der mesialen Zahnhälfte und Beischleifen der Furkationsüberhänge.
d) Postoperative Röntgenkontrolle: Keine Korrekturen mehr erforderlich.
e) Röntgenbefund fünf Jahre nach Hemisektion.

Osteoplastik. Der Interradikularknochen ist in unserem Beispiel voll erhalten; bei sorgfältigem Vorgehen sind also apikale Präparationsgrenze und Spitze des Interradikularknochens nur um die Breite des Wurzelhautspaltes getrennt. Zwar kann einer neueren Untersuchung zufolge damit gerechnet werden, daß aufgrund der chirurgischen Manipulation automatisch eine geringe Höhenreduzierung des Interradikularknochens einsetzen wird [13]. Der Autor zieht jedoch eine intraoperative Abtragung von Knochen (mindestens 2 mm) vor (Abb. 8). Dies erleichtert primär die Kontrolle einer ordnungs-

gemäßen Präparation (s. oben) und später dann auch eine exakte Bestimmung des Präparationsrandes am Stumpfmodell. Die geringfügige Abtragung von Interradikularknochen (wir empfehlen hierfür die Verwendung kleiner Knochenmeißel) schafft darüber hinaus den Platz, der zur Etablierung eines neuen, dentogingivalen Verschlusses (biologische Breite [28]) notwendig ist.

Eine Furkationsbeteiligung, also ein plaqueinduzierter Verlust an Interradikularknochen, gestaltet die Hemisektion unkomplizierter (Abb. 9). Die Furkationstopographie ist dann meist auch ohne

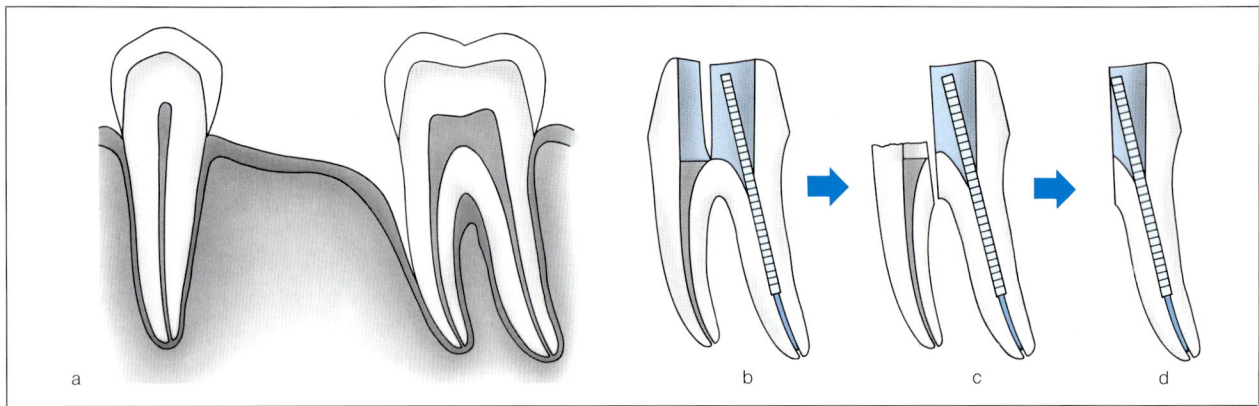

Abb. 10 Hemisektion von Zahn 37
mit anschließender Entfernung der mesialen Zahnhälfte.

a) Ausgangszustand.
b) Nach entsprechender Vorbehandlung (s. Text) Kronenpräparation und Hemisektion auf Kosten der mesialen Zahnhälfte, zunächst bis auf Gingivaniveau.
c) Nach Entfernung des mesialen Kronensegmentes Vervollständigung der Hemisektion.
d) Nach Extraktion der mesialen Wurzel abschließende Kronenpräparation; dabei Beischleifen etwaiger Furkationsüberhänge.

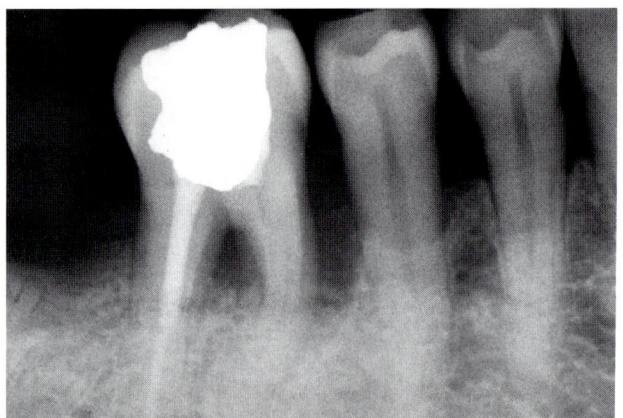

Lappenbildung einschätzbar, die Schliffrichtung klinisch leichter kontrollierbar. Eine intraoperative Knochenabtragung erübrigt sich fast immer, allerdings ist an die sorgfältige Kürettage der kontaminierten Wurzeloberflächen zu denken.

Hemisektion als integrierter Bestandteil einer Kronenpräparation

Ausgangssituation: Zahn 37 mit tiefer Knochentasche mesial einschließlich Furkationsbeteiligung (Abb. 10 und 11).
Vorbehandlung: Die endodontische Behandlung der distalen Zahnhälfte wurde ergänzt durch das Einbringen eines Wurzelstiftes und anschließender Auffüllung der Kavität mit einem geeigneten Aufbaumaterial (hier noch Non-Gamma-2-Amalgam).

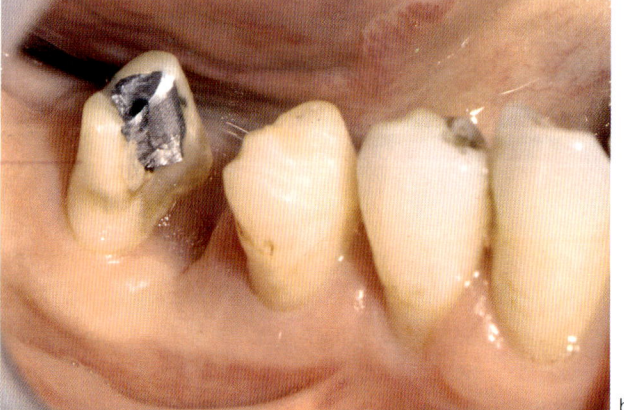

• Okklusales und zirkuläres Beschleifen der Molarenkrone.

Abb. 11 ▷
Hemisektion als integrierter Bestandteil einer Kronenpräparation.

a) Endständiger Zahn 46 mit tiefer Knochentasche mesial und Furkationsbefall Grad III. Wurzelkanalbehandlung im distalen Zahnsegment abgeschlossen. Wurzelstift aus Titan (schwach röntgendicht) distal eingebracht, anschließend Kavität mit Non-Gamma-2-Amalgam aufgefüllt.
b) Distale Hälfte von Zahn 46 zwei Monate nach Hemisektion und Entfernung der mesialen Zahnhälfte.
c) Abschließende prothetische Versorgung.

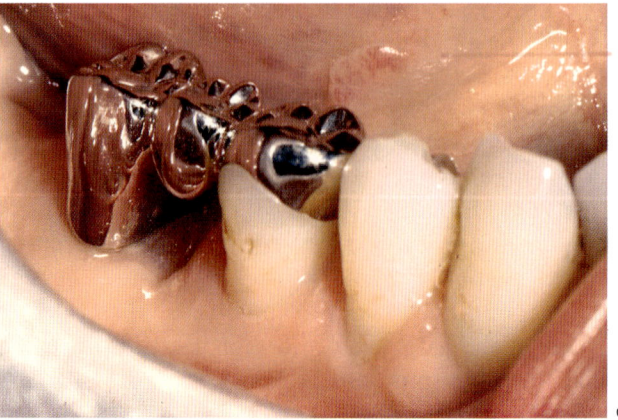

- Aufsuchen der Bifurkationseingänge (eventuell operativ) und Zahndurchtrennung auf Kosten der mesialen Zahnhälfte zunächst bis auf Gingivaniveau.
- Abtragen des mesialen Kronenanteils.
- Vervollständigung der Hemisektion.
- Extraktion der mesialen Wurzel und Austamponieren der leeren Alveole (Tamponade später wieder entfernen!).
- Sondieren und Beischleifen etwaiger Bifurkationsüberhänge.
- Abschließende Kronenpräparation an der verbleibenden Zahnhälfte. Zu achten ist auf fließende Übergänge zwischen Resektionsfläche und bukkalen wie lingualen Kronenpartien.

Das initiale Abtragen der bukkalen und lingualen Kronenüberhänge im Rahmen der Kronenpräparation ermöglicht eine visuelle Verbindung der Furkationseingänge. Die eigentliche Zahndurchtrennung geht leichter und schneller vonstatten, da die zu durchschleifende Zahnhartsubstanz- bzw. Füllungsmasse durch die vorausgegangene Kronenpräparation verringert ist. Mit Abschluß dieser Hemisektionsvariante liegt ein fertig präparierter Kronenstumpf vor.

Hemisektion mit Belassung beider Zahnhälften

Ausgangssituation: Der durch den Bifurkationsbefall entstandene bakterielle Schlupfwinkel (Abb. 12 und 13) soll in einen gut zugänglichen Interdentalraum umgeformt werden.
Vorbehandlung: Der Zahn wurde wurzelkanalgefüllt und nach Einbringen von Wurzelstiften wieder aufgebaut.

- Okklusales und zirkuläres Beschleifen der Molarenkrone. Man kann die Substanzabtragung in Höhe der Furkationseingänge in der Art eines sogenannten „Barreling" übertreiben. Dies erleichtert die visuelle Verbindung beider Furkationseingänge wie auch die spätere Durchtrennung des Zahnes.
- Darstellung der Furkationseingänge. Hierzu sind meist nur ein eng am Zahn geführter interner Gingivektomieschnitt und ein leichtes Abschieben der Gingiva mit dem Raspatorium erforderlich. Das Operationsprinzip kann man nur erfüllen, wenn in jeder Phase dieser Hemisektion eine ausreichende Einsichtmöglichkeit in den Furkationsbereich gewährleistet ist.
- Bukkolinguale Durchtrennung, wobei die Spitze

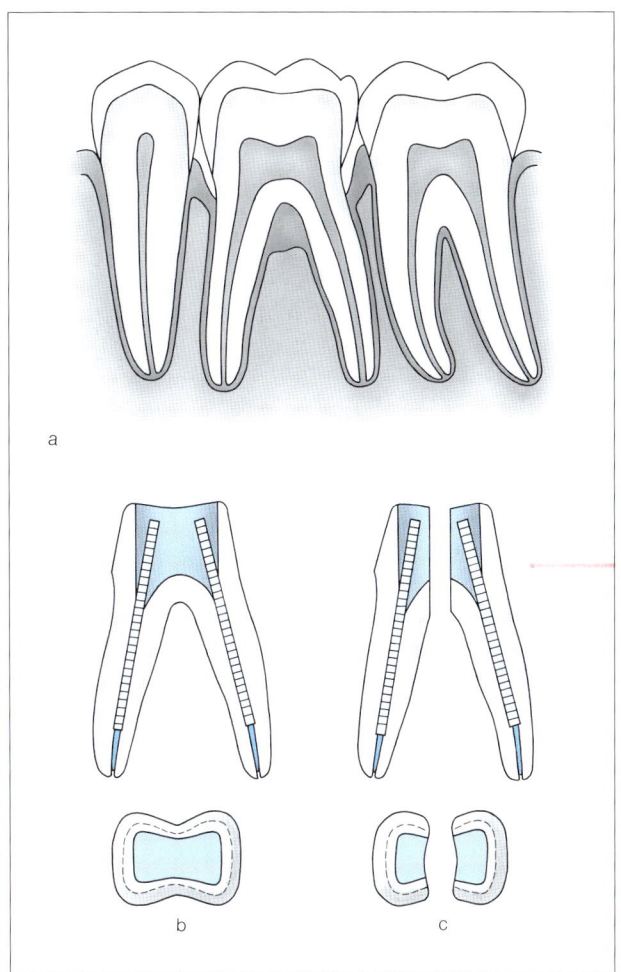

Abb. 12 Hemisektion von Zahn 36 mit Belassung beider Zahnhälften, um den bakteriellen Schlupfwinkel „Furkation" in einen genügend breiten und gut zugänglichen „Interdentalraum" umzuwandeln. Vorbehandlung: Nach Wurzelkanalfüllung werden Wurzelstifte eingebracht, die Kavität wird mit Aufbaumaterial verschlossen.

a) Ausgangsbefund.
b) Zustand nach Kronenpräparation: Die Ansicht von okklusal zeigt das übertriebene „Barreling". Die Kronenpräparation schafft gute Voraussetzungen für eine zügige und dem Operationsprinzip folgende Hemisektion.
c) Bei dieser Hemisektionsvariante bewegt sich die Spitze des Schleifkörpers im Zenit der Furkation. Situation nach abgeschlossener Präparation (Furkationsüberhänge beigeschliffen, Interdentalraum genügend erweitert).

des rotierenden Instrumentes während des ganzen Vorgangs im Furkationszenit geführt werden sollte. Ein durch die Furkation hindurchgesteckter Metallstift oder -draht kann dabei als Leitlinie benutzt werden.
- Vollständigkeit der Durchtrennung überprüfen.
- Beseitigung von Furkationsüberhängen, Herstellung eines ausreichend weiten „Interdentalraumes", Schaffung glatter Übergänge nach bukkal und lingual.

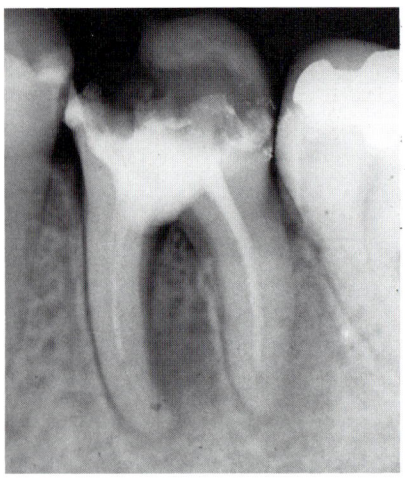
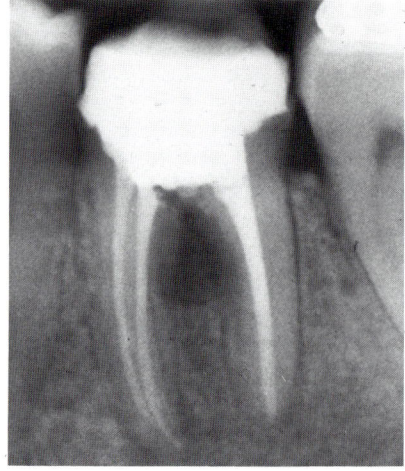
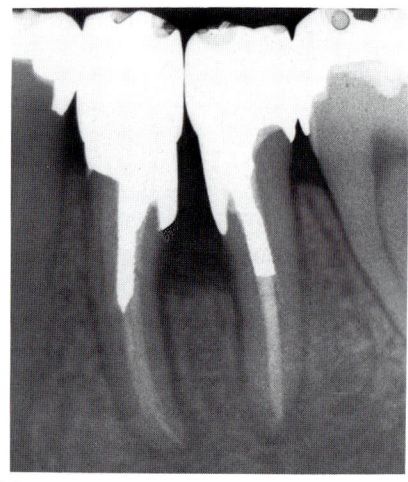

a   b   c

Abb. 13 Hemisektion von Zahn 36 mit Belassung beider Zahnhälften.

a) Ausgangsbefund: unvollständige Wurzelkanalfüllung, daraus
resultierende periradikuläre Veränderungen und Perforation in
die Furkation.
b) Zustand ein halbes Jahr nach Revision der endodontischen
Behandlung: Der Restdefekt in der Furkation rührt von der Perforationsstelle her. Diese soll durch eine Hemisektion eliminiert
werden.
c) Zustand neun Monate nach Hemisektion und anschließender
prothetischer Versorgung: Durch die konkaven Präparationsformen im Sektionsbereich werden im Röntgenbild stufige Kronen-
abschlüsse vorgetäuscht.

• Röntgenkontrolle: Sind alle Furkationsüberhänge
  beigeschliffen?

Der bei dieser Hemisektionsvariante neugeschaf-
fene „Interdentalraum" muß in seinen Dimensionen so beschaffen sein, daß sich eine neue Interden-
talpapille entzündungsfrei ausbilden kann und eine
ausreichende Reinigungsmöglichkeit gegeben ist.
Um die Öffnung zu maximieren, werden auch
kleine orthodontische Maßnahmen empfohlen.

Wurzelamputation ohne Entfernung von Kronenanteilen

Ausgangssituation: Bei der Suche nach dem mesiobukkalen Wurzelkanaleingang wurde der Pulpa-
kammerboden des Zahnes 26 breitflächig perforiert
(Abb. 14 und 15). Mit der Amputation der mesiobukkalen Wurzel soll die Perforationsstelle eliminiert
werden. Die Wurzelkanalbehandlung im palatinalen und distobukkalen Kanal konnte mit einer Wurzelkanalfüllung erfolgreich abgeschlossen werden.
Vorbehandlung: Um für den Aufbau zusätzliche
Retention zu gewinnen, wurde in den palatinalen
Kanal ein Wurzelstift eingebracht und anschließend

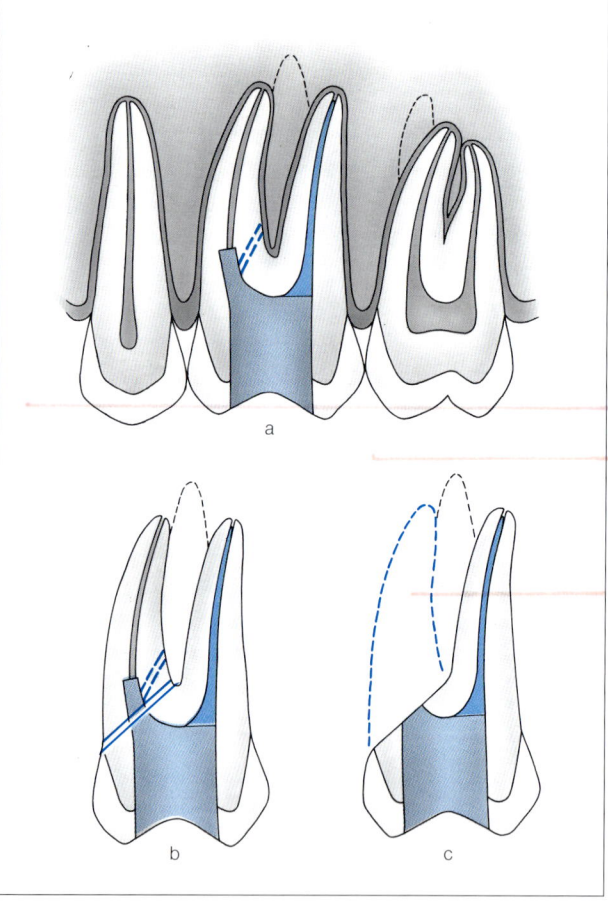

a

b   c

Abb. 14 Wurzelamputation ohne Abtragung von Kronenteilen.
Die erfolgte Vorbehandlung umfaßte eine Wurzelkanalaufbereitung und -füllung distobukkal und palatinal, die maschinelle Erweiterung des mesiobukkalen Kanaleinganges und das Auffüllen
der Kavität mit Aufbaumaterial.

a) Ausgangsbefund vor Amputation der mesiobukkalen Wurzel
von Zahn 26.
b) Amputationsebene: koronalster Punkt der Furkation – mesiale Schmelz-Zement-Grenze.
c) Extraktion der Wurzel, Beischleifen aller am Restzahn verbliebenen Partien der mesiobukkalen Wurzel (Beseitigung möglicher Plaqueretentionsstellen), Glättung der Amputationsstelle.

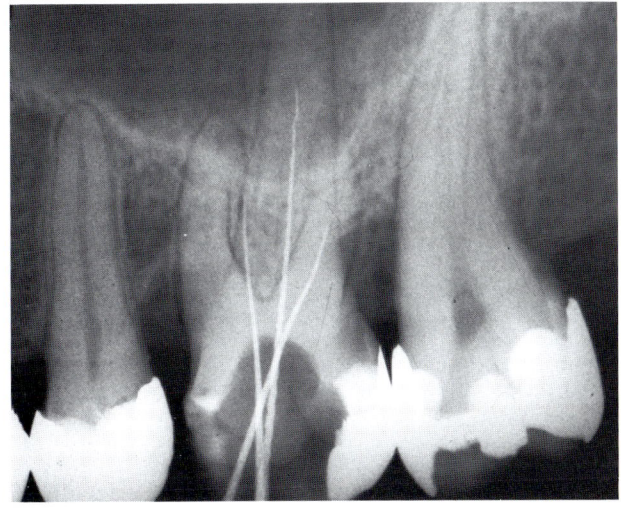
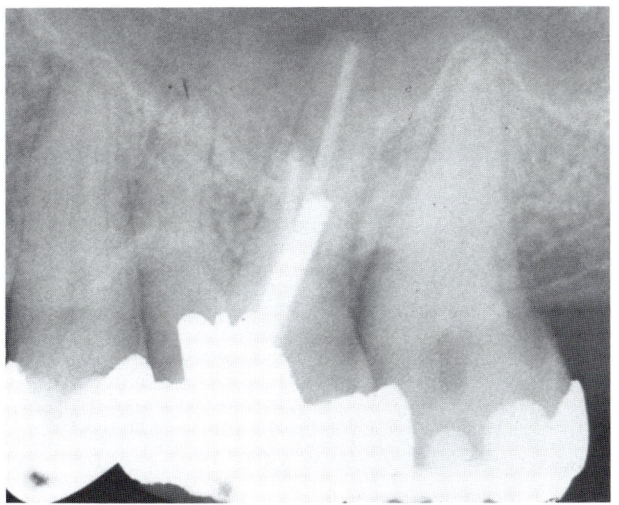

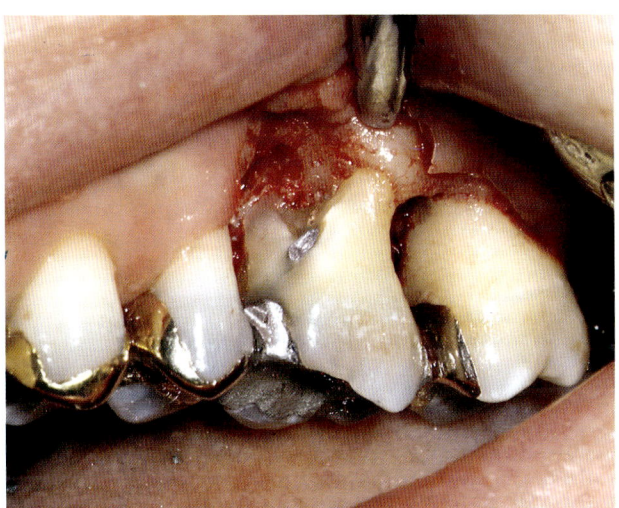
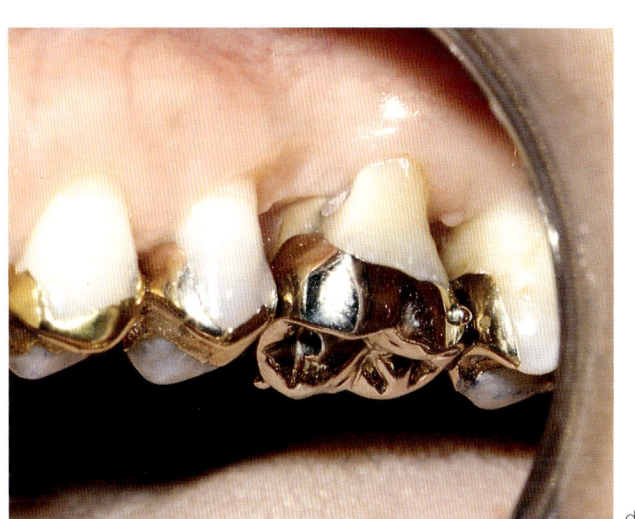

<u>*Abb. 15*</u> Wurzelamputation ohne Abtragung von Zahnkronenteilen.

a) Ausgangsbefund: Perforation bei der Suche nach mesiobukkalem Kanaleingang (Überweisungsfall).

b) Distobukkale und palatinale Wurzel gefüllt, Wurzelstift in palatinaler Wurzel, Auffüllung der Kavität mit Non-Gamma-2-Amalgam.

c) Zustand nach Lappenbildung, Amputation der mesiobukkalen Wurzel und Glätten des Sektionsbereiches. Deutlich erkennbar der durch Amalgam abgedichtete Zugang zur Pulpakammer.

d) Klinischer Befund 10 Monate nach Wurzelamputation und Versorgung des Zahnes mit Teilkrone.

e) Röntgenkontrolle 10 Monate post operationem.

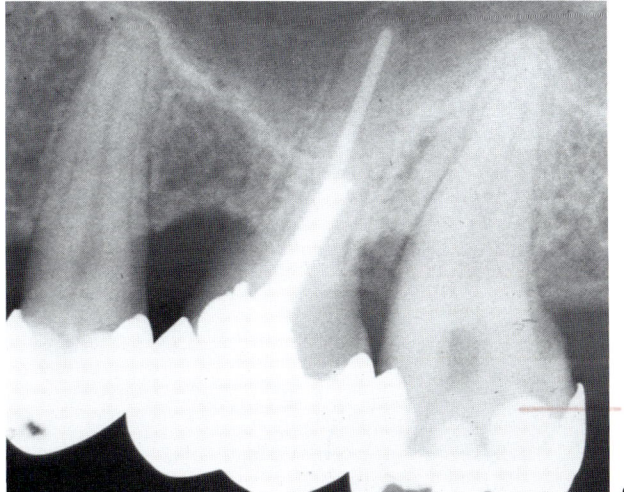

die Kavität mit Aufbaumaterial verschlossen. Das koronale Drittel des mesiobukkalen Kanals wurde maschinell erweitert, um auch hier das Material dicht hineinzukondensieren.

• Operative Darstellung des bukkalen und mesialen Trifurkationseingangs. Ist der bukkale Furkationseingang völlig knöchern verschlossen, so wird dieser mit einer zierlichen Knochenfräse

vorsichtig eröffnet. Um Verletzungen der distobukkalen Wurzel auszuschließen, immer in
direktem Kontakt zur mesiobukkalen Wurzel
bleiben!

- Schleifkörper mit seiner Spitze in diesen Trifurkationseingang einbringen und unter wischenden
Bewegungen nach palatinal und approximal

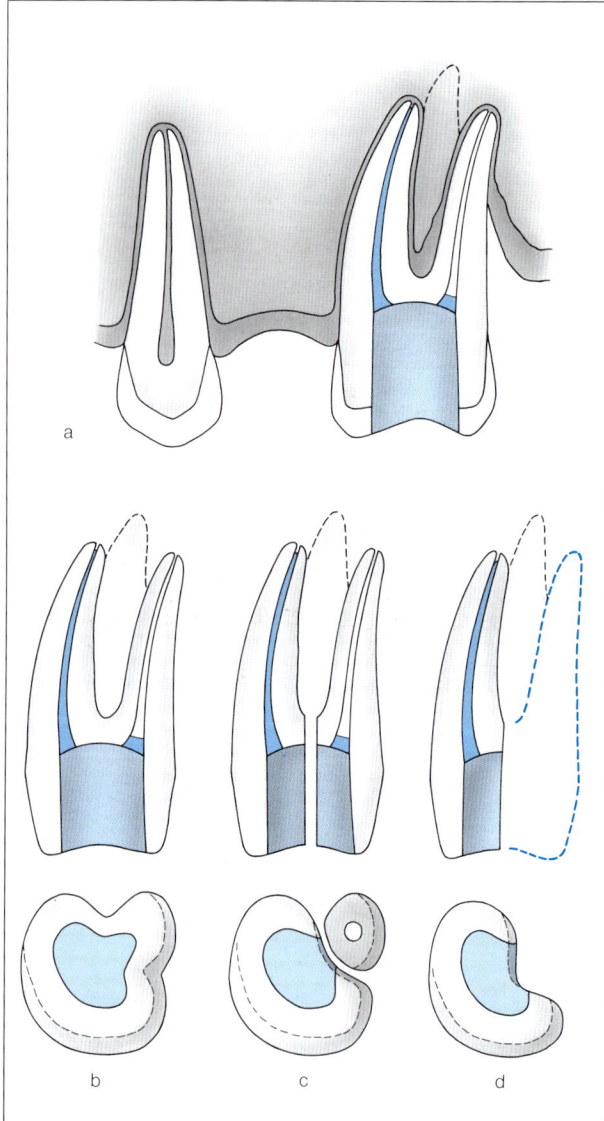

Abb. 16   Wurzelamputation mit Entfernung des zugehörigen
Kronenteils.

a) Ausgangsbefund vor Amputation der distobukkalen Wurzel
von Zahn 26.
b) Zustand nach Kronenpräparation: In der Ansicht von
okklusal wird das übertriebene „Barreling" über dem bukkalen
und distalen Furkationseingang deutlich.
c) Verbindung der beiden Trifurkationseingänge durch einen
bogenförmigen Schliff.
d) Zustand nach Entfernung des distalen Zahnsegments;
alle nicht knöchern unterstützten Furkationsanteile wurden
beigeschliffen.

führen. Der Neigungswinkel soll der gedachten
Verbindungslinie zwischen koronalstem Punkt
der Furkation und approximaler Schmelz-Zement-
Grenze entsprechen.

- Vollständigkeit der Amputation überprüfen.
- Extraktion der Wurzel. Der bukkale Knochen,
welcher u. U. der Luxationsbewegung nach lateral im Wege steht, ist vorher so weit wie nötig zu
entfernen (fällt der nachfolgenden Osteoplastik
sowieso anheim).
- Sorgfältige Sondierung des Furkationsbereichs.
Sind die zur mesiobukkalen Wurzel gehörenden
Furkationsdachanteile vollständig abgetragen?
- Geringfügige Osteoplastik im Bereich der mesiobukkalen Alveole, um eine gute Zugänglichkeit
des Wurzelstamms im Amputationsbereich postoperativ für Reinigungsinstrumente zu gewährleisten. Die anatomische Form der dentogingivalen Region ist so zu gestalten, daß sie eine
tägliche Plaqueentfernung mit nicht allzu aufwendiger Technik gestattet [66].
- Odontoplastik mit dem Ziel, eine möglichst
glatte (und damit wenig plaqueretentive) Amputationsstelle zurückzulassen. Der Zugang zum
Pulpakavum im Amputationsbereich ist – entsprechend der Vorbehandlung – obliteriert durch
einen dichten, jetzt polierbaren Verschluß mit
Aufbaumaterial. Eine Abdichtung der Pulpakammer zum Mundmilieu läßt sich natürlich auch
nachträglich retrograd anbringen.

Eine Wurzelamputation ist aufgrund der kompli-
zierteren Anatomie der Oberkiefermolaren und der
einer direkten Einsicht verschlossenen Furkationstopographie erheblich schwieriger und mit
einer größeren Komplikationsmöglichkeit behaftet
als eine Hemisektion im Unterkiefer. So beinhaltet
oben geschildertes Vorgehen bei fehlender Orientierung bzw. zu forscher Gangart z. B. eine Verletzungsgefahr der palatinalen Wurzel durch die Spitze
des Schleifkörpers.

Wurzelamputation mit Entfernung des zugehörigen Kronenanteils

Verfahren I

Ausgangssituation: Endständiger Zahn 26 mit tiefer
Knochentasche über der distobukkalen Wurzel ein-
schließlich distalem Trifurkationsbefall (Abb. 16).
Zahn 15 fehlt, Brücke von Zahn 24 auf Zahnseg-
ment 26 geplant.
Vorbehandlung: Wurzelkanalfüllung, Pulpakavum

Abb. 17   Wurzelamputation mit Entfernung des zugehörigen Kronenteils.

Abb. 17   Wurzelamputation mit Entfernung des zugehörigen Kronenteils.

a) Ausgangsbefund: Zahn 26 mit subakutem Trifurkationsbefall. Nach Wurzelkanalbehandlung Eliminierung des Furkationsbefalls durch Amputation des mesiobukkalen Zahnsegments in Form eines bogenförmigen, die Furkationseingänge verbindenden Schliffes (Spiegelbild).
b) Abgeschlossene Kronenpräparation 2¹/₂ Monate nach Wurzelamputation (Spiegelbild).
c) Röntgenkontrolle 2¹/₂ Jahre post operationem.

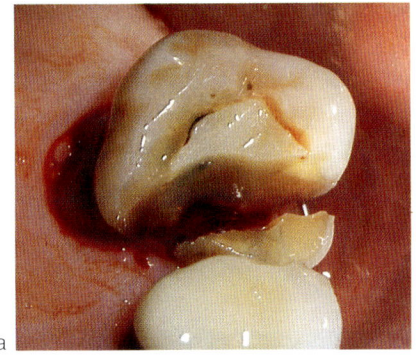
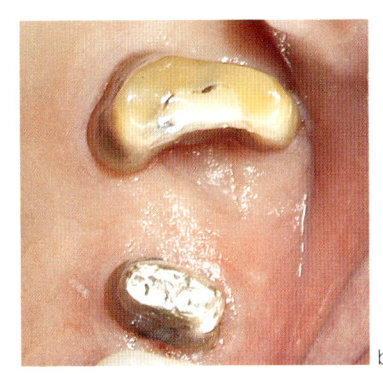

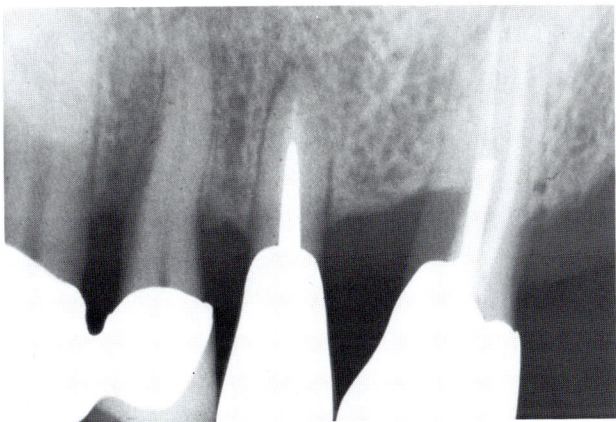

und Kavität mit geeignetem Aufbaumaterial aufgefüllt.

• Okklusales und zirkuläres Beschleifen der Zahnkrone.
• Darstellung des bukkalen Trifurkationseingangs (mögliche Abdrängung der Gingiva mit Raspatorium nach internem Gingivektomieschnitt meist ausreichend). Distaler Furkationseingang durch parodontitische Abbauvorgänge bereits freigelegt.
• Langer, spitz zulaufender Schleifkörper wird in bogenförmiger Linie vom bukkalen Trifurkationseingang zum distalen geführt (Abb. 17); dabei wird er nahezu senkrecht zur Okklusionsebene gehalten. Die Instrumentenspitze sollte nur so weit in den Trifurkationsraum eindringen, wie es zur Abtrennung des distobukkalen Zahnsegmentes notwendig ist (Verletzungsgefahr für die beiden anderen Wurzeln, Vermeidung einer unnötigen Zerstörung von Stützknochen).
• Extraktion des abgetrennten Zahnsegmentes.
• Nicht knöchern unterstützte Furkationsanteile im Resektionsbereich beischleifen [76]. Es resultiert eine distal konkave (nicht unter sich gehende) Kronenkonfiguration [44, 58].

Diese Methode empfiehlt sich nur dann, wenn der Interradikularknochen so weit abgebaut ist,

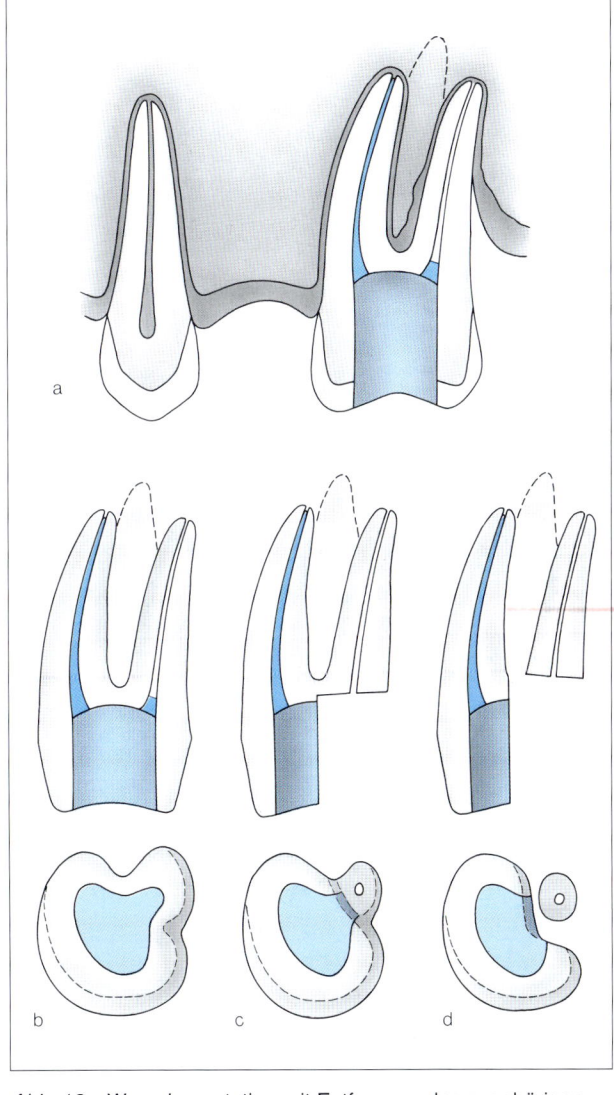

Abb. 18   Wurzelamputation mit Entfernung des zugehörigen Kronenteils.

a) Ausgangsbefund vor Amputation der distobukkalen Wurzel von Zahn 26.
b) Zustand nach Kronenpräparation.
c) Setzen einer intrakoronalen Stufe über der distobukkalen Wurzel; diese Stufe wird sukzessiv nach apikal verlagert.
d) Amputation abgeschlossen. Die Furkationsüberhänge werden noch beigeschliffen, die distobukkale Wurzel abschließend extrahiert.

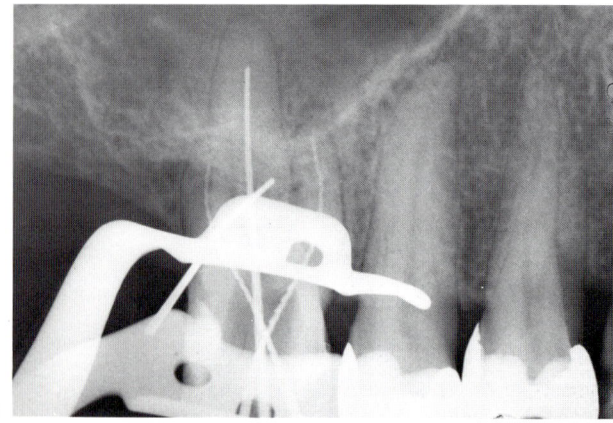
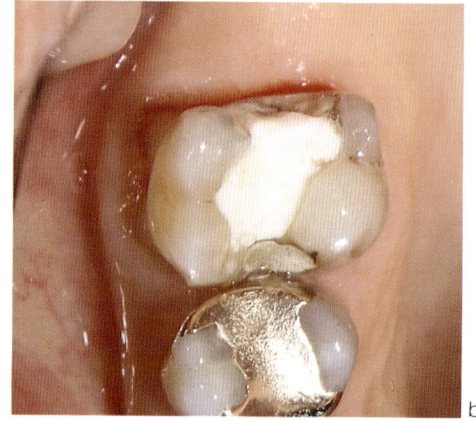

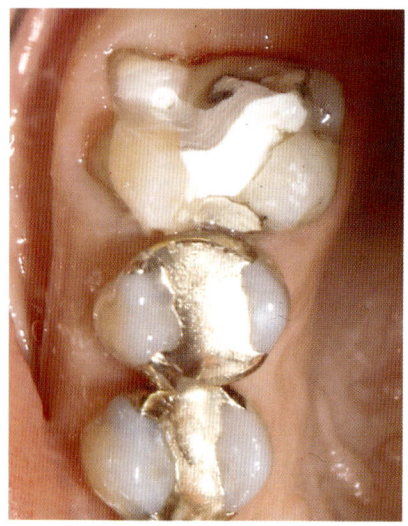
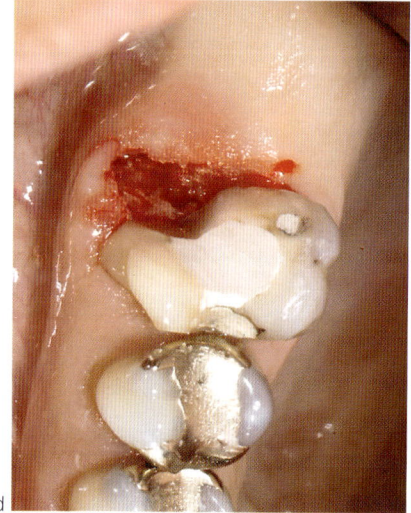
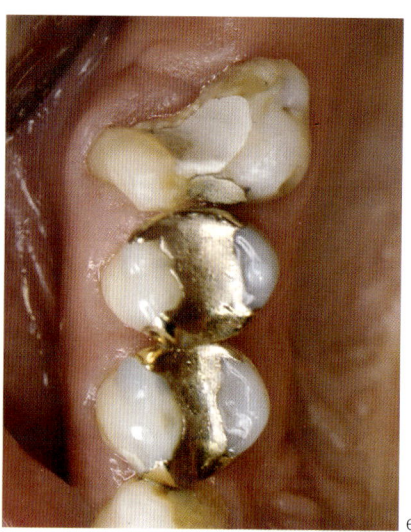

Abb. 19 Wurzelamputation mit Entfernung des zugehörigen Kronenteils.

a) Ausgangsbefund: Zahn 16 mit tiefer Knochentasche distal und Furkationsbeteiligung. Die Röntgenmeßaufnahme (Teil der endodontischen Vorbehandlung)
zeigt neben den Meßzahlen einen von distal her in den Trifurkationseingang
eingeschobenen Silberstift.

b) Okklusale Ansicht von Zahn 16 im Spiegelbild vor Wurzelamputation.

c) Intrakoronale, horizontale Stufe über der distobukkalen Wurzel angebracht;
Wurzelquerschnitt mit Wurzelfüllung teilweise freigelegt.

d) Nach völliger Isolierung der distobukkalen Wurzel vom Restzahn wurde diese
nach koronal aus der Alveole herausluxiert.

e) Entzündungsfreie Verhältnisse 2½ Monate nach Wurzelamputation.

f) Abschließende parodontalfreundliche Restaurierung des verbliebenen Zahnsegmentes.

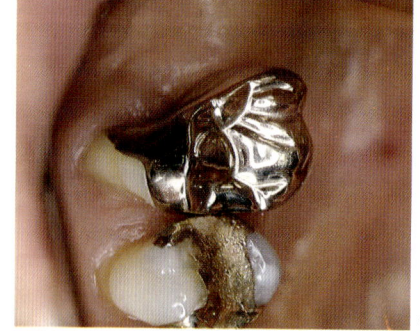

daß eine Positionskontrolle der Instrumentenspitze
einigermaßen gewährleistet ist.

Verfahren II

Ausgangssituation und Vorbehandlung: wie oben
geschildert.

- Okklusales und zirkuläres Beschleifen der Molarenkrone.
- Auf eine Darstellung des bukkalen Furkations-
  eingangs über eine Lappenbildung kann verzich-

tet werden, wenn dieser zumindest so weit
eröffnet ist, daß die Spitze der zahnärztlichen
Sonde darin Retention findet.

- Anbringen einer intrakoronalen, horizontalen
  Stufe über der distobukkalen Wurzel (Abb. 18 und
  19) [45].
- Sukzessive Apikalverlagerung dieser Stufe, bis
  die Wurzel in Höhe der Furkation vom Restzahn
  isoliert ist.
- Herausluxieren der amputierten Wurzel nach
  koronal.

- Abschließende Kronenpräparation, wobei besonders auf das Beischleifen von Furkationsüberhängen zu achten ist [7].

Verfahren II ist zwar zeitaufwendiger als Verfahren I, dafür aber weniger komplikationsträchtig. Beide Verfahren führen zum gleichen Resultat, das vom parodontalprophylaktischen Standpunkt her günstiger einzustufen ist als die Technik der Wurzelamputation unter Intaktlassen der Zahnkrone. Diese Formen der Wurzelamputation werden besonders dann anempfohlen, wenn das verbleibende Zahnsegment als Brückenpfeiler vorgesehen ist.

Restauration der erhaltenen Zahnsegmente

Zeitpunkt

Es spricht nicht dagegen, hemisezierte bzw. wurzelamputierte Zähne relativ bald nach abgeschlossener Wundheilung zu restaurieren bzw. in eine prothetische Neuversorgung mit einzubeziehen [5]. Für routinemäßige Wartezeiten von bis zu einem halben Jahr [20] sehen wir keinen Grund.

Ein möglicher limitierender Faktor für eine Versorgung ohne großen Aufschub ist die endodontische Komponente der Gesamtbehandlung. Die Erfolgsprognose wurzelkanalbehandelter Zähne wird in neueren Langzeitstudien [57] mit über 80 % angegeben, für Zähne mit ursprünglich vitaler Pulpa mit bis zu 95 %. Somit verbleibt auch für den endodon-

tisch Erfahrenen ein Restrisiko, das er eingeht, wenn er Molarensegmente in (teure) prothetische Lösungen mit einbezieht. Letzteres verringert sich, wenn z. B. im Rahmen aufwendiger Parodontalbehandlung für längere Zeit ein Interimsersatz zu tragen ist [42] und sich so eine weitere Möglichkeit zur Röntgenkontrolle vor definitiver prothetischer Versorgung ergibt.

Bei großen Zeitspannen zwischen Hemisektion/Wurzelamputation und endgültiger Restauration ist ein bakteriendichter Verschluß des endodontischen Systems zu gewährleisten, da sonst eine (Re-)Infektion des Endodonts eintritt [77].

Parodontale Grenzfälle [55], die einen letzten, verzweifelten und mit dem Patienten abgesprochenen Erhaltungsversuch darstellen (Abb. 20), verlangen ebenfalls eine längere Beobachtungszeit, z. B. bis sich eine erhoffte knöcherne Regeneration eingestellt hat. In solchen klinischen Grenzfällen sehen wir dann auch eine Indikation zur Schienung des betroffenen Zahnsegmentes bis zur definitiven Versorgung.

Art der Restauration

Ein Großteil der Mißerfolge nach Hemisektion/Wurzelamputation ist auf nicht adäquate postoperative Restauration der Zahnsegmente zurückzuführen [61]. Zahnfrakturen sind eine häufige Konsequenz. Daher muß das Hauptaugenmerk bei der Restauration von hemisezierten/wurzelamputierten Zähnen der Prävention von Kronen- und Wur-

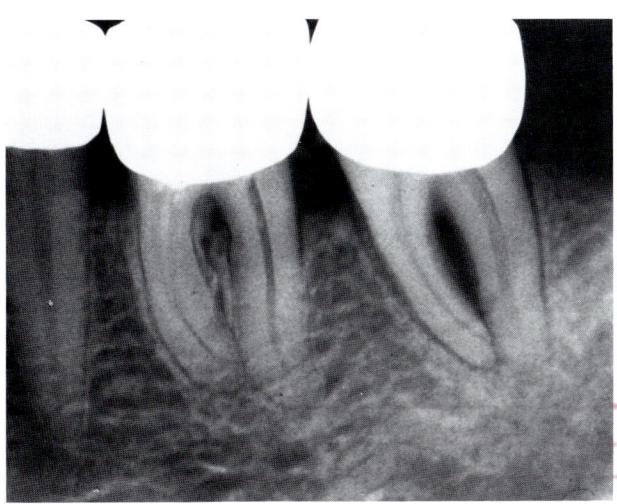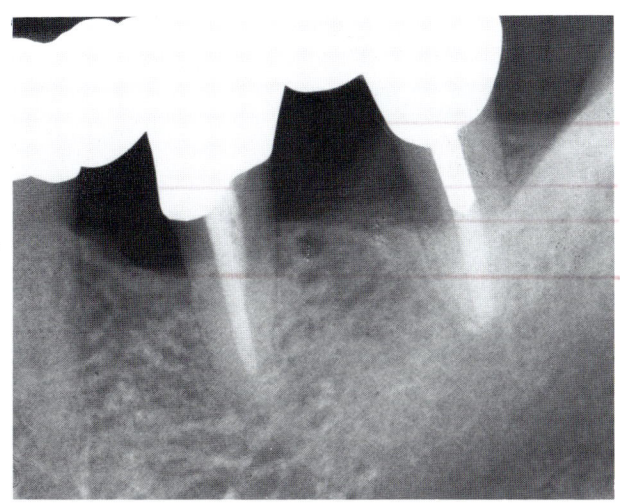

Abb. 20   Hemisektion in einem Grenzfall der Zahnerhaltung.

a) Ausgangsbefund: Extremer Furkationsbefall Grad III bei Zahn 37 mit Pusaustritt bei Druck auf Alveolarfortsatz.
b) Röntgenkontrolle acht Jahre nach Hemisektion mit anschließender Entfernung der mesialen Zahnhälfte (Hemisektion bei Zahn 36 durch endodontischen Mißerfolg bedingt). Nach Eliminierung des Schlupfwinkels „Furkation" weitreichende knöcherne Regeneration.

zelfrakturen und einer möglichst parodontalfreundlichen Gestaltung gelten. Zusammenfassende Übersichten über die Problematik und Vorschläge zur Restauration werden in der entsprechenden Fachliteratur gegeben [16, 54].

Wurzelspitzenresektion als Alternative zur Hemisektion/Wurzelamputation

Das zunehmende Interesse an der möglichst weitgehenden Erhaltung der natürlichen Dentition hat die Wurzelspitzenresektion an Molaren wieder etwas mehr in den Vordergrund gerückt.

Grundsätzlich ist festzuhalten, daß die Wurzelspitzenresektion geringere Opfer an Zahnsubstanz und Zahnhalteapparat verlangt, also weniger radikal ist als eine Hemisektion oder Wurzelamputation.

Die Wurzelspitzenresektion an den bukkalen Wurzeln der oberen Sechsjahrmolaren wird den geübten Operateur bei guter Zugänglichkeit zum Operationsgebiet kaum vor größere Probleme stellen.

Anders verhält es sich mit der Wurzelspitzenresektion an palatinalen Wurzeln und im Unterkiefermolarenbereich. Solche Operationen gehören in die Hände von Spezialisten. Im Einzelfall ist abzuwägen, ob man nicht der radikaleren Hemisektion oder Wurzelamputation den Vorzug gibt angesichts der zu erwartenden psychischen und physischen Belastungen der Patienten und der diversen Komplikationsmöglichkeiten.

Im Falle der parodontalen Indikationen sind Wurzelspitzenresektionen gänzlich kontraindiziert.

Parodontale Aspekte

Zeitliche Einordnung in eine systematische Parodontalbehandlung

Zwei Möglichkeiten bieten sich hier an:

- Es erscheint durchaus logisch, Hemisektionen/Wurzelamputationen aus parodontaler Indikation schon in die *Initialbehandlungsphase einer systematischen Parodontalbehandlung* zu integrieren (s. Bd. 4) [1]. Innerhalb dieser sollen u. a. möglichst viele der natürlichen bakteriellen Schlupfwinkel, darunter auch Furkationen, beseitigt werden [67]. So wie nicht mehr erhaltungswürdige Zähne bereits in dieser frühen Phase der Therapie extrahiert werden sollen, sind auch iso-

lierte Knochentaschen mittels Hemisektion oder Wurzelamputation zu eliminieren. Durch diese frühzeitige Therapie wird dem Gewebe ausreichende Heilungszeit bis zur Neueinschätzung des Falles eingeräumt. Nach vorgezogener Resektion erübrigen sich oftmals weitergehende parodontalchirurgische Behandlungsschritte in diesem Gebißabschnitt.

- Andererseits wird dem Patienten u. U. ein chirurgischer Eingriff erspart, wenn man sich Hemisektionen/Wurzelamputationen für die korrektive Phase der systematischen Parodontalbehandlung aufhebt.

Auswahl der zu entfernenden Wurzel

Manchmal reichen klinische und röntgenologische Untersuchungsergebnisse nicht aus, um präoperativ entscheiden zu können, ob und welche Wurzel eines mehrwurzligen Zahnes (vor allem im Oberkiefer) entfernt werden soll. Hier ermöglicht die *Separation der einzelnen Wurzeln*, jede parodontale Einheit für sich zu evaluieren. In die Bewertung der Einzelsegmente fließen folgende Faktoren mit ein:

- Betrag an Stützgewebe, den jede einzelne Wurzel umgibt
- Mobilität der Einzelwurzel
- Position einer Wurzel zu den Nachbarzähnen

Einer mesiobukkalen Wurzel eines oberen ersten Molaren, vorausgesetzt sie ist endodontisch gut aufbereitbar, kann durchaus der Vorzug vor einer palatinalen Wurzel gegeben werden, da erstere im Hinblick auf die nachfolgende prothetische Versorgung meist eine günstigere Stellung im Zahnbogen einnimmt.

Zahlreiche publizierte Fallbeispiele [1, 40, 50, 55, 66] widerlegen die Ansicht, daß eine mesiobukkale Wurzel allein weder als unabhängige Kaueinheit noch als Pfeiler aufgrund mangelnder Stabilität in Frage kommt [8]. Es ist nachgewiesen, daß die mesiobukkale Wurzel bezüglich ihrer Attachmentfläche der palatinalen gleichzusetzen ist [38].

Hemisektionen/Wurzelamputationen als alternative konventionelle Behandlungsmethoden bei Furkationsbefall Grad II und Grad III

Neben Hemisektionen/Wurzelamputationen werden zur Behandlung des Furkationsbefalls Grad II und Grad III folgende konventionelle Maßnahmen empfohlen (s.Bd. 4):

- Lappenoperation mit Odontoplastik (Furkations-plastik)
- Tunnelpräparation
- Extraktion

Im Rahmen einer *Hemisektion/Wurzelamputation* wird das Furkationsproblem durch *Eliminierung der Furkation selbst* gelöst. Geschieht dies unter Beachtung der Operationsprinzipien und wird der Zahn parodontalfreundlich restauriert, so sind Hemisektionen und Wurzelamputationen als Maßnahmen einzuschätzen, mit denen man eine *definitive Lösung des Furkationsproblems* herbeiführen kann.

Dennoch gilt: Jedes Furkationsproblem muß individuell gesehen werden! Mitentscheidende Kriterien sind das Alter des Patienten und die den Abbauvorgängen zugrundeliegende Verlaufsform der Parodontitis [41, 59]. Wenn nicht z. B. eine neue prothetische Versorgung dazu zwingt, definitive Verhältnisse herzustellen, ist es oftmals ausreichend, möglichst hygienische Verhältnisse im Furkationsbereich zu etablieren. Es konnte in Langzeitstudien gezeigt werden, daß solchermaßen behandelte Zähne z. T. mehr als 20 Jahre funktionstüchtig blieben [30, 41, 59, 68].

Prognostische Bewertung

In der Literatur werden Einzelfälle beschrieben mit einer Kontrolldauer von zum Teil über 20 Jahren [19, 21, 40, 48, 60]. Spezifische Langzeitstudien [9, 12, 14, 22, 46, 47, 59, 54, 64, 75] lassen im großen und ganzen die Aussage zu, daß es sich bei Hemisektionen und Wurzelamputationen um *probate zahnärztliche und für die Praxis geeignete Therapiemöglichkeiten* handelt. Geht man den Ursachen für Mißerfolge nach, so stellt man immer wieder fest, daß es sich *nicht* um methodisch bedingte Mißerfolge handelt.

Wichtige Etappen auf dem Weg zum Langzeiterfolg mit hemisezierten/wurzelamputierten Zähnen sind:

- richtige Diagnose und strenge Indikationsstellung
- gute endodontische Vorbehandlung
- Einhaltung der Operationsprinzipien, d. h. die Bildung neuer, unzugänglicher Plaqueretentionsstellen vermeiden
- adäquate postoperative Restauration der Zahnsegmente (Minimierung der Frakturgefahr, parodontalfreundliche Gestaltung)

Zusammenfassend läßt sich sagen, daß die prognostische Beurteilung hemisezierter/wurzelamputierter Zähne nicht niedriger anzusetzen ist als die eines jeden anderen wurzelbehandelten Zahnes.

Literatur

[1] Abrams, L., Trachtenberg, D. J.: Hemisection – technique and restoration. Dent. Clin. N. Amer. 18 (1974), 415.

[2] Allen, A. L., Gutmann, J. L.: Internal root resorption after vital root resection. J. Endod. 3 (1977), 438.

[3] Amen, C. R.: A critique of periodontic-endodontic therapy. Presented at the 60th Annual Meeting of the American Academy of Periodontology, Atlanta 1974. Zit. nach [33].

[4] American Academy of Periodontology: Glossary of periodontic terms. J. Periodont. 57 (1986), Supplement.

[5] Appleton, I. E.: Restoration of root-resected teeth. J. Prosthet. Dent. 44 (1980), 150.

[6] Augsburger, R. A.: Root amputations and hemisections. Gen. Dent. 245 (1976), 35.

[7] Backman, K. J.: Die unvollständige Wurzelamputation – Falldarstellungen. Int. J. Parodont. Rest. Zahnheilk. 2, H. 3 (1982), 61.

[8] Basaraba, N.: Root amputation and tooth hemisection. Dent. Clin. N. Amer. 13 (1969), 121.

[9] Bergenholtz, A.: Radectomy of multirooted teeth. J. Amer. Dent. Ass. 85 (1972), 870.

[10] Black, G. V., Litch, W.: The American system of dentistry. Lea Bros, Philadelphia 1886.

[11] Blair, H. A.: Relationships between endodontics and periodontics. J. Periodont. 43 (1972), 209.

[12] Bühler, H.: Nachuntersuchung wurzelseparierter Zähne, Quintessenz 35 (1984), 1825.

[13] Carnevale, G., Sterrantino, S. F., Di Febo, G.: Die Heilung der Hart- und Weichgewebe nach Zahnpräparation bis auf den Alveolarkamm. Int. J. Parodont. Rest. Zahnheilk. 3, H. 6 (1983), 37.

[14] Carnevale, G., Di Febo, G., Tonelli, M. P., Marin, C., Fuzzi, M.: Eine retrospektive Analyse der parodontalprothetischen Behandlung von Molaren mit interradikulären Läsionen. Int. J. Parodont. Rest. Zahnheilk. 11 (1991), 181.

[15] Cassingham, R. J., Broxson, A. W.: A laboratory technique for teaching root resection. J. Periodont. 50 (1979), 148.

[16] Casullo, D. P., Matarazzo, F. S.: Die Vorbehandlung und Wiederherstellung des mehrwurzligen Zahnes mit freiliegenden Furkationen. Quintessenz, Berlin 1979.

[17] Corsair, A., Granz, C.: Maxillary root resections – tooth preparation and biologic restorations. J. Amer. Dent. Ass. 106 (1983), 351.

[18] Cummings, R. R., Ingle, J. J., Frank, A. L., Glick, D. A., Antrim, D. D.: Endodontic surgery. In: Ingle, J. J.,

Taintor, J. F. (eds.): Endodontics. Lea & Febiger, Philadelphia 1985.

[19] Deinzer, A.: Bewähren sich hemisezierte Zähne für Kronen und Brücken? Die Quintessenz 30 (1979), 83.

[20] Eastman, J. R., Backmeyer, J.: Ein Überblick über parodontale, endodontische und prothetische Gesichtspunkte bei dentalen Resektionen. Int. J. Parodont. Rest. Zahnheilk. 6, H. 2 (1986), 35.

[21] Ehrmann, E. H.: Persönl. Mitt. 1981.

[22] Erpenstein, H.: A 3-year study of hemisectioned molars. J. Clin. Periodont. 10 (1983), 1.

[23] Erpenstein, H.: The role of the prosthodontist in the treatment of periodontal disease. Int. Dent. J. 36 (1986), 18.

[24] Erpenstein, H.: Wie funktioniert Parodontologie in der Praxis? Schweiz. Monatsschr. Zahnmed. 97 (1987), 67.

[25] European Society of Endodontology: Consensus report of the European Society of Endodontology on quality guidelines for endodontic treatment. Int. Endod. J. 27 (1994), 115.

[26] Farrar, N.: Radical and heroic treatment of alveolar abscess by amputation of roots of teeth. Dent. Cosmos 26 (1884), 79.

[27] Federick, D. R.: Über die Verwendung von hemisezierten Zähnen zur Abstützung herausnehmbarer partieller Cover-denture-Prothesen (I). Quintessenz 29 (1978), 67.

[28] Gargiulo, A. W., Wentz, F. M., Orban, B.: Dimensions and relations of the dentogingival junction in humans. J. Periodont. 32 (1961), 261.

[29] Gerstein, K. A.: The role of vital root resection in periodontics. J. Periodont. 48 (1977), 478.

[30] Goldman, M. J., Ross, I. F., Goteiner, D.: Effect of periodontal therapy on patients maintained for 15 years or longer. A retrospective study. J. Periodont. 57 (1986), 347.

[31] Gottlieb, B., Orban, B.: Zahnfleischentzündung und Zahnlockerung. Berlinische Verlagsanstalt, Berlin 1933.

[32] Grant, D. A., Stern, J. B., Everett, F. G.: Periodontics. Mosby, St. Louis 1979.

[33] Green, E. N.: Hemisection and root amputation. J. Amer. Dent. Ass. 112 (1986), 511.

[34] Guldener, P. H. A., Langeland, K.: Endodontologie. Thieme, Stuttgart 1992.

[35] Haskell, E. W.: Vital root resection. Oral Surg. 27 (1969), 266.

[36] Haskell, E. W.: Über die Amputation von Wurzeln an vitalen Zähnen: Fallbericht einer Langzeitbeobachtung. Int. J. Parodont. Rest. Zahnheilk. 4, H. 6 (1984), 57.

[37] Haskell, E. W., Stanley, H. R., Goldman, S.: A new approach to vital root resection. J. Periodont. 51 (1980), 217.

[38] Hermann, D. W., Gher, M. E., Dunlap, R. M., Pelleu, G. B.: The potential attachment area of the maxillary first molar. J. Periodont. 54 (1983), 431.

[39] Hiatt, W. H.: Pulpal periodontal disease. J. Periodont. 48 (1977), 598.

[40] Hiatt, W. H., Amen, C. R.: Periodontal pocket elimination by combined endodontic-periodontic therapy. Periodontics 1 (1963), 152.

[41] Hirschfeld, L., Wassermann, B.: A long-term survey of tooth loss in 600 treated periodontal patients. J. Periodont. 49 (1978), 225.

[42] Hürzeler, M. B., Strub, J. R.: Combined therapy for teeth with furcation involvement used as abutments for fixed restorations. Int. J. Prosthodont. 3 (1990), 470.

[43] Kampfe, L. V., Windgrove, F.: Endodontics: combined endodontic periodontic treatment. Dent. Abstr. 22 (1977), 276.

[44] Keough, B.: Wurzelamputation. Int. J. Parodont. Rest. Zahnheilk. 2, H. 1 (1982), 17.

[45] Kirchhoff, D. A., Gerstein, H.: Presurgical crown contouring for root amputation procedures. Oral Surg. 27 (1969), 379.

[46] Klavan, B.: Clinical observations following root amputation in maxillary molar teeth. J. Periodont. 46 (1975), 1.

[47] Kocher, Th., Plagmann, H.-Ch.: Der radektomierte Molar als Pfeilerzahn. Dtsch. zahnärztl. Z. 43 (1988), 725.

[48] Kohari, S.: Zahnhalbierung (Dissektion). Österr. Zschr. Stomat. 52 (1955), 309.

[49] Langer, B., Stein, S. D., Wagenberg, B.: An evaluation of root resections. J. Periodont. 52 (1981), 719.

[50] Loyd, R. S., Baer, P. N.: Periodontal therapy by root resection. J. Prosth. Dent. 10 (1960), 362.

[51] Löst, C.: Hemisektionen/Wurzelamputationen als korrigierende Maßnahmen nach fehlgeschlagener zahnärztlicher Therapie. Quintessenz 31 (1980), 25.

[52] Löst, C.: Herstellung von Modellen zum Lehren bzw. Üben von Hemisektionen und Wurzelamputationen. Dtsch. zahnärztl. Z. 36 (1981), 101.

[53] Löst, C.: Hemisektionen und Wurzelamputationen als zahnerhaltende Maßnahmen im parodontalgeschädigten Kauorgan. In: Lange, D. E. (Hrsg.): Parodontologie, Implantologie und Prothetik im Brennpunkt von Praxis und Wissenschaft. Quintessenz, Berlin 1985.

[54] Löst, C.: Hemisektion und Wurzelamputation. Hanser, München 1985.

[55] Löst, C.: Grenzfälle der Zahnerhaltung. In: Ketterl, W. (Hrsg.): Deutscher Zahnärztekalender 1988. Hanser, München 1987.

[56] Löst, C.: Klassifizierung und Therapie endodontalparodontaler Erkrankungen. In: Bayerische Landeszahnärztekammer: Prophylaxe – Parodontologie – Prothetik. Quintessenz, Berlin 1987.

[57] Löst, C., Weiger, R.: Prognose konservativer Wurzelkanalbehandlung nach Anwendung eines Glasionomerzementsealers. Dtsch. zahnärztl. Z., im Druck.

[58] Majzoub, Z., Kon, S.: Tooth morphology following root resection procedures in maxillary first molars. J. Periodontol. 63 (1992), 290.

[59] McFall, W. T.: Tooth loss in 100 treated patients with periodontal disease. A long-term study. J. Periodont. 53 (1982), 539.

[60] Messinger, T. F., Orban, B. J.: Elimination of periodontal pockets by root amputation. J. Periodont. 25 (1954), 213.

[61] Mucko, K.: Die Hemisektion. Quintessenz 34 (1983), 899.

[62] Mutschelknauß, R.: Parodontologische Aspekte bei festsitzendem Zahnersatz. Dtsch. zahnärztl. Z. 41 (1986), 927.

[63] Neumann, R.: Führer durch die operative Zahnheilkunde. Berlinische Verlagsanstalt, Berlin 1936.

[64] Newell, D. H.: The role of the prosthodontist in restoring rootresected molars: A study of 70 molar root resections. J. Prosthet. Dent. 65 (1991), 7.

[65] O'Leary, T. J., Arens, D. E.: Root resection and hemisection procedures. In: Arens, D. E., Adams, W. R., DeCastro, R. A. (eds.): Endodontic surgery. Harper and Row, New York 1981.

[66] Polson, A. M.: Periodontal considerations for functional utilization of a retained root after furcation management. J. Clin. Periodont. 4 (1977), 223.

[67] Rateitschak, K. H., Rateitschak, E. M., Wolf, H. F.: Parodontologie. Thieme, Stuttgart 1984.

[68] Ross, I. F., Thompson, R. H.: Furcation involvement in maxillary and mandibular molars. J. Periodont. 51 (1980), 450.

[69] Schlagenhauf, U., Rau, G.: Gingivalchirurgische Maßnahmen vor konservierender oder prothetischer Versorgung approximal zerstörter Zähne. Quintessenz 38 (1987), 2019.

[70] Schroeder, A.: Endodontie. Quintessenz, Berlin 1977.

[71] Simon, J. H. S., DeDeus, Q. D.: Endodontic-periodontal relations. In: Cohen, S., Burns, R. C. (eds.): Pathways of the pulp. Mosby, St. Louis 1987.

[72] Smukler, H., Tagger, M.: Vital root amputation. A clinical and histological study. J. Periodont. 47 (1976), 324.

[73] Vass, Z.: Zur Erhaltung tiefzerstörter Molaren bei Erhaltungsnotwendigkeit aus spezieller Indikation. Stomat. DDR 26 (1976), 106.

[74] Wagnild, G. W., Mueller, K. J.: Restoration of the endodontically treated tooth. In: Cohen, S., Burns, R. C. (eds.): Pathways of the pulp. Mosby, St. Louis 1994.

[75] Walther, W., Brecht, M.: Radektomierte Pfeilerzähne bei herausnehmbarem und festsitzendem Zahnersatz – eine Langzeitstudie. Dtsch. zahnärztl. Z. 42 (1987), 618.

[76] Ward, H. E.: Preparation of furcally involved teeth. J. Prosth. Dent. 48 (1982), 261.

[77] Weiger, R., Löst, C., Hülsmann, M.: Die Revision von Wurzelkanalbehandlungen. Teil I: Indikationsstellung. Endodontie 3 (1994), 27.

[78] Wesselink, P. R.: Therapiemöglichkeiten nach Fraktur endodontischer Instrumente im Wurzelkanal. Endodontie 1 (1992), 131.

[79] Westermann, W.: Die Amputation einzelner Wurzeln an vitalen Molaren als parodontaltherapeutische Maßnahme – Indikation und Durchführung. Quintessenz 33 (1982), 1955.

[80] Younger, W. J.: Pyorrhea alveolaris. J. Amer. Med. Ass. 23 (1894), 790.

Reimplantation und Transplantation von Zähnen

von Antranik Eskici

Inhaltsübersicht

Reimplantation (Replantation) von Zähnen

Einleitung und Definition

Replantation bedeutet die Rückpflanzung eines Gewebeteiles, eines Organes oder einer Extremität, im speziellen Fall eines Zahnes (Zahnkeimes) in die ursprüngliche Stelle nach therapeutischer oder akzidenteller Entfernung.

Die Reimplantation eines traumatisch (bzw. akzidentell) avulsierten Zahnes ist eine uralte und anerkannte Behandlungsform. Sie ist viel älter als der Begriff „Zahnheilkunde" selbst. Bereits im vierten Jahrhundert vor Christus berichtete HIPPOKRATES über die Reimplantation und Schienung mit Golddrähten ausgeschlagener Zähne [57]. Später wurde die Reimplantation auch zur Erhaltung der beherdeten bzw. endodontisch nicht zu beeinflussenden Zähne als alternative Methode, die FAUCHARD* schon 1728 angewandt hat [33], aufgebaut.

Nachdem PARTSCH 1896 die gelegentlich seit 1871 durchgeführte operative Behandlung der periapikalen Parodontitis (Wurzelspitzenresektion) zur systematischen Operation der Zahnheilkunde ausgebaut hat [82], wurde die Reimplantation per intentionem allmählich reduziert bzw. verlassen.

Indikation

In der modernen Zahnheilkunde ist die Indikation zur Reimplantation auf die Zähne beschränkt, die durch ein Trauma oder eine irrtümliche bzw. unbeabsichtigte Extraktion aus ihrem Zahnfach luxiert wurden.

Die meisten Zahnluxationen sind aber traumatischer Herkunft. Aufgrund ihrer exponierten Stellung im Kiefer sind die *Frontzähne* besonders gefährdet [4, 50, 52, 58]. Sie betreffen in der überwiegenden Anzahl der Fälle Kinder im Alter von 6–15 Jahren. Aus ästhetischen, funktionellen und phonetischen Gründen ist (wenn auch nicht auf Dauer) die Erhaltung dieser Zähne erstrebenswert (s. Abb. 2 und Bd. 3) [5, 72, 92].

- Ist der *ganze bukkale Knochen der Alveole verlorengegangen*, so ist die Prognose sehr schlecht (Abb. 1a). Hier entstehen nach der Reimplantation tiefe Taschen und Abszeßbildungen, so daß der Zahn wieder entfernt werden muß. Bei solchen Fällen wäre die Konservierung des

Zahn(keim)es in flüssigem Stickstoff bei −196 °C für einen späteren Replantationsversuch nach Regeneration des Knochens zu empfehlen, falls die dazu notwendige technische Einrichtung vorhanden ist [84, 85]. Dafür müssen die zerbrochenen Knochenpartikel bei der Erstversorgung in die Alveole gefüllt werden, wobei die Wunde dicht verschlossen wird. Die Anwendung des Fibrinklebers trägt dabei zur komplikationslosen Heilung wesentlich bei.

- Wenn der Alveolarknochen derart zerstört ist, daß eine Reimplantation bzw. eine Implantation nicht mehr möglich erscheint, so bringt die Substitution des Defektes mit autogenen Knochen oder Knochenersatzmaterialien im Sinne einer GBR (Guided Bone Regeneration) für die spätere Versorgung durch die Erhaltung des Alveolarkammes einen erheblichen Vorteil (Abb. 1).

Operationstechnik

Das richtige Vorgehen nach Totalluxation eines Zahnes besteht darin, den Zahn in einem feuchten Milieu zum Arzt zu transportieren, um das bestehende Desmodontal- und Zementgewebe vor dem Austrocknen zu bewahren. Es ist äußerste Vorsicht vor weiteren Schädigungen des am Zahn verbliebenen Desmodonts geboten.

Hieraus folgt das weitere Vorgehen beim Zahnarzt:

- Der ausgeschlagene Zahn wird durch vorsichtige *Spülung* mit 3%iger Wasserstoffperoxid-Lösung von Verunreinigungen befreit und in eine physiologische Antibiotika-Lösung bei Zimmertemperatur gelegt (Ringer-Lösung mit Neomycin-/Bacitracin-Zusatz [Nebacetin®]).
- Sodann wird der Patient zur Reimplantation vorbereitet. Die Reimplantation sollte unter *aseptischen Bedingungen* durchgeführt werden. Wenn Weichteil- und/oder Knochenverletzungen vorliegen, sollten diese vorher versorgt werden. Eine Tetanusprophylaxe darf dabei nicht vergessen werden. Die Alveole des ausgeschlagenen Zahnes wird genau inspiziert und durch Spülung mit 3%iger Wasserstoffperoxid-Lösung gereinigt, wobei ein im Fundus der Alveole festsitzendes Koagulum entfernt wird. Damit wird das Höherstehen des reimplantierten Zahnes in der Alveole vermieden und dem okklusalen Trauma während der Heilungsphase vorgebeugt.

---

* Mit PIERRE FAUCHARD und seinem Werk „Le chirurgien dentiste" 1728 (erstes wissenschaftliches Werk der Zahnheilkunde) begann die Epoche der selbständigen Zahnmedizin.

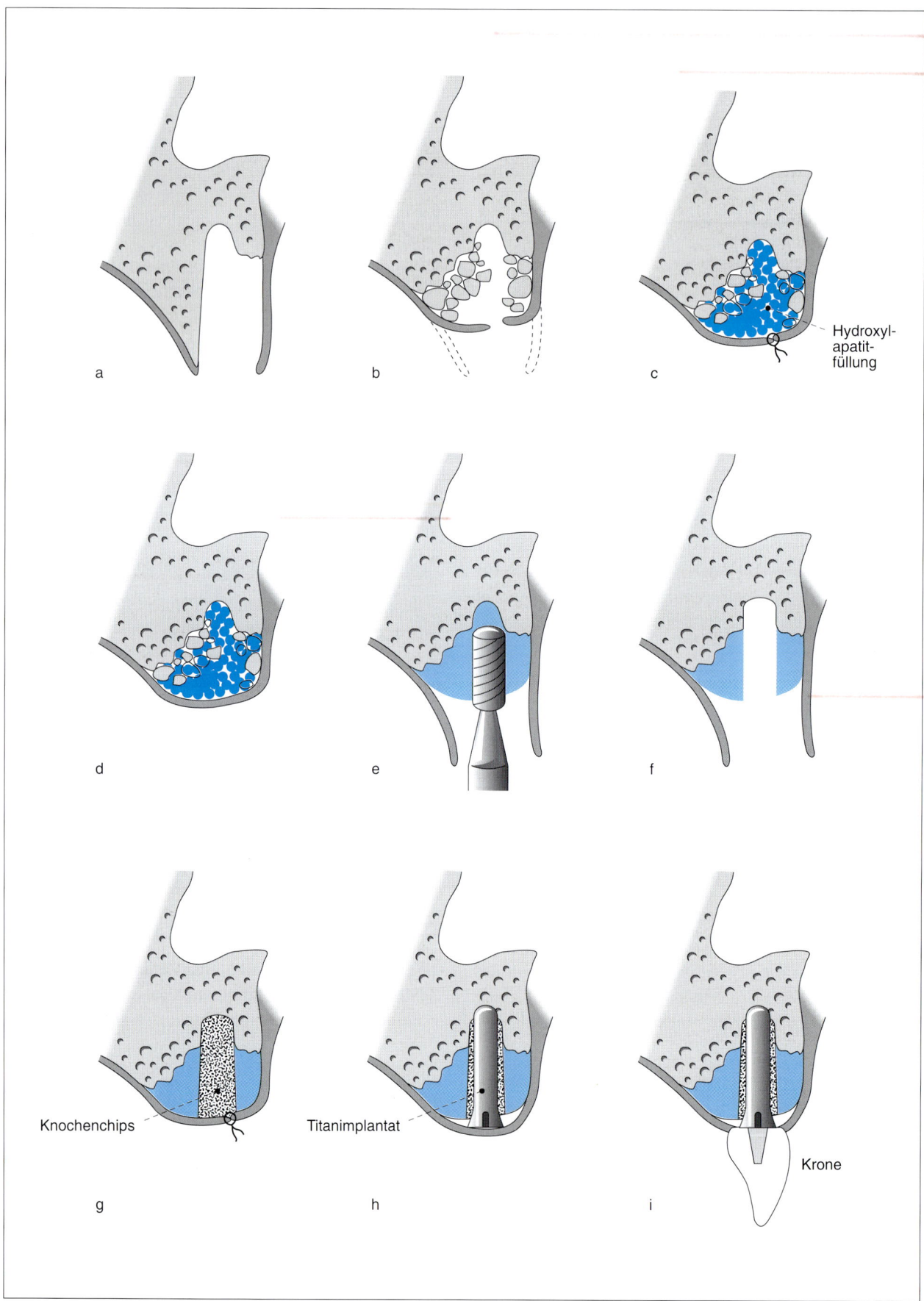

Hydroxyl-
apatit-
füllung

Knochenchips

Titanimplantat

Krone

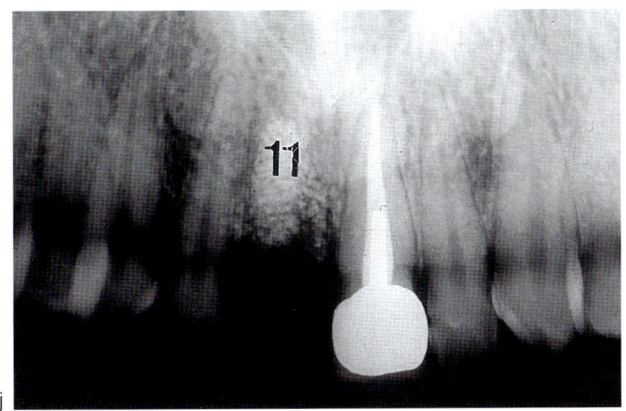

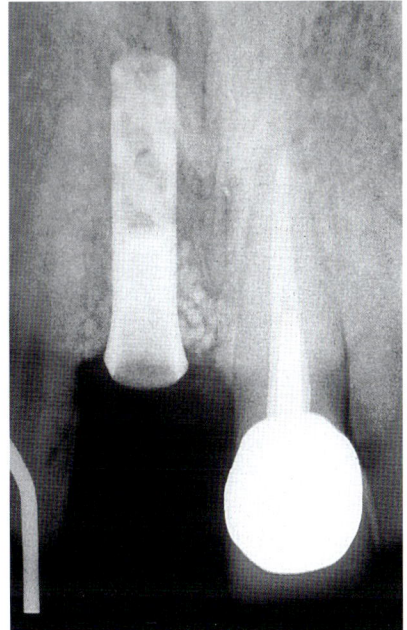

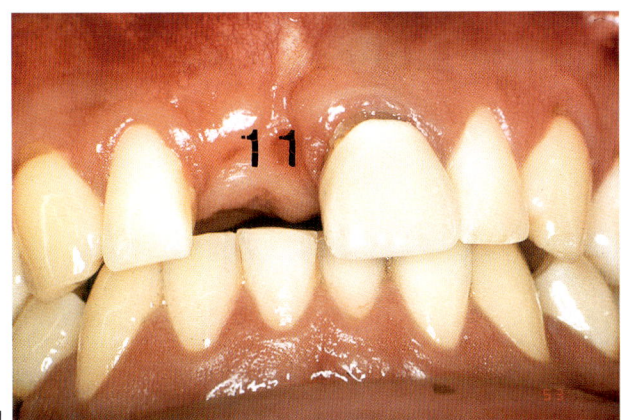

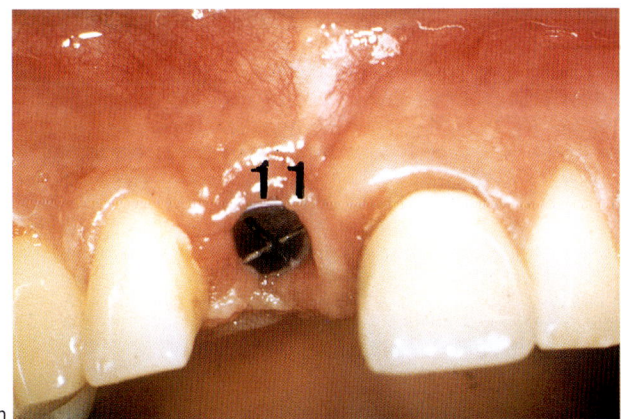

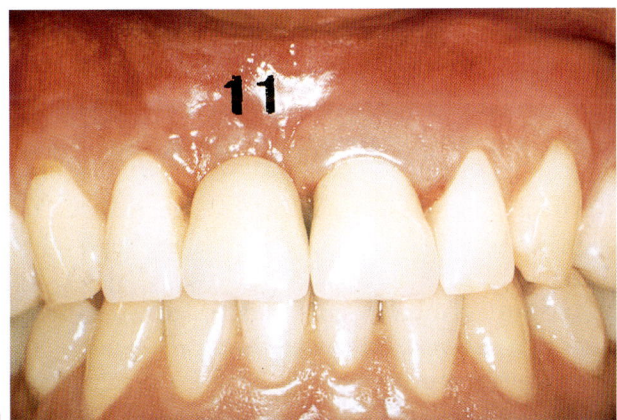

Abb. 1 Die sofortige Replantation ist bei vollständigem Verlust der Alveolenwand nicht mehr möglich, da nur Taschen entstehen würden.

a) Fast vollständig weggebrochene vestibuläre Alveolenwand.
b) Teilweise zerstörte Alveole mit kleinen Knochenfragmenten.
c) Die Füllung des Defektes mit Hydroxylapatit (HA) und ein dichter Wundverschluß zur Erhaltung der Knochenkonturen für die spätere Versorgung sind vorteilhaft.
d) Die Situation nach der Heilung, wobei die Knochenkonturen erhalten geblieben sind.
e) und f) Zylindrische Trepanation des Hydroxylapatits bis zum Kieferknochen an der Basis.
g) Füllung des entstandenen Hohlraumes mit Bankknochen.
h) Nach dem vollständigen Umbau des eingesetzten Knochens konnte ein Titanimplantat inseriert werden, welches mit Knochen umgeben wurde.
i) Schematische Darstellung der prothetischen Versorgung nach Osseointegration des Titanimplantates.
j) Röntgenaufnahme mit HA-Füllung der Alveole nach Verlust des Zahnes 11 mit dem Alveolarknochen (siehe c).
k) Zustand nach Einsetzen eines Titanimplantates als Vorbereitung zur prothetischen Versorgung der Lücke (siehe h).
l) Klinischer Aspekt der verheilten Alveole nach dem Verlust des Zahnes 11 und des Alveolarknochens durch Trauma und Füllung mit HA (siehe d).
m) Das osseointegrierte Bone-fit®-Titanimplantat in situ.
n) Inkorporierte Krone auf dem Implantat zum Ersatz des verlorenen Zahnes 11 (siehe i).

Schienung

Bei traumatisch luxierten Zähnen ist eine Ruhigstellung mittels Schienung (4–6 Wochen) nach der Positionierung fast immer erforderlich [21, 47, 48, 64, 65, 76, 77, 83, 95, 96].

Wir verwenden seit 1973 eine *Bracket-Drahtschiene,* wobei die angeklebten Brackets fallweise mit einem Labialbogen oder einer Drahtligatur

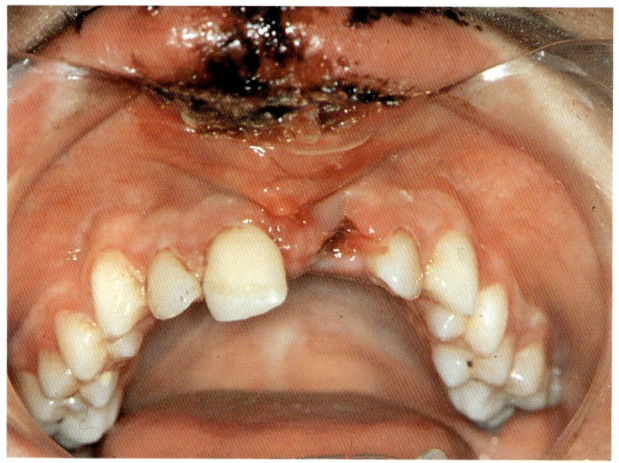

a

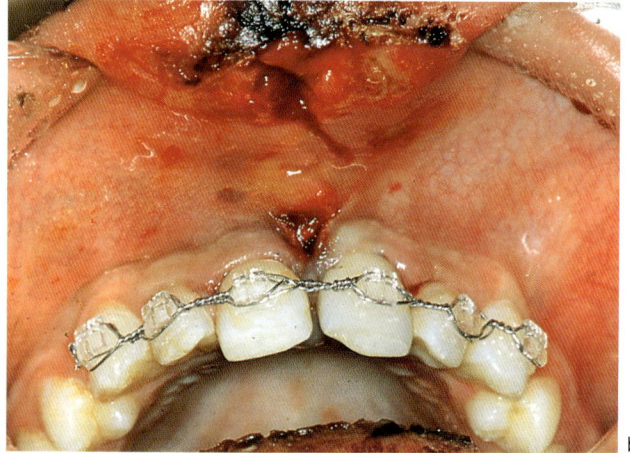

b

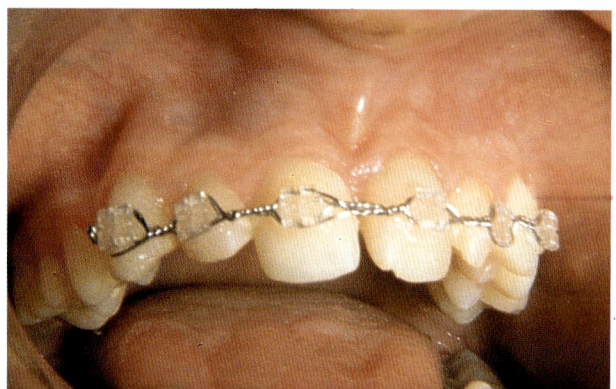

c

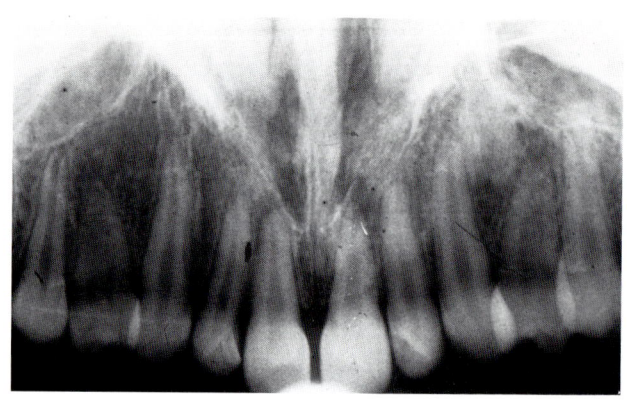

d

e

Abb. 2   Retardierte Replantation.

a) Das Kind verlor den Zahn 21 bei einem Unfall. Aufgrund seiner anderen Verletzungen konnte der Patient erst drei Tage nachher zur Replantation in die Klinik kommen. In der Zwischenzeit wurde der Zahn in einer Nährlösung im Kühlschrank aufbewahrt.
b) Zustand nach Replantation von Zahn 21 und Schienung mit Bracket-Draht drei Tage nach dem Unfall.
c) Sechs Wochen später war der replantierte Zahn 21 gut eingeheilt und fest, so daß die Schiene entfernt werden konnte.
d) Das Röntgenbild zeigt die gute Einheilung des replantierten Zahnes 21.
e) Zustand nach Entfernung der Bracket-Schiene. Der replantierte Frontzahn blieb über acht Jahre in situ.

verbunden werden (Abb. 2) [21]. Nötigenfalls wird diese Schiene durch Auftragen von selbsthärtendem Kunststoff verstärkt.

Retardierte Replantation

Wenn ein total luxierter Zahn aufgrund primärer Unfallfolgen nicht unmittelbar reimplantiert werden kann, so besteht die Möglichkeit, den Zahn zu konservieren und später zu reimplantieren (retardierte Replantation) [22].

Wenn der Zahn 2 Tage später wieder eingepflanzt werden kann, wird er im Kühlschrank bei +4 °C in einer Speziallösung aufbewahrt. Diese Lösung besteht aus Minimum Essential Medium mit Hanks' Salzen zuzüglich Streptomycin und Mycostatin (Abb. 2 a – e).

Wird der Zahn erst später (bis 14 Tage) replantiert, so sollte er besser in einer Gewebekultur aufbewahrt werden, in der sich Wurzelhautzellen wieder regenerieren können. Als Transportmittel wird dafür die oben beschriebene Lösung verwendet. Für längerfristige Aufbewahrung ist die Tiefgefrierung bei – 196 °C geeignet [84, 85].

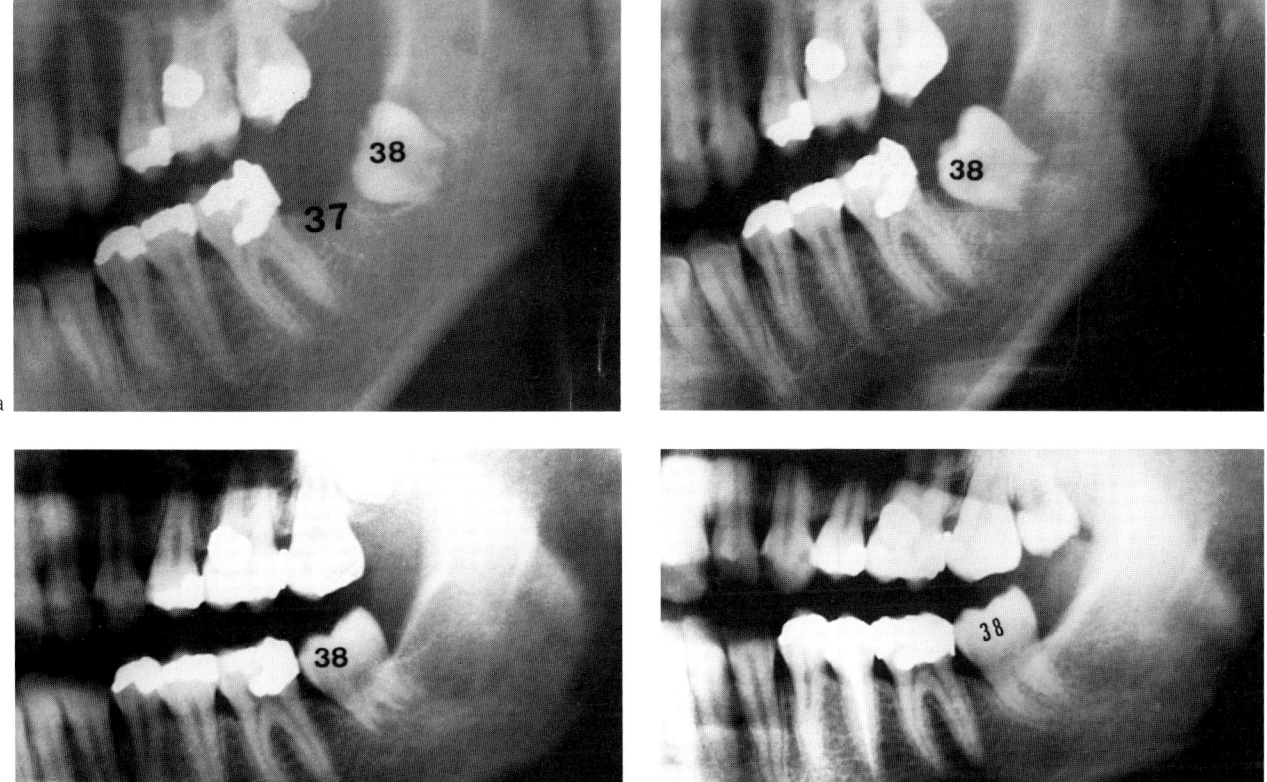

Abb. 5 Transplantation eines Weisheitszahnkeimes.

a) Der untere zweite Molar 37 ist frühzeitig extrahiert worden. Der im Ramusbereich angelegte Weisheitszahnkeim 38 steht als Ersatz zur Verfügung.
b) Der Weisheitszahnkeim 38 wurde auf Platz 37 transplantiert. Das Transplantat wurde in die neu geschaffene Alveole so versenkt, daß das Schleimhautperiost darüber vernäht werden konnte.
c) Der transplantierte Weisheitszahnkeim 38 hat sich in der neuen Alveole weiterentwickelt, so daß er binnen 14 Monaten selbst durchbrach und die Okklusionsebene erreichte.
d) 29 Monate nach der Transplantation hat sich der transplantierte Zahnkeim 38 zum vollwertigen vitalen Zahn entwickelt und steht in voller Kaufunktion.

Mit einem mittleren Rosenbohrer wird dann in der Empfängerregion eine Probebohrung vorgenommen, um Richtung und Tiefe der neuen Alveole zu bestimmen. Danach wird mit einer schmalen, bir- nenförmigen Knochenfräse die Alveole fertig präpariert (Abb. 4 f). Sie sollte so geformt sein, daß der Keim gerade ohne Widerstand eingesetzt werden kann. Er darf aber den Fundus der neuen Alveole

◁ *Abb. 4* Schematische Darstellung der Transplantation eines Weisheitszahnkeimes.

a) Schnittführung an der bukkalen Seite zur Transplantation des Zahnkeimes 48 auf den Platz des ersten Molaren 46.
b) Nach bukkaler Aufklappung wird die Krone des Weisheitszahnkeimes unter Schonung des Zahnsäckchens dargestellt.
c) Entlang des Zahnkeimes werden mit einem feinen Bohrer Hilfsrillen im Knochen angelegt, wobei das Zahnsäckchen nicht verletzt werden darf.
d) Mit leichten Drehbewegungen des in die Hilfsrillen eingeführten BEIN-Hebels wird der Zahnkeim so mobilisiert, daß er mit einer Pinzette ohne Widerstand aus seiner Loge entfernt werden kann.
e) Der entfernte Zahnkeim wird in eine Nährlösung eingelegt.
f) An der Empfängerstelle bei 46 wird mit einem Rosenbohrer eine Probebohrung vorgenommen, wobei die Richtung und die Tiefe der neuen (künstlichen) Alveole festgelegt wird. Anschließend wird die neue Alveole entsprechend der Größe des zu transplantierenden Zahnkeimes erweitert und geformt.
g) Nach Einsetzen des Transplantates wird der Schleimhautperiostlappen zurückgenäht. Der Zahnkeim darf den Boden der neuen Alveole nicht berühren.
h) Transplantierter Weisheitszahnkeim im Bereich von 46 nach Ausbildung der Wurzelspitze.

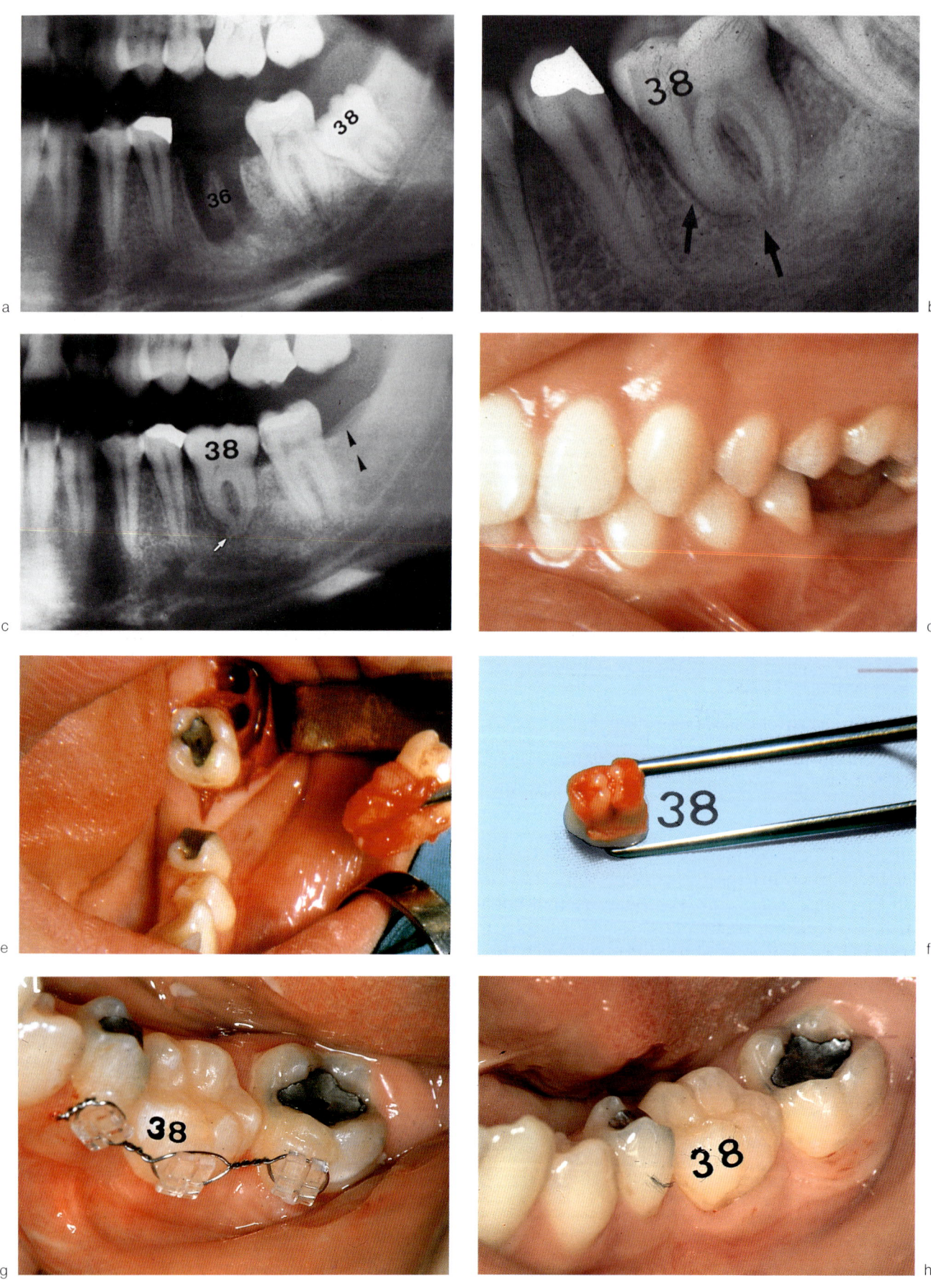

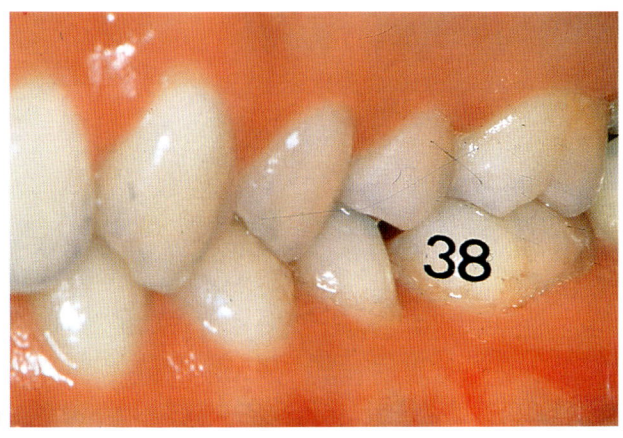

i

Abb. 6   Transplantation eines Weisheitszahnkeimes.

a) Der erste Molar 36 wurde entfernt, weil er nicht mehr erhaltungswürdig war. Der impaktierte, noch nicht fertig entwickelte Weisheitszahn 38 steht als Transplantat zur Verfügung.
b) Um die entstandene Lücke zu schließen, wurde der Weisheitszahnkeim 38 auf den Platz des ersten Molaren 36 transplantiert. Im Röntgenbild sieht man den gut eingeheilten Zahn mit Parodontalspalt ohne Apexbildung.
c) Der transplantierte Weisheitszahnkeim nach voller Entwicklung der Wurzelspitze (Apexifikation).
d) Klinische Situation vor der Transplantation.
e) Operative Entfernung des Weisheitszahnkeimes 38 nach Abtragung des darüberliegenden Knochens. Der entfernte Zahn wird mit einer anatomischen Pinzette an der Krone gehalten.
f) Der entfernte Zahnkeim 38 mit noch nicht abgeschlossener Wurzelbildung. An vorhandenen Wurzelenden ist das embryonale Gewebe (Papilla) noch zu sehen.
g) Klinische Situation nach Transplantation und Schienung des Zahnes 38 auf Platz 36.
h) Der transplantierte Zahn 38 konnte die Lücke des ersten Molaren 36 natürlicherweise schließen.
i) Der transplantierte und dann fertig entwickelte Weisheitszahnkeim 38 steht in guter Okklusion und hat die Aufgabe des fehlenden Zahnes 36 übernommen.

nicht berühren, weil es unter Umständen beim leichten Druck zur Zerquetschung der Papille bzw. zur Dislokation der HERTWIG-Epithelscheide kommen kann [53], was eine Hemmung der Weiterentwicklung der Wurzel bedeutet (Abb. 4 g, s. a. Abb. 6 f).

Nach dem Einsetzen des Transplantates wird der Mukoperiostlappen wieder zurückgeklappt und vernäht. Bei Zahnkeimen mit einer kürzeren Wurzelbildung wird der Schleimhaut-Periostlappen darüber vernäht.

Durch das Fortschreiten der Wurzelbildung in der neuen Alveole bricht der Zahn selbst durch und erreicht die Okklusionsebene (Abb. 5 a – d). Ist die Wurzelentwicklung des Zahnkeimes zur Zeit der Transplantation bereits fortgeschritten, so kann er direkt in die Okklusion gestellt werden. Er muß aber für die Zeit der Einheilung exartikuliert wer-

den, um ein okklusales Trauma während dieser Zeit zu vermeiden. Er findet dann nach der Einheilung von selbst den Kontakt mit den Antagonisten (Abb. 4 h sowie Abb. 6 a – i). Wenn der bereits in die Okklusion gestellte transplantierte Zahnkeim keine genügende Stabilität in seiner neuen Position hat, so wird er mit einer Schiene bis zur Einheilung ruhiggestellt (Abb. 6 g).

Transplantation eines Prämolarenkeimes (Abb. 7 und 8). Bei den Prämolaren kommt es häufig vor, daß der zu transplantierende Zahnkeim sich unter dem Milchzahn befindet und auf der Empfängerseite ein Milchzahn ebenfalls persistiert (Abb. 7 c). Nach Extraktion des Milchzahnes werden mit einem ganz feinen Bohrer interdentale Hilfskanälchen wie bei Molaren angelegt. Anschließend wird ein feiner BEIN-Hebel in das Kanälchen eingeführt und durch vorsichtige Drehbewegungen der Keim mobilisiert. Der so gelockerte Zahnkeim wird mit einer entsprechenden Zange mitsamt dem Säckchen aus der Loge entfernt. Der Keim sollte mit der Zange ganz sanft und nur bis zum Zahnhals an der Krone angefaßt werden.

Die Entfernung des zu transplantierenden Zahnkeimes und des zu ersetzenden (persistierenden) Milchzahnes sollte unter dem Gesichtspunkt der äußersten Gewebeschonung erfolgen. Bei der Entfernung des persistierenden Milchzahnes ist darauf zu achten, daß keine Quetschungen und/oder Zerreißungen am Gingivalrand entstehen, um nach der Transplantation eine Primärheilung zu erzielen, wenn der Zahnkeim direkt in die Okklusion gestellt wird. Dieser Gingivalrand muß an dem transplantierten Zahn anliegen und das Niveau (aus ästhetischen Gründen) bewahren (Abb. 7 a und b). Aus diesem Grund wird vorerst das Ligamentum circulare mit einem feinen Skalpell oder einem Gingivektomiemesser durchtrennt. Die sichere Durchtrennung des Ligamentum circulare kann mit einer zahnärztlichen Sonde überprüft werden. Nach vorsichtiger Entfernung des persistierenden Milchzahnes (unter Schonung des Alveolarknochens) wird die Alveole entsprechend dem Transplantat mit einer Knochenfräse neu geformt. Anschließend wird die Alveole entsprechend dem Transplantat mit einer Knochenfräse neu geformt. Anschließend wird die Alveole mit Fibrinkleber (z. B. Beriplast®) versehen und das Transplantat eingesetzt. Wenn das Transplantat tief eingesetzt ist, wird die Gingiva darüber vernäht. Ragt das Transplantat in den Mund, so genügen zwei Papillennähte (Abb. 7 a).

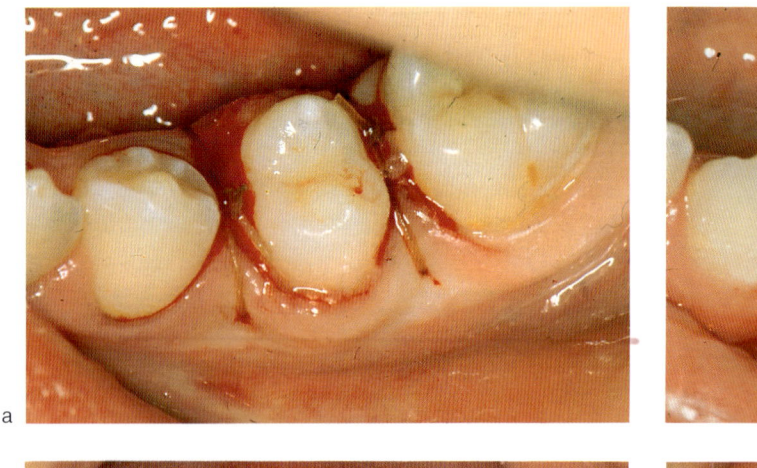
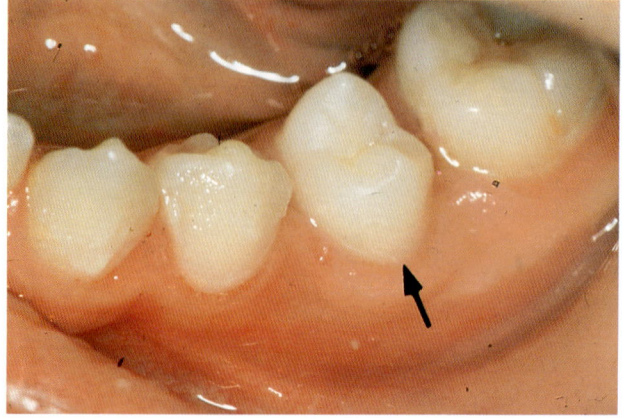
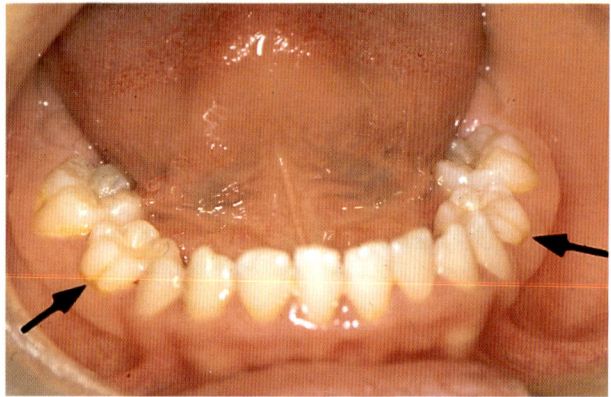
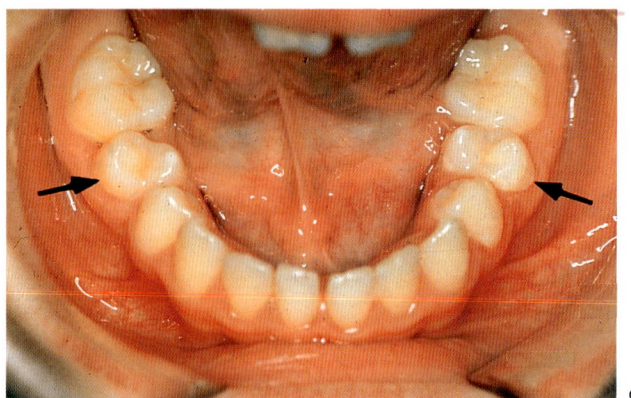

Abb. 7 Transplantation der Prämolarenkeime 15 → 85, 25 → 75.

a) Zustand unmittelbar nach Transplantation von 25 auf Platz 75 (35).
b) Eingeheiltes Transplantat 25 auf Platz 75 (35) (Pfeil).
c) Unterkiefer-Übersichtsaufnahme mit persistierenden Milchzähnen 75 und 85 (Pfeil) vor der Transplantation.
d) Unterkiefer-Übersichtsaufnahme mit eingeheilten Transplantaten 15 und 25 (Pfeil). Durch die Transplantation der beiden Prämolaren nach unten konnten eine Verschiebung der unteren Zähne bzw. ein späterer Brückenersatz sowie ein Zahnsubstanzverlust vermieden werden, weil diese Zähne aus Platzgründen ohnehin entfernt werden mußten.

Grundsätzliches

Der Zahnkeim ist durch das relativ derbe fibröse *Zahnsäckchen* abgeschlossen und enthält noch embryonales Gewebe, das hinsichtlich der späteren Entwicklung festgelegt ist, wodurch sich der Keim im neuen Bett weiterentwickeln kann. Die Ernährung des Zahnkeimes erfolgt über das Zahnsäckchen, das nur von Kapillaren versorgt wird. Nach der Transplantation wird das Zahnsäckchen bald von neugebildeten Kapillaren bewachsen, wodurch der Anschluß an das Gefäßnetz der Empfängerstelle erreicht wird [39]. Die Intakt- und Lebenderhaltung des Zahnsäckchens während und nach der Transplantation ist deshalb unerläßlich. Wenn das Zahnsäckchen im Wurzelbereich während der Transplantation zerstört wird, so kann kein Parodontium mehr im neuen Bett gebildet werden, und der Zahnkeim fällt der Resorption anheim. Das Zahn-

säckchen hat die Aufgabe, den Wurzelzement, die Desmodontalfasern und den Alveolarknochen zu bilden.

Die *Zahnpapilla* mit der Hertwig-Epithelscheide [53] ist für das Weiterwachsen des Keimes ebenfalls verantwortlich. Ihre Dislokation bzw. Zerquetschung sollte unbedingt vermieden werden, da sonst das Wurzellängenwachstum und die Bildung des Foramen apicale (Apexifikation) nicht mehr stattfinden.

Jegliche mechanische Schädigung beim chirurgischen Eingriff, Hitzeerzeugung während des Bohrvorganges (durch dauernde Berieselung mit Kochsalzlösung zu vermeiden), Austrocknung in der extraoralen Zeit und Druckanwendung beim Explantieren bzw. beim Implantieren verschlechtern die sonst gute Prognose der Zahnkeimtransplantation.

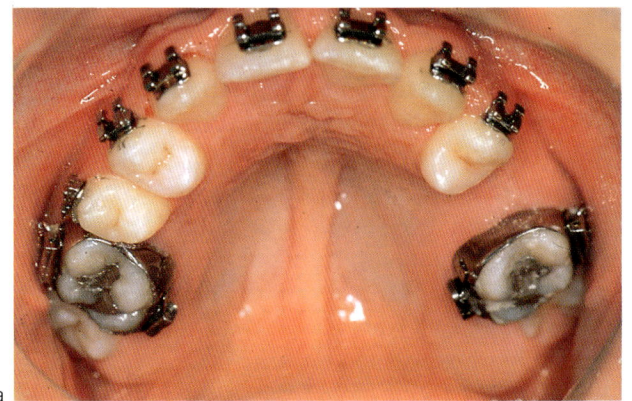

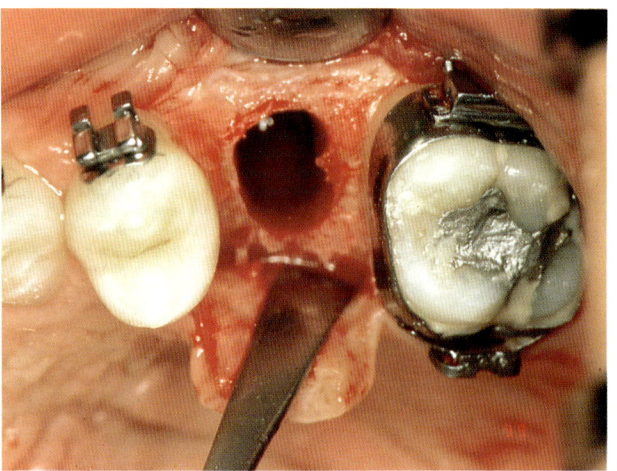

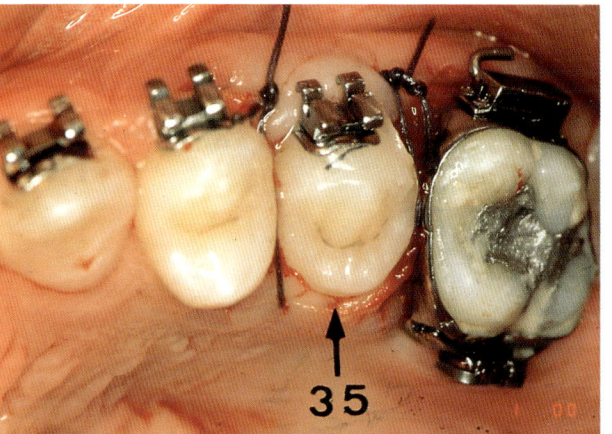

Abb. 8 Transplantation des Prämolarenkeimes 35 ➜ 25

a) In diesem Fall waren die oberen seitlichen Schneidezähne 12 und 22 sowie der linke zweite Prämolar 25 nicht angelegt. Die beiden Eckzähne wurden kieferorthopädisch nach vorne reguliert und die Lücke von 25 wurde so weit erweitert, daß der untere Prämolar 35 hineinverpflanzt werden konnte.
b) Nach Aufklappung an der Kammhöhe wurde eine künstliche Alveole entsprechend der Form und Größe des Transplantates 35 angelegt.
c) Nach Einpflanzung des Zahnes 35 auf Platz 25 wurden die Gingivaränder mittels zweier Knopfnähte an den Zahn adaptiert. Sodann wurde eine Schienung mit einem Außenbogen über die vorhandenen Brackets vorgenommen.
d) Übersichtsaufnahme des Oberkiefers nach Abnahme der kieferorthopädischen Apparatur ein Jahr nach der Transplantation von 35 auf Platz 25.
e) Der transplantierte Zahn 35 mit offenem Apex ist gut eingewachsen, er reagiert auf thermische Reize positiv. Die sogenannte Lamina dura ist der Wurzel entlang deutlich zu sehen.

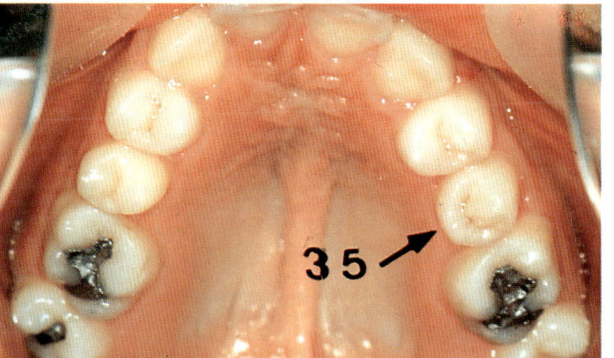

Autotransplantation von ausgebildeten Zähnen

Auch die Transplantation von ausgebildeten Zähnen hat durch klinische Erfahrung das Stadium erreicht, bei dem man sie bei richtiger Indikation und fachgemäßer Operationstechnik mit Erfolg anwenden kann.

Indikation

Die Indikation zur Transplantation von ausgebildeten Zähnen wird ähnlich gestellt wie bei derjenigen von Zahnkeimen. Hier ist aber den retinierten (impaktierten) Zähnen der Vorzug zu geben. Diese haben die besten Einheilungs- und Dauererfolgschancen.

Vor allem für den Molarenbereich bieten sich intakte *impaktierte Weisheitszähne* an, die aus verschiedenen Gründen entfernt werden. Diese können unter gewissen Voraussetzungen für alle Molaren an derselben oder an der kontralateralen Seite oder gar im Gegenkiefer als Ersatz zur Transplantation herangezogen werden (s. Abb. 9). Durch die

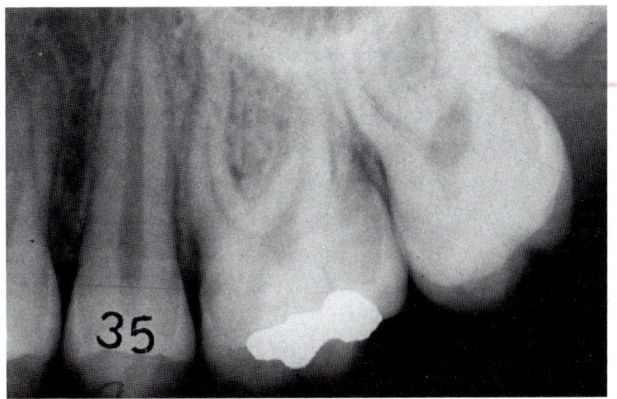

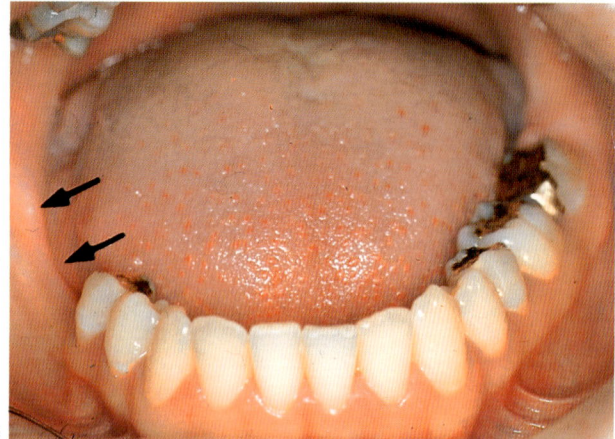

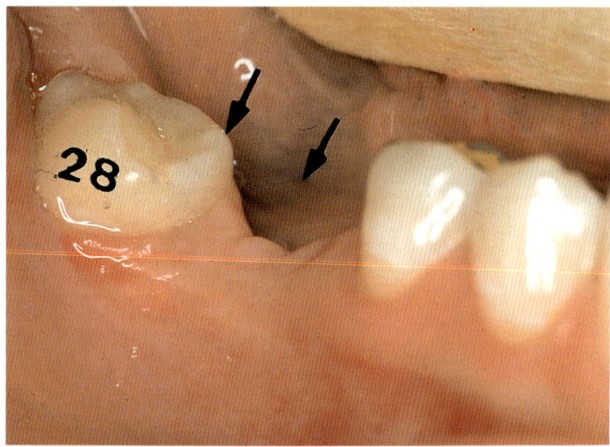

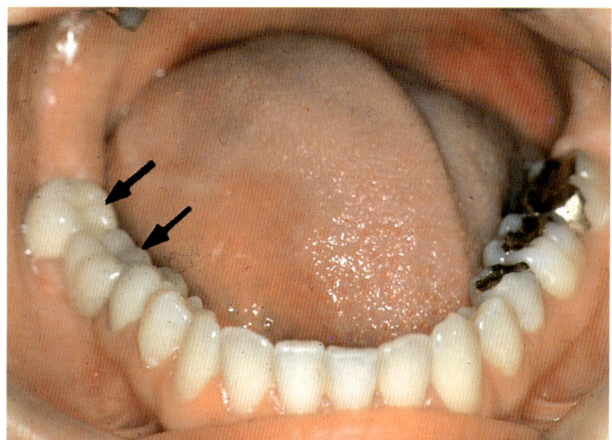

Abb. 9   Transplantation eines impaktierten Weisheitszahnes. Im rechten Unterkiefer fehlen alle Molaren, der impaktierte Weisheitszahn 28 im linken Oberkiefer steht als Transplantat zur Verfügung.

a) Klinische Situation mit fehlenden Molaren auf der rechten Seite (Pfeil).
b) Befund nach Einheilung des transplantierten oberen Weisheitszahnes 28 in den zahnlosen Unterkieferbereich rechts.
c) Befund nach Einzementierung einer festsitzenden Brücke im Unterkiefer rechts, wobei der transplantierte Zahn 28 als distaler Brückenpfeiler dient. Dadurch konnte eine abnehmbare Teilprothese umgangen werden.

Transplantation von Weisheitszähnen haben die in Verlust geratenen Sechsjahrmolaren eine ausgezeichnete therapeutische Alternative erfahren.

Verlagerte (retinierte) *Prämolaren* werden zum Lückenschluß oder zum Ersatz eines zerstörten Prämolaren bzw. eines persistierenden Milchzahnes ohne permanente Anlage ausgenützt. Verlagerte *Eckzähne* werden an ihre entsprechende eigene Stelle verpflanzt, wenn der Platz dafür groß genug ist (s. Abb. 10 und Abb. 11). Ist der Platz zu klein, so muß er vorher (orthodontisch) erweitert werden. Die Transplantation von Eckzähnen kann sowohl unilateral als auch bilateral durchgeführt werden.

Beim Fehlen von seitlichen Schneidezähnen im Oberkiefer (hereditärer, traumatischer und pathologischer Ursache) werden die verlagerten Eckzähne als Ersatz an diese Stelle transplantiert, wenn ihr eigener ordentlicher Platz nicht mehr frei ist. Damit ein Eckzahn die Funktion des seitlichen Schneidezahnes übernimmt, wird eine Formkorrektur an der Krone vorgenommen, indem die Spitze des Eckzahnes (wenn notwendig auch seitlich) entsprechend abgeschliffen und poliert wird.

Präoperative Maßnahmen

Die präoperativen Maßnahmen mit klinischen und röntgenologischen Voruntersuchungen werden wie bei der Zahnkeimtransplantation getroffen.

Operationstechnik

Die Transplantation ausgebildeter Zähne verläuft prinzipiell in gleicher Weise wie die Zahnkeimtransplantation. Aufgrund der Knochenbeschaffenheit, der Größe des Zahnes und des Fehlens des Zahnsäckchens gibt es natürlich technische Schwierigkeiten, die überwunden werden müssen.

Einer der wichtigsten Faktoren, die das Transplantationsergebnis beeinflussen, ist die *Wurzelhaut*. Sie muß mittransferiert werden und darf während des Operationsvorganges nicht verletzt werden. Auch die Parodontien der Nachbarzähne sind nicht zu verletzen.

Transplantation eines Weisheitszahnes (Abb. 9).   Für die Transplantation eines impaktierten Weisheitszahnes an die Stelle des fehlenden ersten Molaren auf der gleichen Seite im Unterkiefer wird ein Kieferkammschnitt durchgehend im ganzen Operationsbereich angelegt. Sodann wird das Mukoperiost bukkal abgehoben und die Krone des impaktierten

Zahnes durch Abtragung des Knochens bis zum Zahnhals freigelegt. Vom Zahnhalsbereich angefangen, werden Hilfskanälchen im Alveolarknochen parallel zu den Wurzeln, soweit es möglich ist, präpariert. Dabei darf aber die Wurzelhaut in keiner Weise verletzt werden. Nach Beendigung des Bohrvorganges wird ein feiner BEIN-Hebel in den Hilfskanal eingeführt und durch vorsichtige Drehbewegung der Zahn gelockert. Ist der Zahn mobil genug, wird er mit einer anatomischen Pinzette an der Krone angefaßt und ganz sanft aus seinem Bett explantiert. Das Explantat wird in einem Zwischenmedium bei Zimmertemperatur aufbewahrt, bis die neue Alveole im Empfängerbereich angelegt ist. So werden die Wurzelhautzellen vor Austrocknung verschont und lebend erhalten.

Die neue Alveole muß richtig dimensioniert sein. Bei zu kleiner Alveole besteht die Gefahr der Beschädigung der Wurzelhaut beim Implantieren des Zahnes. Wenn sie zu groß angelegt ist, kann es unter Umständen Schwierigkeiten bei der Knochenregeneration geben. Wenn die neue (künstliche) Alveole entsprechend der Größe des Transplantates geformt ist, wird sie mit Fibrinkleber versehen. Anschließend wird der Zahn eingesetzt. Die Wunde im Weisheitszahnbereich wird primär verschlossen. Beim transplantierten Zahn sollte die Gingiva mittels zweier Interdentalnähte am Zahnhals adaptiert werden. Nach einer genauen Okklusionskontrolle wird der Zahn mit einer Schiene immobilisiert, falls er ohne Schiene keine genügende Stabilität aufweist. Auch diese Zähne sollen in der Heilungsphase eine leichte Infraokklusion haben. Nach der Einheilung kommen sie durch die Funktion von selbst zur Artikulation.

Transplantation eines Eckzahnes (Abb. 10 und 11). Bei Transplantation eines palatinal verlagerten (retinierten) Eckzahnes (Abb. 11 a) wird zuerst ein palatinaler Zahnfleischrandschnitt, je nach Lage des Zahnes, vom Schneidezahn bis zum ersten Molaren angelegt, wobei der Schnitt im Lückenbereich an der Kammitte verläuft (Abb. 10 a). Nach Aufklappung wird der Mukoperiostlappen mit einer Naht an einem Zahn der anderen Seite angehängt, damit das Operationsfeld übersichtlich wird. Sodann wird die Krone des retinierten Eckzahnes durch Abtragung des Knochens, soweit es möglich ist, dargestellt (Abb. 10 b). Man kann hier den Knochen nicht wahllos abtragen, weil die Gefahr der Wurzelverletzung bzw. Bloßlegung der benachbarten Zähne, insbesondere der Frontzähne, droht. Aus diesem Grund werden die Hilfskanälchen durch vorsichtiges Tasten unter guter Sicht mit einem feinen Bohrer an den ungefährlich erscheinenden Stellen angelegt (Abb. 10 c). Man darf natürlich den dabei zu transplantierenden Zahn mit dem Bohrer nicht berühren (Gefahr der Wurzelhaut-Zement-Verletzung). Eine ganz dünne Knochenschicht sollte zwischen Bohrer und Zahn bestehenbleiben (Abb. 10 d). Sie bricht von selbst beim Entfernen des Zahnes. Sodann wird der Zahn mit einem feinen BEIN-Hebel aus seiner Lage herausmobilisiert, wobei der Hebel nur den knöchernen Hilfskanal und die Krone des Zahnes berühren darf (Abb. 10 e). Man muß hier mit sanften Bewegungen arbeiten, damit der Hebel nicht abrutscht und die Wurzelhaut verletzt. Wenn der Zahn sich durch drehende Hebelbewegung herausbewegen läßt, so ist er mobil genug, daß man ihn mit einer anatomischen Pinzette anfassen und ohne Widerstand herausnehmen kann. Der so explantierte Zahn wird sofort in das Zwischenmedium gelegt (Abb. 10 f).

Im Empfängerbereich wird eine entsprechende künstliche Alveole angelegt, wobei man darauf achten muß, daß beim Bohrvorgang die bukkale Wand der neuen Alveole nicht zu dünn gerät oder gar zerstört wird (Abb. 10 g). Hier entstehen später die parodontalen Taschen, die letztendlich den Verlust des transplantierten Zahnes bedingen. Nach Einsetzen des Zahnes (Abb. 11 b) wird eine genaue Okklusionskontrolle vorgenommen. Der transplantierte Eckzahn darf weder einen Initialkontakt aufweisen noch den Unterkiefer bei Schubbewegungen hindern, er darf jedoch die normale Eckzahnführung übernehmen. Nach der Bestimmung der neuen Position des Eckzahnes wird der palatinale Schleimhautperiostlappen zurückgeklappt und durch einzelne Papillennähte unter Verwendung einer geraden Nadel fixiert (Abb. 10 h). Wenn der transplantierte Zahn zwischen den Nachbarzähnen fest eingeklemmt ist, kann auf eine Schienung verzichtet werden, sonst muß er mit einer Schiene bis zum Einwachsen in der neuen Alveole immobilisiert werden. Durch diese Technik kann die Lücke eines verlagerten Eckzahnes auf natürliche Weise erfolgreich geschlossen werden (Abb. 11 c und d).

Allgemeines

Das Operationsergebnis ist abgesehen von der genauen Indikationsstellung von der Operationstechnik abhängig. Eine behutsame, atraumatische Operation unter Schonung der Wurzelhaut, eine sanfte

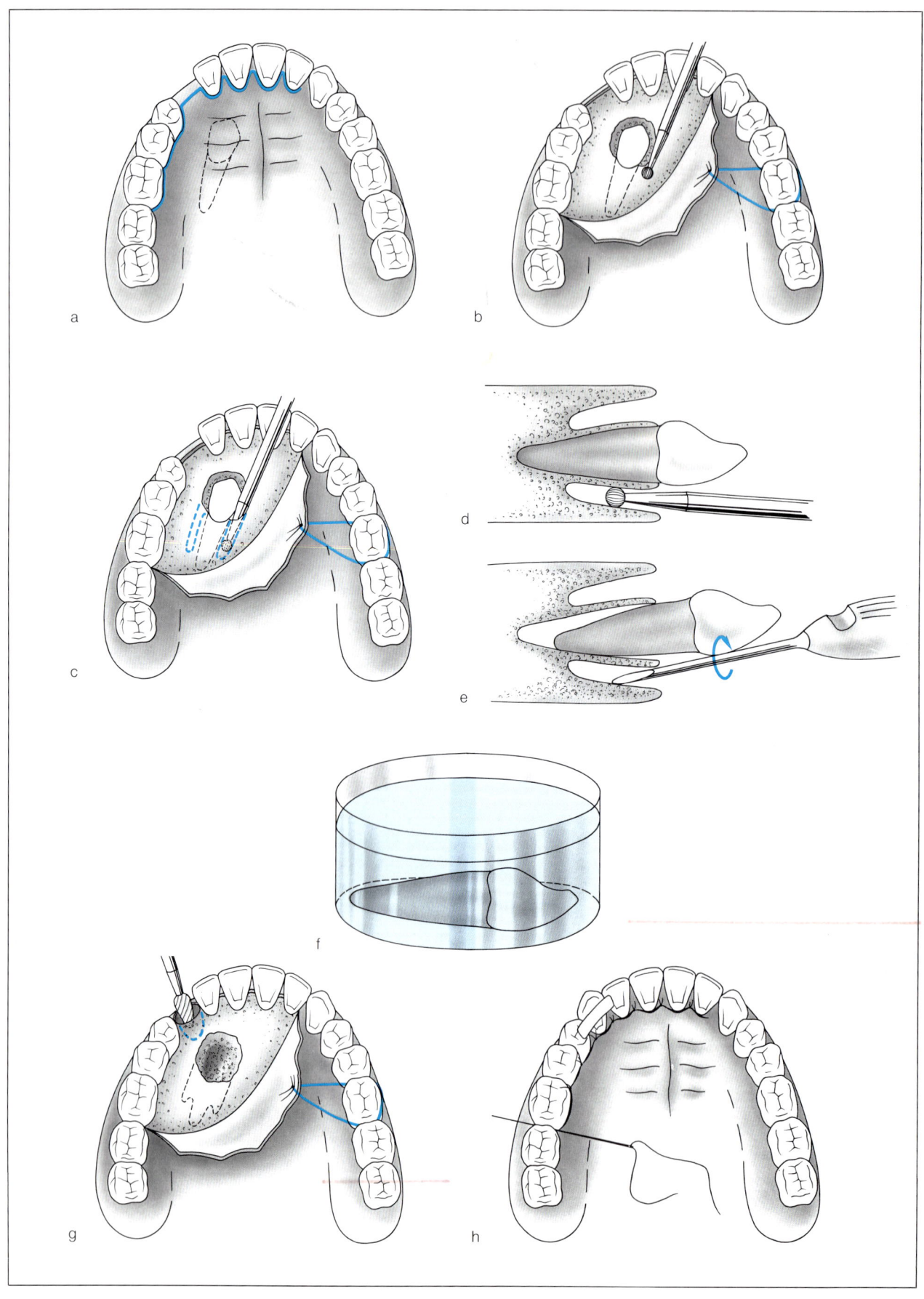

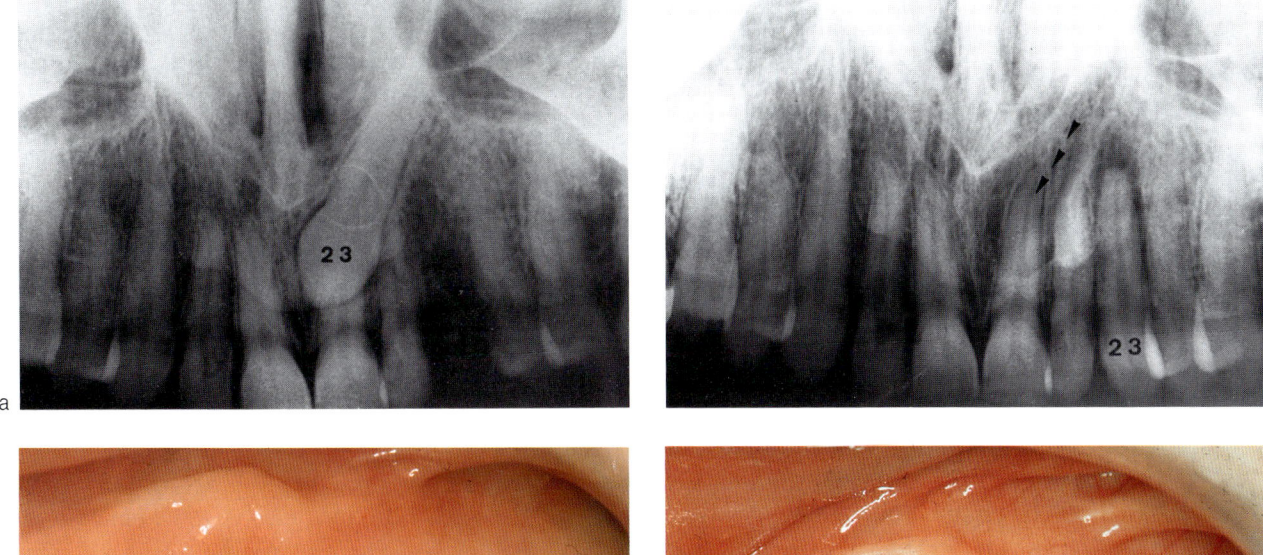

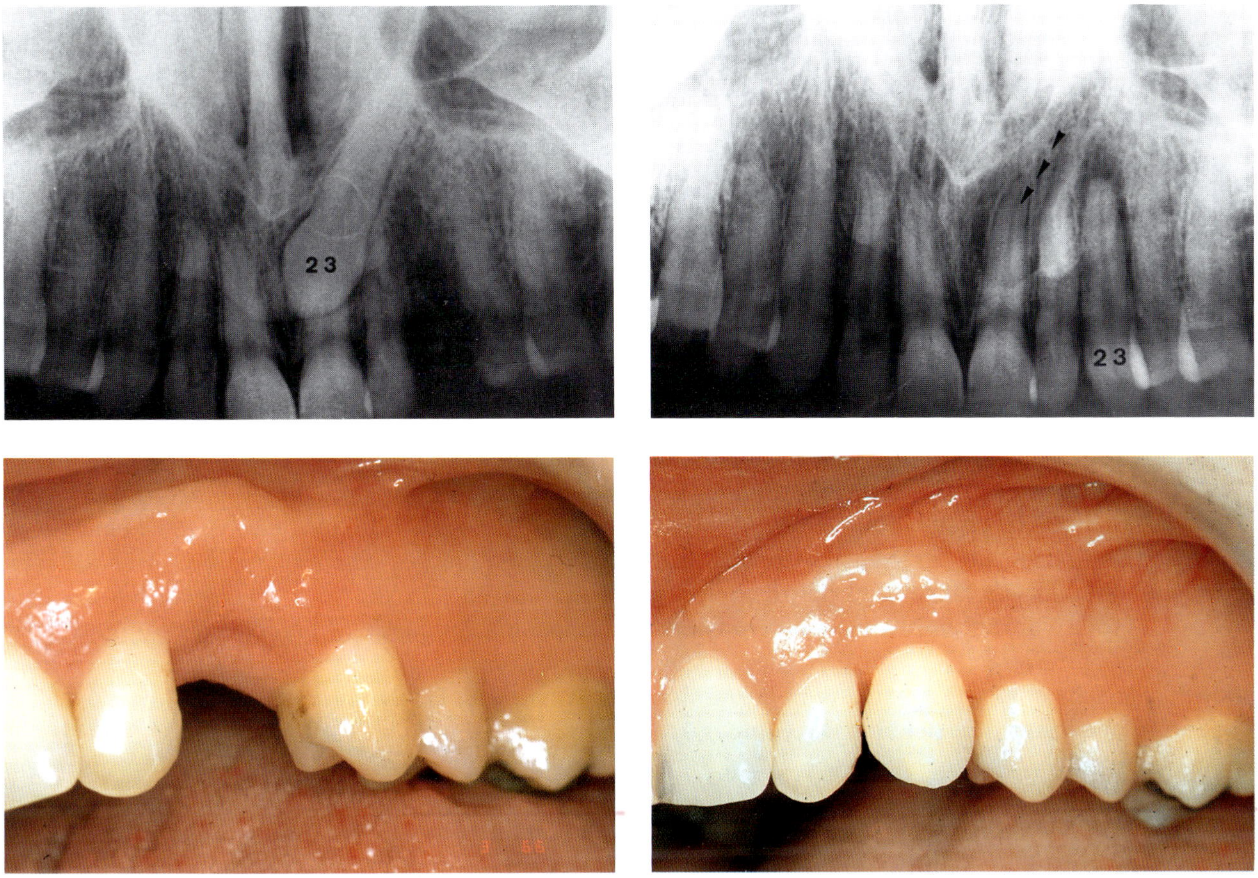

Abb. 11   Transplantation eines verlagerten Eckzahnes.
a) Der Eckzahn 23 ist palatinal verlagert, der Milchzahn 63 ist bereits ausgefallen, und es entstand eine Lücke an seiner Stelle.
b) Der verlagerte Eckzahn wurde operativ mitsamt der Wurzelhaut entfernt und an seine richtige Stelle transplantiert.
c) Klinische Situation mit bestehender Lücke im Bereich des linken Oberkiefers.
d) Der in seine richtige Stelle transplantierte Eckzahn 23 ist gut eingeheilt und steht in voller Funktion.

Behandlung vom Explantieren bis zum Implantieren des Zahnes und eine kurze Operationszeit sind für den Erfolg unerläßlich. POGREL hat festgestellt, daß Zähne, die sich nicht länger als drei Minuten außerhalb des Mundes befanden und nicht traumatisiert waren, nach der Transplantation keine Wurzelresorption zeigten [86]. Für die sehr rasche Transplantation ohne irgendwelche Manipulationen mit der Hand plädiert auch ANDREASEN [2, 3]. An den Stellen, an denen die Wurzelhaut während der Operation verletzt wurde, treten später Wurzelresorptionen und (temporäre) Ankylosierungen auf [86].

Zu einer atraumatischen Operation gehört auch eine vorsichtige Präparation der neuen Alveole unter Schonung der Gingiva. Aus diesem Vorgehen ergibt sich eine rasche Schließung der Wunde am Zahnhals. Somit wird die natürliche Barriere gegen das Eindringen von Keimen wiederhergestellt, was zum schnellen und komplikationslosen Einwachsen des Transplantates wesentlich beiträgt.

◁ *Abb. 10*   Schematische Darstellung der Transplantation eines retinierten Eckzahnes.

a) Schnittführung am palatinalen Zahnfleischrand zur Aufklappung bzw. Entfernung des verlagerten (retinierten) Eckzahnes 13.
b) Darstellung der Krone des palatinal verlagerten Eckzahnes 13 durch Abtragung des Knochens.
c) Anlegen von pararadikulären Kanälchen im umgebenden Knochen des verlagerten Zahnes.
d) Darstellung der angelegten Kanälchen im Querschnitt.
e) Einsetzen des BEIN-Hebels zur Mobilisation des Zahnes aus dem Knochen im Querschnitt.
f) Der entfernte Zahn 13 liegt zwischenzeitlich in der Nährlösung.
g) Zustand nach Entfernung des Zahnes 13 aus dem Gaumen und nach Präparation der neuen Alveole im Lückenbereich.
h) Zustand nach Einpflanzung von Zahn 13 in seine richtige Stelle und nach primärem Wundverschluß. Der transplantierte Zahn 13 ist in Infraokklusion mit einer selbsthärtenden Kunststoffschiene versehen.

Die Strukturelemente des marginalen Desmodonts werden schon nach 5–7 Tagen regeneriert und beginnen den transplantierten Zahn mit der Gingiva zu verbinden. Abhängig vom Regenerationsgrad des umgebenden Knochens erlangen die dentoalveolären Faserbündel nach 6–12 Wochen ihre ursprüngliche Ordnung und Funktion in der neuen Alveole wieder. Dieses Stadium muß klinisch und röntgenologisch (Sichtbarwerden einer Parodontalspalte bzw. der Lamina dura im Röntgenbild) festgestellt werden, bevor der transplantierte Zahn in eine prothetische Versorgung einbezogen werden kann (s. Abb. 9 c).

Das Einbringen von *Fibrinkleber* in die neue Alveole, vor dem Einsetzen des Transplantates, ermöglicht durch Bekleben der Gingiva am Zahnhals eine sofortige Abdichtung der Knochenwunde gegen die Mundhöhle. Durch Fibrinkleber wird auch die Wurzel des transplantierten Zahnes mit dem Lagergewebe (Knochen) so verbunden, daß keine Hohlräume dazwischen entstehen, die unter Umständen mit Serum oder gar mit Speichel gefüllt würden.

Wurzelbehandlung. Eine prä- oder postoperative Wurzelbehandlung ist bei diesen intakten Zähnen nicht notwendig. Die Meinungen darüber gehen jedoch auseinander [62, 66, 75, 80, 94].

Manche Autoren führen eine Wurzelbehandlung während der Operation durch [12, 54, 59, 75]. Sie haben aber dadurch eine steigende Wurzelresorption bei den Untersuchungen festgestellt. Verlängerung der Operationszeit und unnötige Manipulation des Zahnes während der Operation wären hier zu vermerken [5].

Viele Autoren führen eine Wurzelbehandlung nach der Transplantation routinemäßig durch, weil sie eine Wurzelresorption durch Pulpennekrose befürchten [17, 87]. Dieses Vorgehen vergibt von vornherein jegliche Chance der Revaskularisation der Pulpa bei großem Foramen apicale (was in einigen Fällen vorkam).

AGNEW und FONG haben histologisch eine Revaskularisation der Pulpa bei den Zähnen mit abgeschlossener Wurzelbildung nach der Transplantation nachgewiesen [1]. Bei röntgenologisch ausgebildeten Wurzelspitzen kann auch ein Gefäßanschluß der Pulpa stattfinden, wenn das Foramen groß genug angelegt ist, so daß die Kapillaren einwachsen können. THONNER hat bei seinen Fällen festgestellt, daß ein Teil der ausgebildeten Zähne nach der Transplantation Gefäßanschluß bekamen [93].

Wir führen eine Wurzelbehandlung erst dann durch, wenn klinisch und röntgenologisch Symptome für eine pathologische Veränderung vorliegen, was bei diesen intakt transplantierten Zähnen höchst selten vorkommt, bei aus Anpassungsgründen abgeschliffenen Zähnen dagegen öfter. THONNER [93] und BOLTON [13] haben gezeigt, daß eine spätere Wurzelbehandlung bei bestimmten Fällen die begonnene Wurzelresorption unter Kontrolle bringen kann. Aus diesem Grund empfehlen sie auch eine Wurzelfüllung nur bei Auftreten pathologischer Veränderungen (periapikale Läsionen und/oder Wurzelresorptionen). Die endodontische Behandlung hat, wenn auch nicht in allen Fällen mit beginnender entzündlicher Wurzelresorption (hervorgerufen durch infiziert zerfallene Pulpa) einen günstigen Einfluß [5, 71].

Bei einer Substitutionsresorption der Wurzel (bedingt durch die Zerstörung der Wurzelhaut bzw. des Zementgewebes) hat bekanntlich die Wurzelfüllung keinen Einfluß. Der Zahn wird trotz Wurzelfüllung weiter resorbiert [94].

Regelmäßige Kontrollen und eine genaue Röntgendokumentation sind notwendig, um Resorptionen rechtzeitig festzustellen und gegebenenfalls die notwendigen Vorkehrungen zu treffen.

Nachträgliche *Komplikationen* treten auch durch Infektion und Taschenbildung bei sehr dünner Knochenwand bukkal auf, was den Verlust des Transplantates zur Folge hat. Nur die Verhinderung dieser Komplikationen von vornherein bringt den erwünschten Erfolg, nicht aber die Nachbehandlung.

Zwischenmedium. Das Zwischenmedium (bis zur Implantation des explantierten Zahnes) spielt bei der erfolgreichen Zahntransplantation ebenfalls eine Rolle. Hierfür verwenden wir physiologische *Ringer-Lösung* unter Zusatz eines *Antibiotikums* (100 ml Ringer-Lösung + 25 000 IE Bacitracin oder Neomycinsulfat). Die Ringer-Lösung ist bezüglich des Elektrolytgehaltes und der Osmolarität am gewebefreundlichsten. Der notwendige Stoffwechsel der Desmodontalzellen wird dabei durch Diffusion aufrechterhalten. CLEMMENSEN hat experimentell nachgewiesen, daß die in der Ringer-Lösung für 48 Stunden aufbewahrten Hauttransplantate die gleiche Überlebensrate wie beim Frischtransplantat zeigten [15].

Die *Temperatur* der Lösung hat ebenfalls einen Einfluß auf die lebenden Zellen des Transplantates. Im Stadium der Unterkühlung des Transplantates (bis zu Zimmertemperatur von 18–20 °C) sind alle Stoffwechselvorgänge der Zellen reduziert, was bei diesen Eingriffen sehr wünschenswert ist, da der Energieverbrauch der Zellen herabgesetzt wird.

Maßnahmen nach Zahntransplantation

Die Patienten erhalten sofort nach Beendigung der Operation einen in ein Tuch gewickelten Eisbeutel (Kühlbatterie) für den Operationsbereich. Diese Kälteapplikation sollte in den nächsten 6–8 Stunden

Blutgerinnungsstörungen

von WILHELM KIRCH

Inhaltsübersicht

Einleitung

Blutgerinnungsstörungen bzw. Störungen der Hämostase können vaskulärer, plasmatischer und thrombozytärer Genese sein und sind entweder angeboren oder treten im Verlauf einer anderweitigen Erkrankung auf. Charakteristisch ist, daß sie zu spontanen bzw. länger anhaltenden Blutungen führen, die in ihrer Intensität nicht allein durch das sie auslösende Trauma erklärt werden können.

Die Kenntnis der zusammenwirkenden Teilkomponenten der Hämostase ist für das Verständnis der Blutgerinnung und ihrer Störungen wichtig. In Abbildung 1 ist ein vereinfachtes Schema dargestellt.

Der Vorgang der Blutgerinnung resultiert aus dem Zusammenwirken von Gefäßsystem, Hämodynamik und dem eigentlichen Gerinnungssystem, wobei das letztere aus drei Teilkomponenten besteht, die schließlich für die Thrombusbildung verantwortlich sind: Hierzu gehören das äußere und das innere Gerinnungssystem sowie die Thrombozyten.

Die endogene Fibrinolyse, die die Rekanalisation der Gefäßstrombahn und die Auflösung des gebildeten Thrombus zum Ziel hat, ist der körpereigene Antipode des zur Blutgerinnung führenden Hämostasesystems. Da dieses für den Zahnarzt nur eine geringe Bedeutung hat, wird auf das System der Fibrinolyse hier nicht näher eingegangen.

Der Gerinnungsvorgang nimmt etwa folgenden Verlauf: Mit ihren morphologisch erkennbaren Funktionen (Adhäsion, Ausbreitung, Aggregation, Freisetzungsreaktion) führen die Thrombozyten zur Ausbildung eines primär blutstillenden Plättchenthrombus, der sich in der Folge retrahiert. Für die Aktivierung des inneren Gerinnungssystems stellen dann die Plättchen die essentiellen Phospholipide bereit. Aufgrund der Reaktion des inneren und äußeren plasmatischen Gerinnungssystems führen die aus dem Gewebe und dem Plasma stammenden Gerinnungsfaktoren zur Bildung des Fibrinthrombus. Es kann sowohl ein qualitativer Funktionsmangel als auch eine quantitative Herabsetzung etwa der Zahl der Thrombozyten oder der Menge der plasmatischen Gerinnungsfaktoren bestehen; dies führt zu den Symptomen einer hämorrhagischen Diathese.

Klinisch ist diese durch Spontanblutungen und unverhältnismäßig ausgeprägte Hämorrhagien nach Verletzungen gekennzeichnet. Blutgerinnungsstörungen verlaufen häufig klinisch stumm, bis sie sich etwa infolge von Operationen oder Traumen manifestieren. Es lassen sich nach heutigen Erkenntnissen nicht immer typische Gerinnungsstörungen für spezielle Formen von Haut- und Schleimhautblutungen einer Erkrankung zuordnen. Wir werden aber dennoch im folgenden bei der Beschreibung der wichtigsten hämorrhagischen Diathesen sehen, daß es für einzelne Gerinnungsanomalien *charakteristische Blutungsformen* gibt. Obwohl Anamnese und klinisches Bild für die Art der Hämostasestörung diagnostische Hinweise geben, wird sie letztlich durch Laboruntersuchungen bewiesen. Die notwen-

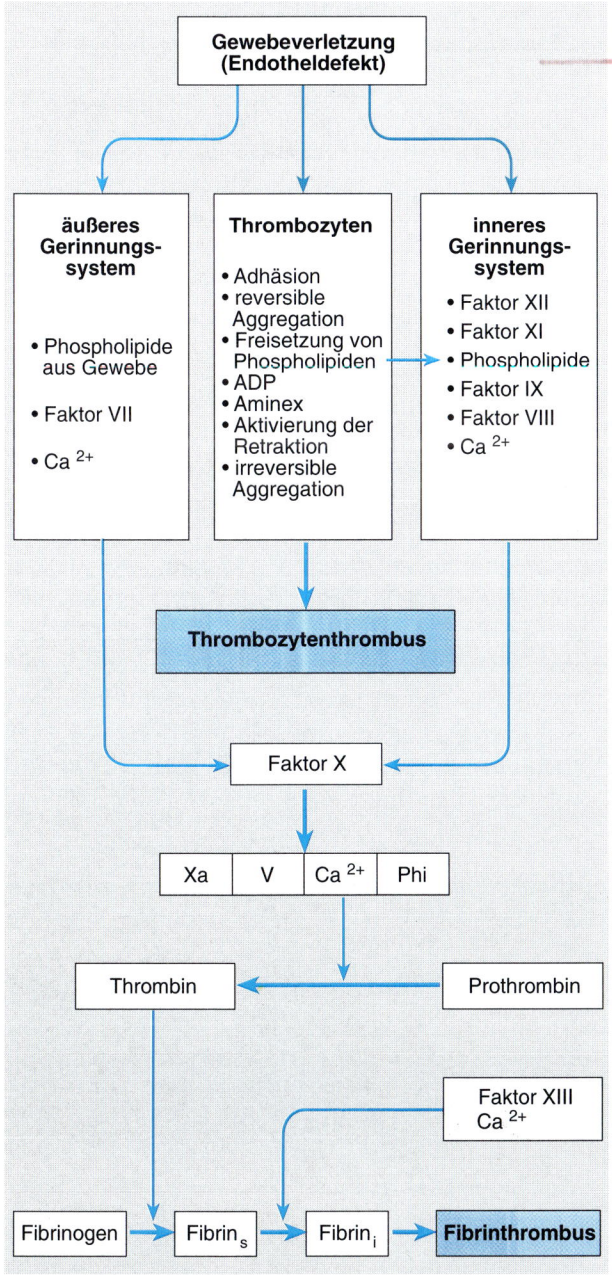

Abb. 1 Die Blutgerinnungskaskade mit der aufeinanderfolgenden Wirkung der einzelnen Teilkomponenten des Gerinnungssystems (nach [4]).

digen Tests können zur Zeit nur an einigen Spezial-
laboratorien durchgeführt werden.

Wenn der Verdacht auf eine Hämostasestörung
besteht, sollte in der nächstgelegenen Universitätsklinik erfragt werden, ob dort eine ausführliche
hämostaseologische Untersuchung möglich ist. Die
rechtzeitige und genaue Diagnose einer hämorrhagischen Diathese im beschwerdefreien Intervall
schützt bei Notfällen vor zeitraubenden, aufwendigen und teuren diagnostischen und therapeutischen
Maßnahmen. Patienten mit Blutgerinnungsstörungen sollten ständig einen Ausweis mit ihrer Diagnose bei sich tragen.

Die Fragestellung nach häufigem Nasenbluten, Zahnfleischbluten, Hypermenorrhö,
Hämaturie, rektalen Blutverlusten, Erscheinungen im Sinne einer Purpura, Muskelblu-
tungen, Hämatomen, Gelenkblutungen und
nach ungewöhnlich starken Blutungen infolge
von Zahnextraktionen, Tonsillektomien, anderweitigen Operationen und aus Schnittwun-
den ist wichtig bei der Anamneseerhebung,
ebenso die Frage nach der derzeit eingenom-
menen Medikation, nach dem Zeitpunkt des
Symptombeginns und ob eine Blutungsneigung in der Familie bekannt ist.

Die wichtigsten plasmatischen, thrombozytären
und vaskulären Gerinnungsstörungen, die für den
Zahnarzt von Bedeutung sind und die dieser kennen
sollte, sind mit ihrer klinischen und laborchemischen Symptomatologie im folgenden aufgeführt.

Plasmatische Gerinnungsstörungen

Die plasmatischen Hämostasestörungen rufen meist
flächenhafte Hautblutungen hervor (Abb. 2, s. a.
Abb. 7, 8) und führen nach Verletzungen zu stärkeren Lokalblutungen. Die spontanen Gelenkblutungen sind bei Hämophilie-Patienten ebenso patho-
gnomonisch wie möglicherweise auftretende Hämaturien.

Hämophilie A

Bei der Hämophilie A handelt es sich um eine
geschlechtsgebundene rezessive Erkrankung mit
spontanen Blutungen in Gelenke, Muskulatur
und andere Organe, an der nur Männer manifest
erkranken. Es werden auch gehäuft postoperative

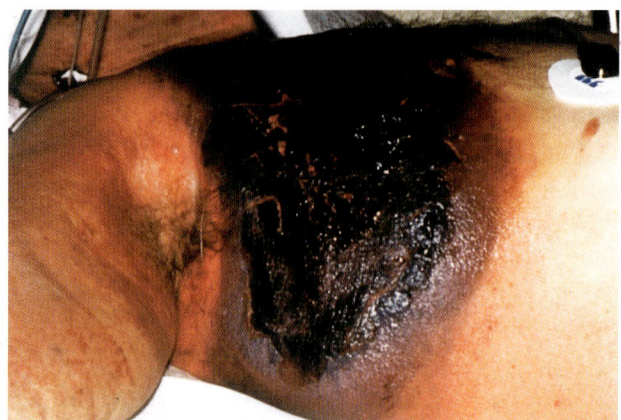

Abb. 2   Patient (42 Jahre) mit ausgeprägtem infizierten
Hämatom bei akuter Plasmazell-Leukämie.

Blutungen bei leichteren Formen der Erkrankung
beobachtet (primär normale Blutstillung, jedoch
Nachblutungen charakteristisch). Der klinische
Schweregrad der Erkrankung korreliert gut mit der
Konzentration des Faktors VIII im Plasma. Spontane Gelenkeinblutungen sind regelmäßig bei einem
Plasmaspiegel von unter 1% (schwere Form) vorhanden (Abb. 3). Sie treten gelegentlich bei mäßig-
gradig ausgeprägter Hämophilie (1–5%) auf. Bei
milder Hämophilie (5–30%) sind sie selten, es kann
aber zu postoperativen Blutungen kommen [4].

Laborchemisch imponiert neben der verminderten Faktor-VIII-Aktivität eine verlängerte partielle
Thromboplastinzeit bei normaler Blutungszeit,
normaler Prothrombinzeit und normaler Thrombinzeit.

Die Behandlung der Erkrankung bei Blutungen
und vor Operationen besteht in der Gabe von Fak-
tor-VIII-enthaltendem Konzentrat. Etwa 5% der
Hämophilie-Patienten entwickeln im Verlauf ihrer

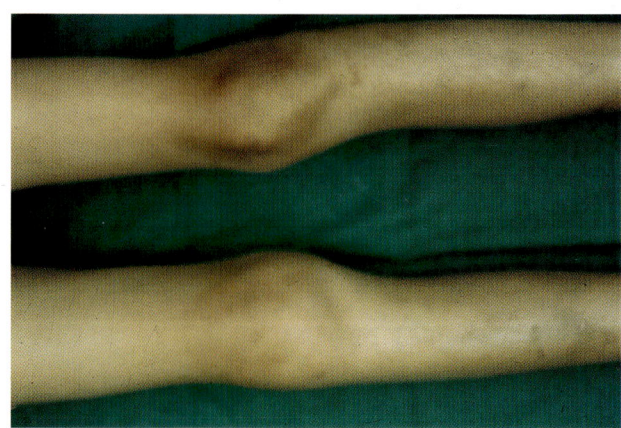

Abb. 3   Kind (9 Jahre) mit Kniegelenkeinblutung
(Haemarthros) bei Hämophilie A.

Erkrankung Antikörper gegen Faktor VIII. In diesen Fällen wird ein Prothrombinkomplex mit aktiviertem Faktor X und XII (Feiba-human-Fraktion) als Substitutionspräparat verabreicht. Die Wirkung dieser Präparation ist von einer normalen Thrombozytenzahl abhängig. Steht das Faktor-VIII-Konzentrat in einer der vielen gewerblichen und von den Blutspendediensten zur Verfügung gestellten Formen für einen Hämophilie-A-Patienten nicht bereit, kann notfalls Cohn-I-Fraktion, Frischplasma, Frischblut oder tiefgefrorenes Plasma gegeben werden. Auf den Beipackzetteln der Präparationen ist jeweils vermerkt, wie viele Einheiten Faktor VIII gebraucht werden, um den Spiegel dieses Gerinnungsfaktors im Plasma in einen nicht mehr blutungsgefährdenden Bereich zu heben. Vor Operationen sollte die Faktor-VIII-Konzentration im Plasma mindestens 40 % des Normalwertes betragen.

Hämophilie B

Die Hämophilie B ist von der Hämophilie A klinisch nicht zu unterscheiden und kommt seltener als die Hämophilie A vor (Verhältnis der Inzidenz 1 : 5). Laborchemisch liegt eine Verminderung des Faktors IX vor. Blutungszeit, Prothrombinzeit und Thrombinzeit sind normal, die partielle Thromboplastinzeit, mit der man das innere Gerinnungssystem erfaßt, ist verlängert.

Die Substitution erfolgt mit Faktor-IX-Konzentrat oder PPSB-Plasma (PPSB = gefriergetrockneter Prothrombinkomplex aus *Prothrombin* [Faktor II], *Proconvertin* [VII], *Stuart-Faktor* [X] und *antihämophilem Faktor B* [IX]). Die Halbwertszeit des Faktors IX ist länger als die des Faktors VIII. Die Wiederauffindungsrate des transfundierten Faktors IX ist jedoch relativ gering. Die Dosierung sollte dem Beipackzettel entnommen werden. Vor Operationen sollten mindestens 40 % der normalen Aktivität des Faktors IX im Plasma vorhanden sein, im Notfall sind auch Frischblut und Frischplasma wirksam.

von-Willebrand-Jürgens-Syndrom

Die von Willebrandsche Erkrankung ist die *häufigste* angeborene Blutgerinnungsstörung, bei der eine Thrombozytopathie, eine Vasopathie und eine plasmatische Hämostasestörung mit Defekten am Faktor-VIII-Molekül vorliegen. Es besteht meist nur eine relativ milde klinische Symptomatik, die sich in verlängerten Blutungszeiten nach Schnittverletzungen, in Hypermenorrhöen und Epistaxis manifestiert. Der Erbgang ist autosomal-dominant, eine ausgeprägte Symptomatik findet sich bei Homozygoten, die die klinischen Befunde einer Hämophilie A aufweisen.

Laborchemisch ist die Plättchenzahl normal; bis auf die Ristocetin-induzierte Thrombozytenaggregation fallen alle anderen Plättchen-Aggregationstests normal aus (ADP-, Adrenalin-, Kollagen-induzierte Aggregation), die Glasperlenretention der Thrombozyten ist vermindert. Die Blutungszeit ist nur dann verlängert, wenn der Patient klinisch manifest blutet. Im symptomfreien Intervall liegt sie aber im Normbereich. Prothrombinzeit und Thrombinzeit sind normal, die partielle Thromboplastinzeit ist verlängert. Bei behandlungsbedürftigen Blutungen sollten zunächst unspezifische Maßnahmen zur Anwendung kommen. Der Zahnarzt kann bei Blutungen nach Extraktionen Hämostyptika oder Antifibrinolytika applizieren. Bei stärkeren Blutungen ist die Substitution von Frischplasma, Frischblut oder Faktor-VIII-reichem Plasma angezeigt. Faktor-VIII-Konzentrate sind nur dann wirksam, wenn sie von-Willebrand-Aktivität enthalten.

Um normale Gerinnungsverhältnisse zu erreichen, kann man auch bei der Therapie des von-Willebrand-Jürgens-Syndroms mit Faktor-VIII-Konzentraten analog zur Hämophilie davon ausgehen, daß die Anhebung des zu substituierenden Plasmafaktors auf Werte von 20–40 % erfolgen sollte. Damit Nachblutungen vermieden werden, sollte die Gabe über die Dauer des akuten Blutungsereignisses hinaus fortgesetzt werden. Da die unterschiedliche biologische Halbwertszeit dieser Gerinnungsfaktoren-Konzentrate und ein gesteigerter Verbrauch der Faktoren im Organismus oft höhere als rein rechnerisch ermittelte Dosen erfordern, ist jede Substitutionsbehandlung durch geeignete Laboruntersuchungen auf ihre Wirksamkeit hin zu überprüfen, wozu die Blutungszeit, die partielle Thromboplastinzeit (PTT), die Thrombinzeit und in Spezialzentren die Faktorenbestimmung zur Verfügung stehen.

Medikamentös induzierte und andere erworbene plasmatische Gerinnungsstörungen

In erster Linie ist hierbei die Gabe von Phenprocoumon (Marcumar®) zu nennen. Phenprocoumon wird bei Zuständen nach tiefen venösen Thrombosen, nach Lungenembolien und Myokardinfarkten verabreicht. Jeder Patient sollte einen Ausweis mit aktuellen Daten zur Therapie (verabreichte Dosis, letzte Quickwerte) bei sich tragen. Bei Eingriffen, die mit Schleimhautblutungen einhergehen, muß der Quickwert des Patienten über 40% betragen, wobei der anzustrebende therapeutische Bereich bei einer Phenprocoumon-Therapie zwischen 15 und 25% liegt. Das Pharmakon sollte einige Tage vor dem geplanten Eingriff abgesetzt werden, da es eine sehr lange pharmakokinetische Halbwertszeit besitzt, um dann nach regelmäßigen Kontrollen der Prothrombinzeit den erwünschten Quickwert zu erreichen.

Um den Anstieg dieses Laborparameters zu beschleunigen, kann Vitamin K verabreicht werden. Vitamin K führt frühestens sechs Stunden nach intravenöser sowie oraler Applikation zu einem Anstieg des Quickwertes, da die Leber zumindest diesen Zeitraum zur Synthese von Gerinnungsfaktoren benötigt. Um einen sofortigen Anstieg des Quickwertes zu erreichen, muß PPSB-Konzentrat verabreicht werden.

Erworbene plasmatische Gerinnungsstörungen findet man bei Patienten mit Leberzirrhose. Bei fortgeschrittener Leberfunktionseinschränkung können die Gerinnungsfaktoren nicht mehr in ausreichender Menge synthetisiert werden, es kommt zum Abfall des Quickwertes und zur Blutungsneigung. In terminalen Stadien der Leberzirrhose kann sich auch eine Verbrauchskoagulopathie entwickeln.

Thrombozytäre Gerinnungsstörungen

Thrombozytäre Gerinnungsstörungen können wie die übrigen hämorrhagischen Diathesen hereditär oder erworben sein und sind im Gegensatz zu den bei den plasmatischen Gerinnungsstörungen vorkommenden flächenhaften Hautblutungen durch *petechiale Blutungen* gekennzeichnet (Abb. 4). Verantwortlich für thrombozytäre Defekte der Blutge-

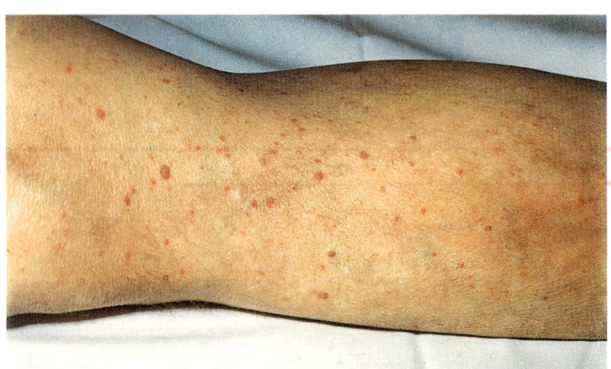

Abb. 4 Patient (50 Jahre) mit thrombozytopenischer Purpura der unteren Extremitäten bei akuter myeloischer Leukämie.

rinnung sind zum einen Thrombozytopenien, zum anderen funktionelle Störungen der Thrombozyten, sogenannte *Thrombozytopathien.* Blutungsneigungen bestehen häufig auch bei Thrombozytosen, z. B. als Folge einer Splenektomie.

Thrombasthenia Glanzmann-Naegeli

Die Thrombasthenia Glanzmann-Naegeli ist eine relativ seltene Erkrankung und wird autosomal-rezessiv vererbt. Nach Verletzungen kommt es zu verlängerter Blutungszeit, Nasenbluten und Hypermenorrhö; Spontanblutungen sind selten. Eine Purpura wird in der Regel nicht beobachtet. Klinisch finden sich *Hämatome* oder *flächenhafte Hautblutungen* wie bei einer plasmatischen Gerinnungsstörung. Morphologisch sind die Plättchen normal. Während sämtliche plasmatischen Gerinnungsfaktoren unverändert sind, ist die Plättchenretention stark vermindert und die Blutungszeit verlängert. ADP-, Kollagen- und Adrenalin-induzierte Thrombozytenaggregation weisen einen normalen Kurvenverlauf auf. Bei erheblicher Blutungsneigung besteht die Therapie in der Gabe von plättchenreichem Plasma. Wegen der Gefahr der Bildung von Thrombozytenantikörpern ist die Indikation zu dieser Maßnahme jedoch streng zu stellen.

Idiopathische Thrombozytopenie, Morbus Werlhof

Die Erkrankung ist als isolierte chronische Verminderung der Plättchenzahl definiert, ihre Ursache ist am ehesten ein immunologisches Geschehen. Bei vielen Patienten lassen sich Thrombozytenantikörper nachweisen. Die immunologisch geschädigten Plättchen werden in der Milz beschleunigt abgebaut (sequestriert). Klinisch findet man Hämatome, Hypermenorrhö und Epistaxis. Es werden neben flächenhaften Hautblutungen auch petechiale Veränderungen (s. Abb. 4), Zahnfleischbluten und Hämaturien nachgewiesen. Laborchemisches Leitsymptom ist die Thrombozytopenie bei normalen plasmatischen Gerinnungsparametern und normalen Parametern der Thrombozytenfunktion. Im Knochenmark sind die Megakaryozyten (Thrombozytenvorstufen) reaktiv vermehrt.

Als Therapie werden Glukokortikoide verabreicht. Unter der Gabe von Immunglobulinen (z. B. Sandoglobin®) wurden zumindest vorübergehende Anstiege der Thrombozytenzahlen gesehen, wobei die Splenektomie häufig erfolgreich ist. Eine weitere Therapiemöglichkeit ist die Transfusion von plätt-

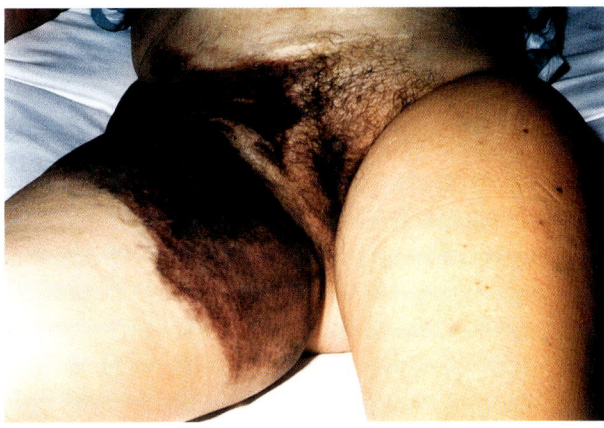

Abb. 7 Patientin (28 Jahre) mit ausgeprägter flächenhafter Hautblutung (Suffusion) nach Entfernung eines Femoraliskatheters bei Heparinüberdosierung.

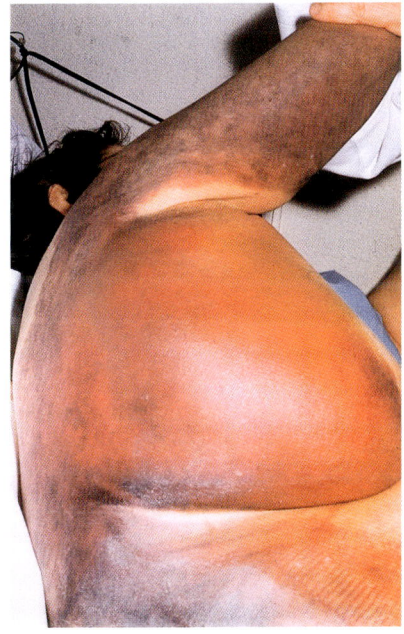

Abb. 8 Patientin (56 Jahre) mit diffusen Hautblutungen am gesamten Integument bei Marcumarüberdosierung.

Tabelle 3 Nebenwirkungen von Antikoagulantien nach BRUHN [2].

Orale Antikoagulantien	Heparin
Urtikaria und Dermatitis	Osteoporose
gastrointestinale Symptome	reversibler Haarausfall
Leberparenchymverfettung	Allergien
Ikterus	Thrombozytopenie
reversibler Haarausfall	
Agranulozytose	
Haut- und Gewebsnekrosen	
verzögerte Normalisierung	
der Blutgerinnung nach	
Absetzen der Therapie	

verschiedenen Medikamenten vor. Die Neben- und Wechselwirkungen von Antikoagulantien sind in Tabelle 3 und 4 genannt.

Tabelle 4 Pharmaka, die den Effekt von Antikoagulantien verändern bzw. mit ihnen interagieren.

Wirkverstärkung (Blutungsgefahr)	Wirkminderung (ungenügender Thromboseschutz)
Indometacin	Vitamin-K-Präparate
Salicylate	Barbiturate
PAS	Thiouracile
Phenothiazine	
Pyrazolderivate	Kortikosteroide, ACTH
Fibrate	Carbamazepin
Androsteron, Testosteron	Diuretika
Antibiotika	Spironolactone
	Acetylcholin
Thyroxin, Trijodthyronin	Atropin
Sulfonamide	
	Laxantien
paraffinhaltige Abführmittel	
Allopurinol	Cholestyramin
	Rifampicin
Sulfinpyrazon	
Valproinsäure	

Cumarine und Phenylindandione, insbesondere Phenprocoumon

Diese Substanzen sind Vitamin-K-Antagonisten und hemmen die Bildung der Gerinnungsfaktoren II, VII, IX und X in der Leber. Sie werden oral verabreicht und liegen nach ihrer Resorption aus dem Darm im Plasma sehr stark eiweißgebunden vor; deshalb können Interaktionen mit Pharmaka auftreten, die die Antikoagulantien aus der Eiweißbindung verdrängen und dadurch deren Wirkung verstärken. Ihr Effekt setzt erst nach einigen Tagen ein und ist langanhaltend.

Die Therapieüberwachung erfolgt mit der Thromboplastinzeit nach QUICK. Ein Quickwert von 15–25% gilt als optimaler therapeutischer Bereich. In diesem Bereich hat man die gewünschte gerinnungshemmende Wirkung, ohne daß Blutungskomplikationen zu befürchten sind (s. Abb. 8). Liegt der Quickwert oberhalb dieses Bereichs, ist ein thromboseprophylaktischer Effekt nicht zu erwarten; *unterhalb davon* ist eine erhöhte Blutungsneigung gegeben (Tab. 4).

Zu Beginn der Behandlung sollte der Quickwert in täglichen Abständen kontrolliert werden, um dann bei nachgewiesener konstanter Einstellung auf ein- bis vierwöchige Intervalle der Quickwert-Kontrol-

Tabelle 5 Erkrankungen und Zustände, die die Wirkung von Vitamin-K-Antagonisten ändern können.

Wirkverstärkung (Blutungsgefahr)	Wirkminderung (ungenügender Thromboseschutz)
Hepatopathien	postoperativer Zustand
kardiale Dekompensation	kardiale Dekompensation
Alkoholismus	Diuretika
Malabsorption	Diarrhö
Unterernährung	Adipositas
Fieber	Hypothyreose
Hyperthyreose	Schockzustand
Bestrahlung	

len überzugehen. Werden zusätzlich Medikamente verabreicht, sollte der Quickwert wieder in kurzfristigen Abständen kontrolliert werden.

Die Wirkung von Vitamin-K-Antagonisten kann sich durch verschiedene Erkrankungen eines Patienten bzw. Umstände verändern (Tab. 5).

Es muß bei der Therapie mit Vitamin-K-Antagonisten keine bestimmte Diät eingehalten werden. Vitamin K (Konakion®) ist bei einer Überdosierung das spezifische Antidot und an der Synthese der Gerinnungsfaktoren II, VII, IX und X beteiligt. Die Synthese der genannten Gerinnungsfaktoren beansprucht nach der Vitamin-K-Gabe einen Zeitraum von mindestens sechs Stunden, so daß eine Sofortwirkung der Substanz nicht zu erwarten ist. Vitamin K sollte nur oral (Tropfen) und nicht intravenös verabreicht werden, denn die Gefahr von *Nebenwirkungen* im Sinne einer intravasalen Thrombenbildung ist bei dieser Applikationsweise größer. Heute ist die früher empfohlene Maßnahme, jedem Marcumar-Ausweis eine Vitamin-K-Ampulle beizulegen, nicht mehr akzeptiert. Muß aus bestimmten Gründen (z. B. Blutungen, Operationen) eine sofortige Normalisierung der Gerinnungsverhältnisse erreicht werden, ist die Substitution mit den Gerinnungsfaktoren II, VII und X durchzuführen, für die sich PPSB-Gerinnungsfaktoren-Konzentrate, Frischplasma oder Frischblut eignen. Ist eine sofortige Normalisierung der Gerinnungsverhältnisse nicht notwendig, sollte Vitamin K in Tropfenform in einer Dosis von 5–20 mg täglich verabreicht werden; es ist dann innerhalb von einigen Stunden bis Tagen wirksam.

Heparin

Heparin wirkt ausschließlich zusammen mit Antithrombin III; eine Wirkung wird nur bei intra-

venöser und subkutaner Applikation erzielt, oral verabreicht zeigt sich kein Effekt. Aufgrund einer relativ kurzen biologischen Halbwertszeit muß Heparin als Dauerinfusion gegeben werden. Als Heparin-Antithrombin-III-Komplex hemmt es unmittelbar die Thrombinwirkung. Bei thromboembolischen Erkrankungen wird Heparin zur initialen Behandlung eingesetzt und im weiteren Verlauf durch eine chronisch orale Therapie mit Vitamin-K-Antagonisten (Phenprocoumon) abgelöst. Darüber hinaus wird Heparin im Rahmen medizinisch-technischer Verfahren (Hämodialysebehandlung, Herz-Lungen-Maschine, zur Gerinnungshemmung bei Austauschtransfusionen, als Low-dose-Gabe bei der perioperativen Thromboseprophylaxe, während Gravidität und Laktation sowie in bestimmten Phasen der Verbrauchskoagulopathie, (s. a. Abb. 6) angewendet.

In der Regel werden dem Patienten initial 5000 Einheiten Heparin intravenös als Bolus verabreicht (Liquemin®), danach erfolgt die Gabe von 1000–2000 Einheiten stündlich als Dauertropfinfusion. Bei dieser Vollheparinisierung sind die Thrombinzeit (TZ) und die partielle Thromboplastinzeit (PTT) die adäquaten laborchemischen Verlaufsparameter zur Kontrolle des erwünschten therapeutischen Effekts; um die optimale antikoagulierende Wirkung zu gewährleisten, sollten diese Werte auf das Zwei- bis Dreifache des Normwertes verlängert sein. Ein solcher Effekt, der jedoch nicht mit PTT und TZ meßbar ist, wird auch mit der Low-dose-Heparinbehandlung in wahrscheinlich abgeschwächter Form erzielt.

Bei angeborenen oder erworbenen Mangelzuständen von Antithrombin III (z. B. bei einer Verbrauchskoagulopathie oder fortgeschrittener Leberfunktionseinschränkung) hat Heparin – allein verabreicht – keinen antikoagulierenden Effekt, da es nur zusammen mit Antithrombin III wirkt [3]. In einem solchen Fall muß also gleichzeitig Antithrombin III substituiert werden, bis der Antithrombin-III-Spiegel normalisiert ist (>80%).

Thrombozytenaggregationshemmer

Die bekannteste und wirksamste Substanz, die die Thrombozytenaggregation hemmt, ist Acetylsalicylsäure (ASS); sie blockiert die Bildung von Thromboxan A2 (aggregationsförderndes Prostaglandin) aus der Arachidonsäure. Damit nicht auch die Synthese von Prostacyclin gehemmt wird, ist es bei den meisten Indikationen von Bedeutung, daß die ASS relativ niedrig dosiert wird (möglichst nicht über 500 mg täglich) [1]. Prostacyclin entsteht ebenfalls im Rahmen der Prostaglandin-Synthese, wirkt gefäßdilatierend und erzielt eine im Zusammenhang mit thromboembolischen Komplikationen erwünschte Wirkung, die durch höhere ASS-Dosen antagonisiert würde. ASS ist neben ihrem aggregationshemmenden Effekt antiphlogistisch wirksam, was bei entzündlichen und ödematösen Gewebs- und Gefäßveränderungen, die im Rahmen thromboembolischer Geschehen auftreten, ein erwünschter Begleiteffekt ist. Insbesondere thromboembolische Komplikationen im Bereich des arteriellen Gefäßgebietes werden durch Thrombozytenaggregationshemmer therapiert. Da es zu spontanen Blutungen kommen kann, dürfen diese nicht in Kombination mit Vitamin-K-Antagonisten verabreicht werden.

Die Messung der Plättchenaggregation (ADP-, Kollagen-, Adrenalin-induziert) ist der adäquate Laborparameter zur Kontrolle einer Behandlung mit Aggregationshemmern. Zustände, die mit einer gesteigerten Plättchenaggregation einhergehen, z. B. bei Thrombozytosen oder bei Dialysepatienten mit einer Brescia-Cimino-Fistel (arteriovenöser Shunt am Unterarm), sind die Indikationen für die Therapie mit Thrombozytenaggregationshemmern. Ihr Einsatz kann auch bei Patienten erwogen werden, deren Kooperationsfähigkeit für eine Heparin- oder Vitamin-K-Antagonisten-Therapie nicht ausreicht. Die Inzidenz transitorisch-ischämischer Attacken (TIAs) und der Amaurosis fugax wird durch ASS reduziert. Auch bei der Sekundärprophylaxe von Myokardinfarkten hat sich unter ASS eine deutliche Tendenz zur Minderung der Reinfarktrate und der Inzidenz des plötzlichen Herztodes gezeigt. In den meisten mit ASS durchgeführten Studien zeigte sich eine ca. 20%ige Senkung der Mortalität und Reinfarktrate. Wie schon erwähnt, sollte in der Regel die Tagesdosis von 500 mg ASS nicht überschritten werden (z. B. Colfarit® 1 × 1 Tbl. tgl. = 500 mg, bzw. Aspirin junior® = 100 mg ASS). Sogar Tagesdosen von 30 und 100 mg ASS scheinen nach Angaben von BORN [1] ausreichend plättchenaggregationshemmend zu wirken.

Will man den Effekt von ASS antagonisieren, scheint die Gabe von Thrombozytenkonzentraten am günstigsten zu sein; die Wirkung der ASS klingt erst nach einigen Tagen ab.

Dipyridamol, das in einigen Kombinationspräparaten zusammen mit ASS enthalten ist, Ticlopidin und das Urikosurikum Sulfinpyrazon, das die Thrombozytenüberlebenszeit beeinflußt, sind weitere, jedoch seltener verwendete Plättchenaggregationshemmer. Als Nebenwirkung der Aggregationshemmer treten relativ häufig gastrointestinale Ulzera auf.

Folgerungen für den Zahnarzt

Bei Eingriffen in der Mundhöhle, die mit ausgeprägteren *Schleimhautblutungen* einhergehen, ist es für den Zahnarzt wichtig zu wissen, daß eine Anhebung des Quickwertes auf über 40% erforderlich ist. Bei kleineren zahnärztlichen Maßnahmen (Extraktion eines lockersitzenden Zahnes) reicht eine Quickwerteinstellung auf ca. 25% aus.

Je nach Ausmaß des Eingriffes kann die Antikoagulantien-Behandlung (Marcumar®-Therapie) im allgemeinen sofort bzw. spätestens vier Tage nach dem zahnärztlichen Eingriff fortgesetzt werden, nach invasiveren Eingriffen wäre dies dementsprechend frühestens nach zwei bis vier Tagen der Fall. Bei kleineren zahnärztlichen Maßnahmen kann die Antikoagulantien-Therapie ohne Unterbrechung fortgeführt werden. Ein Patient, der anamnestisch aufgrund thromboembolischer Komplikationen antikoaguliert ist, ist bei Unterbrechung der Antikoagulantien-Therapie aufgrund seiner Vorerkrankung weitaus stärker gefährdet als etwa durch eine geringe Blutung im Bereich der Mundschleimhaut bzw. der Gingiva, kann diese doch durch lokale oder systemische Maßnahmen zur Blutstillung relativ rasch gestoppt werden. Unterbricht man dennoch die orale Antikoagulation, kann der Patient, um einen prä- oder perioperativen Thromboseschutz zu erreichen, mit einer niedrig dosierten subkutanen Heparingabe, etwa 2 × 7500 I. E. täglich, behandelt werden. Ein erhöhtes Thromboserisiko besteht auf jeden Fall beim Absetzen der Antikoagulantien-Therapie, jedoch kommt es nicht zu einer Reboundphänomen-artigen Hyperkoagulopathie. Letztendlich ist bei antikoagulierten Patienten auf eine sorgfältige *lokale hämostyptische Versorgung* zu achten. Es stehen dabei resorbierbare Tamponaden, Gelatineschwämme, Fibrinschaum und Kollagenvlies zur Verfügung. Durch gleichzeitige Verwendung von topischen *Thrombinpräparaten* (Topastasin®) und *Fibrinkleber* bildet sich ein stabiler Gerinnungspfropf, der durch adaptierende Nähte der Wundränder geschützt werden kann; darüber hinaus kann eine Verbandplatte eingelegt werden. Heiße bzw. scharfe Nahrungsmittel sowie Getränke, Alkohol und Nikotin sind zu vermeiden, da sie über ihre hyperämisierende Wirkung die Entstehung von Blutungen begünstigen. Systemisch applizierbare unspezifische Hämostyptika sind unwirksam; sie beruhigen allenfalls den behandelnden Arzt. Wegen des mit der Applikation verbundenen Thromboembolierisikos ist eine intravenöse oder orale Gabe von Vitamin K (Konakion®) kontraindiziert. Besteht eine vitale Indikation zur Blutstillung, ist die Gabe von

Prothrombinkomplex, wie PPSB, Frischplasma oder Frischblut, die geeignete Maßnahme.

Zuletzt sei darauf hingewiesen, daß *größere zahnärztlich-chirurgische Eingriffe*, wie Serienextraktionen, Osteotomien und Kieferhöhlen-Operationen, bei antikoagulierten Patienten in der Zahnarztpraxis *nicht vorgenommen* werden sollten. Auch zahnärztliche Maßnahmen mit zu erwartenden ausgeprägten Blutungen bei Patienten mit internistischen Grunderkrankungen, z. B. mit Herzklappenfehler, nach prothetischem Herzklappenersatz, mit Vorhofflimmern bei Mitralklappenfehler oder bei rezidivierenden peripheren Thrombosen, sind in einer Klinik vorzunehmen, da dort konsiliarisch jederzeit ein Internist bzw. Hämostaseologe hinzugezogen werden kann.

Literatur

[1] Born, G. V. R.: Platelet aggregation inhibitors. Intern. Symposium: Rehabilitation bei Herzerkrankungen, Sekundärprävention. München 1.–3. November, Abstract 11 (1984).
[2] Bruhn, H. D.: Niedrig dosiertes Heparin. Schattauer, Stuttgart–New York 1993.
[3] Kirch, W., Ohler W.: Neuere Aspekte der Verbrauchskoagulopathie und ihre Konsequenzen für die Therapie. Intensivbehandlung 6 (1981), 16.
[4] Ohler, W.: Hämorrhagische Diathesen. In: Wolff, H.P., Weihrauch, T. R. (Hrsg.): Internistische Therapie, 10. Auflage. Urban & Schwarzenberg, München 1995.

Weiterführende Literatur

Kirch, W. (Hrsg.): Innere Medizin und Zahnheilkunde. Der Risikopatient in der zahnärztlichen Praxis. 2. Auflage. Hanser, München–Wien 1994.

Register

Die Zahlen beziehen sich auf die Buchseiten, wobei nur Anfangsseiten aufgeführt werden;
d.h., bei jeder Fundstelle können gegebenenfalls auch auf
den direkt folgenden Seiten Informationen zu dem gesuchten Begriff gefunden werden.
Fette Ziffern kennzeichnen die Hauptfundstelle.